IYENGAR YOGASHALA
艾扬格瑜伽学院

艾扬格瑜伽学院教材系列

YOGA

B.K.S.Iyengar:
Yoga for Sports

[印] B.K.S.艾扬格 著
李培筠及其学生团队 译

艾扬格
运动瑜伽

大连理工大学出版社
Dalian University of Technology Press
辽宁科学技术出版社
LIAONING SCIENCE AND TECHNOLOGY PUBLISHING HOUSE

图书在版编目（CIP）数据

艾扬格运动瑜伽 / (印) B.K.S.艾扬格著；李培筠及其学生团队译. -- 大连：大连理工大学出版社；沈阳：辽宁科学技术出版社, 2025. 7. -- ISBN 978-7-5685-5696-5

Ⅰ. R161.1

中国国家版本馆CIP数据核字第2025EQ3203号

出品：龙象（广州）文化科技有限公司

艾扬格运动瑜伽
AIYANGGE YUNDONG YUJIA

大连理工大学出版社出版
地址：大连市软件园路 80 号　邮政编码：116023
营销中心：0411-84708842 84707410　邮购及零售：0411-84706041
E-mail：dutp@dutp.cn　URL：https: //www.dutp.cn

辽宁星海彩色印刷有限公司印刷　大连理工大学出版社发行

幅面尺寸：185mm × 260mm　印张：25　字数：592 千字
2025 年 7 月第 1 版　2025 年 7 月第 1 次印刷

责任编辑：邵　青　责任校对：陈　玫　封面设计：冀贵收

ISBN 978-7-5685-5696-5　定　价：268.00 元

本书如有印装质量问题，请与我社营销中心联系更换。

免责声明

这是一本如何保持健康的指南，本书所包含的观点、方法和建议不是要替代专业医生、治疗师和教练的咨询。对因本书的信息和建议所引起的任何损失和伤害，作者和出版者不承担任何责任与义务。我们已尽力保证提供准确和最新的信息。作者、作者的合法继承人及出版者对书中的任何错误不承担责任。

本书通篇使用男性口吻，仅为叙述方便，而没有任何性别歧视的意图 。

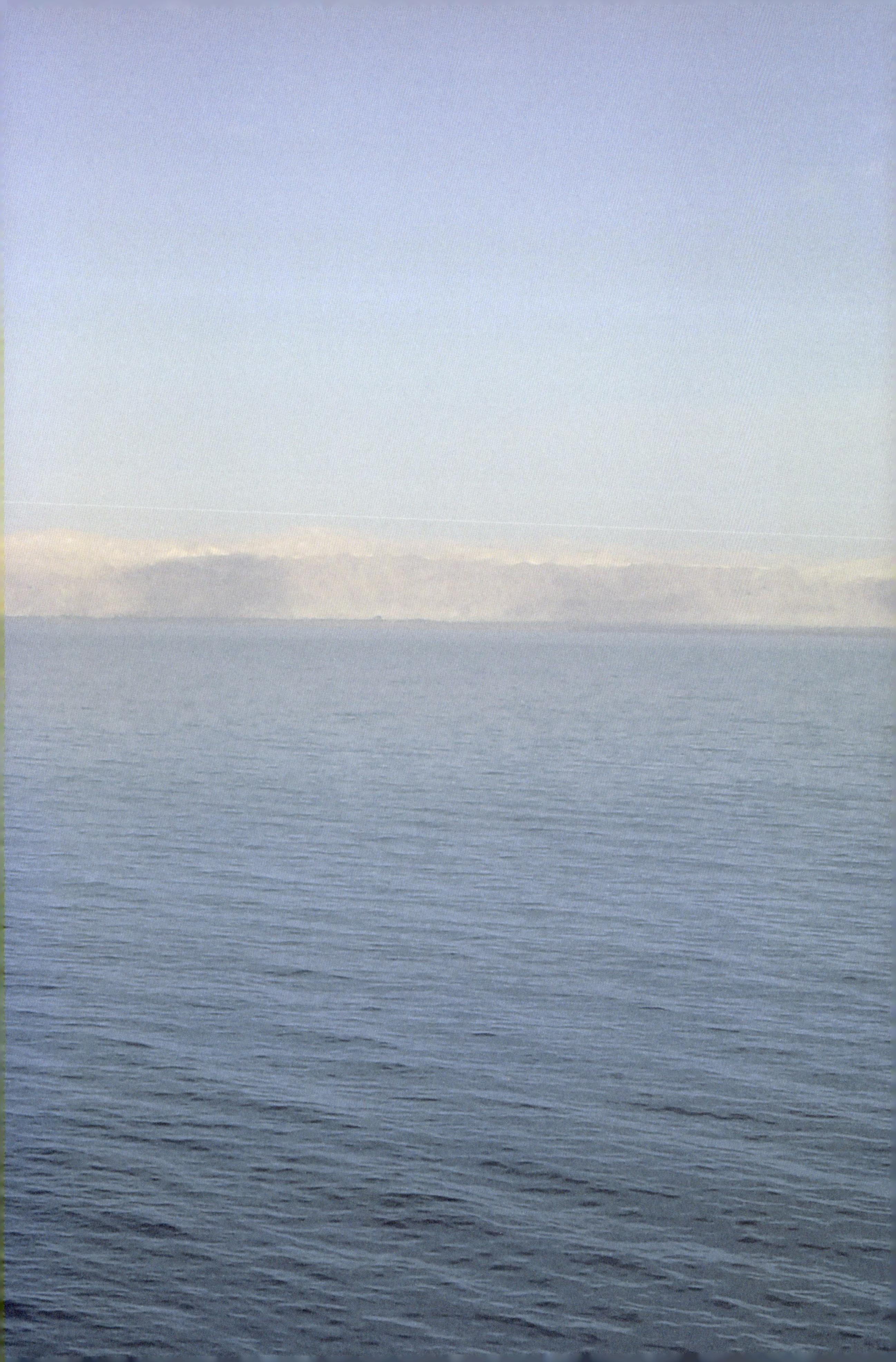

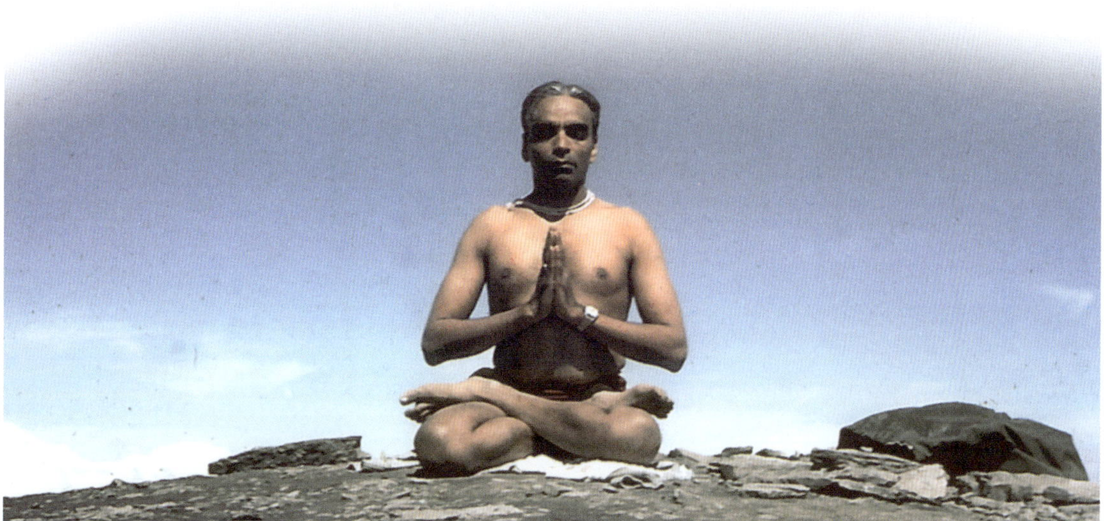

前言

在印度，板球运动根植于民族精神中，对印度国民影响的深度和广度远超其对世界任何国家国民的影响。无论何时何地，印度国家板球队的比赛总是新闻头条。一位杰出球员的场上表现或受伤情况几乎能成为全国性的辩论事件。因此，板球运动员的训练计划要切实和充分，以使运动员的身体做好充分准备，这一点至关重要。被邀请为此书撰写前言，这是我莫大的荣幸。五年多来，我一直致力于国家优秀的板球运动员的身体健康和体能发展，人们希望我为印度板球运动员的培养、训练和伤病管理带来新的方法。在这方面，希望我所采用的国外方法没让任何人失望。不过，一直激励我的是这个国家对瑜伽练习益处的热情和信心。通过不断尝试，并与本书作者等专家长期探讨，传统瑜伽特有的技术已经被运用到板球运动中。

据称，人们可能永远不会掌握瑜伽知识。然而，B. K. S. 艾扬格大师却让它更容易地融入运动员的训练计划中。本书简明易懂、全面系统地阐述了相关细节。瑜伽练习没有年龄限制，因此，无论是初级运动员还是高级运动员都会从中受益。我特别赞同将传统的瑜伽体式引入各项体育运动中，以满足身体和生理状态的不同需求。

瑜伽练习不需要昂贵的设施，室内外、健身房或更衣室均可。瑜伽既可作为身心恢复的方法，也可作为热身的手段。甚至有一些特殊技巧可作为运动间隙放松头脑的方法，为接下来的比赛做好准备。我还要提一下，瑜伽对预防运动受伤和康复也有益处。所有这些，书中都有阐释。

西方社会目前盛行的将瑜伽作为健康调节手段这一事实再次印证了印度先贤早在数世纪前对瑜伽的认识——瑜伽的益处太大，致使它已成为日常生活不可或缺的一部分。将之用于体育运动必将使其益处更加光大。如果您真心希望提升自身的身体素质，我将极力向您推荐此书。

安德鲁·莱普斯

印度板球队理疗师（1999—2004）

序言

在我的人生中，近距离只接触过两位真正的天才人物——沙奇·德鲁卡和 B. K. S. 艾扬格大师。他们的共同特征是对其专业永恒的激情，对专业技术的掌握既有深度又不失细节，以及对完美的不懈追求。

我是在痛苦的境遇下接触到艾扬格大师和他的方法以及智慧的。1994 年初，我患上了眩晕症，身体非常虚弱，几乎很难从床上坐起来，更不用说走路了。

孟买一家知名医院的医生们做出了不祥的诊断，其中一位医生开具了立即采用类固醇的处方。

我痛苦地躺在床上，忽然想起我曾经负责编辑的《星期日中午》刊登过一篇介绍艾扬格大师的文章。由于当时无法去浦那，我通过电话和那篇文章的作者取得联系，请她为我在孟买的艾扬格瑜伽中心预约上课时间。

当天我就来到课堂。使我十分惊讶（恐惧）的是，我完成的第一个体式就是只在绳子的辅助下从窗台上倒挂下来，长达十五分钟。这时我还几乎无法站立，就被迫做了看似不可能的事。我很恐惧。

练习的效果可谓立竿见影，这使我重获勇气。之后三天，我在老师的指导下练习各种体式，可以毫无畏惧地行走。一周后，我回到壁球场。从此，艾扬格大师走进了我的生活。

之后，我第一次见到了艾扬格大师。大家都称呼他古鲁吉。他既威严又富有魅力。目光犀利，说话毫不含糊。94 岁（古鲁吉于 2014 年去世，享年 96 岁）的他泰然自若又不乏年轻人的激情。他的瑜伽价值观和实践都源自传统，而他同时又绝对是一位现代主义者。

在过去的几年间，古鲁吉在浦那总院为几位国际板球运动员提供培训，这使他更好地了解了现代竞技运动对运动员身心的要求。

本书证实了艾扬格大师发现问题的根源，在此是体育，提出解决方案并随机应变解决问题的令人惊叹的能力。70 多年来，艾扬格大师探索身心的平衡。他将传统加以创新，使古老的技艺得以满足现代社会的需要。运动员需要沉着冷静，具备速度、灵活、平衡和基本功，方能达到其最好状态。他们不仅需要熟练的技能、出于直觉的判断、快速的反应，还要具备心理承受能力、专注力和定力。这些要求仅靠身体是不够的，必须保持头脑的警觉和清晰。头脑做出迅速判断，身体给出最佳反应，即使最优秀的运动员也需要训练和实践。本书提供的有针对性的瑜伽体式可以帮助这些技能的训练。瑜伽提供了一种有效的方法，可以锻炼核心肌群，强化力量，身心获益。

运动员的场上表现在观众看来是天赋，实际上往往需要精心安排的多年的艰辛训练。艾扬格大师传授的这些体式，将为运动员的职业之路提供极其宝贵的帮助。

阿亚斯·梅蒙，印度著名板球作家之一，现居孟买，是*Mint*（《薄荷》）的专栏作家，曾任*The Times of India*（《印度时报》）国家体育编辑以及*DNA*的特约编辑。

目　录

介 绍

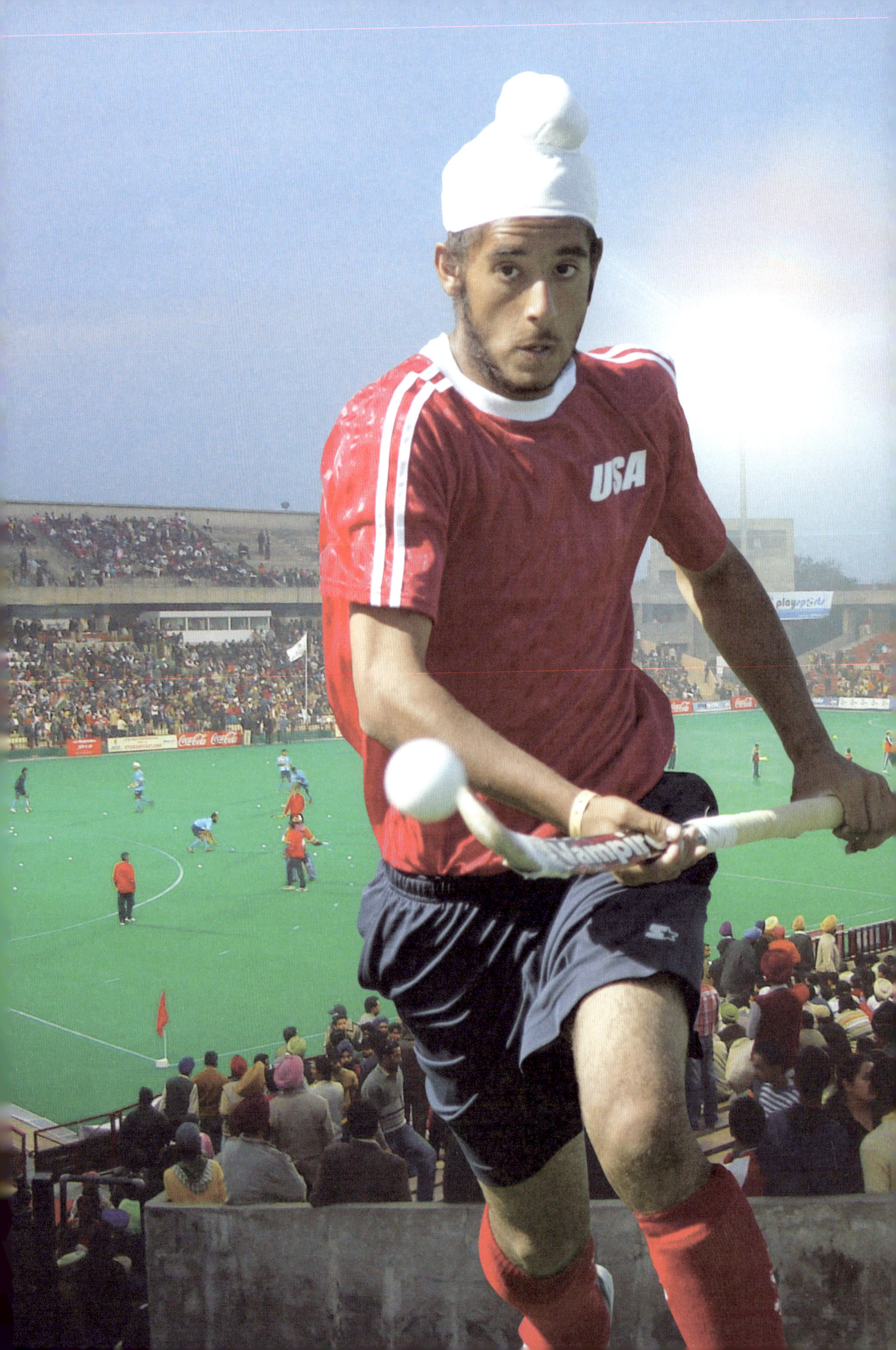
USA
Coca-Cola
playsports

“瑜伽开发人内在的能力和创新的能力。瑜伽练习为身体创建纪律，培育人内在每一个细胞的力量和忍耐力，带来信心，提升智力的明晰度。”

瑜伽和体育的结合看似不同寻常。体育是一种旨在娱乐的竞争性活动；而瑜伽是一种关于整体生活方式的哲学。问题是，古老的印度哲学与现代体育之间存在共同点吗？

本书发现了它们之间的共同点，并阐述了瑜伽如何在提高运动员运动成绩方面发挥重要作用，解释了瑜伽如何帮助预防和辅助治疗运动损伤，使运动员更好地处理竞技场上的情绪波动，训练运动员的身体、精神、情绪和智力方面的能力。

运动员在职业生涯中会面临诸多挑战，极端挑战就是如何应对退役。在此人生节点，瑜伽可提供运动员应对这一变化所需的身心力量。总之，瑜伽作为运动员训练方案的一种辅助形式，不仅能提高其运动水平，而且有助于其作为一个人的整体健康和幸福。

瑜伽哲学既是一门科学也是一种艺术。作为科学，瑜伽使我们理解身体和头脑的功能；而作为艺术，瑜伽有助于直觉和创造力的表现。

瑜伽作为一门科学对如何根据头脑的需求调整身体提供了一种独特的理解。瑜伽有一种特别的能力，通过平衡身体和头脑来均匀分配压力和力量。瑜伽训练人们身体左右两侧、双臂、双腿乃至躯干、肌肉、组织、关节、韧带、纤维和软骨正确地归位，以避免身体的不协调。瑜伽还可训练人们谨慎、明智、带有觉知地使用头脑。

作为一种艺术，瑜伽可以发展人们的内在能力和创新能力。瑜伽练习可以训练身体，培育人体内每个细胞的力量和耐力，从而建立信心，提升思维能力。由此，通过瑜伽练习最终将天资转化为才能。

在我们继续了解瑜伽在运动员生命中的作用前，我们应记住，运动员首先是一个人。所有人都会期望自己的个体生活、职业生涯和社会活动快乐、顺利和成功。不管怎样，每个人在生活中都会遇到几个问题。

这些问题会分散人们的注意力，阻碍成功的进程。作为科学，瑜伽列出了八个主要问题。这些问题不但存在于个人生活中，也存在于事业发展中。这些问题包括：vyādhi 或疾病；styāna（精神怠惰，缺乏毅力）；saṁśaya（怀疑）；pramāda（疏忽大意），ālasya（身体的懒惰）；avirati（在生活中不能保持自我克制）；bhrāntidarśana（生活在幻想中）；alabdhabhūmikatva（无法保持所获得的）；anavasthitatva（头脑摇摆不定）。再者，这些问题甚至会成为心理障碍，让身体和头脑表现出负面特质，如身心不稳定、呼吸沉重迟缓、沮丧和绝望，从而进一步强化头脑和智力的其他局限。记住，这些缺点可能会长期潜伏，可能会呈现弱化甚至中断的状态，也可能呈现完全活跃的状态。

瑜伽的魅力在于不仅警示了我们在通往设

在许多其他的事情上，成功者和失败者投入的技能、知识、才能、培训和努力等等也许是差异不大的，但是成功者攀登宝座，失败者却丧失信心。

定目标的路途中可能遇到的障碍，还为我们提供了排除这些影响我们进程的障碍的方法。瑜伽引导我们在生活中平衡身体、道德、精神、情绪和智力等各方面，教导我们如何在各种外部环境下保持内在平衡。毕竟愉悦和痛苦、成功和失败、快乐和悲伤、乐观和悲观都是并存的。运动员对这一点体会更深。无论一个人多么优秀，或自认为多么优秀，人生中难免会面临突然的失败。成功和失败犹如硬币的两面。运动员们明白自己不会永远成功。

瑜伽可以帮助建立起应对失败的勇气，清晰地辨识失败的缘由，确定解决问题的方法，重塑和调整身心去克服这些缺点。还能预防在成功中迷失。

20 世纪 80 年代非常流行的阿巴合唱团（ABBA），用十分写实的歌词唱出了运动员生活中最简单的事实：“胜者王，败者寇，如此简单，如此直白——我为何抱怨？”

如此真实！成功者生命中闪烁着荣耀，而失败者只有悲伤的回忆。成功和失败的分界线通常很清晰，尤其是在体育领域。成功者和失败者的技能、知识、才能、训练和付出的努力以及其他方面差别可能不大，但是成功者会被奉为“完人”，而失败者只有沮丧。

历史见证了这样的现象。印度板球队在 1983 年荣获世界杯冠军，至今仍被称赞。卡皮尔·德夫在与津巴布韦的预赛中贡献的 175 分仍被大家铭记，而这支板球队至今也依然因与强大的西印度群岛队的那场让人难忘的决赛而闪耀荣光。

米哈·辛，作为第一位有资格参加奥林匹克决赛的印度运动员，至今也是记忆犹新，但却不是那么愉悦。他因百分之一秒之差错失了奥运奖牌。如果，他能再快那么百分之一秒，结果将会多么的不同？快百分之一秒，要求过分吗？与铜牌得主相比，他的速度或许不是太差，可问题是他没有获得奖牌。

瑞安·辛上校，作为登山运动员，没能登上珠穆朗玛峰峰顶，他在距世界顶峰仅 15 米处返回。他应该成为第一位领导团队抵达珠穆朗玛峰峰顶的印度人。再攀登 15 米，要求多吗？他已经登上了 8800 多米的高度。瑜伽的练习能使人们在失败时保持头脑清醒，充满能量，成功时也不会迷失自己。

体育运动应能增添生活的活力。运动员和观众应该共享其中的乐趣，但体育运动的竞争性和商业化常常给运动员造成极大的压力。失去或赢得一场比赛或一次体育赛事不仅仅是短暂的狂喜和痛苦这么简单，还伴随着诸如生存、声望、荣誉、名气、名声等问题。竞技的压力会给运动员身体、心理、情绪、精神和智力各方面带来问题。这种压力可能会使运动员表现欠佳，最终导致不快，而任何体育运动的目标是赢得比赛，给自己和团队带来快乐。因此，要取得成功、时时刻刻享受运动的快乐，运动员就需要具备应对这些压力的能力。瑜伽练习可以预防这些压力浮上水面，影响运动员的状态，并将这些压力转化成积极健康的竞争力，取得比赛的成功。

圣哲帕坦伽利在《瑜伽经》中指出，某些痛苦或弊病（kleśas）是悲伤的根源。《瑜伽经》也给出了克服的方法。这些痛苦包括 avidyā（无知）、asmitā（自我，骄傲）、rāga（欲望）、dvesa（怨恨，嫉妒）以及 abhiniveśa（对短暂事物的执恋）。

运动员们将会找出哪些是其压力、失败和情绪失衡的根源。运动员可能缺乏赛场的经验和训练（avidyā）；可能会被成功冲昏了头脑而过于自信（asmitā）；可能一心只想着追求名声、荣耀和金钱（rāga）；也可能嫉妒其他队员的成功（dvesa）；或是沉迷于过去的荣耀或失败，影响当下的状态（abhiniveśa）。如果运动员学会克服这些阻碍前行的痛苦，假以时日，必将摆脱悲喜的杂念。

著名的小提琴家耶胡迪·梅纽因优美地诠释了瑜伽如何帮助我们提升个人品质。在《瑜伽之光》的前言中他写道："过去十五年的瑜伽练习使我确信，大多数我们对于生活的基本态度，在身体上都有具体的对应。因此，比较与批评必须从对我们自己身体左右两侧的调整对齐（alignment）开始，以至达到可以对身体进行更精微调整的程度。例如，经由意志力使得我们的身体抵抗地心引力，从脚趾到头顶向上伸展。原动力和志向也许首先起始于四肢自由摆动时所感受到的重量和速度，而控制单脚、双脚或双手尽可能长时间的平衡会给我们带来自信。在各种瑜伽体式中一次保持数分钟可获得坚韧，而安静、持续的呼吸和肺部的扩张则带来平静。循环不止和宇宙一体观则是出于对一张一弛、无限往复的永恒节律的认识，而每一次呼吸又构成了宇宙无数循环、波动或振动中最基本的单元。"

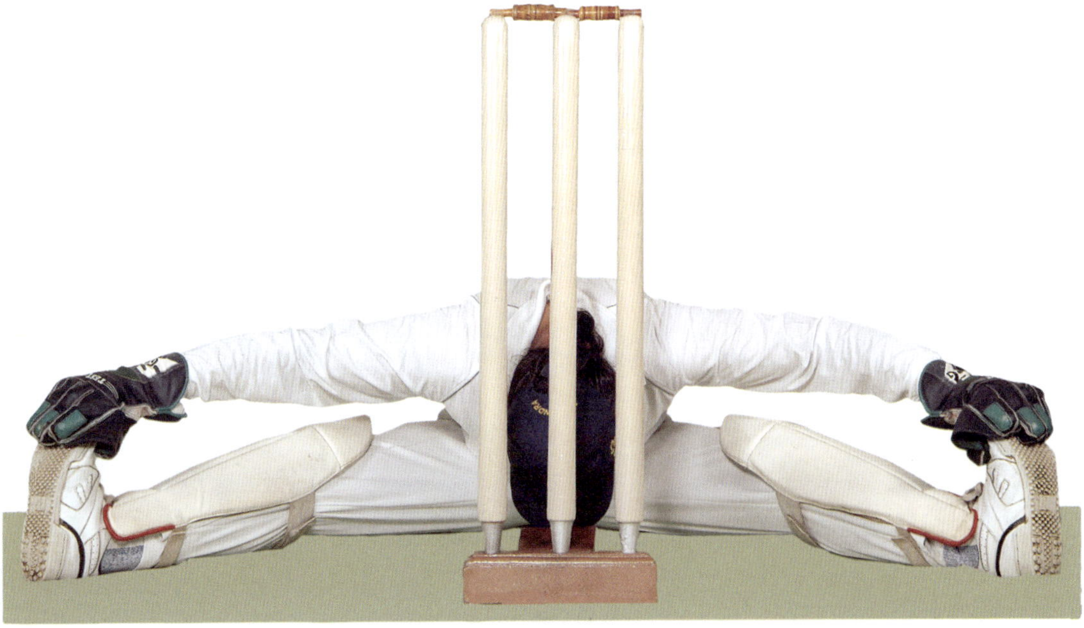

耶胡迪·梅纽因公开表示，通过瑜伽，他懂得了身体是如何运作的。在自传中，梅纽因曾清晰地写道："我自己的练习、同其他小提琴家的交流、印度之旅，尤其是瑜伽给予了我原本需要很长时间才能获得的知识。"他将这些知识清晰地表达为：减少紧张，高效调动能量，去除每个关节的阻力，所有动作协调合而为一。并且深刻地阐明：力量不是源于力量本身，而是源于对比例和平衡的过程的精微把握。

梅纽因从瑜伽中学到的知识不仅适用于演奏小提琴，也适用于生活的方方面面，包括运动。让我们设想一下，如果运动员能像梅纽因一样从瑜伽中学到这些知识，他们的运动水平将会怎样呢？

减少紧张：比赛中我们曾多少次看到优秀的运动员一击即溃，犯新手也不会犯的错误，或是同场比赛简单的投接球却频繁失手呢？若非紧张过度，这一切将不会发生。

高效调动能量：无论是运动员或运动爱好者都知道运动需要强健的身体和坚韧的精神力量。能量需要被有效地输送，不能保持在休眠状态，必须在需要时被完全激活显现。想象一下，运动员在外场等待很久，球都没出现，他的身体和头脑陷入麻木和昏沉的状态。这时当球突然向他飞来时，他的潜在能量将很难在瞬间激活。想象守门员一直耐心地等待阻止球进入，球可能很长时间不会过来，等到球过来时他却可能无法敏捷回应。试想网球或羽毛球运动员在球场上奔跑和每一次接球所用的能量，有时他错误地判断了某个球应该投入的能量，就会适得其反。运动员在数小时的赛事之后身体和精神能量都被耗尽，也许到关键时刻已经没有能量了，如果他能学会在不流失能量的情况下调用能量，并保持敏锐的智力，在比赛需要时便能成功、有效地使用能量。

去除每个关节的阻力：受伤已经成为运动员生活的一部分。我们频繁听到腘绳肌腱拉伤、肩关节脱位、膝关节劳损和背痛，为什么会出现这些问题？这是因为过度使用和伸展某一部分肌肉而使另一部分肌肉损伤。例如，股四头肌因负重而变得发达，却使腘绳肌腱付出代价，

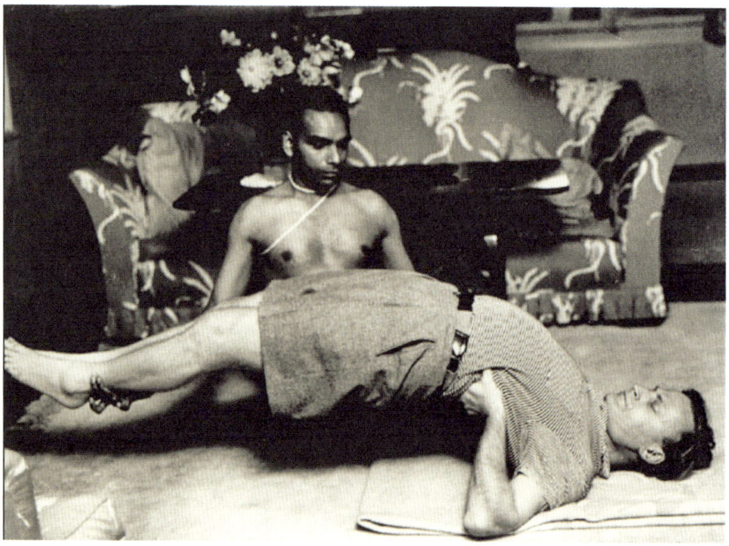

艾扬格大师协助小提琴大师耶胡迪·梅纽因完成桥式肩倒立式

因变短而容易被拉伤或撕裂。以膝盖为例，过度发展的股四头肌给膝盖造成压力使它们很容易受伤。

如果运动员加强对身体的觉知，就可以让所有关节和肌肉不再对抗而获得放松，由此保护身体不再紧绷和受伤。

动作协调合而为一：任何运动都要求运动员能够同时协调身体的不同部分完成“击球”动作。一记好的击球需要完成多个动作：手腕的扭转，脚的摆放，棒球拍、网球拍或是曲棍球棒的角度，为调节离开棒球拍或网球拍到正确角度的细微压力的调整。任何一处协调不到位，都会错过击球或错过最佳时间。

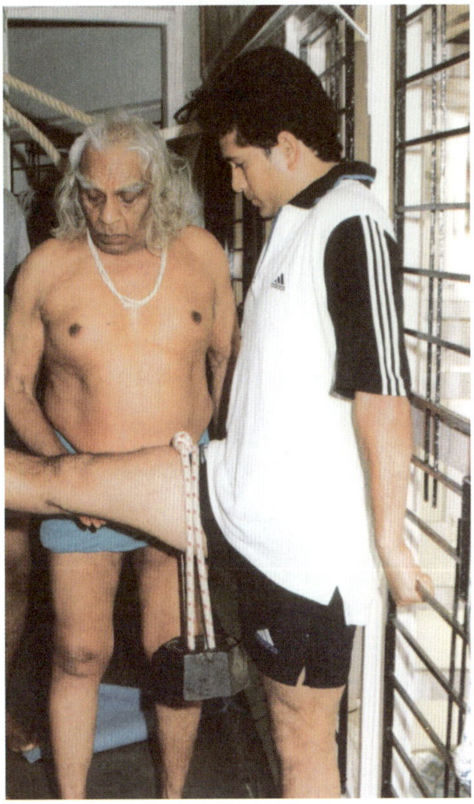

艾扬格大师为板球传奇人物沙奇·德鲁卡做体式引导

瑜伽练习发展出使身体数以百计的肌肉和关节在一个动作中即时彼此协调的节奏，这种协调不同动作合而为一的本能被完善。如果这种能力曾帮助梅纽因在小提琴演奏上更上一层楼，那它也能帮助运动员提高击球的能力。

本书的目的是指导运动员通过练习瑜伽来改善运动场上身体和精神的表现，给他们必要的引导来预防和治愈运动损伤，承受竞争压力，把负面压力转化为正向压力，让疲惫的身体兴奋起来。书中还给运动员们提供了一套方法，使他们在比赛中能够发挥最佳，让生命发出耀眼光芒。

B. K. S. 艾扬格

浦那

2014 年

第一章
瑜伽艺术与运动

在印度，瑜伽被称作是所有艺术形式的基石。每一种艺术形式都有其特定和独特的内涵，使实践者因此得到发展和进步。瑜伽，作为印度所有其他艺术形式的源泉，其独特的内涵使参与练习的运动员身心进一步完善。

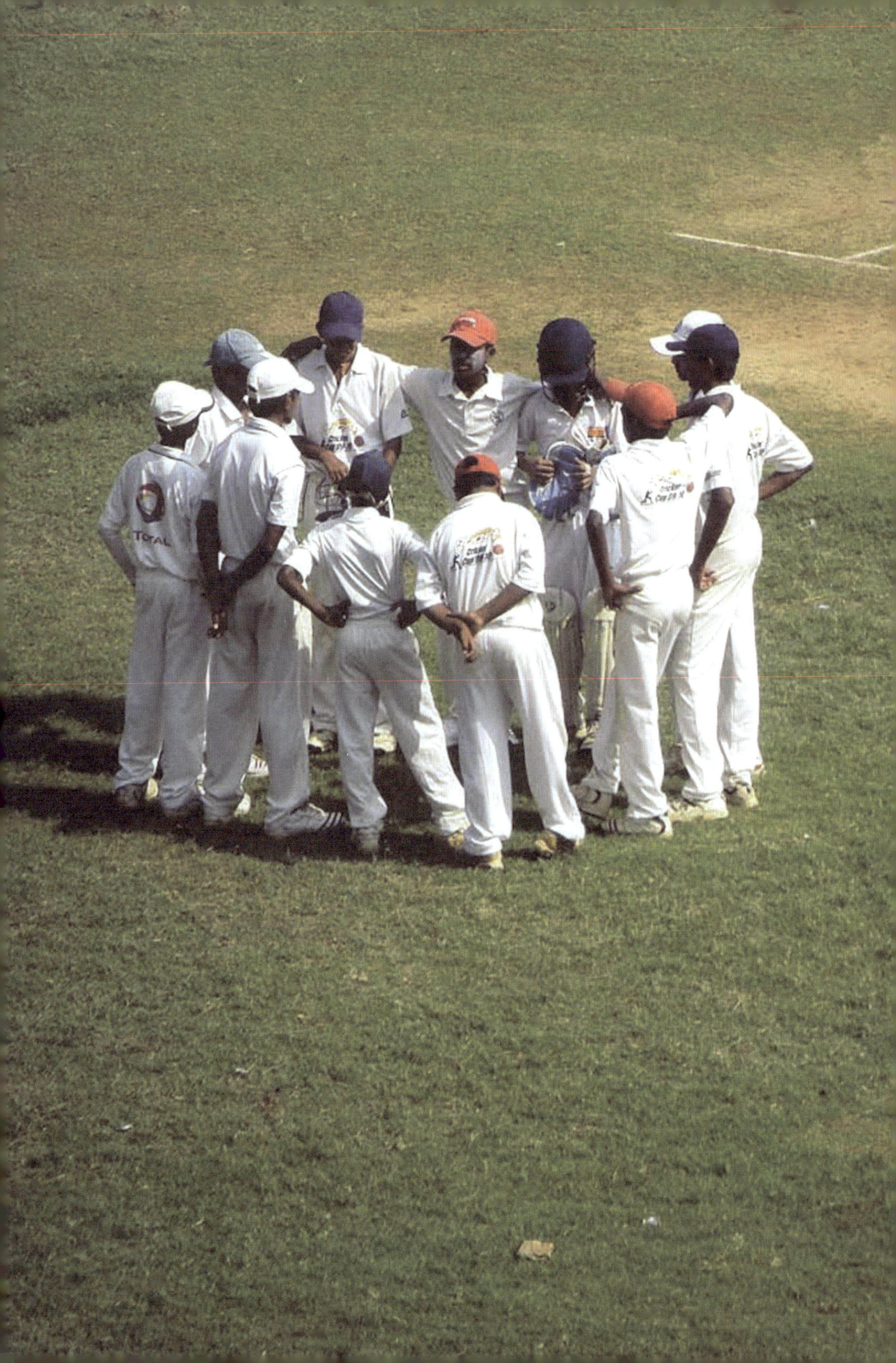
TOTAL

很多运动员可能技术和力量表现良好，但最终在准确把握时间和精准击球动作上与大师水准有一定差距。

体育运动需要运动员将技术和才能发挥到极致。完成一次击球就需要数以百计的肌肉、关节、韧带和神经、头脑、感官、情绪、智力的完美同步。在团队运动中，这种同步甚至变得更为复杂，要赢得比赛，团队成员除了自身表现良好，还必须和谐合作。

无论是运动员自身的内部团队或是内部团队和外部团队间缺少协调，都会导致运动员缺乏对自身和运动场上的了解。在板球、网球、乒乓球或羽毛球赛场上运动员需要眼睛、手腕、脚和智力的协调，若在看见球和接球之间缺乏同步，将会导致极糟糕的结果。

艺术通过各种媒介表达人的情感。体育运动堪比一种艺术，它可以激发人的精神。每一次得分，每一次好的投球、击球、接球或在三柱门的掷球都会让球员和观众激动万分，兴奋不已。看到短跑运动员冲刺终点时，观众的心脏会与运动员一样怦怦直跳。

印度文化定义了六种艺术形式。它们是：

· yogika（瑜伽）

· mallika 和 kriḍā（体育，包括搏斗以及其他运动和比赛项目）

· nāṭya（戏剧和表演艺术）

· saṅgītika（声乐和器乐）

· dhanurvidyā（射箭和军事训练）

· vyāvahārika（所有职业，从农业到金融，包括耕种、经济、贸易等）

印度人说瑜伽是所有艺术形式的基石。每一种艺术形式都有其特定和独特的内涵，从业者可以由此得到成长和进步。在印度，瑜伽作为印度所有其他艺术形式的源头，提供了这些内涵，使练习瑜伽的运动员的身心得到进一步完善。

运动员需要巨大的体力和耐力来承受长时间的练习和比赛。所有田径运动都需要速度和机敏。体育可以增强运动员的体力、协调性和敏捷性。

运动员的动作准确性和灵巧性得到发展，其场上表现就会更加完善。这可以通过瑜伽的练习来培养。瑜伽通过提高身体的运动速度来满足头脑和智力对此的需求，从而使运动员的动作更加娴熟。

《薄伽梵歌》将瑜伽定义为“karmasu kauśalam”，意思是瑜伽是“熟练的行动”。

任何艺术都离不开情感，体育（kriḍā）也是如此。技巧的训练和练习能够培养技能，但运动员必须有健康的情感才可能直觉地将这些技能表现出来。每个运动员都应保持积极的态度和热情去提高运动水平。

很多运动员可能具有很好的技术和力量，但最终在正确的时间进行正确的击球的表现方面达不到大师的水准。现场解说员或评论员谈在每一个动作和运动中两种智力都得要协调。

论运动员（如板球员）某一球的打法很容易，但是对于场上的球员来说，在击球的一瞬间没有时间去分析球的运动方向，他对如何击球的判断来自直觉和心情。戏剧（nāṭya）是一种表达我们情感的方式，它可以增强、培养我们的情感。情感在人的生活中起到重要作用，赋予了生活的意义。人们之间的交往以及我们自身的方方面面都受到情感的支配。瑜伽强调情商的价值，主张练习者情绪中心的稳定。

人类有两种智力：头脑的智力（智商）和情感的智力（情商）。智商是理性的、分析的和逻辑的；情商则是感性的。智商帮助运动员提高运动的技术层面，而情商则给运动员带来稳定性。每一个动作和示意，智商和情商必须协调一致。

瑜伽可以提供智商和情商的平衡与和谐。如果说智商是纵向的延展，情商就是横向的延展。以这种方式，瑜伽有节奏地平衡地运用身体、头脑和心灵。

支撑头倒立式、支撑肩倒立式、双脚内收直棍式、桥式肩倒立式、倒箭式等瑜伽体式可以提升运动员的情绪中心，从而建立自信。在这些体式中，心脏的位置被提升到高于头部。情绪中心高于头部，负面情绪，如欲望

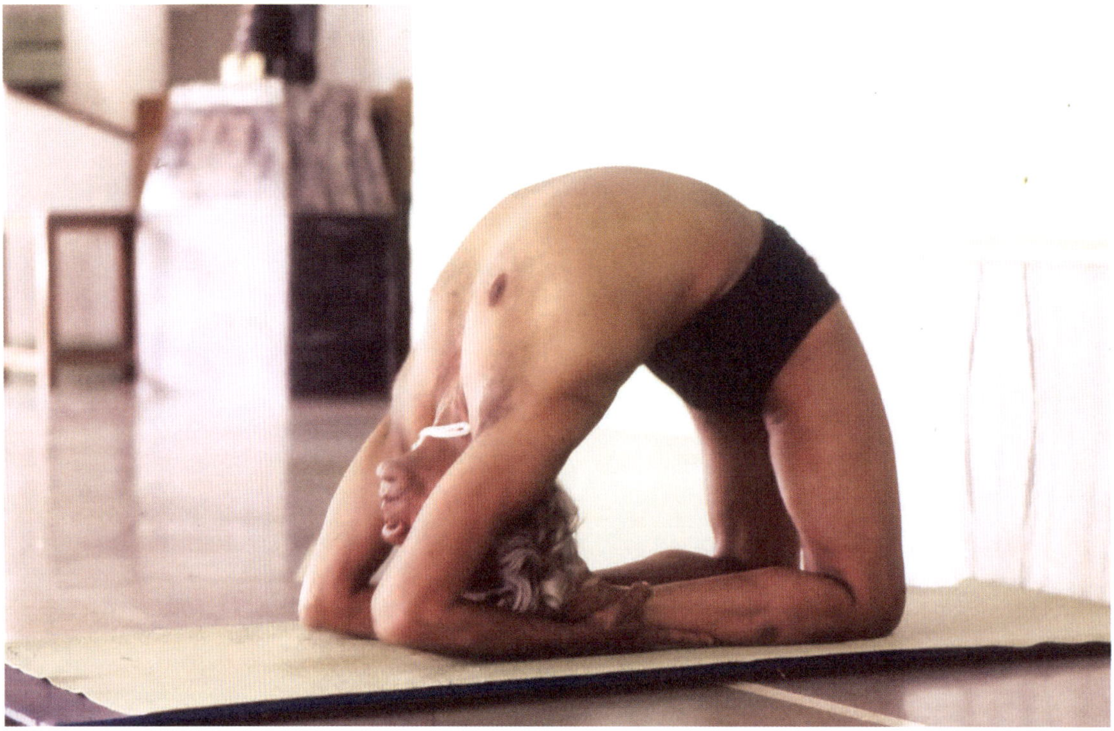

瑜伽是身体的节奏、头脑的旋律、创造灵魂的交响曲。

（kāma），忿（krodha）、愚痴（moha），或者欲望、愤怒和贪婪等就会得到控制，焦虑和紧张随之消散，积极的心态，如任何有竞争力的运动员都必须具备的对成功的渴望，则会被自然地培养出来。

体育就像音乐，运动员的表现也要有节奏感。每一个队员的外部和内部团队间的协调与合作至关重要。为此，团队的每个成员需要进行培训，不但提升个人能力，而且还要提升相互合作能力。单凭一个人不可能演奏出交响乐，这需要一支管弦乐队。

要产生节奏需要有内部和外部团队的管弦乐编曲。音乐（saṅgītika）必须有节奏才会被欣赏。如果管弦乐队的每一位成员都有节奏地演奏自己的乐器，就会产生交响曲。即使有一个人走调，也会出现刺耳的杂音。同理，每位运动员的表现也需要有节奏。瑜伽体式通过帮助身体的各个部分、头脑和心灵有节奏地活动，在我们体内创造出熟练和团队合作精神。瑜伽是身体的节奏，头脑的旋律，最终形成灵魂的交响曲。

体育运动需要非常专注。运动员要聚焦于一个目标。例如，一名优秀的网球运动员只会看到球而不会注意到观众。就像《摩诃婆罗多》里的阿周那，他的射箭（dhanurvidyā）技术如此高超，可以射中飞行中鸟儿的眼睛。

神志恍惚必定一事无成，瑜伽可以使头脑专注。圣哲帕坦伽利认为瑜伽是意识波动的停止。意识包含头脑、自我和智力。头脑又受到呼吸的掌控。《哈他瑜伽之光》中提到，意识或精神（chitta）随呼吸而动。呼吸稳定，则头脑和意识稳定。呼气控制法（prāṇāyāma），作为瑜伽不可缺少的组成部分，将练习者导向专注（dhāraṇā），这是阿斯汤加瑜伽八支之一，同时也是成为优秀运动员必备品质之一。

对于团队运动，运动员需要学习社会行为（vyāvahārikā）的艺术。作为团队运动，队员之间的密切关系非常重要。当团队成员表现欠佳时，需要其他成员的鼓励，避免丧失信心和动力。瑜伽教给我们 maitrī（友善）、karuā（慈悲）、muditā（随喜）和 upekā（淡然处之）。

当团队成员由友谊连接，队员们会自发自动地互相激励和促进。另一方面，任何不好的氛围影响团队精神，会导致整个团队的衰败，即使它有最棒的队员也无济于事。队员不可能每一次都表现得非常出色。队员表现欠佳时，队友们应该对其关爱，而不是指责。队员表现出色时，队友们应该表现出欣赏之意。

如今，有些体育项目备受瞩目，媒体、评论员甚至观众都可以成就或毁灭一位选手。运动员需要学会漠视此类“游戏”的艺术。他们应明白，名气和声誉会转瞬即逝。评论员也许今天能把他们捧上天，但一旦他们表现欠佳，则会立即将他们贬到地。运动员需要发展出对外界评论漠然处之的态度（upekṣā bhāva）。

运动员不要受虚无缥缈的名声的影响，说起来容易，但我们不能期待年轻人足够成熟，不受媒体影响。但他们可以接受相应的训练，从容应对。如果批评有益、有指导性，则从中学习；如果它令人平添烦恼，那就置之不理。他们需要培养不受外界干扰的能力。瑜伽练习当然可以培养这种品质，让运动员们自然地进行比赛，不理会别人的看法，不管是好的还是不好的。

瑜伽不仅增强练习者的健康和耐力，还可以强化神经，而神经是头脑和意志力之间的媒介。如果头脑是意识的所在地，那么源于脊柱的神经则是无意识的源头。瑜伽可以增强神经系统，从而使得无意识充满自信地流露，练习者的思想和行动更加清晰。

任何艺术形式，要取得卓越的水平，都需要了解其背后的科学，进行不间断的练习，全身心地投入和热爱。科学和技术精准地应用下的练习是一种有意识的学习，这种有意识的学习逐渐地会转变成直觉的知识。

只有当沙子被移除后，渗入地下河床的水才会显现。同样，意识也必须渗入头脑，留下永久的印记，在运动中需要时就会显现出来，这就是直觉。当运动员的直觉和拥有的知识同时起作用，就能自发地给出大师级的击球，其表现会令观众着迷，自己也会陶醉。由此可以区分大师级运动员和普通运动员。

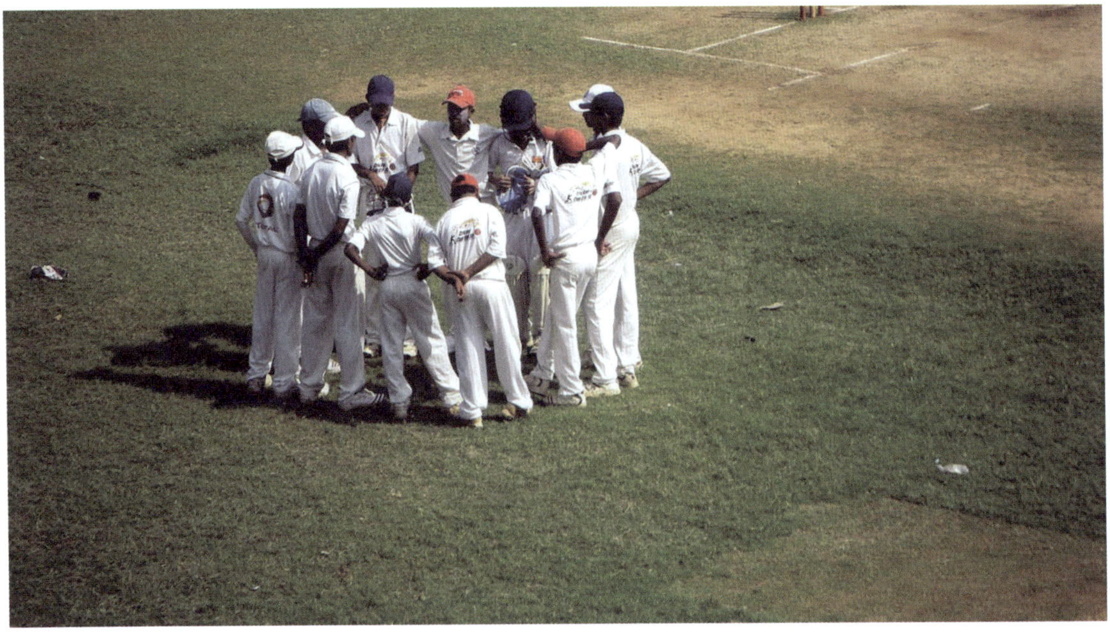

提升情绪中心和建立自信的体式

在这些体式中，心脏被提升到高于头部的位置。情绪中心被提升，可以给运动员带来自信。

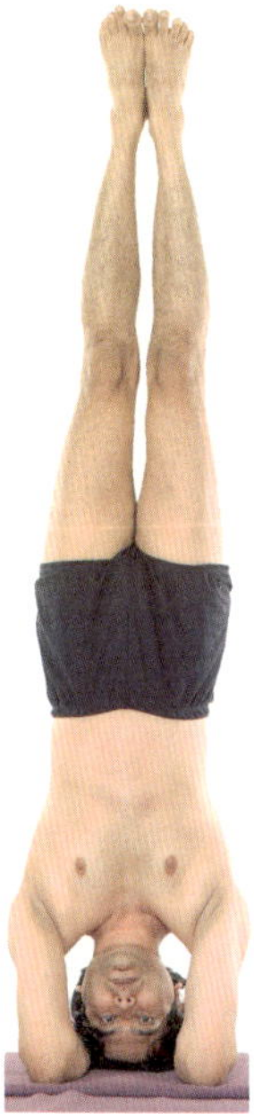

支撑头倒立式
Sālamba Śīrṣāsana

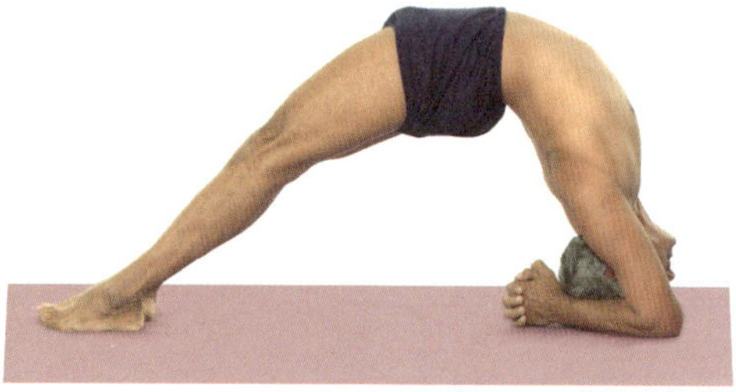

双脚内收直棍式
Dwi Pāda Viparīta Daṇḍāsana

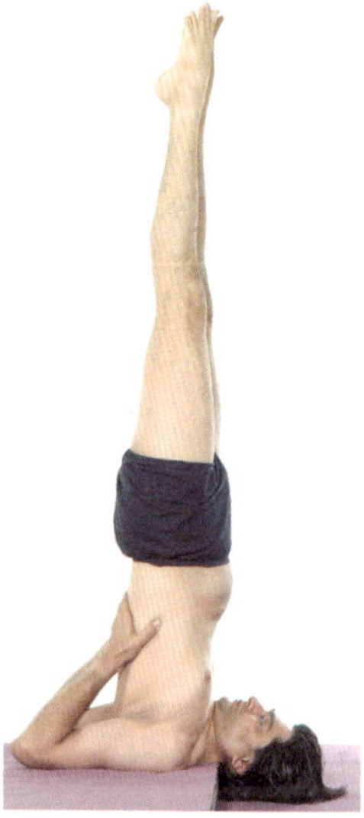

支撑肩倒立式
Sālamba Sarvāṅgāsana

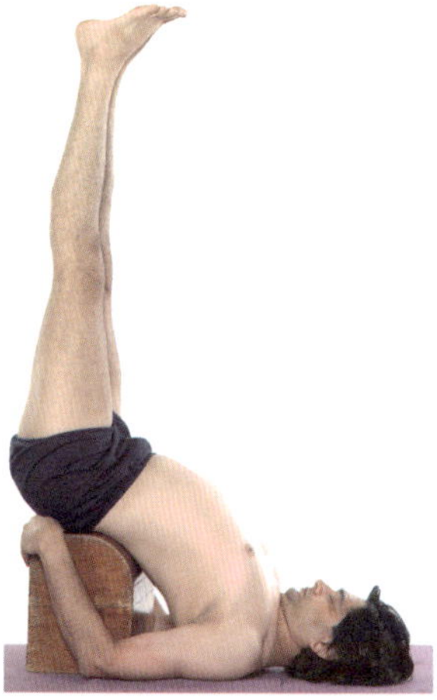

倒箭式
Viparīta Karaṇī

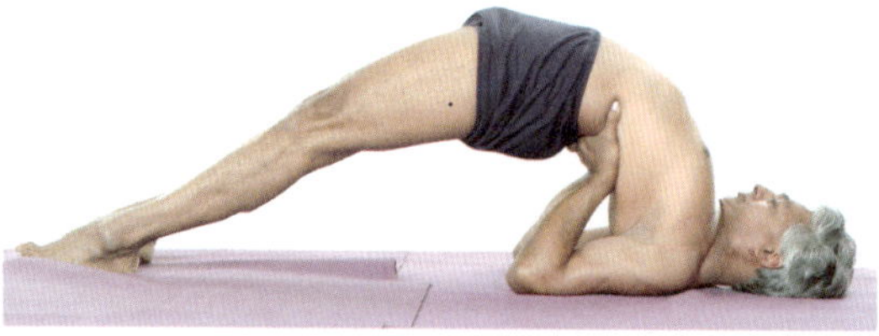

桥式肩倒立式
Setubandha Sarvāṅgāsana

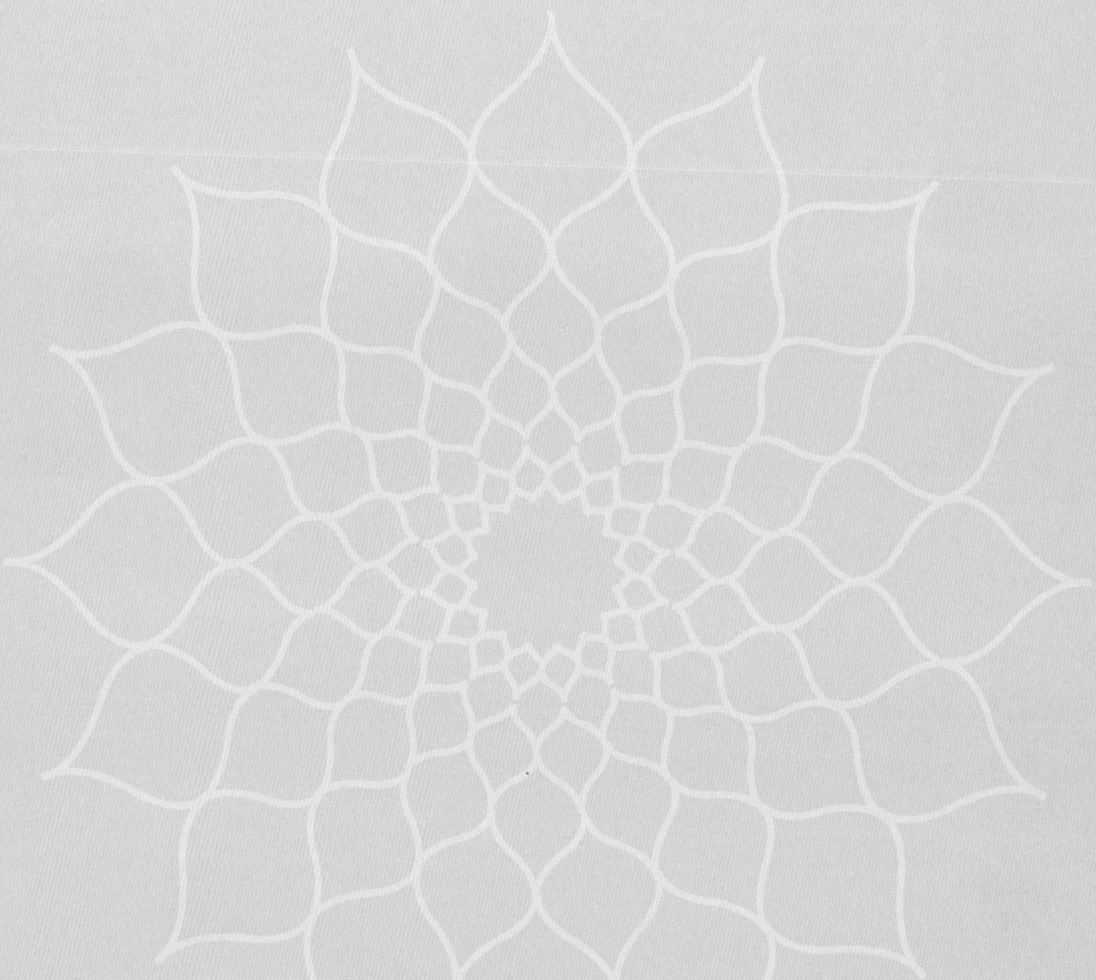

第二章

瑜伽发展运动全能

全能或者所谓的“全面健康”是指，在身体素质（例如柔韧性、速度、敏捷性、体力、耐力、力量和爆发力等）、心理素质（例如积极性、注意力、专注力和敏锐度）、对压力和逆境的心理承受力、对环境的适应能力以及自律能力和团队协作力等方面实现高度统一。瑜伽可以为人们实现全面健康提供帮助。

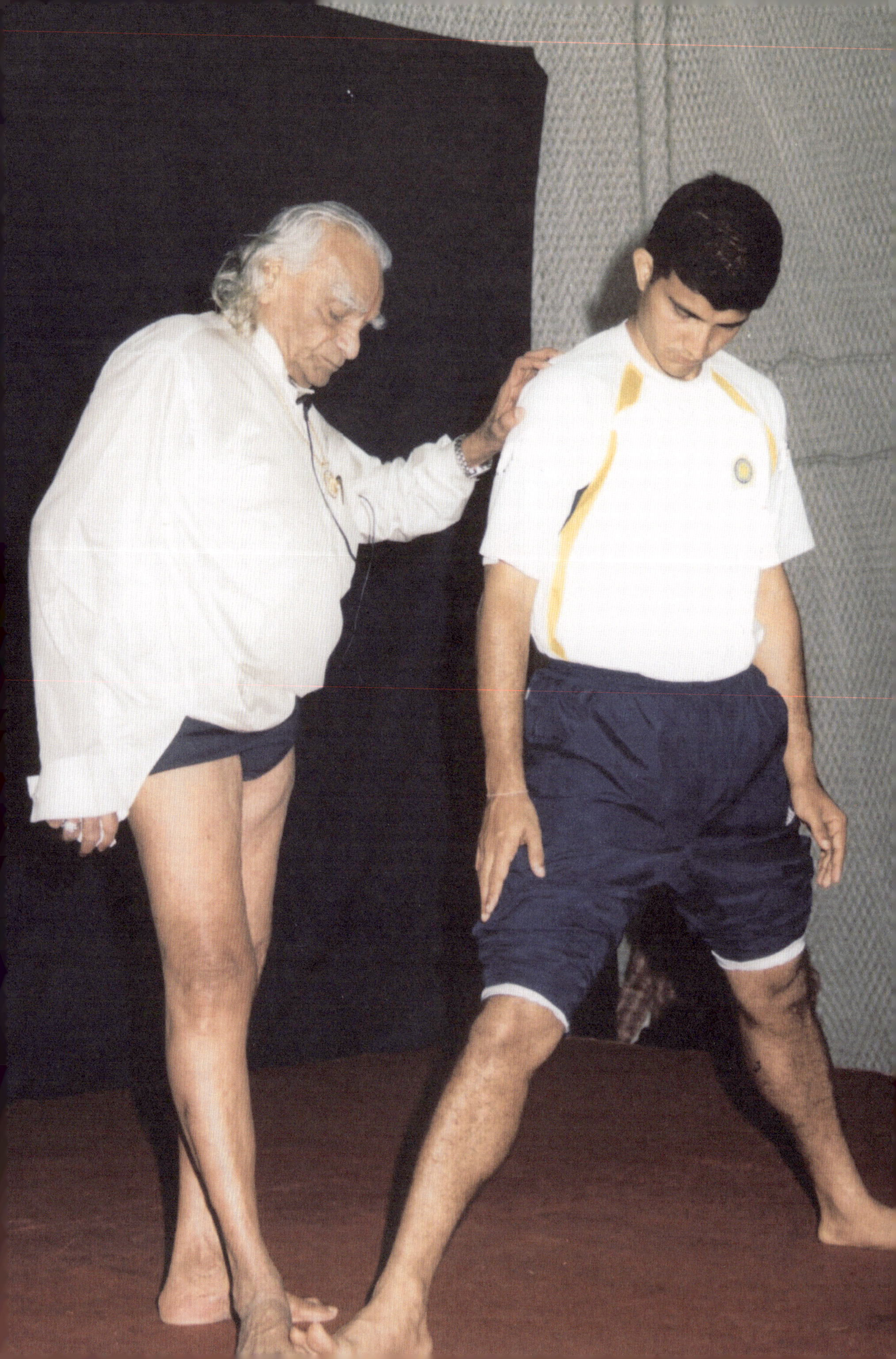

瑜伽在运动员的生活中扮演什么角色?

运动是积极的，有活力的，而瑜伽则是被动的，平静的。运动是世俗的话题，瑜伽则是精神的探讨。如果运动是向外的旅程，瑜伽则是向内的追求。那么，教授被动的瑜伽如何帮助运动员获得比赛成功所需的劲头和力量？如果运动员的头脑一直内收，他怎么比赛？

怀疑者可能会问：“运动员应该浪费宝贵的训练时间练习瑜伽吗？”或者，“将时间花在训练比赛所需要的技能上不是更有意义吗？”

当印度板球队投球手阿西什·内河拉建议在巡回比赛中带上一位瑜伽老师可能对球队有益时，引来不少嘲讽。一位板球爱好者甚至评论道：“运动员们应该将时间花在训练上，不要浪费在‘像瑜伽这样的活动’上。”这显示出公众和运动员们对瑜伽的无知与误解。运动员需要了解瑜伽的价值，并且打消这种想象中的疑虑。

瑜伽可以帮助运动员在所从事的运动项目上取得优异成绩，前提是他们知道如何做。如前所述，瑜伽能使头脑平静，但身体保持警觉，它可以在带有被动的主动与带有主动的被动之间找到平衡。这样，头脑平静下来，而身体保持警觉。一个安静、被动的头脑是创新、修复和保持精神饱满所需能量的储藏室，可以改善运动员在比赛中的状态。

瑜伽可以像天平一样平衡觉知力和理解力。空杯子是有用的，但装满内容的杯子则就无用了。你必须再找一只空的，或者清空那只满的。大脑也是这样。练习瑜伽可以清空头脑中所有的杂念，即所有不必要的想法，这样，你就可以专注于你需要的，而不会分心。

印度哲学认为瑜伽与宇宙同源。直至20世纪中叶，这种说法才为普通人所知。然而，过去60年，瑜伽几乎已经遍及世界的各个角落。练习者意识到，当瑜伽成为他们日常生活的一部分时，它不仅能改善他们的身体健康，提高其生活质量，而且还会影响他们的心理与情绪状态。在很多领域，他们都会超过平日的表现，包括职业表现，无论是艺术、管理、音乐、科学、家政方面，或是体育运动。

如今，运动员大多会将瑜伽与获得身体的灵活和头脑的放松联系起来，但是，瑜伽所带来的远远不止这些。瑜伽可以作为运动员身心训练的补充。它不仅可以降低运动员受伤的风险，还可以在受伤时作为康复的辅助手段。它也可以给予运动员头脑和情绪的稳定，使其能够承受比赛和自己状态的变化。最后，它甚至有助于运动员们在退役后依然保持健康。

公元前5世纪，帕坦伽利在其《瑜伽经》中用196条格言描述了瑜伽。书中，他解释了瑜伽八支，即制戒（yama，社会行为准则）、内制（niyama，通过自律进行自我净化）、体式（āsana，在不同的姿势中调整身体）、呼吸控制法（prāṇāyāma，生命力的延展）、制感（pratyāhāra，感官内摄）、专注（dhāraṇā，

其目的不是单纯的拉伸，而是延展肌肉使身体的前侧与后侧协调地移动。这样的觉知来自瑜伽体式的练习。

集中注意力）、冥想（dhyāna，静坐冥想）、三摩地（samādhi，意识与极乐的境界）。

人们往往错误地认为瑜伽八支是按照重要性的顺序排列的，其中制戒（yama）级别最低，而三摩地（samādhi）级别最高。结果导致他们只想练习冥想（dhyāna）。但是，瑜伽八支是紧密联系、相互交织的，它们最终形成一个整体。

起初，练习者用身体练习瑜伽。因为头脑与智性是无形的，需要被想象，需要敏锐的感觉，而身体是可见的、有形的，可以被感知的。身体的完善比心理更快，因此，瑜伽八支需要从身体开始实现。随后，练习者的头脑与智性逐渐发展，参与其中。

瑜伽体式不仅作用于身体，也会对呼吸、心理、情绪、觉知和智性产生影响。想要在运动项目中取得职业上的成功，运动员需要身体健康、头脑警觉、技术娴熟、远离身体的伤害，并具有强大的心理素质。因此，除了常规的负重训练、徒手训练和对抗训练，教练和运动员还会增加其他形式的训练。如今，瑜伽已经成为很多运动员的常规训练项目，因为它不仅仅有益于运动员的身体健康，还可以帮助他们获得超凡的成绩。

健康一般来说是指身体健康，特别是指具有完成某项工作或担任某个角色所需的身体条件。每个运动员在比赛中的分工都是明确的。例如，在板球运动中，投球手应该尽可能多地将球投中三柱门使对方得到最少的得分；击球手应该在单日比赛中尽可能多地击球得分；捕手应该避免任何无接触得分、触身得分或者掉球。但是，无论运动员多么强健，也无法总是发挥理想水平。也许偶尔会有出色表现，但想要一直保持高水平，则需要运动员具备多种素质，这正是瑜伽的用武之地。

全能，或者“全面健康”，意味着身体素质（例如柔韧性、速度、敏捷性、体力、耐力、力量和爆发力等）、心理素质（例如积极性、注意力、专注力和敏锐度）、对压力和逆境的心理承受能力、对不同环境的适应能力以及自律能力和团队协作能力等方面的完美结合。

理想的训练计划应该能够帮助运动员发展这些特质。瑜伽可以帮助运动员发展上述所列特质，这也是健康的真正含义。

瑜伽是运动员训练的补充和辅助。下面给出一个体式序列，有助于运动员素质的全面提高。这些体式的详细练习方法将在本书第二部分给出。需要强调的是，这些体式必须按照正确的顺序练习，建议练习者在感觉舒适的状态下保持体式尽可能长的时间，或者保持建议的时长。

柔韧性

柔韧性是参与所有运动的优势之一，也是训练的基础。奇怪的是，有的运动员的柔韧性甚至不及普通人。这是因为运动员的日常训练往往会使他们的肌肉缩短，关节更加僵硬。肌肉缩短、关节僵硬不仅会妨碍运动员完成指定动作，也会使他们更容易受伤。

想象一下，一名腘绳肌僵紧的运动员试图迈开大步冲向击球线或终点线。他也许会成功，但是很可能会因过度拉伸导致腘绳肌撕裂。

想象一名捕手或者守门员侧身跳接球。他也许可以拦住球，但是这样做会伤到背部。球拍类运动的运动员、守门员、外野手和捕手都需要在极短的时间内快速地前、后、左、右移动身体。

背部肌肉的柔韧性可以使运动员活动灵活，不易受伤。

我们的身体由数百块肌肉组成，其中，很多骨骼肌（附着在骨骼上并主要负责运动的肌肉）在日常活动中几乎没有用到，逐渐僵硬。另一方面，有些骨骼肌却被过度使用，导致过度发达。瑜伽体式的练习可以教会我们有效地使用我们的随意性骨骼肌，防止这种使用的不平衡。

单纯的拉伸并不重要，重要的是延展肌肉，使身体该部位的前侧与后侧均匀地移动。这样的觉知来自瑜伽体式的规律练习。

瑜伽经典提到，宇宙中有多少种生命形式，就存在多少种瑜伽体式。不同的体式作用于身体的不同部位，身体必须完成无数次的动作才能做到这一点。在这个过程中，身体会发展出极强的柔韧性，这是规律的瑜伽练习者首先获得的，也是最自然的结果。

训练柔韧性的体式

所有体式都有助于增强身体的柔韧性，下列体式可以作用于脊柱与背部，特别是增强其柔韧性。

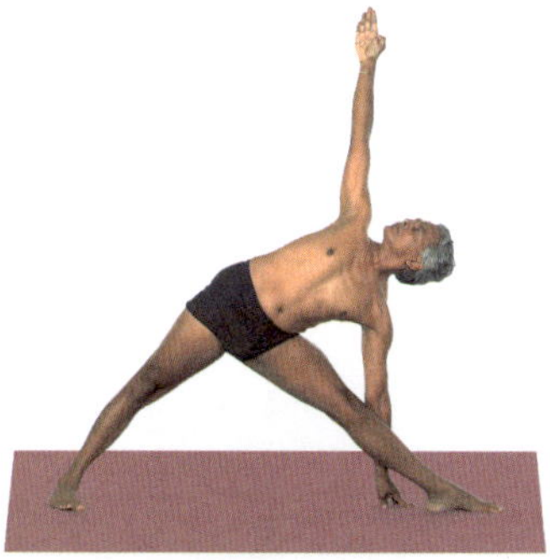

三角伸展式
Utthita Trikoṇāsana

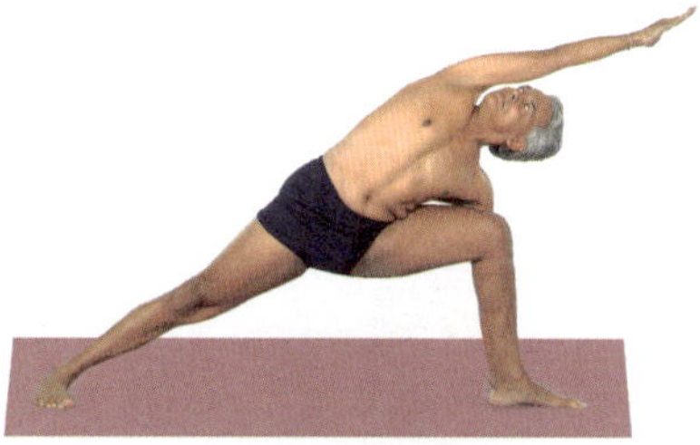

侧角伸展式
Utthita Pārśvakoṇāsana

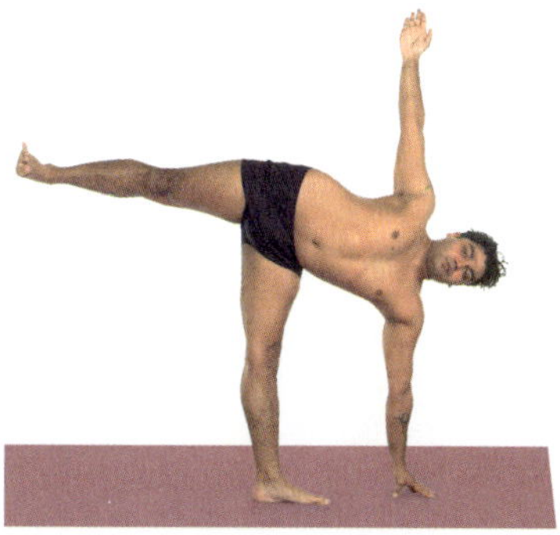

半月式
Ardha Candrāsana

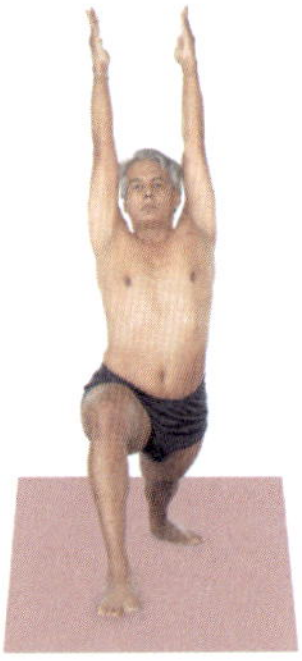

战士一式
Vīrabhadrāsana Ⅰ

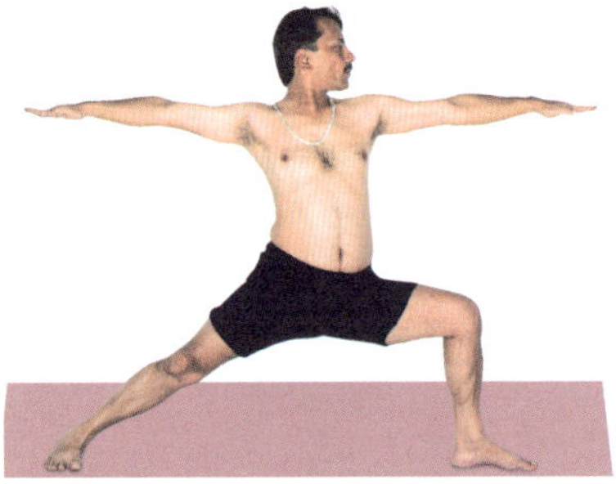

战士二式
Vīrabhadrāsana Ⅱ

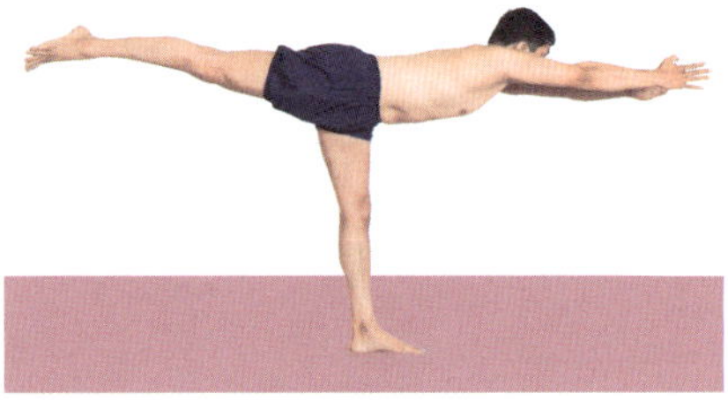

战士三式
Vīrabhadrāsana Ⅲ

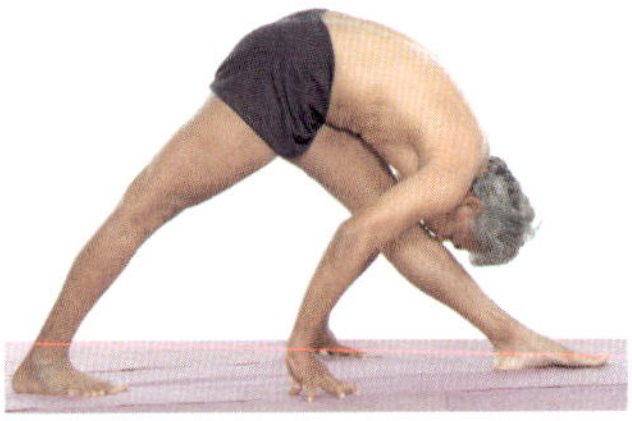

加强侧伸展式
Pārśvottānāsana

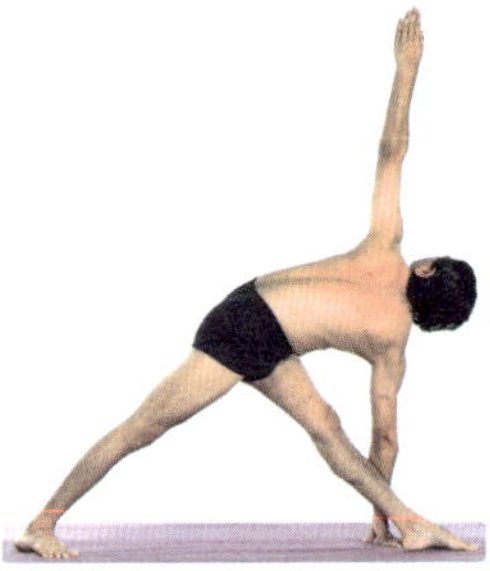

扭转三角式
Parivṛtta Trikoṇāsana

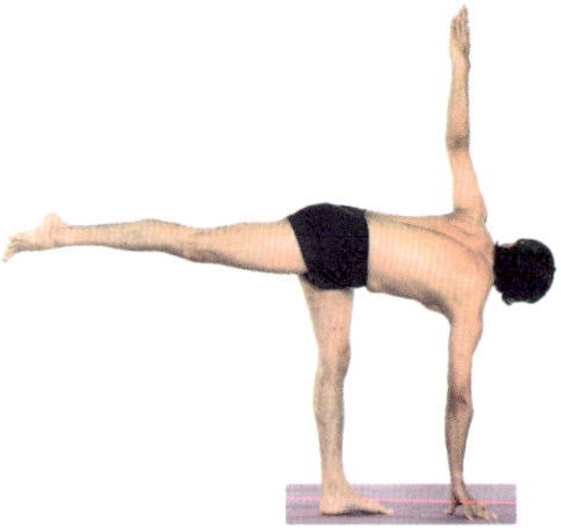

扭转半月式
Parivṛtta Ardha Candrāsana

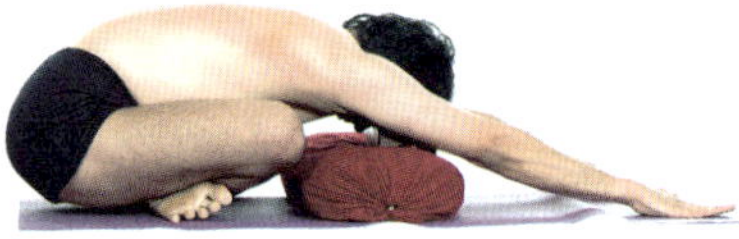

脸朝下吉祥式
Adho Mukha Svastikāsana

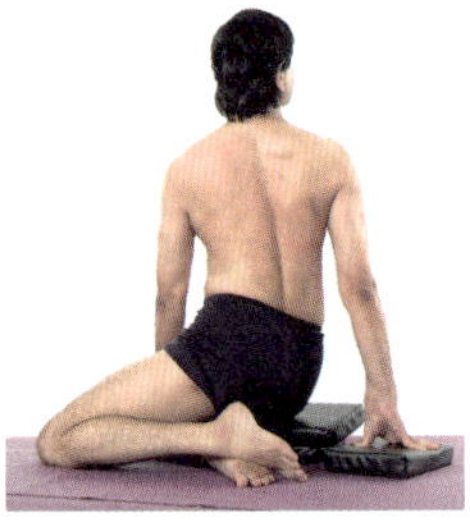

巴拉瓦伽式
Bharadvājāsana

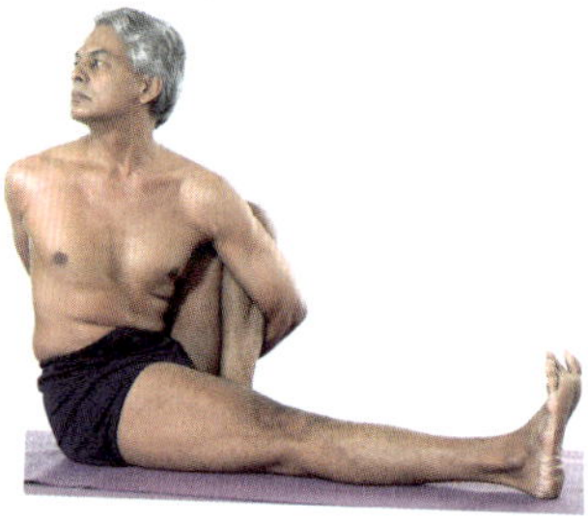

圣哲玛里奇一式
Marīchyāsana Ⅰ

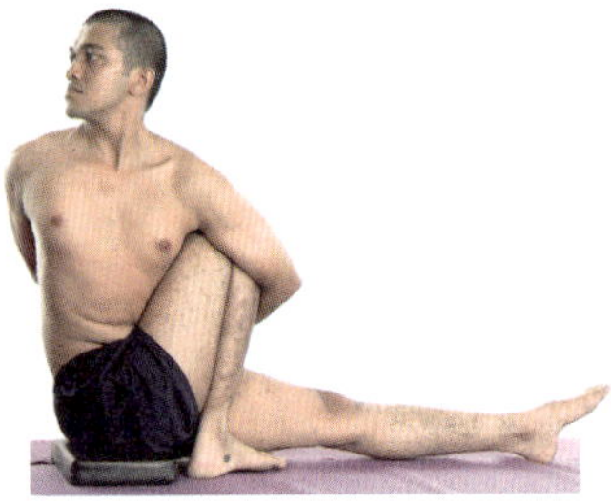

圣哲玛里奇三式
Marīchyāsana Ⅲ

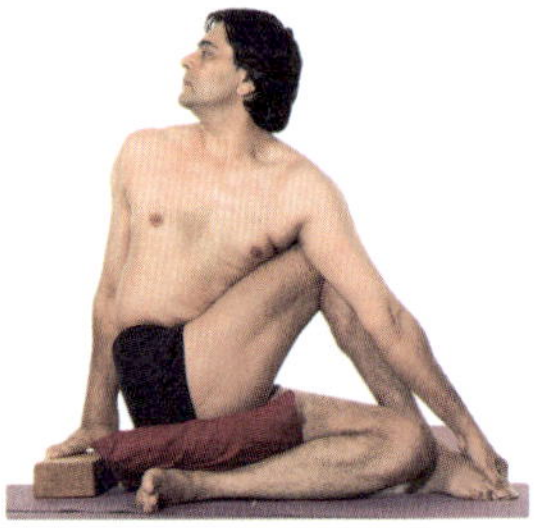

半鱼王式
Ardha Matsyendrāsana

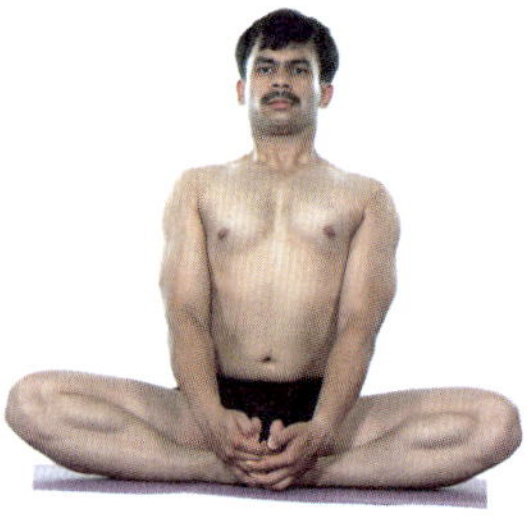

束角式
Baddha Koṇāsana

速度

柔韧性会增强身体的灵活度。对于运动员，身体柔韧者与身体僵硬者相比，前者的活动会更自如。髋关节和膝关节灵活，使运动员的腿部活动不受限。他的步伐更大，移动速度更快。自然地，他在球场或者跑道上跑动速度也更快。

训练速度的体式

规律地练习以下体式可以帮助运动员最大限度地提高运动速度。

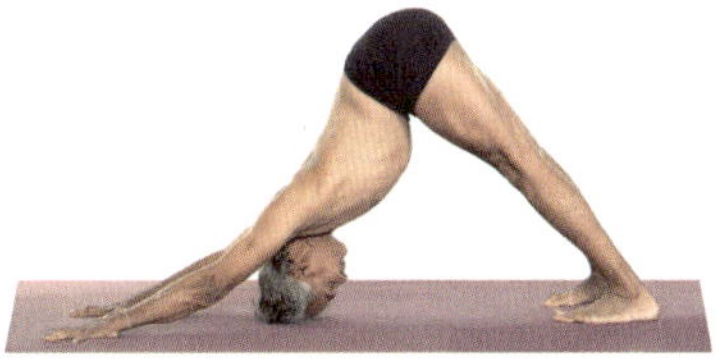

下犬式
Adho Mukha Śvānāsana

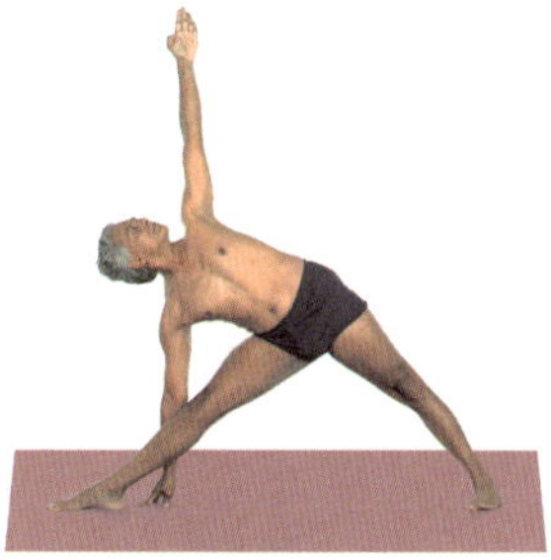

三角伸展式
Utthita Trikoṇāsana

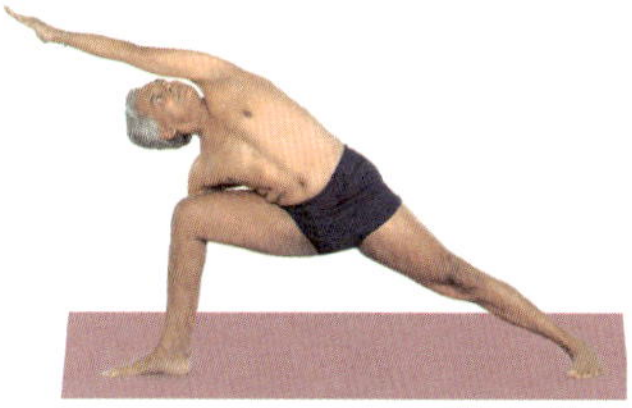

侧角伸展式
Utthita Pārśvakoṇāsana

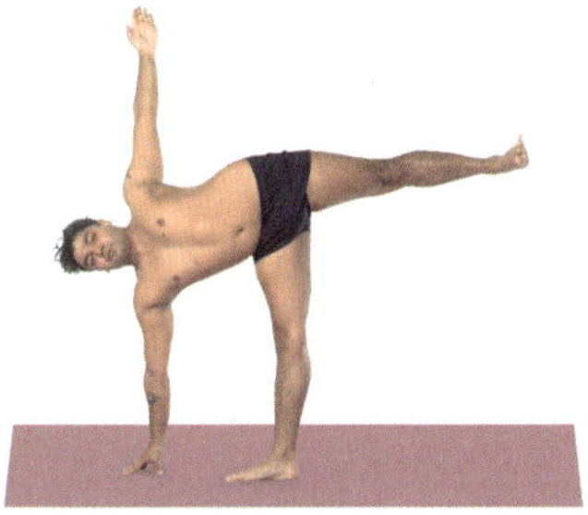

半月式
Ardha Candrāsana

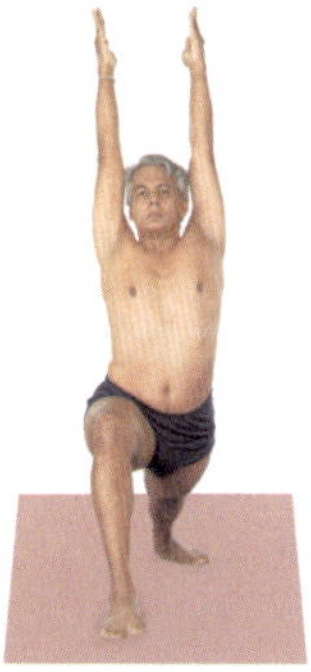

战士一式
Vīrabhadrāsana Ⅰ

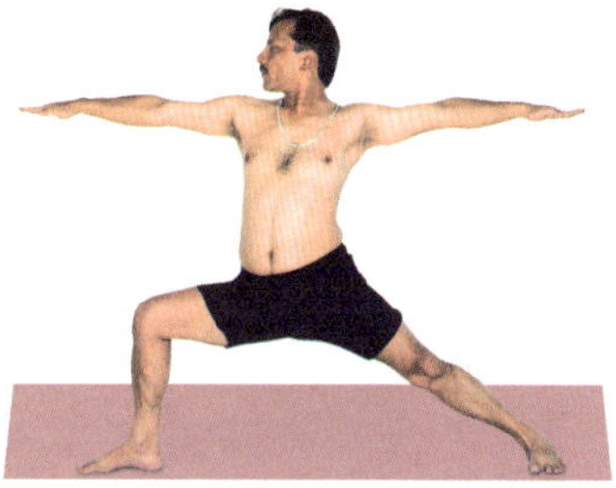

战士二式
Vīrabhadrāsana Ⅱ

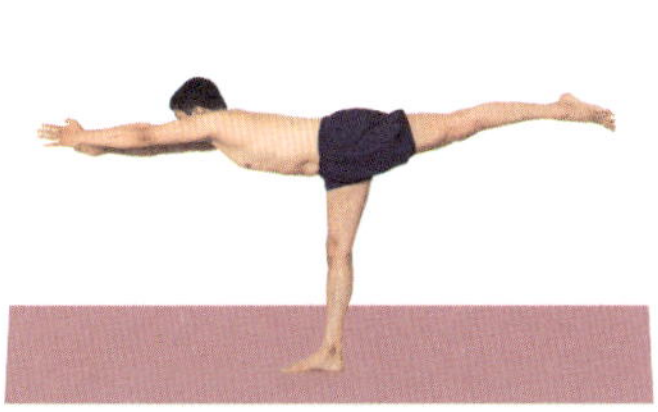

战士三式
Vīrabhadrāsana Ⅲ

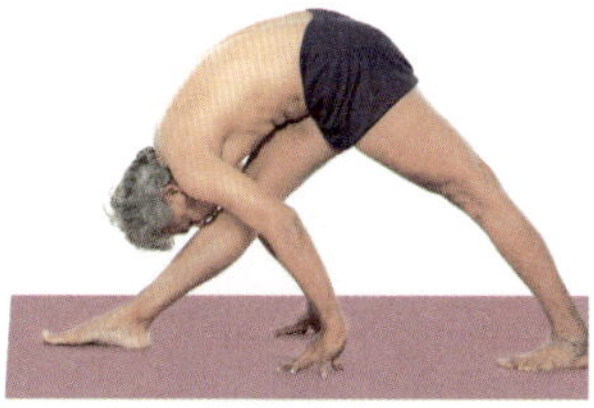

加强侧伸展式
Pārśvottānāsana

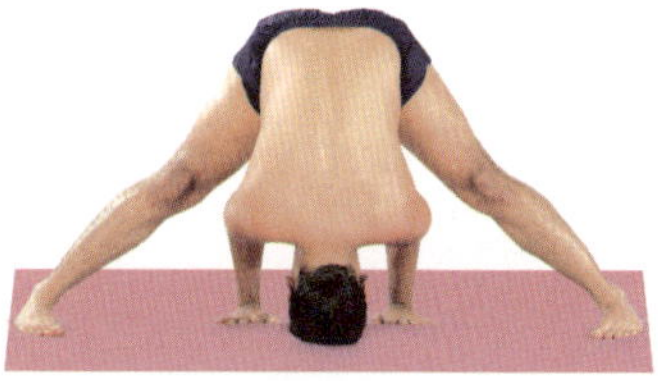

双角式
Prasārita Pādōttānāsana

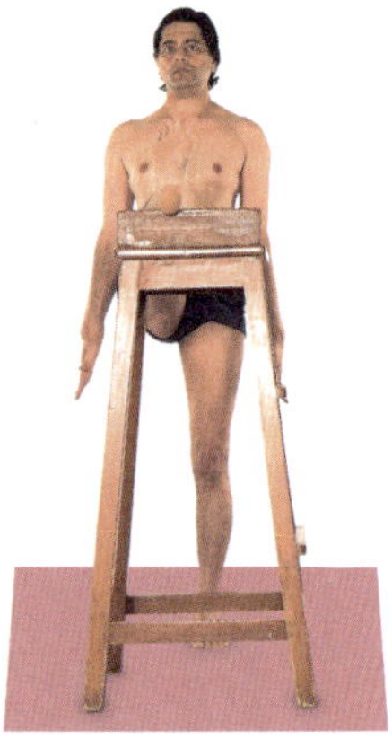

单腿站立伸展式
Utthita Hasta Pādānguṣṭhāsana

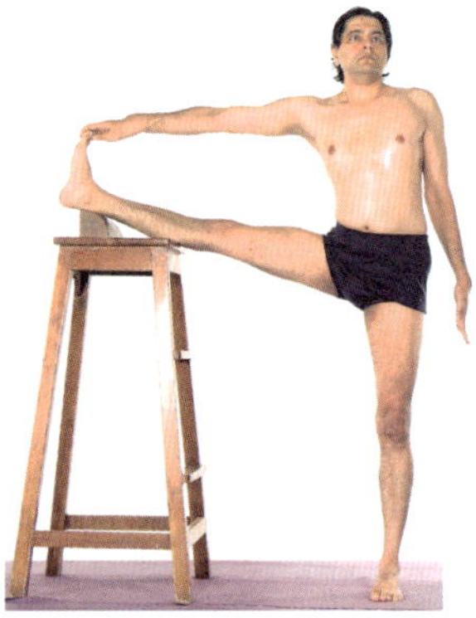

单腿站立手抓脚趾腿侧伸展式
Pārśva Utthita Hasta Pādānguṣṭhāsana

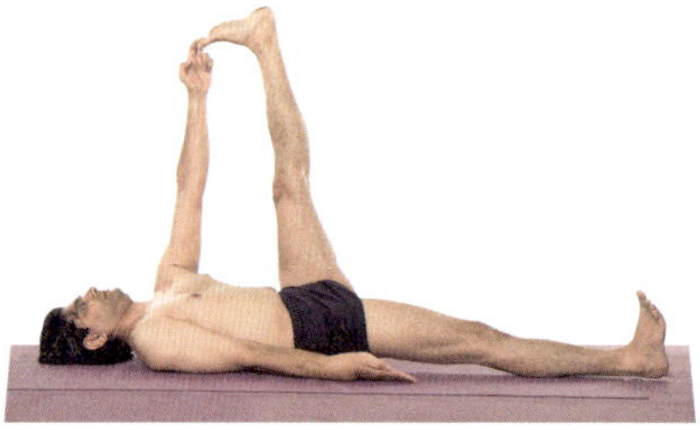

仰卧手抓脚趾腿伸展式
Supta Pādānguṣṭhāsana

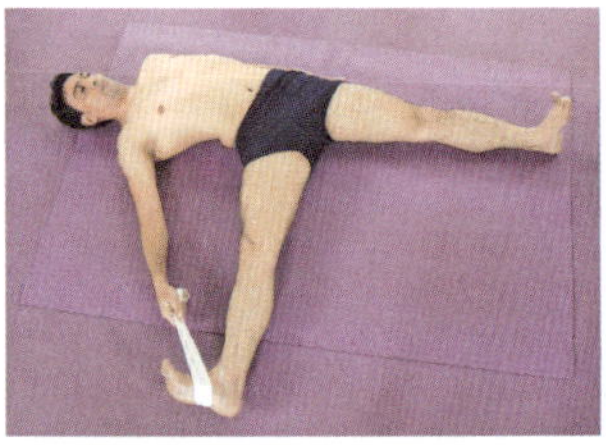

仰卧手抓脚趾腿侧伸展式
Pārśva Supta Pādānguṣṭhāsana

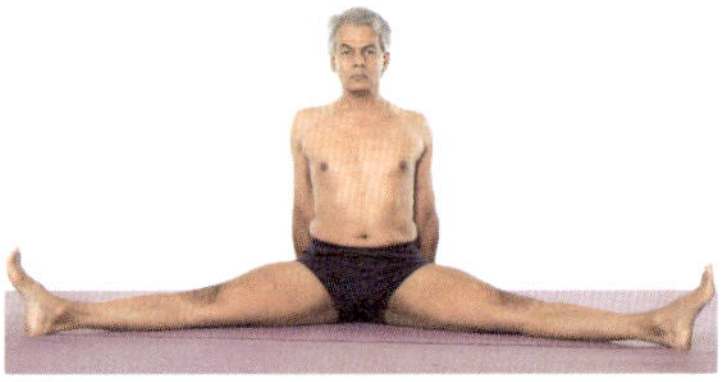

坐角式
Upaviṣṭa Koṇāsana

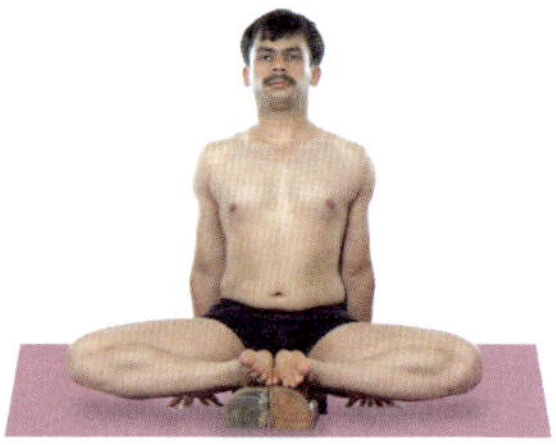

束角式
Baddha Koṇāsana

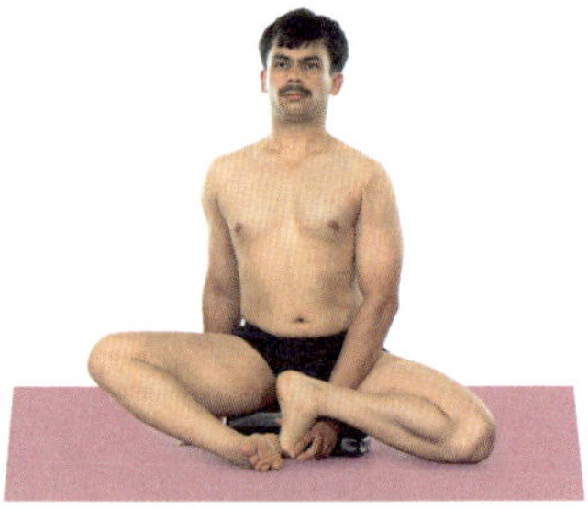

单腿并拢根式
Eka Pāda Mūlabandhāsana

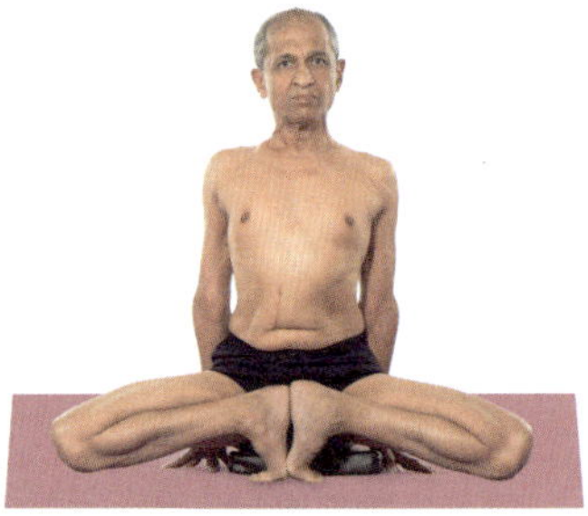

双腿并拢根式
Dwi Pāda Mūlabandhāsana

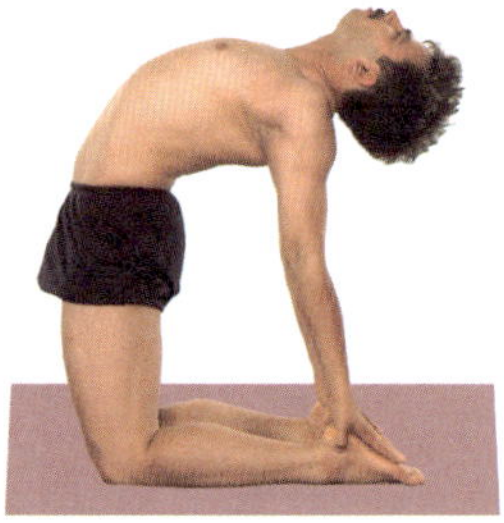

骆驼式
Uṣṭrāsana

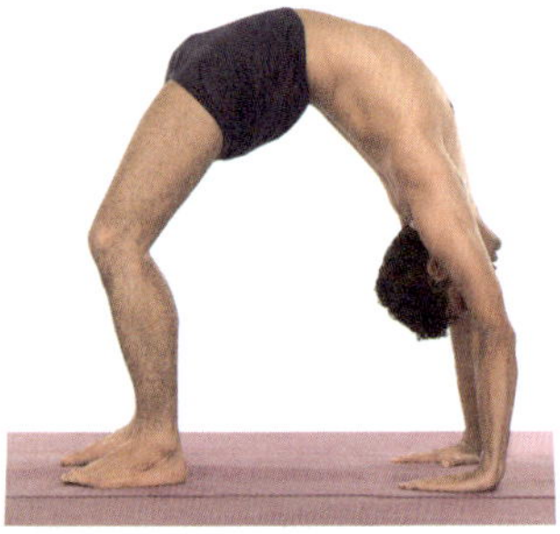

上弓式
Ūrdhva Dhanurāsana

敏捷性

敏捷性是指突然且迅速地变换身体姿势的能力。如果运动员的动作不够机敏迅速，就无法有上好的表现，并且容易受伤。行动敏捷是一名运动员的优点，一名身手矫健的运动员则是团队的财富。

敏捷性需要眼睛、大脑和身体的高度协调。在板球运动中，游击手必须眼睛盯着球，在大脑中预判球的路线，脚朝着球的方向精准移动，身体处在合适的位置，最终用手掌接住并握紧球。虽然最终目的是“接球”，但是，几个同步、复杂的动作必须在短短的几秒之内完成。

这对于其他运动项目也是如此。一系列动作都需要眼睛与专注、反应迅速的大脑以及身体的协调配合。整个专注、协调的过程都隐藏在这一系列动作之中。即使协调性上的一个极小的差错都会导致失掉一个简单的接球或击球机会。如果外野手的手掌运动比球快一点点，他也将空击手掌，眼睁睁地看着球掉在地上。眼睛、大脑与身体的协调性天生好的人是极少数的，但这个能力可以通过有意识的努力得到提高。

瑜伽的本意是“联合”。在精神层面上，它是宇宙与个体的联合。在身体层面上，是感官、身体与头脑的联合，这会显著影响并有助于提高运动员的运动水平。

拜日式、墙绳和伸展带的辅助可以帮助运动员将感官内收，带来专注和协调，从而训练运动员的敏捷性。

在冥想时，可以用伸展带将躯干后方与膝盖绑住来固定身体，使得体式更加稳定。

训练敏捷性的体式 I

下面的体式序列，由山式站立开始，快速连贯地完成，可以训练身体与头脑的敏捷性。

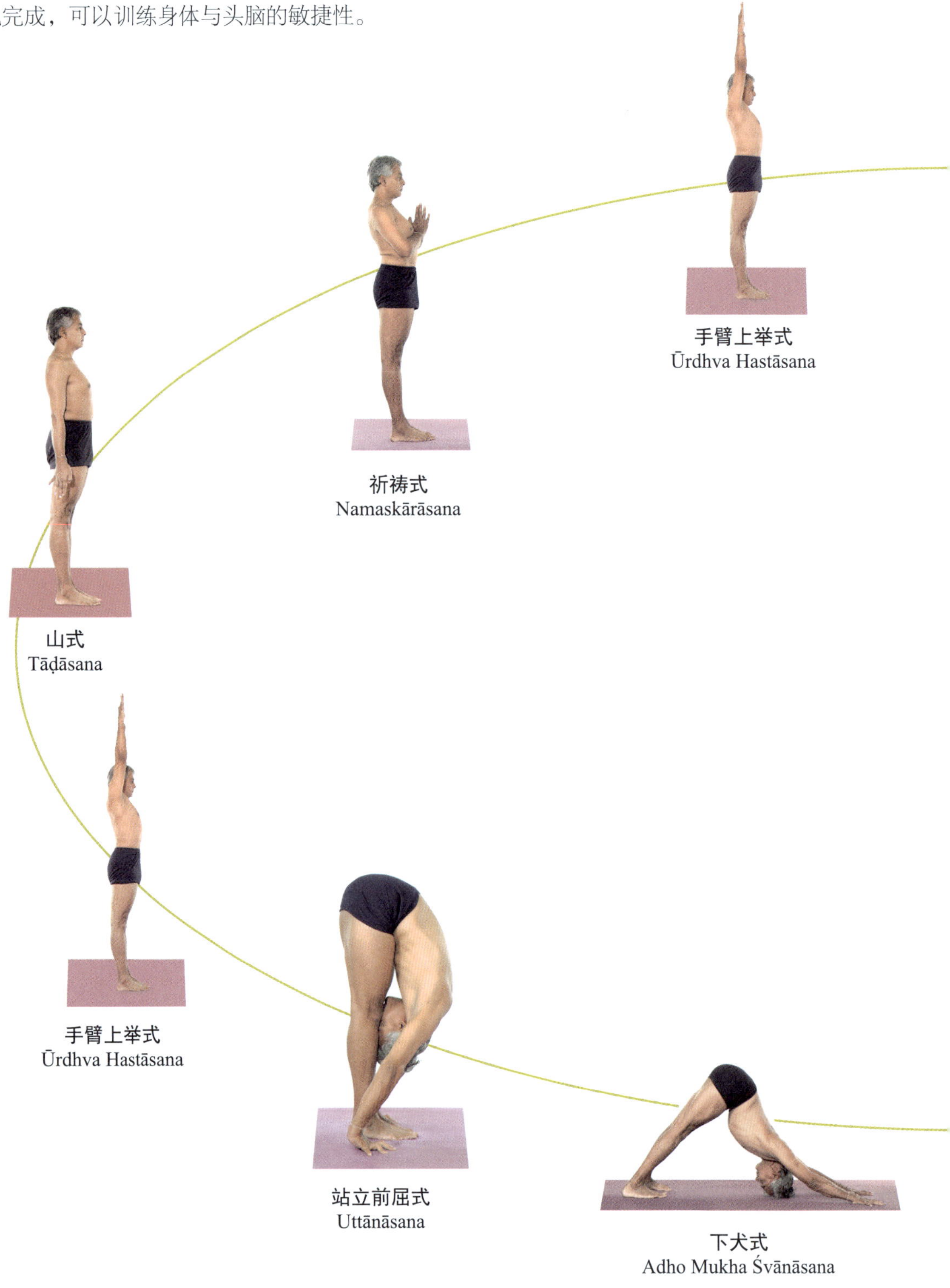

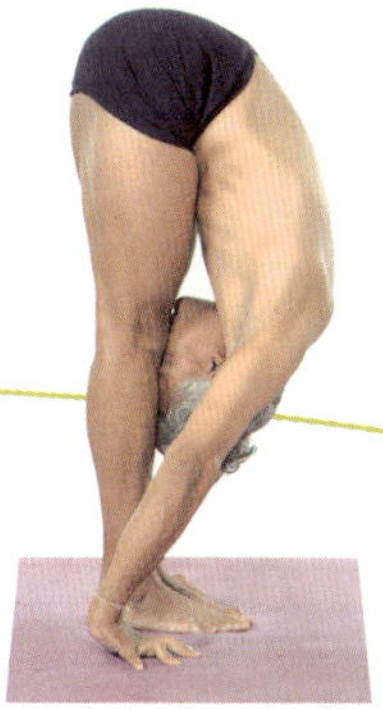

站立前屈式
Uttānāsana

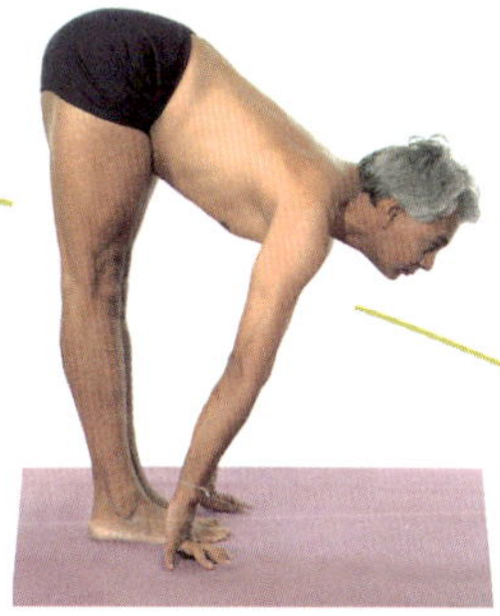

站立前屈式
Uttānāsana

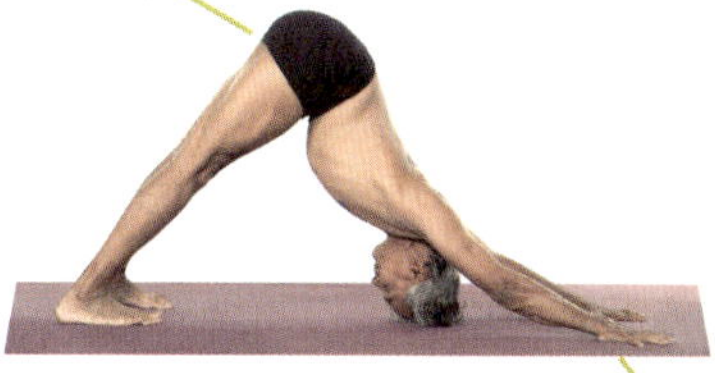

下犬式
Adho Mukha Śvānāsana

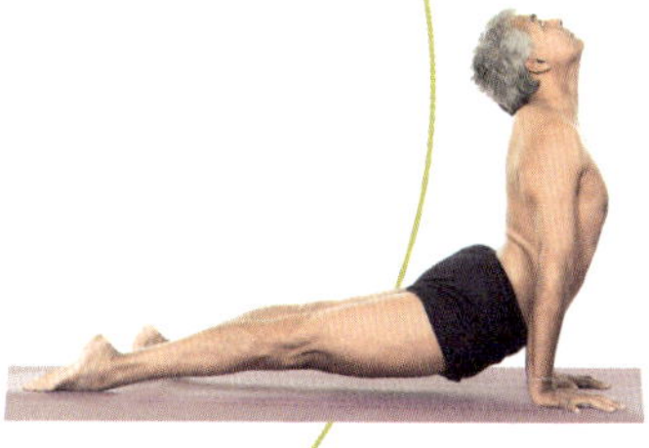

上犬式
Ūrdhva Mukha Śvānāsana

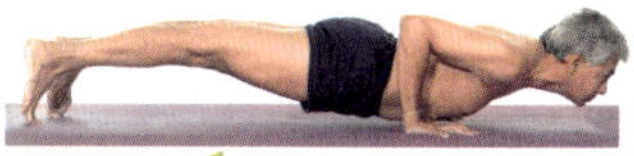

四柱支撑式
Chaturaṅga Daṇḍāsana

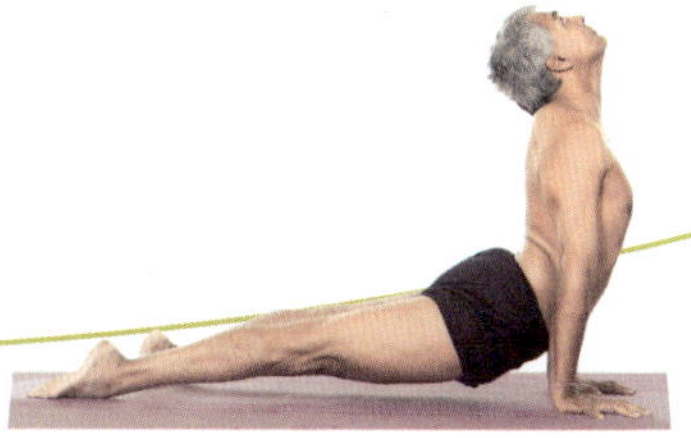

上犬式
Ūrdhva Mukha Śvānāsana

训练敏捷性的体式 II

做下列体式时，目光跟随指尖，这可使身体、眼睛和头脑保持协调一致。除了三角伸展式、侧角伸展式、其他站立体式，如战士一式、战士二式、半月式也可以加入此序列。

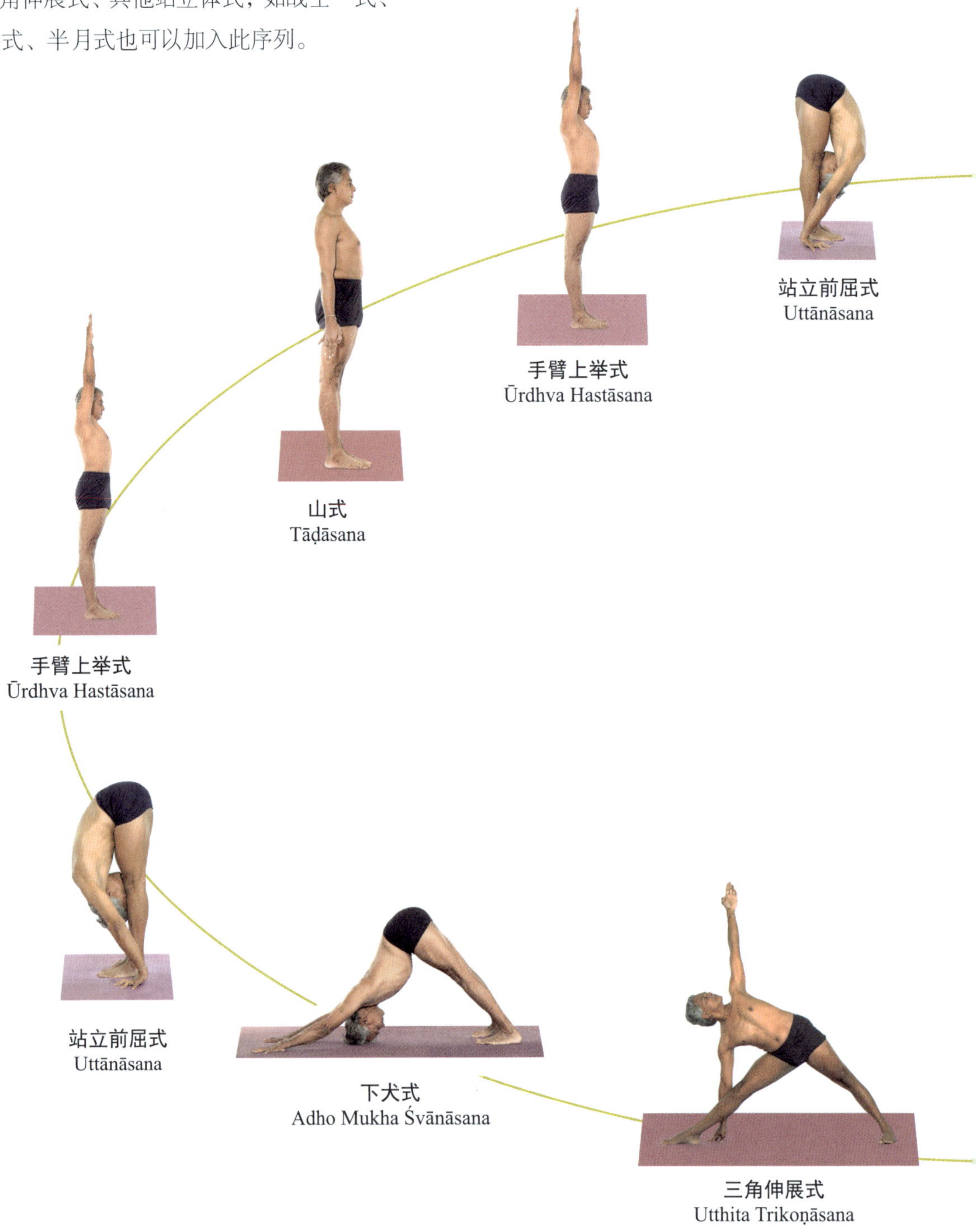

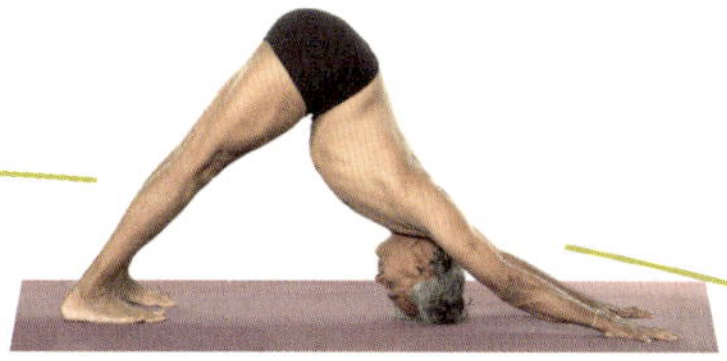

下犬式
Adho Mukha Śvānāsana

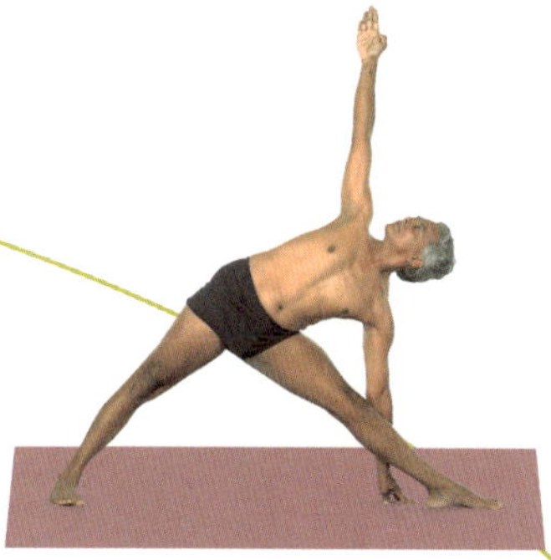

三角伸展式
Utthita Trikoṇāsana

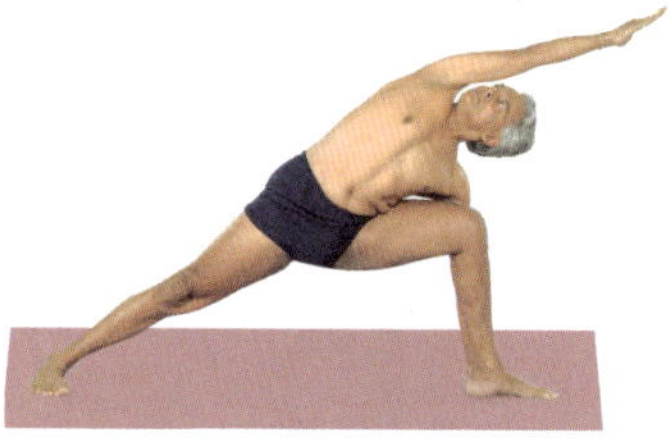

侧角伸展式
Utthita Pārśvakoṇāsana

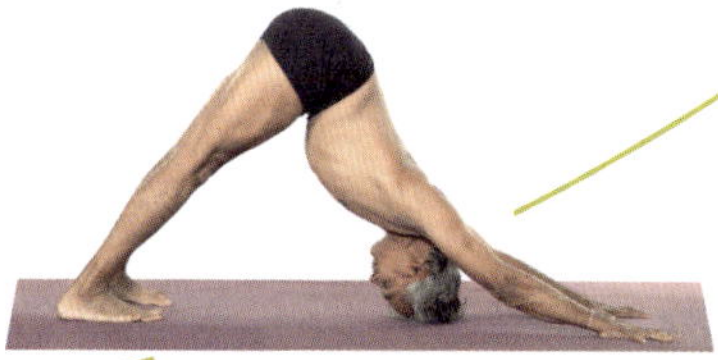

下犬式
Adho Mukha Śvānāsana

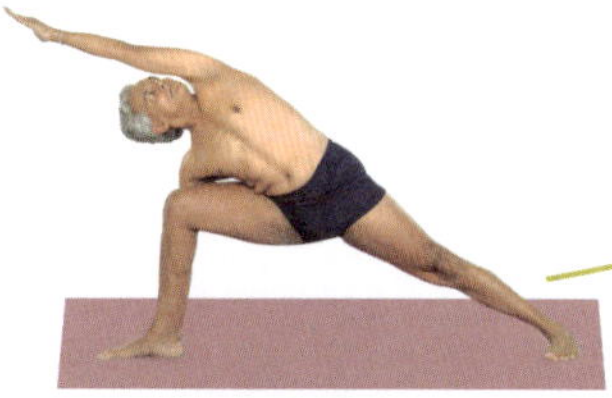

侧角伸展式
Utthita Pārśvakoṇāsana

通过眼睛与四肢的协调培养敏捷性：运动员只有在他的感觉器官和相应的运动器官之间有迅速、准确的交流时，才能变得敏捷。当感觉器官，如眼睛，引导运动器官时，敏捷性得以发展。运动员需要快速、连贯地练习下列体式，同时目光跟随身体的运动相应地移动，来培养和强化敏捷性。

例如，建议运动员快速、连贯地完成手臂上举式和站立前屈式。练习时，目光的凝视点要停留在手指尖上。手指移动，目光则随之移动。两者的移动要同步，任何一个的移动速度都不能比另一个的快。

所有站立体式，快速、连贯地完成，并伴随凝视点的移动，都可以提高敏捷性。

身体调整时，目光要凝视一固定点，不要游离。要做到这一点，练习者首先应对体式有最基本的理解。

协调眼睛与四肢的体式

目光凝视手指尖，快速、连贯地完成手臂上举式和站立前屈式。

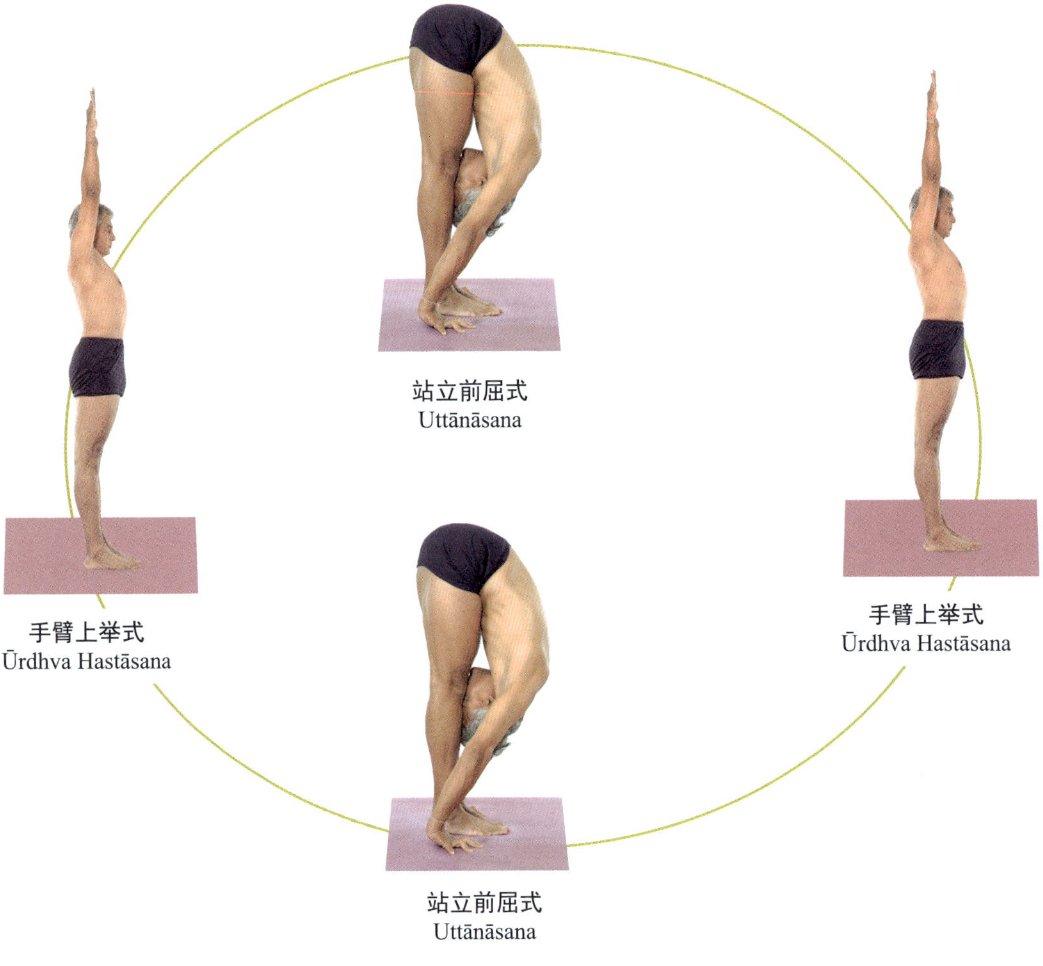

通过眼睛与脊柱的协调培养敏捷性：在扭转类体式，如巴拉瓦伽式和圣哲玛里奇一式中，眼睛要随着脊柱的扭转移动，不要快于脊柱的扭转速度。如果不加注意，头部的扭转速度会快于脊柱的扭转速度，而眼睛的转动速度甚至会快于头部的扭转速度。如果眼睛的转动速度与脊柱的扭转速度不同步，练习者会误以为自己已经扭转了很大幅度，因为他的眼睛转动的幅度比脊柱的扭转幅度大。

可以利用这些原则训练球员在身体处于所需位置时，将眼睛盯住一个目标。如果眼睛的移动速度比双脚的快，就会击出一记坏球。

手、脚和眼的协调对大多数运动来说都是至关重要的，对板球、棒球、羽毛球和高尔夫球等运动更是如此。

眼睛是大脑的窗户，在某种程度上，它控制着整个身体。孩子们学习时我们有时会关上房间的窗户，避免外界的嘈杂声和活动干扰到他们。但是，如果孩子们在全神贯注地读书，眼睛和大脑都集中到所读的书上，就不会受到外界环境的影响。因此，眼睛可以训练成只关注要关注的事物，并将头脑集中在此目标上。

协调眼睛与脊柱的体式

在巴拉瓦伽式和圣哲玛里奇一式中，眼睛随着脊柱的扭转移动。这样可以训练运动员将眼睛集中在目标上。

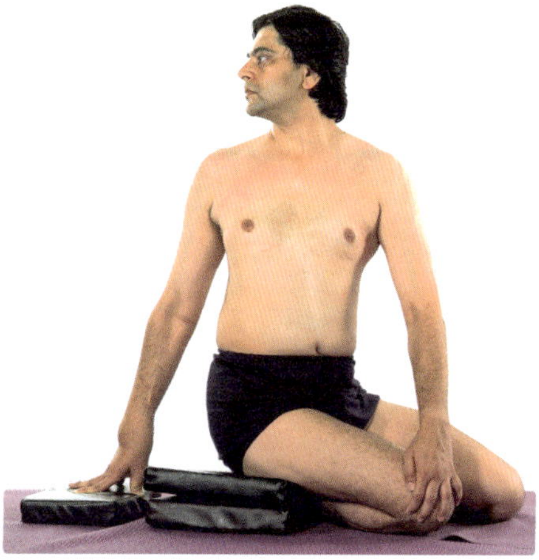

巴拉瓦伽式
Bharadvājāsana

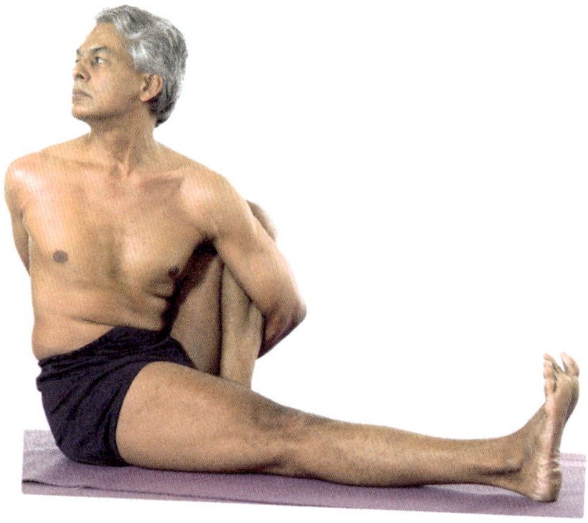

圣哲玛里奇一式
Marīchyāsana Ⅰ

教练给一组新人下达同样的指令，有些人会迅速领会并执行，而有些人则需要教练多次重复。这可能是由于前者比后者具有更好的专注力。有趣的是，好的专注力来自细致入微的观察力。

在网球运动中，所有运动员都会时刻观察着对手。有的人关注对手本人，有的人关注对手的球拍，有的人只关注对手的球，而有的人可以看到球，并判断其运动的速度和方向。正是“看到球”的能力将优秀球员与一般球员区别开来。

投入的程度以及感觉器官、运动器官和头脑三者之间的完美对接可以通过倒立体式得以提升，如支撑头倒立式、支撑肩倒立式和桥式肩倒立式。规律地练习这些体式有助于弥补身体的条件反射系统的缺陷，从而使头脑专注于比赛的同时顾及身体的需求。

眼睛、身体和头脑的协调性有些人天生就好，其他人则可以通过有意识的努力来获得。

弥补条件反射系统缺陷的体式

这些体式可以帮助弥补条件反射系统的缺陷。

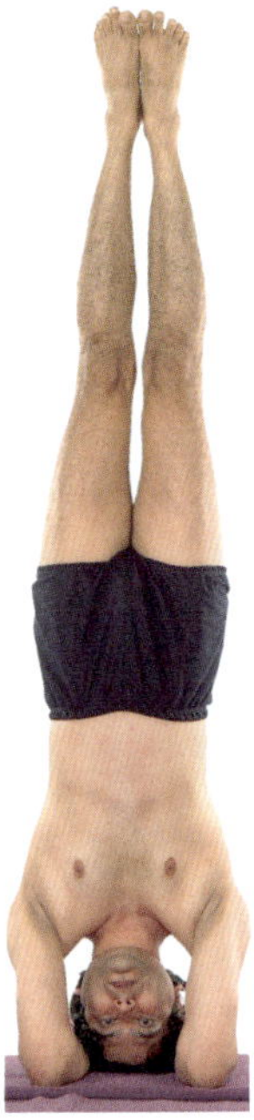

支撑头倒立式
Sālamba Śīrṣāsana

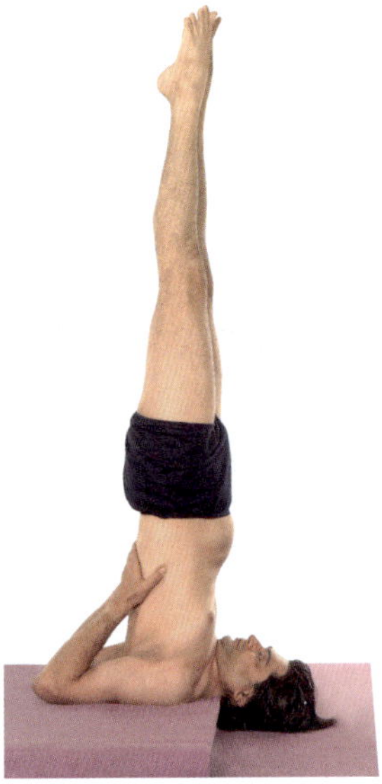

支撑肩倒立式
Sālamba Sarvāṅgāsana

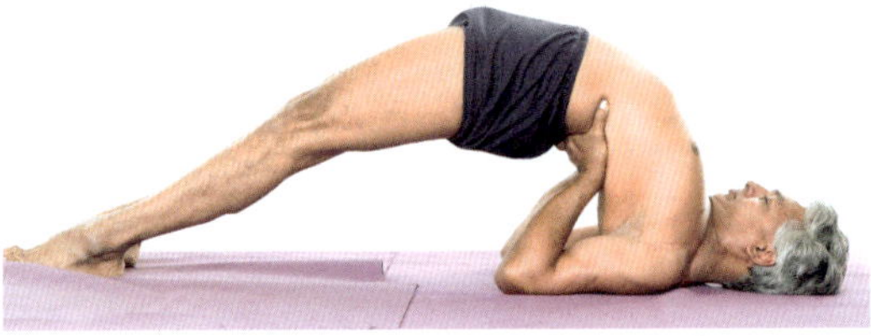

桥式肩倒立式
Setubandha Sarvāṅgāsana

集中注意力

仅有身体上的健康是不够的。瑜伽教会我们如何活在当下，而不去瞻前顾后，它教会我们如何集中注意力于当下的任务。

在任何运动中，一瞬间的疏忽都有可能带来巨大的损失。集中注意力是将注意力集中在一点上的能力。运动员的眼睛应该只看到板球、羽毛球或其他要击中的目标上。对手、天气、噪声、观众、对成功的渴望和对失败的恐惧等对他来说都不存在。他必须完全地活在当下。

眼睛在保持集中注意力方面起着重要作用。当眼睛专注于某一点时，大脑就会变得稳定。他们就会有能力与自己建立连接。通过瑜伽练习可以学会如何稳定地凝视。当我们学会将盯住一点时，就可能获得在体式中的平衡并保持住这一平衡。初学者在练习树式、战士三式或者手臂平衡体式时会感到保持平衡很困难。然而，一旦学会将眼睛盯住一点，平衡就会到来。眼睛一旦移动，平衡则会立刻失去。集中注意力的能力可以通过体式的练习 获得。

专注力

Dhāraṇā（专注）是阿斯汤加瑜伽不可或缺的组成部分，被帕坦伽利定义为“deśa bandhaḥ cittasya dhāraṇā”，意思是将注意力关注于内在或外在的一点上。在体式练习中，眼睛内收，注意力关注于身体内部的一点，而在体育运动中，眼睛向外，注意力关注于身体之外的一点。专注力来自细致入微的感知和观察。每个人都可以观察到粗糙的东西，但是要观察到细微的东西则需要一种特殊的能力。一项运动的新手，也许只能观察到粗糙的东西。

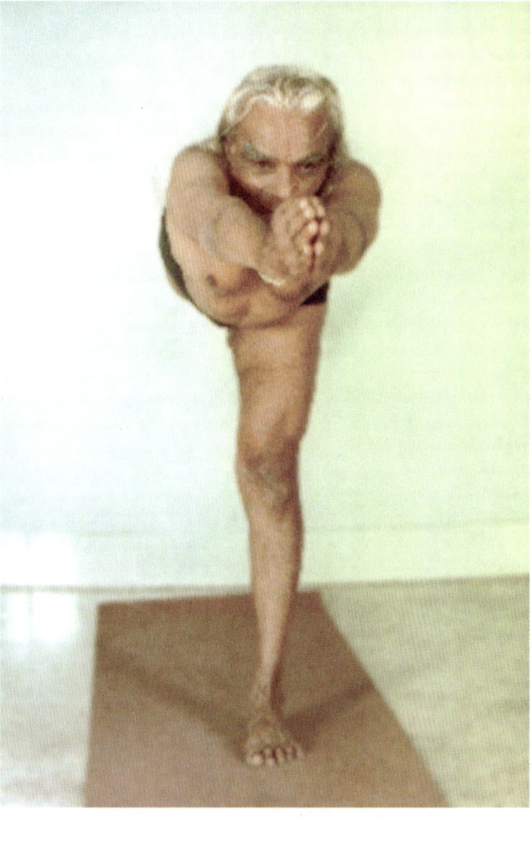

在瑜伽体式中，专注力是放在内在，由心、眼来固定；而在体育运动中，专注力则是放在外在身体上的。

身体的智慧

运动的人可以分为两类：一类是业余的；另一类则是职业运动员。有些人参与某项运动的目的是娱乐或者健身。这些人不会在意这项运动的错综复杂的规矩，也不会完全遵守相关规则，在进行团队运动时甚至都没有达到所需的人数，也没有什么分工。另一方面，作为职业的运动则是一件严肃的事情，职业运动员需要精通技术，他们应有使其获得成功的专业技能，并不断精进。一路走来，始终全神贯注地训练、练习，就有可能成长为一名专家，乃至超级专家。例如，在板球运动中，板球运动员可能不仅擅长投球，还擅长直投球，也要进行速投、旋转球甚至手腕旋球或手指旋球的专业训练。即使外野手也有其擅长的区域，例如三柱门、游击、后场或者外场。正是身体的智慧将业余的运动员和职业的运动员从本质上区分开来。因为每个运动员的要求不同，对应的训练方法也就不同。

运动员必须凭借直觉挥棒。击球手没有时间去思考、分析，然后再决定怎样击球。这个过程会耗费太长时间，等他想好了，球早就飞走了。

头脑的智慧需要遍布整个身体。被唤醒的身体的智慧会知道怎样击球。这种反应看起来是直觉，实际上则是这种智慧的上好表现。

瑜伽体式有助于增强身体的智慧。体式常被误解为单纯的身体的姿势或通常的身体的锻炼。实际上，它是对身体的各种调整和再调整，以实现身体、头脑、智慧各个方面的一致性。

为获得这种层次的智慧，练习者必须观察对每一个动作的反应。例如，所有站立体式都从山式开始，当腿部伸展去做双角式时，练习者必须注意观察双腿、背部和双脚的反应。

在山式中，双腿和双脚的外侧比内侧更强壮，但当双腿分开做双角式时，会感觉内侧比外侧更强壮。观察到这些后，身体要做出调整，让双腿和双脚的外侧重新变得强壮起来。每天用这样的方式练习每一个体式，就会逐渐地建立起身体的智慧。

当双脚需要转向某一特定方向时，大脚趾必须保持警醒。在网球、羽毛球、乒乓球、足球或板球运动中，运动员的双脚必须灵活，教练总是会强调双脚的动作。注意，不是整个脚而是大脚趾在引导脚部的活动。事实上，并不是整个大脚趾，而只是大脚趾的外侧需要有智慧。“大脚趾有智慧”，这可能难以理解，因为通常我们认为人类的智慧在身体的另外一端——大脑中。

大脚趾的智慧绝非一朝一夕就可以习得。在所有体式中观察两个大脚趾的位置。将大脚趾踩在地面上，使其内侧边缘和外侧边缘平行。以这样的方式调整，练习者会建立起对大脚趾两侧的皮肤的感知，这就是大脚趾的智慧。你一旦意识到了这一点，大脚趾就会自然而然地获得智慧。

我们以往的认知是智慧来源于大脑，大脑支配着我们的身体和心理活动。实际上，我们的全身都存在着“智慧”。

我们通常会用到“肢体语言”这个词。所谓“肢体语言”其实是“身体的智慧”。身体的智慧是事实上的智慧，而大脑的智慧则是分

瑜伽体式是为了整合一个人身体的各个层面、头脑以及智慧所作出的不断调整和再调整。

析性的智慧。后者体现在技术上，而前者则表现为本能和创造的境界。

我们的本能反应来自身体的智慧。以网球运动员为例，脚部的智慧使身体转向网球可能飞来的方向，而手臂的智慧决定了接球时所用的力道。

智慧应该遍布全身。皮肤是最大的感觉器官，不过，通常只在极端情况或者强烈刺激下才能产生知觉。我们可以感觉到肱二头肌、肱三头肌，我们对上臂的皮肤有感觉吗？我们能感受到骨骼和肌肉的接触或者皮肤和肌肉的接触吗？

感觉神经作用于感觉器官，而运动神经则作用于运动器官。瑜伽练习的奥妙在于觉知引导着运动器官，而在其他运动中则是运动器官引导着觉知。

当我们练习体式时，首先要学会使用和感觉我们的身体，然后，学会去分解和感觉身体的各个部分。我们会逐步学会感觉身体的精微部分和动作。一旦我们理解了这些精微的动作，就可以熟练地调整身体的各个部位。我们可以由此通过各种体式涉及的大量动作提高觉知力。

当身体的智慧遍布全身时，需要时就可以被有效利用。例如，对于板球比赛，观众可能只会看到球被投出或是被击中，而一名职业运动员则会觉察到球的运动速度、方向、角度以及场上防守球员的站位。观众可能只留意到击球手击球的角度，普通的外野手可能只留意到击球手手腕的转动，而一名老练的运动员则会注意到击球手脚的方向，并以此来判断击球的方向。

一名有智慧的击球手知道，击球的好坏更多地取决于双脚而不是双手，因为双脚在运动中扮演着大脑的角色。

腿部的平衡和稳定

平衡和稳定是运动员的必备素质，因为他们提供了身体和大脑的安定。

在很多运动中，运动员都需要在投球或击球时用单腿保持暂时的平衡。例如，一名羽毛球或者网球运动员在球场上奔跑时，会需要突然停住接球。在这种情况下必须保持身体的平衡。

规律练习拉伸双腿后侧的体式可以加强腿部的稳定性以及腘绳肌的柔韧性，有助于运动员在急停或者单腿站立时保持平衡。

训练腿部稳定性的体式

下列体式可以伸展腿部后侧，规律练习可以柔软腘绳肌，加强腿部力量。

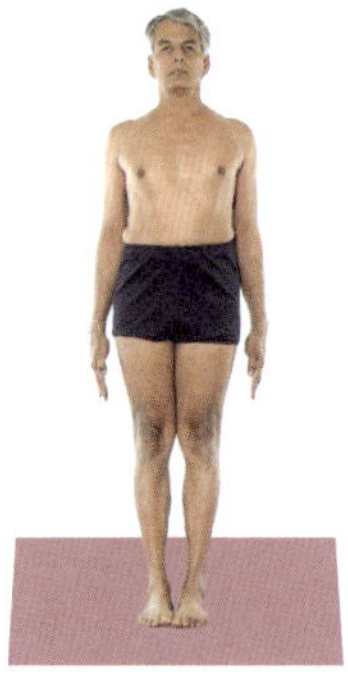

山式
Tāḍāsana

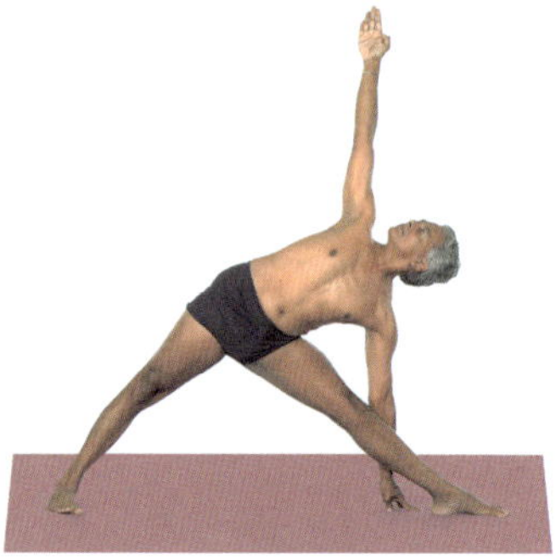

三角伸展式
Utthita Trikoṇāsana

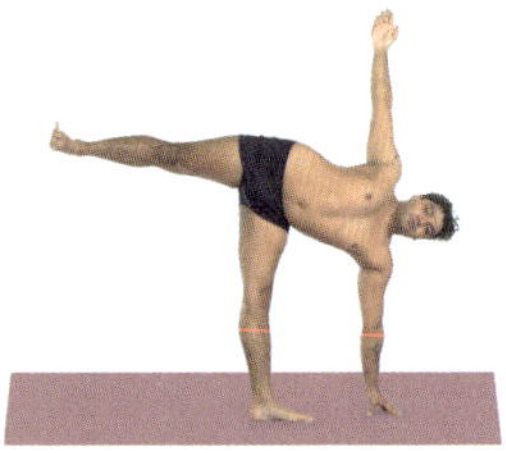

半月式
Ardha Candrāsana

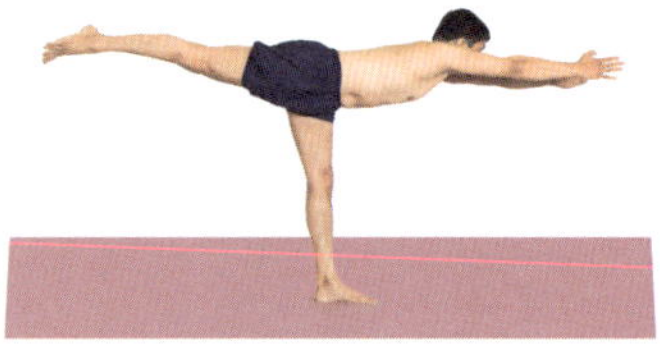

战士三式
Vīrabhadrāsana Ⅲ

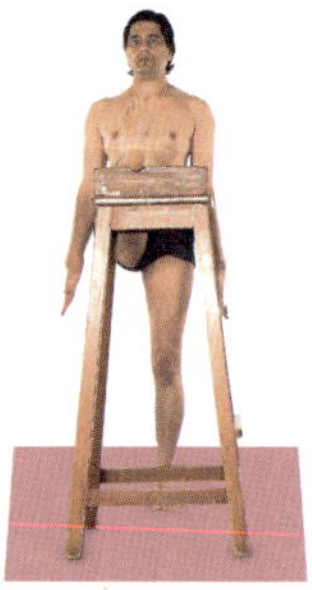

单腿站立伸展式
Utthita Hasta Pādānguṣṭhāsana

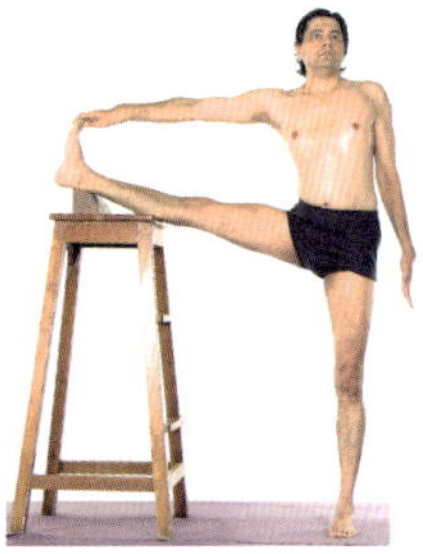

单腿站立手抓脚趾腿侧伸展式
Pārśva Utthita Hasta Pādānguṣṭhāsana

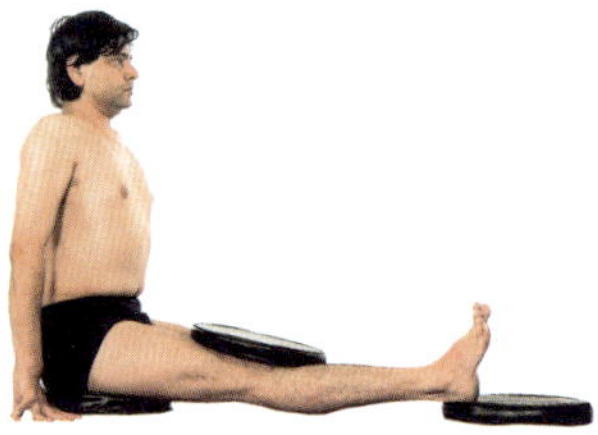

手杖式
Daṇḍāsana

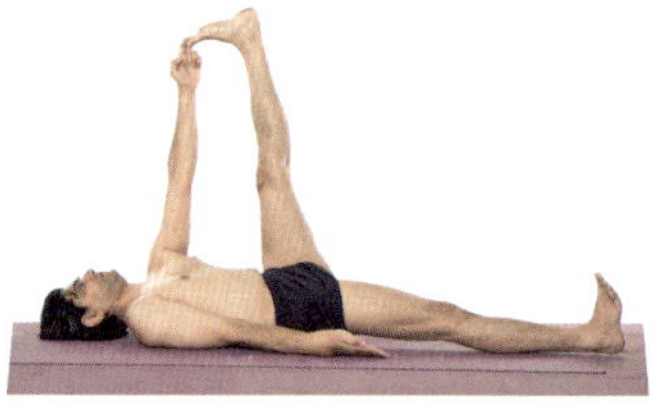

仰卧手抓脚趾腿伸展式
Supta Pādānguṣṭhāsana

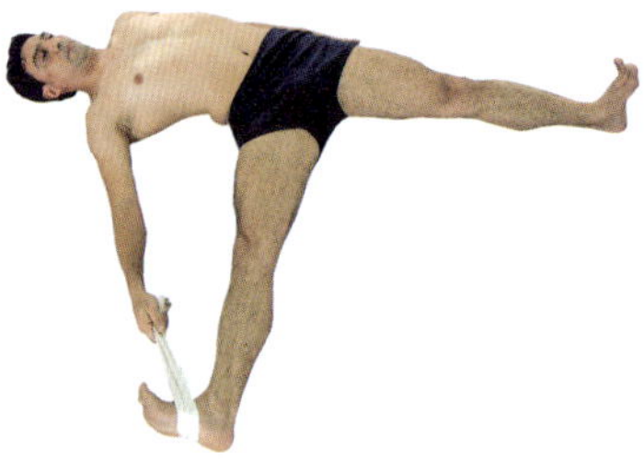

仰卧手抓脚趾腿侧伸展式
Pārśva Supta Pādānguṣṭhāsana

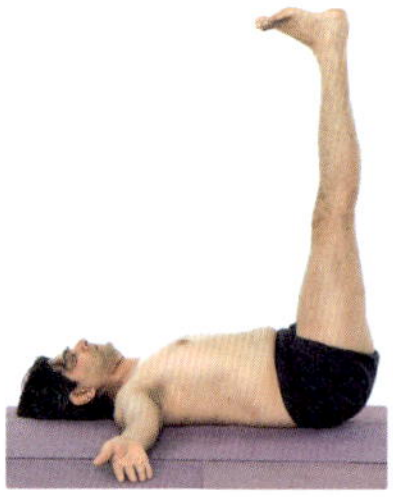

上伸腿式
Ūrdhva Prasārita Pādāsana

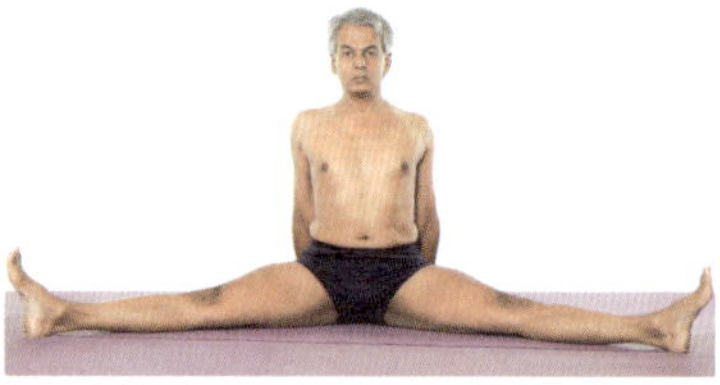

坐角式
Upaviṣṭa Koṇāsana

力量

运动员用力击球时需要肌肉的力量。肌肉的力量取决于它的大小和质量。遗传基因在一定程度上决定了一个人肌肉的大小，但是，后天的锻炼可以帮助肌肉增大。瑜伽体式的练习不仅可以锻炼大肌肉群，也会锻炼小肌肉群，后者可以辅助前者。体式练习可以教会身体用智慧和优雅的方式发力，而不要用蛮力。

单纯地练习并不能得到肌肉的力量，重要的是肌肉做出动作的灵活性。

等长运动（静力训练）可以锻炼特定的肌肉，而等张运动（动力训练）则可以获得力量。瑜伽体式的作用更加全面。在做某一体式时，多块肌肉会同时发生等长运动。例如，在做轮式时，练习者在身体起落过程中调整手臂位置，保持肩胛骨稳定，可以同时训练背肌、三角肌和手臂肌肉。身体被推起、进入上弓式时，整个身体的质量有助于双臂、双腿的等张效果，增强双臂和双腿的力量。

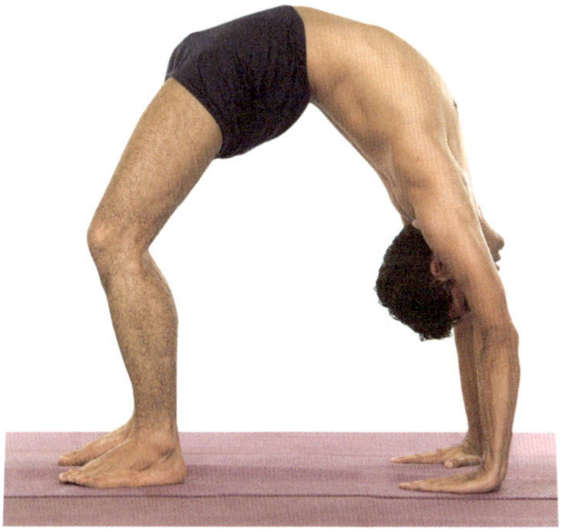

上弓式
Ūrdhva Dhanurāsana

增强力量的墙绳辅助体式

使用墙绳辅助快速练习以下体式可以增强手臂力量。

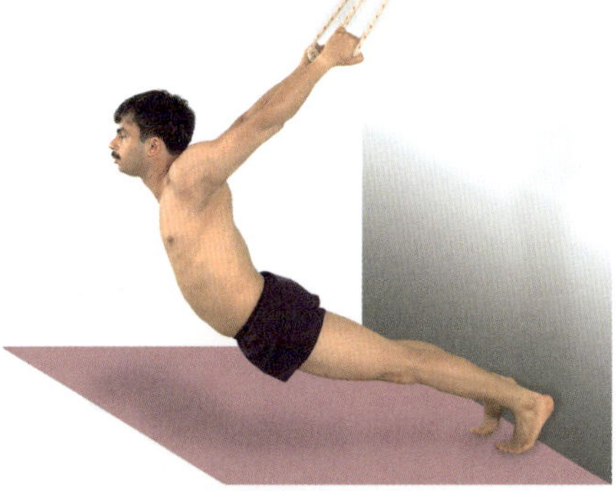

墙绳辅助上犬式
Rope Ūrdhva Mukha Śvānāsana

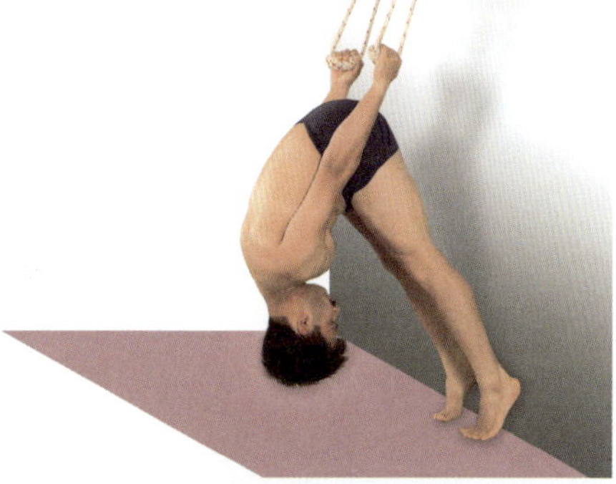

墙绳辅助加强背部伸展式
Rope Paścimottānāsana

训练力量的体式

规律练习下列体式可以增强肌肉力量。

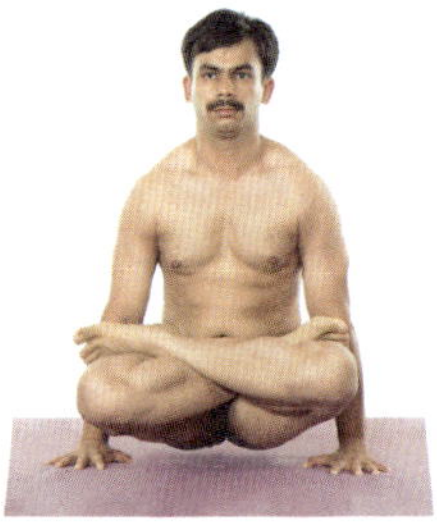

莲花支撑式
Tolāsana

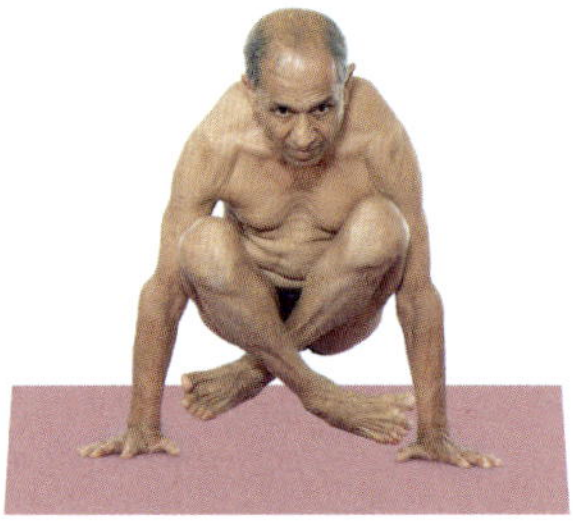

支撑摇摆式
Lolāsana

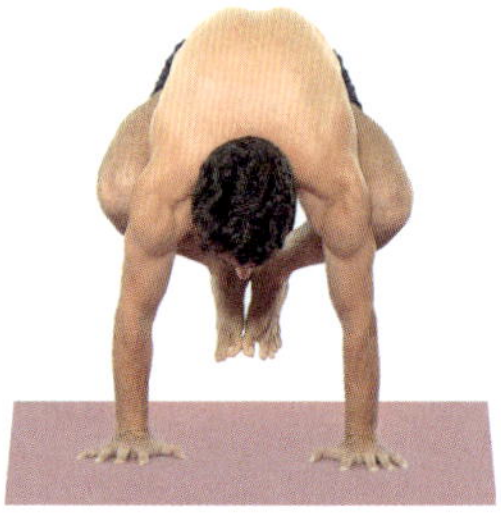

起重机式
Bakāsana

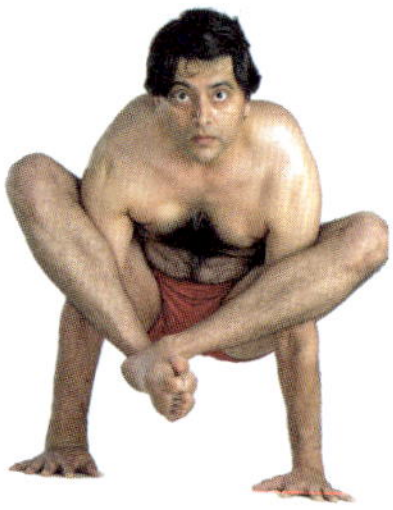

脚交叉双臂支撑式
Bhujapīdāsana

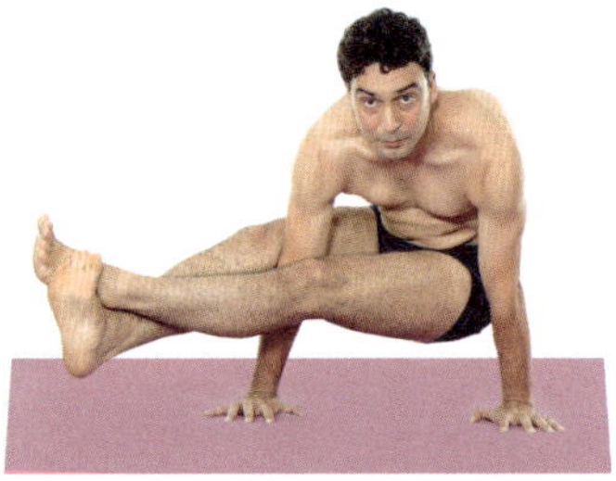

阿斯塔瓦卡茹阿支撑式
Aṣṭavakrāsana

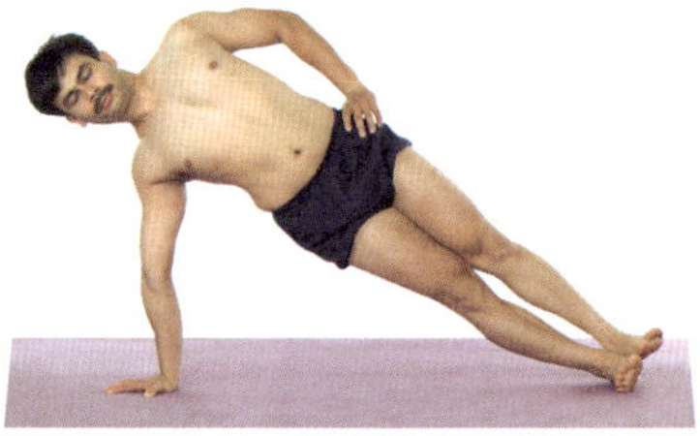

侧板式
Vasiṣṭhāsana

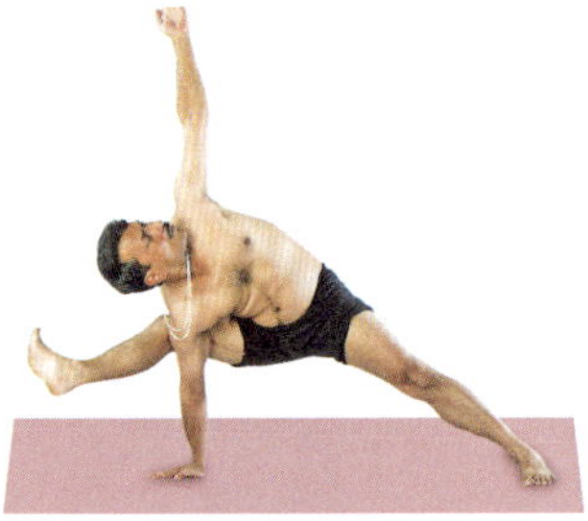

毗奢蜜多罗式
Viśvāmitrāsana

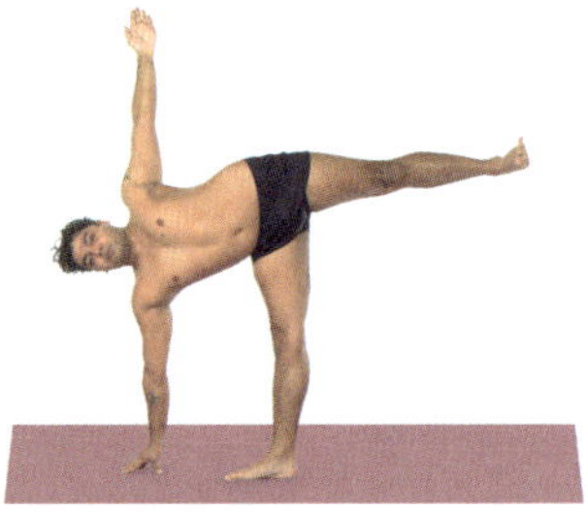

半月式
Ardha Candrāsana

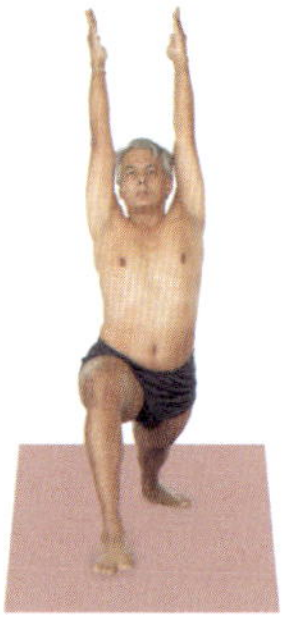

战士一式
Vīrabhadrāsana Ⅰ

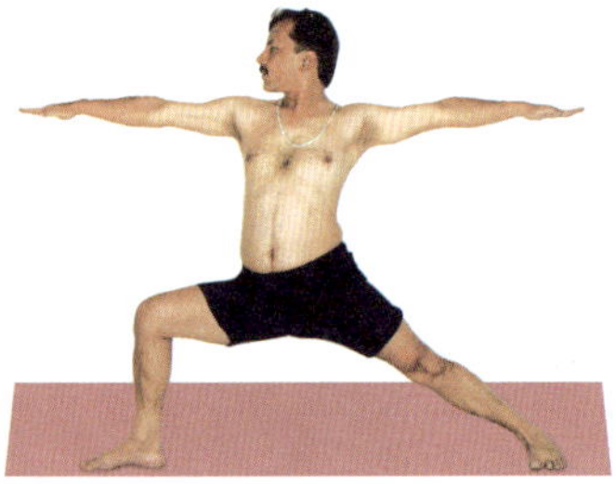

战士二式
Vīrabhadrāsana Ⅱ

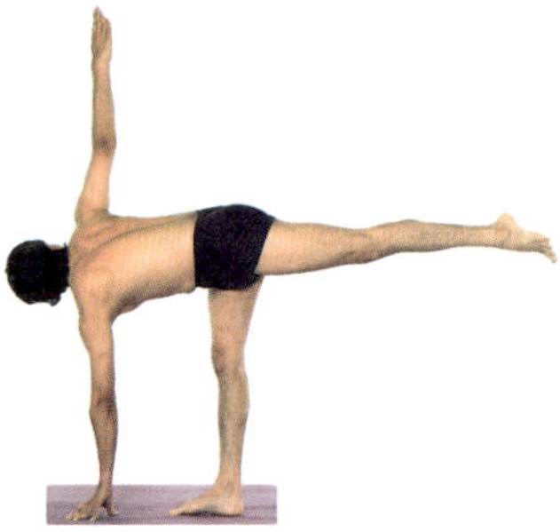

扭转半月式
Parivṛtta Ardha Candrāsana

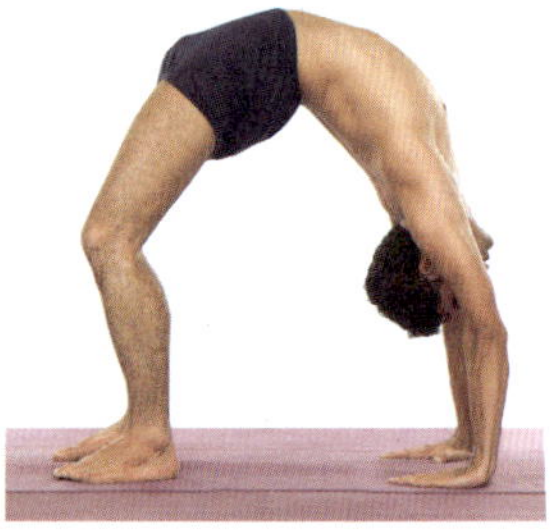

上弓式
Ūrdhva Dhanurāsana

耐力

一名运动员，如果没有耐力进行比赛，那么他的天赋、技术、速度、灵敏性和力量都将毫无意义。技艺高超的青少年网球运动员在一两年中产生职业倦怠感的现象并不罕见。大多数运动都需要超强的耐力。赛季延长，运动员需要更多的耐力来完成整个赛季的比赛。单凭身体的训练并不能产生耐力。能量（Prāṇa）是增强耐力的重要因素。

能量是我们体内蕴含的生命力。它是身体的、精神的、智力的。它是一切生命隐藏的或者潜在的能量，在危险发生时会得到最充分的释放。它是一切活动的原动力。这种生命力的分布使我们的生命充满了活力。Prāṇa 通常也会被翻译为“呼吸”，因为没有呼吸，生命则不复存在。每一个体式有其特有的呼吸模式。因此，通过不同体式的练习可以将能量带到身体的不同部位。这在日常活动中是不会发生的。呼吸是能量传输的一种方式，体式练习可以将能量传导并且储存在身体的不同部位，甚至未知的部位。这样，身体中的能量就会增加，耐力也随之增强。

如何才能让能量循环到全身呢？呼吸控制法是引导能量流动的一种方法。一方面，练习呼吸控制法需要练习者具有一定的觉知力，以便感受到呼吸。另一方面，有些体式会引导身体将能量的基座——胸腔和整个胸部——自然地打开，让能量流入。

训练耐力的体式

下列体式可以帮助打开胸腔和整个胸部区域，这是能量的储藏之处。这些体式对培养耐力很重要。

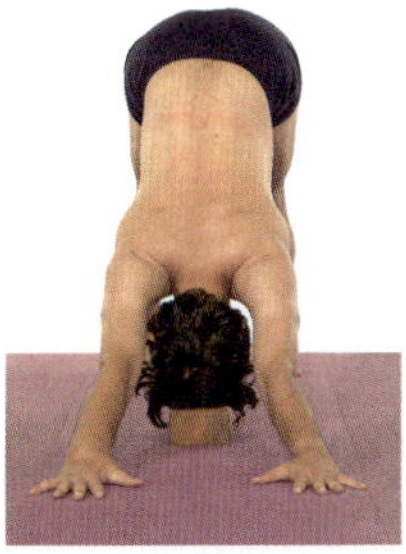

下犬式
Adho Mukha Śvānāsana

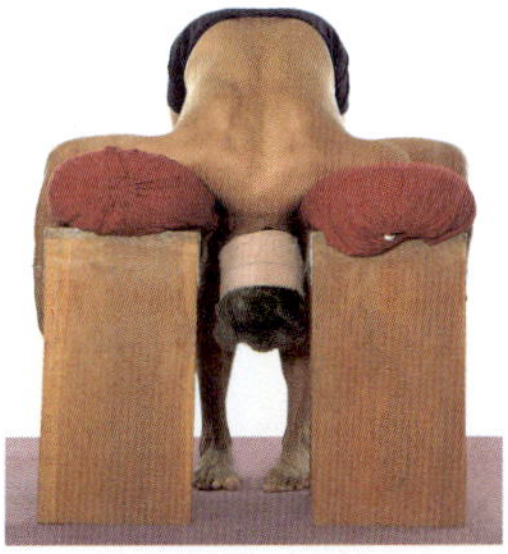

站立前屈式
Uttānāsana

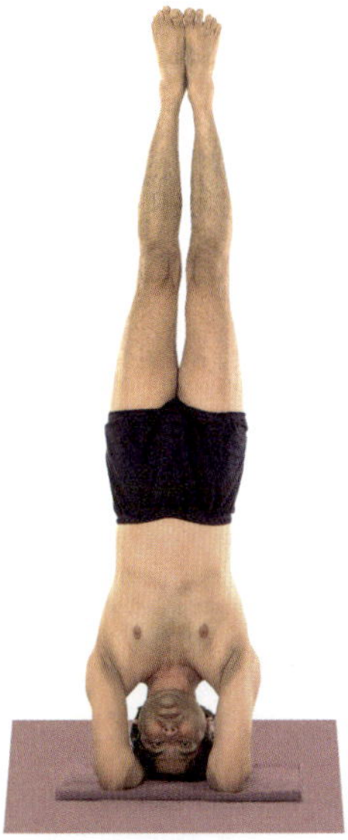

支撑头倒立式
Sālamba Śīrṣāsana

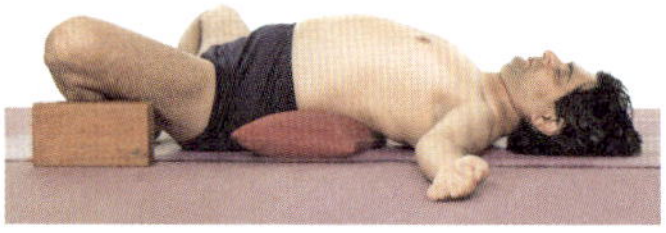

仰卧束角式
Supta Baddha Koṇāsana

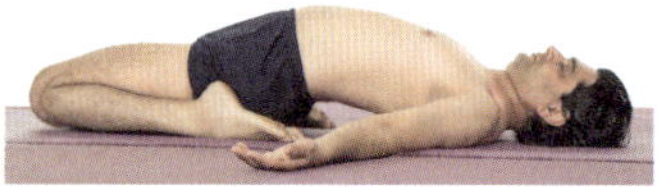

仰卧英雄式
Supta Vīrāsana

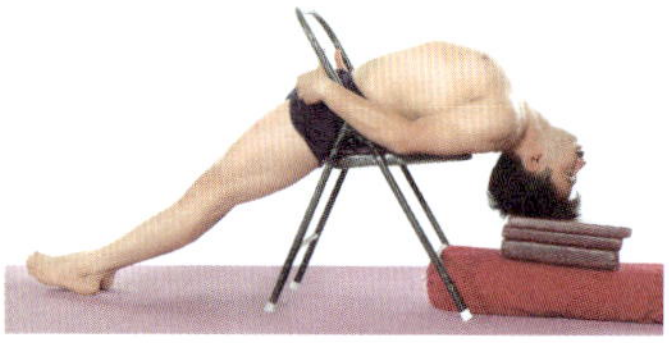

双脚内收直棍式
Dwi Pāda Viparīta Daṇḍāsana

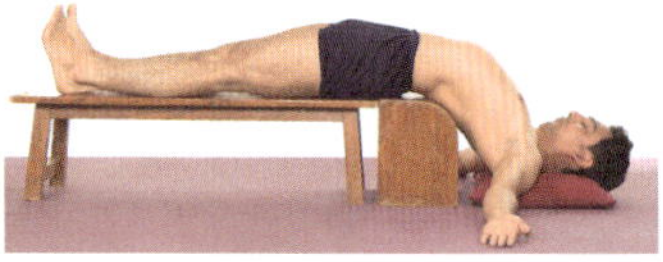

桥式肩倒立式
Setubandha Sarvāṅgāsana

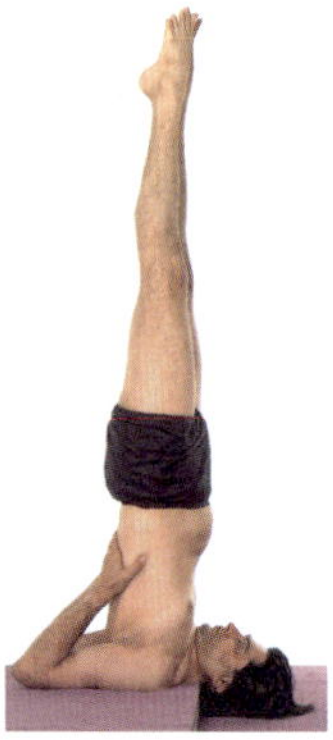

支撑肩倒立式
Sālamba Sarvāṅgāsana

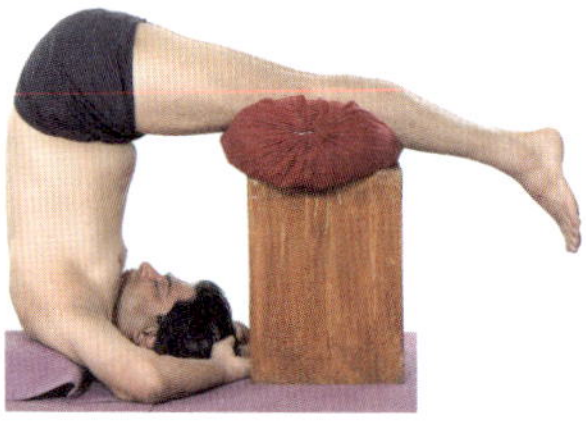

半犁式
Ardha Halāsana

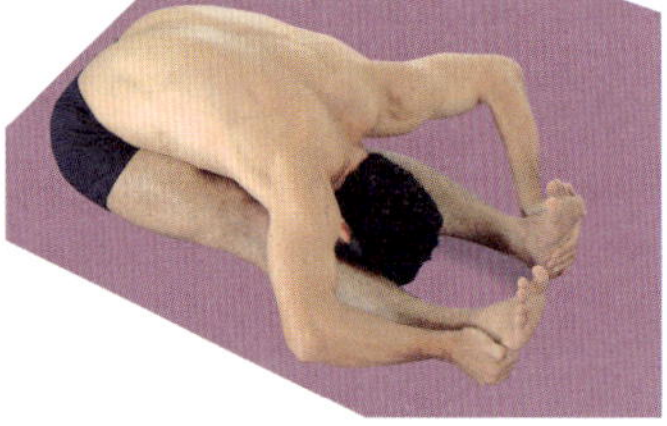

加强背部伸展式
Paścimottānāsana

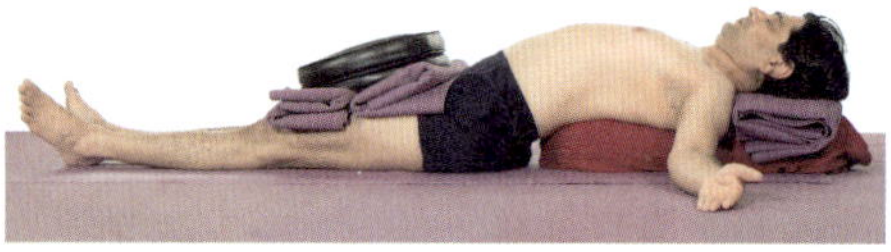

挺尸式
Śavāsana

毅力

从身体层面上来说，耐力越强，毅力就会越好。不过，毅力不仅与身体有关，还与头脑有关。有时身体可以超越极限，头脑在其中发挥着重要作用。所有行为，起初都是靠身体的力量完成的，但是要想超越体能，则必须依赖人的头脑和意志力。有时人们会完成超越体能的任务，我们将之归于强大的意志力。说真的，精神的力量是远远超过身体的。身体能力的发展是有限度的，但是对精神的培养是没有限制的。精神的力量是无限的。瑜伽会培养我们的身体像头脑一样灵动。瑜伽还会帮助人们发展稳定的意志、警觉的身体以及持久力，耐心应对各种状况。

除了速度、机敏度和耐力，运动员还需要有耐心。一个仓促、草率的击球可能会分分钟结束一场比赛。一名身体强壮、耐力充沛的开场击球手，如果慌张、没有耐心，就永远不会成功。很多时候，三柱门的失分都是因为击球手试图将球击向远离门柱的方向。在羽毛球或者网球比赛中，对手不慎打出一个坏球就可以使比赛反败为胜。运动员需要耐心。耐心、忍受力和毅力是头脑的品质，可以通过规律的瑜伽练习使头脑宁静、澄明。

训练毅力的体式

下列体式可以训练毅力。

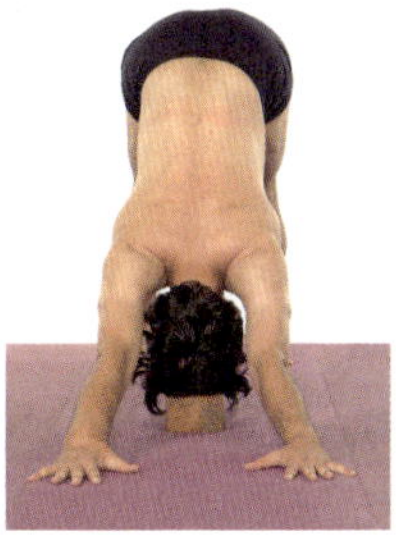

下犬式
Adho Mukha Śvānāsana

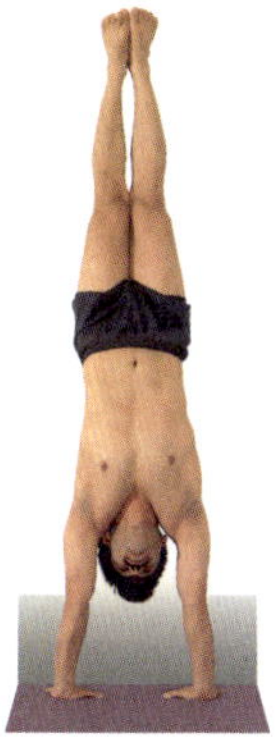

手倒立式
Adho Mukha Vṛkṣāsana

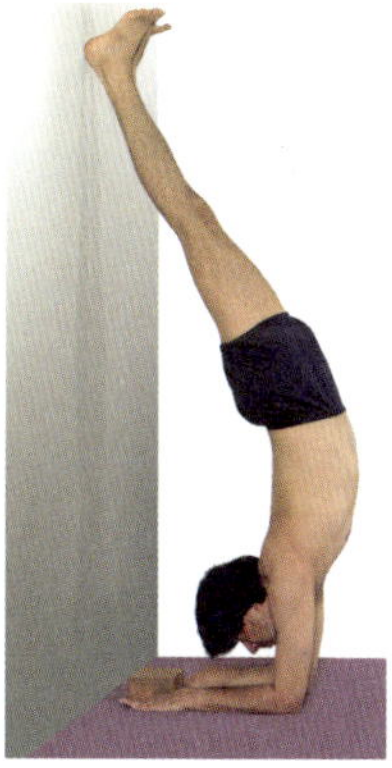

孔雀起舞式
Pīnchā Mayūrāsana

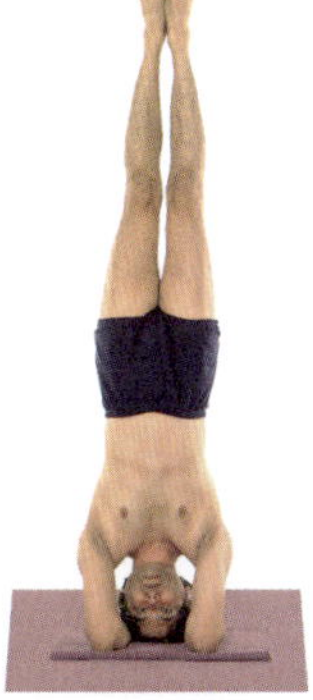

支撑头倒立式
Sālamba Śīrṣāsana

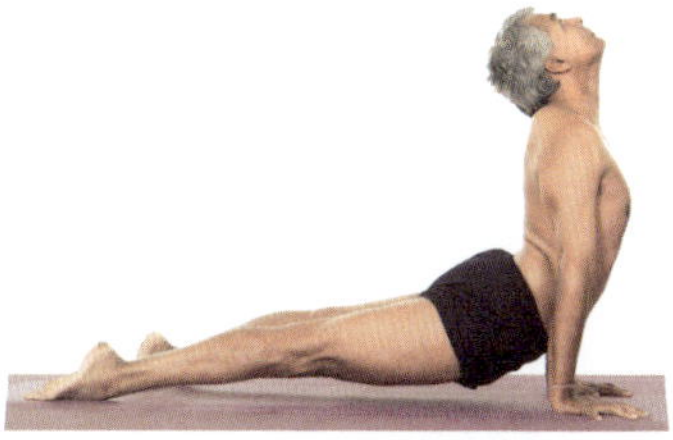

上犬式
Ūrdhva Mukha Śvānāsana

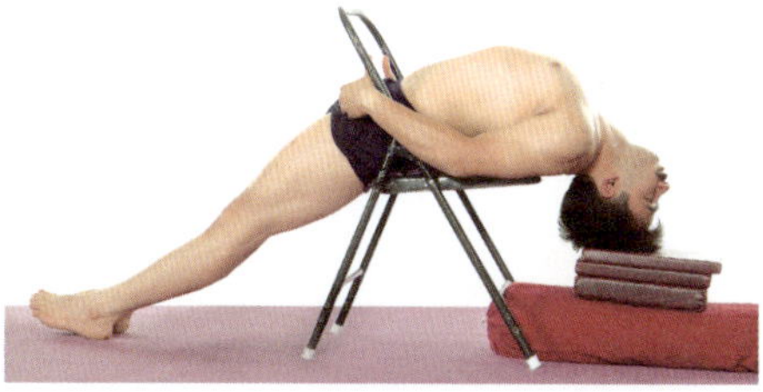

双脚内收直棍式
Dwi Pāda Viparīta Daṇḍāsana

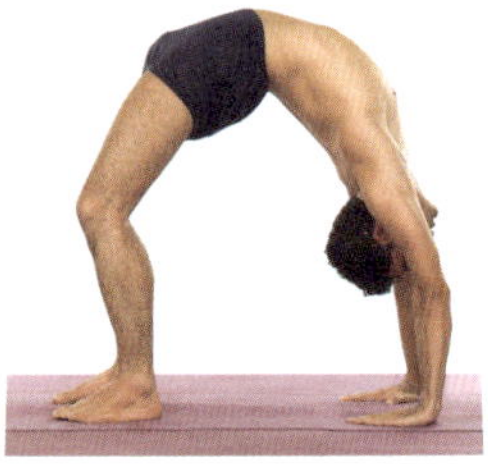

上弓式
Ūrdhva Dhanurāsana

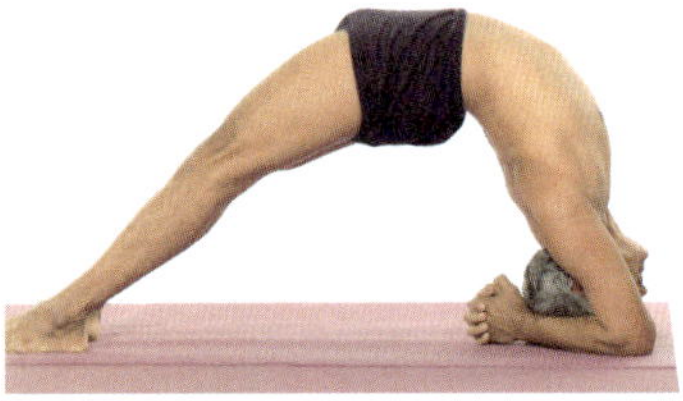

双脚内收直棍式
Dwi Pāda Viparīta Daṇḍāsana

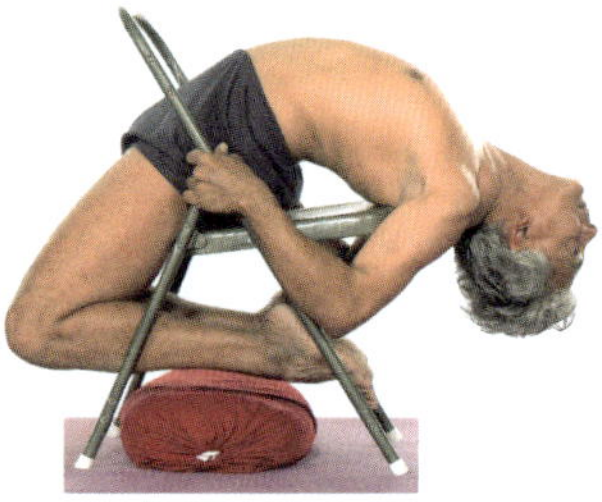

鸽子式
Kapotāsana

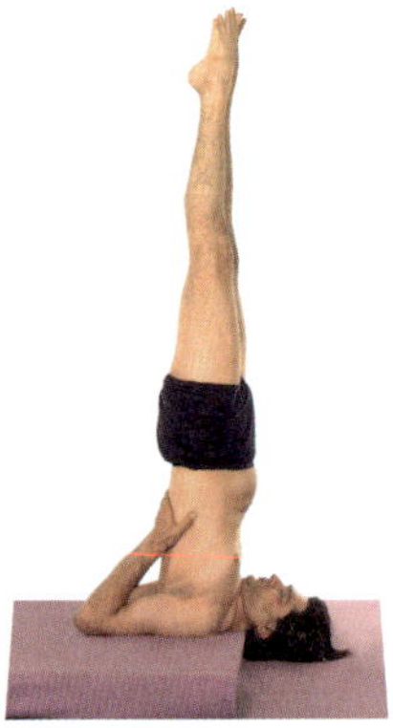

支撑肩倒立式
Sālamba Sarvāṅgāsana

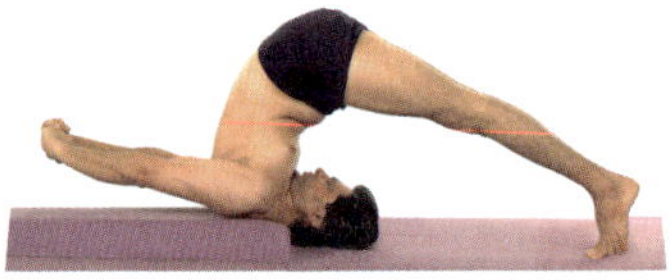

犁式
Halāsana

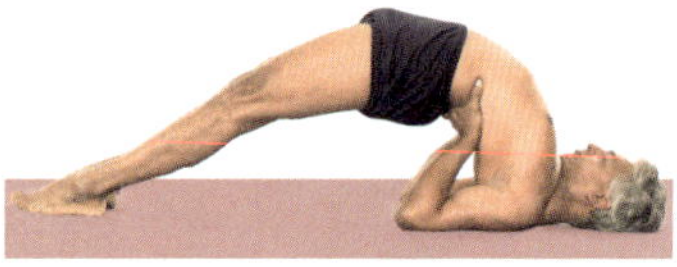

桥式肩倒立式
Setubandha Sarvāṅgāsana

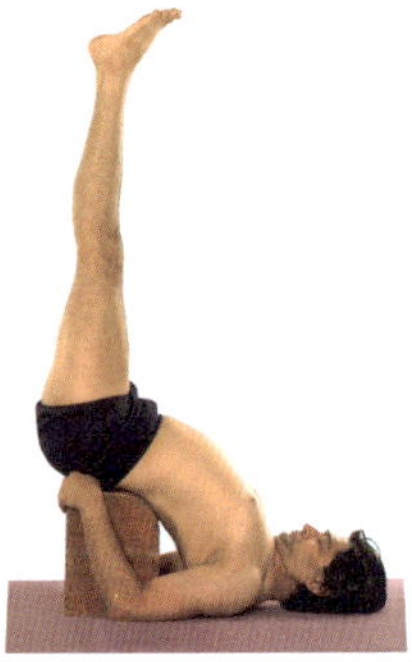

倒箭式
Viparīta Karaṇī

降低运动损伤风险

《瑜伽经》中讲道："Heyam duḥkham anāgatam"，意思是还未降临的痛苦是可以避免的，也是应当避免的。瑜伽有助于预防痛苦，运动员可以通过瑜伽练习避免受伤。如果伤害已经发生，瑜伽则可以用于避免其加重。正像《瑜伽经》中所说："Tataḥ kleśa karma nivṛttiḥ"，即练习瑜伽可以缓解痛苦的烦忧。

伤病似乎是运动员生活中不可或缺的一部分。每个运动员都很担心受伤，因为伤病可能会提前结束他的职业生涯，无论是在校队、俱乐部还是国家队。伤病给运动员带来的不仅仅是身体上的疼痛，还有精神上的打击和被淘汰或替换的担心。有些伤病纯粹是因为事故导致的，例如被球击中而骨折。适当地使用头盔、防护垫等护具，可以减少此类事故的发生。

虽然运动场上的事故率有所降低，但是运动损伤却呈上升趋势。运动场上的受伤多是因为肌肉与关节的过度使用或者使用不当引起的。这样的隐患从运动员开始运动生涯的第一天起就伴随着他们。他们的身体由于不平衡地使用会慢慢地开始出现变形，骨骼失去其自然的排列。以左撇子击球手为例，无论在训练还是比赛中，他的右肩都会一直向内扭转，颈部则会一直向右扭转。此动作日复一日地重复，就会导致他的颈部右侧缩短。如果想要纠正或避免此问题，他就必须在日常没有练习的时间内特别注意将左右两肩摆平。

对于所有球拍类运动，如网球、羽毛球、壁球等，运动员的挥拍手臂总是要比另一侧强壮一些，常常也僵紧一些。他们必须训练双侧手臂以释放僵紧的肌肉。用右手掌握住左手肘的背后抱肘山式和背后祈祷式对此问题有益。

单侧的运动也会使下背部肌肉僵紧。起初，运动员会感觉有些酸痛不适。随后，脊柱的"移位"和扭转会导致颈部、背部和肩部产生剧烈疼痛。左撇子运动员在运动后要规律练习向右侧扭转的圣哲玛里奇式和巴拉瓦伽式，而右撇子运动员则要练习向左扭转的上述体式。这样，可以缓解身体一侧由于数小时运动造成的过度紧张。

疼痛是运动员的职业风险，但是它们可以，而且应该得到预防，或尽量降低。如果能够及时对过度使用的身体一侧进行反向的修复，运动员的疼痛就可以及时得到缓解，从而在第一时间避免这些部位的损伤。瑜伽体式有助于身体的正位。

经常重复上举手臂的运动，如游泳、冲浪、棒球、垒球、板球、网球和排球，常常会引起肩关节撞击综合征。如果背阔肌能够得到良好的训练，肩部受伤的概率就可以降低。

板球守门员、足球守门员和举重运动员的膝盖容易受伤，而击球手、网球运动员和足球运动员的腰部容易受伤。

如果把身体里的能量比喻成一条流淌顺畅的河流，局部水量过多就会引发洪水，过度使用身体的某些部位就会导致此处的能量"泛滥"，带来损毁和伤害。同理，使用不足的部位就如同旱地缺水一般。瑜伽体式的练习可以教会我们如何让身体中的能量重新分布。过度使用的部位得到休息、放松，使用不足的部位则得到训练。

例如，股四头肌过度发达，代价则是腘绳肌的僵紧。腘绳肌变硬、变短、缺乏柔性，一旦拉紧就容易撕裂。我们经常会听到有人腘绳肌撕裂，却很少会听到有人股四头肌撕裂。练习前屈和站立体式，腘绳肌会得到拉伸、延展，从而变得柔软、强壮，能够承受各种伸展。

身体僵硬，韧带则更容易撕裂，肌肉也更容易拉伤。练习瑜伽体式可以使身体变得灵活，从而降低受伤的风险。即便受伤也可以更迅速地恢复，因为身体可以更好地作用于受伤的部位。

后面的章节会具体论述瑜伽体式是如何帮助运动员避免和恢复各种伤病的。

降低运动损伤风险的体式 I

某些运动会引起颈部缩短，导致肌肉僵紧，这种情况可以通过以下体式得到缓解。

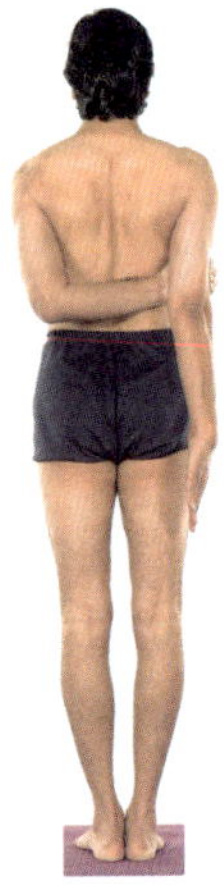

背后抱肘山式 I
Paśchima Baddha Hastāsana I

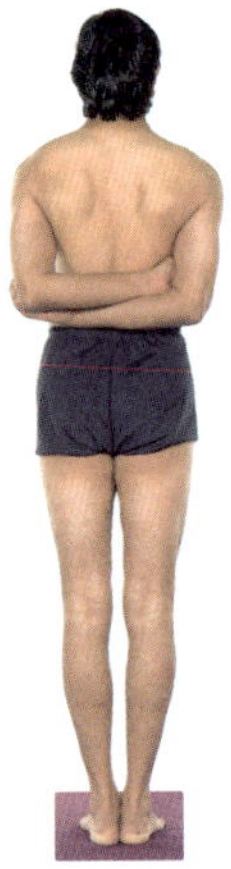

背后抱肘山式 II
Paśchima Baddha Hastāsana II

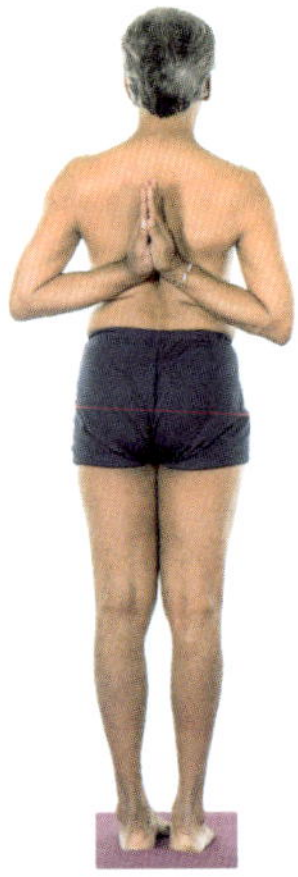

背后祈祷式
Paścima Namaskārāsana

降低运动损伤风险的体式 II

下背部持续紧张，可以用下列体式来放松。

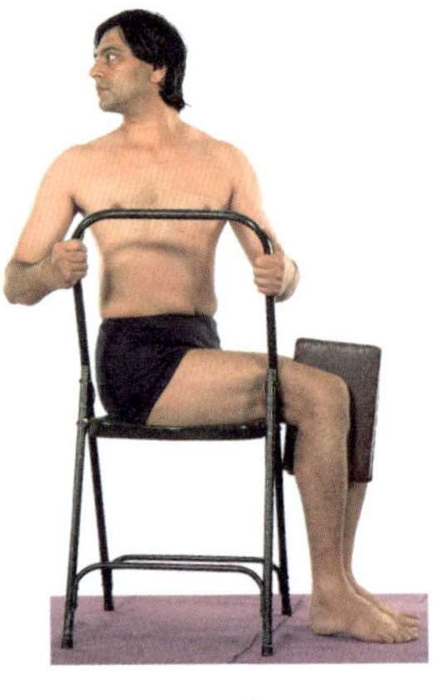

巴拉瓦伽式
Bharadvājāsana

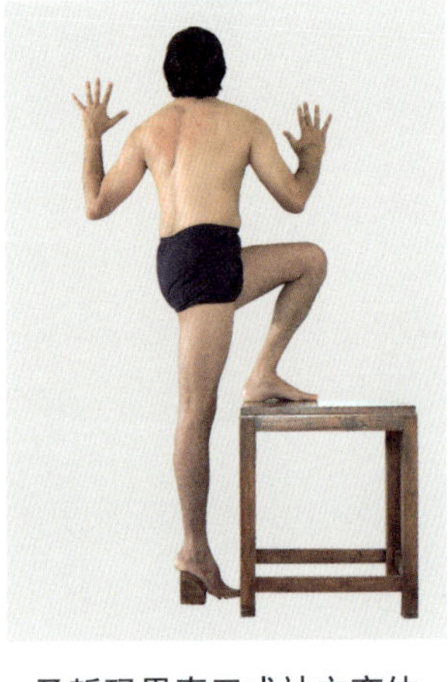

圣哲玛里奇三式站立变体
Utthita Marīchyāsana III

快速放松和修复

在一天的练习或比赛之后，身体自然会希望得到休息。运动员虽然会感到全身疲惫不堪，但是眼睛一般是最疲劳的。因为眼睛与大脑直接相连，所以大脑也会感到疲惫。身体有自行从紧张中修复的机制，睡觉是其中一种。然而，有时越需要睡觉越睡不着。运动员往往没有时间来等待身体自行恢复。他们需要第二天就恢复体力，进行接下来的训练或者比赛。如果前一天夜里得不到很好的休息，他们就不会精神焕发。

运动员不断尝试新的放松方法，不仅修复疲劳的身体，而且头脑也要摆脱比赛的起起伏伏的影响。有些人会去游泳或泡在水池里，有些人则会听音乐，还有些人会进行其他形式的运动。每个人都会用喜欢的方式来进行放松。但是，这些形式和方法往往难以奏效，身心得不到彻底地放松。

瑜伽重视放松，更提倡修复。放松可以让一个人从消极状态恢复到正常状态，而修复则可以让人从正常状态进入积极状态。

有时即使身体已经疲劳，需要休息，但是头脑仍然活跃着。如果犯了错误，运动员会因为愧疚而自责。但是，如果表现很好，他则会因为得意而兴奋不已。两种情况，他都无法很好地休息。瑜伽体式有助于放空大脑中的所有情绪，无论是好的，还是不好的，将身心带回平和中立的、活在当下的状态。以此帮助运动员重新看待比赛，充满正能量。

在倒立体式中，大脑在心脏下面，有助于运动员更快地放松和修复。心脏（情绪中心）被抬高，有助于快速充满能量，辛苦工作一天的头脑和感官也有机会快速恢复。所有倒立体式，尤其是使用辅具时，呼吸会自动变得均匀、顺畅，神经系统也会变得平静，大脑获得安宁。

放松和修复的体式

下列体式的练习都有辅具支撑。使用辅具有助于练习者获得深长、顺畅的呼吸，镇静神经，给大脑带来平静和放松。

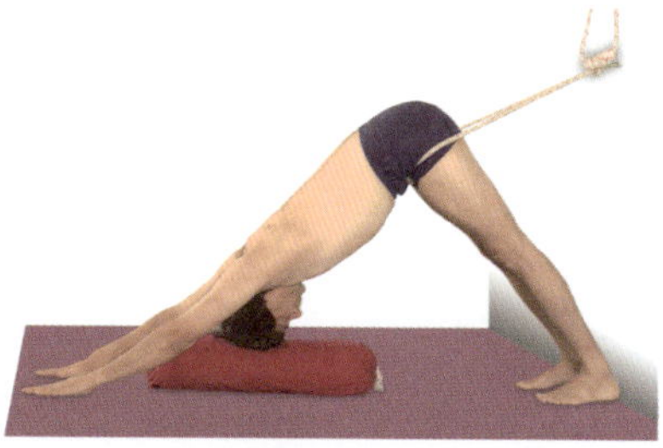

下犬式
Adho Mukha Śvānāsana

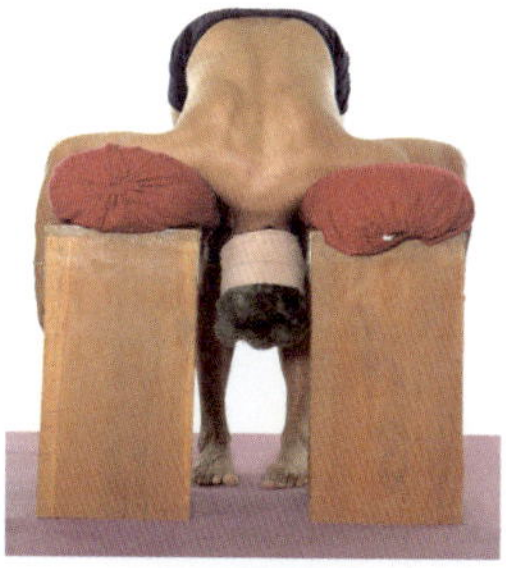

站立前屈式
Uttānāsana

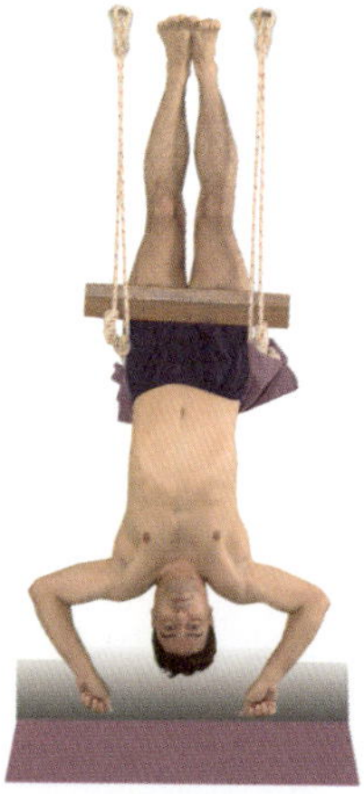

墙绳辅助头倒立式
Ropo Śīrṣāsana

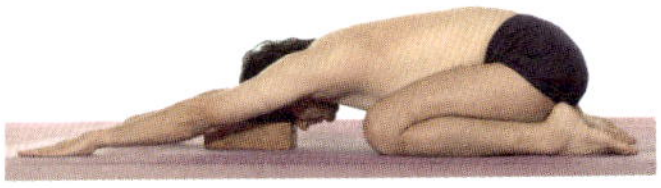

脸朝下英雄式
Adho Mukha Vīrāsana

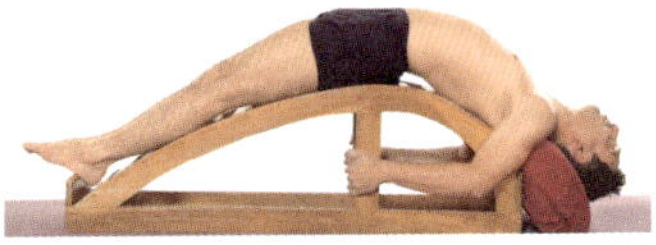

双脚内收直棍式
Dwi Pāda Viparīta Daṇḍāsana

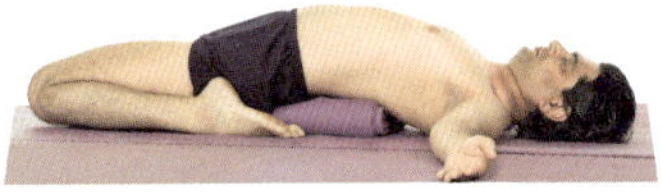

仰卧英雄式
Supta Vīrāsana

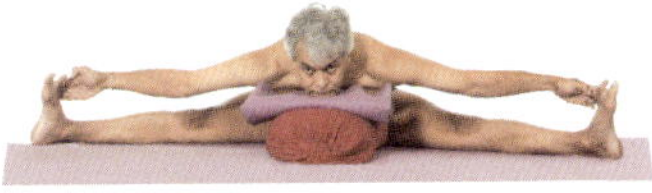

脸朝下坐角式
Adho Mukha Upaviṣṭha Koṇāsana

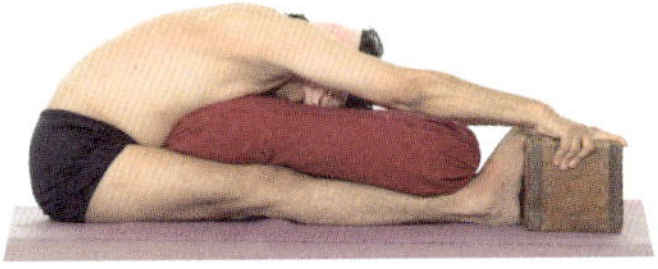

加强背部伸展式
Paścimottānāsana

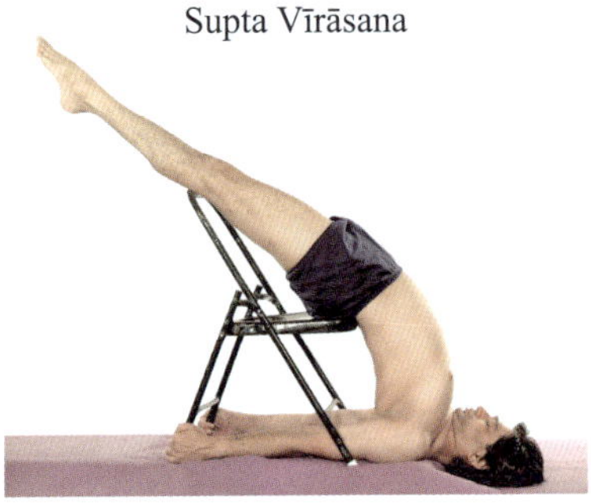

支撑肩倒立式
Sālamba Sarvāṅgāsana

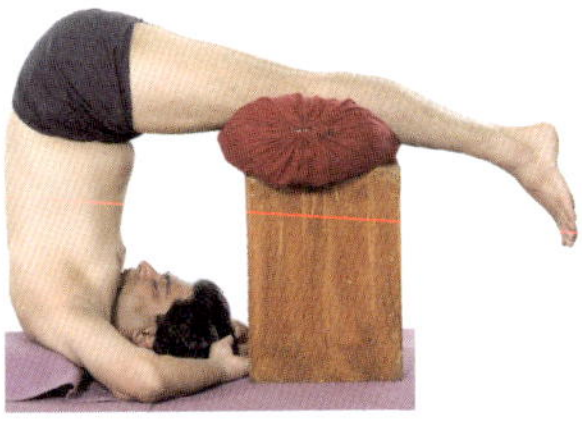

半犁式
Ardha Halāsana

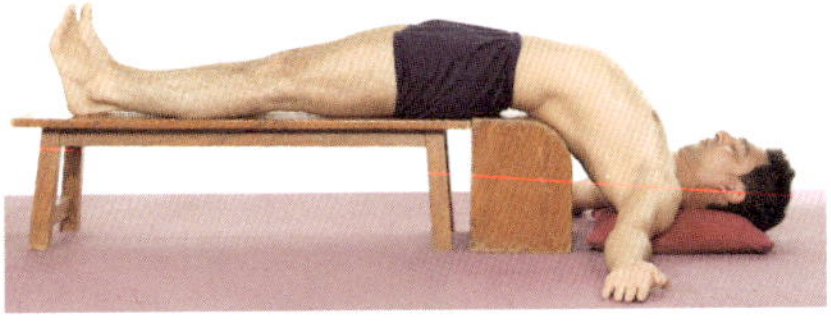

桥式肩倒立式
Setubandha Sarvāṅgāsana

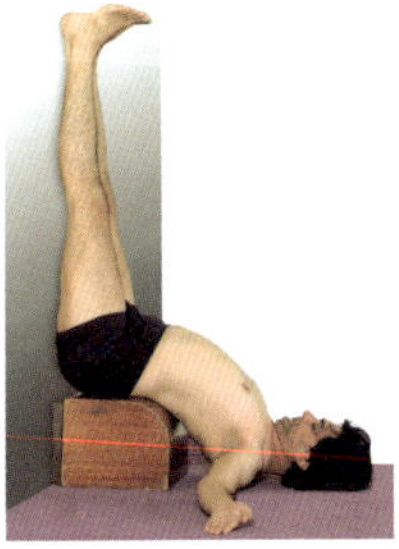

倒箭式
Viparīta Karaṇī

放松眼睛

运动员必须随时观察、警觉、集中注意力。这会损坏眼部肌肉，一天下来，会有眼睛痛或者头痛的感觉。眼睛往往比身体其他部位更辛苦，要有意识地放松。

解除眼部肌肉疲劳的最好方法是将一根绷带缠绕在眼部。在绑绷带时，先要轻柔地抚平前额，并将上眼睑朝脸颊方向轻轻合上。

练习倒立和前屈体式时头部有支撑，可以帮助放松眼睛。

放松眼睛的体式

练习下列体式时将眼部区域用绷带缠绑住。

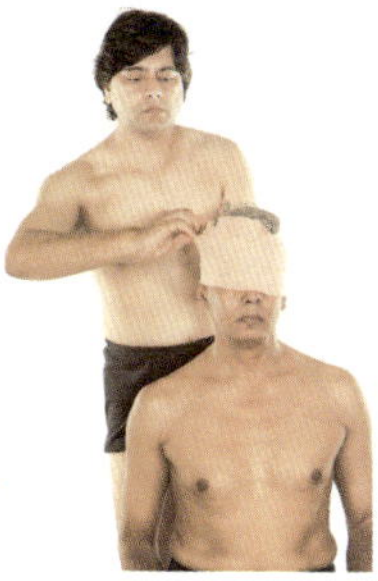

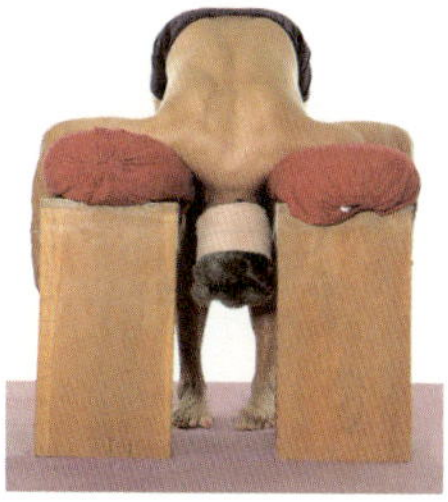

站立前屈式
Uttānāsana

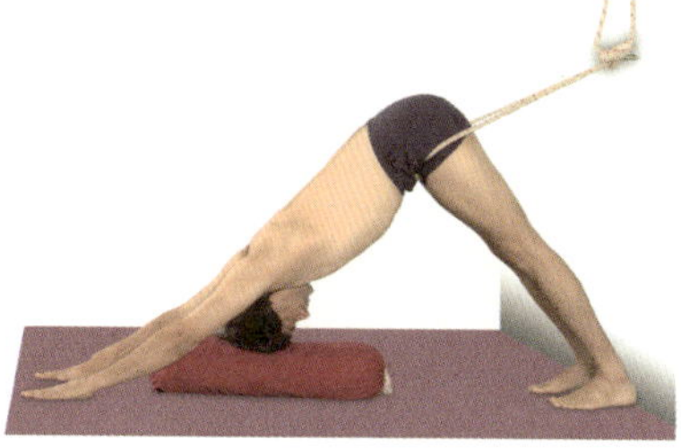

下犬式
Adho Mukha Śvānāsana

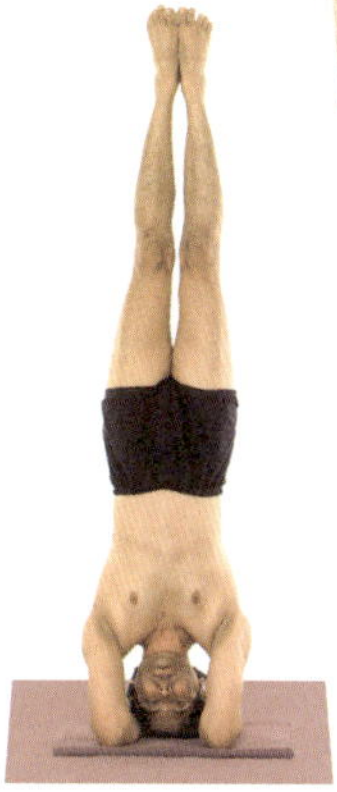

支撑头倒立式
Sālamba Śīrṣāsana

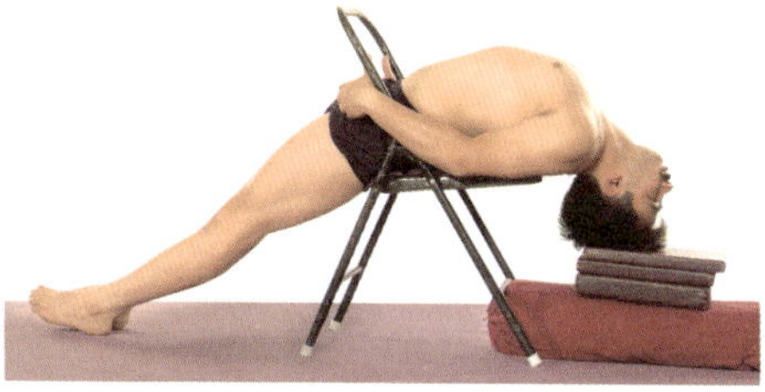

双脚内收直棍式
Dwi Pāda Viparīta Daṇḍāsana

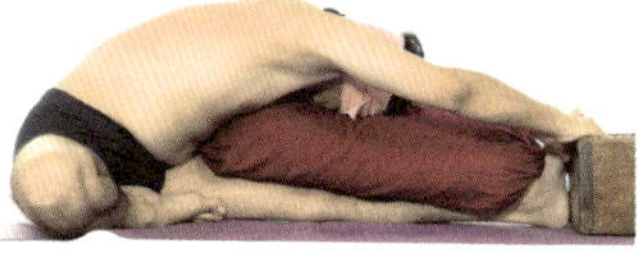

头碰膝前屈伸展式
Jānu Śīrṣāsana

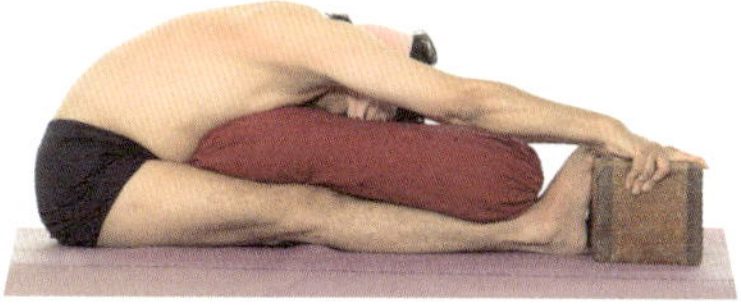

加强背部伸展式
Paścimottānāsana

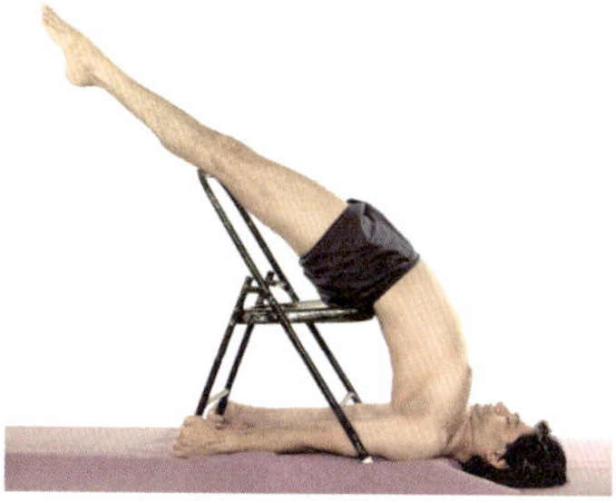

支撑肩倒立式
Sālamba Sarvāṅgāsana

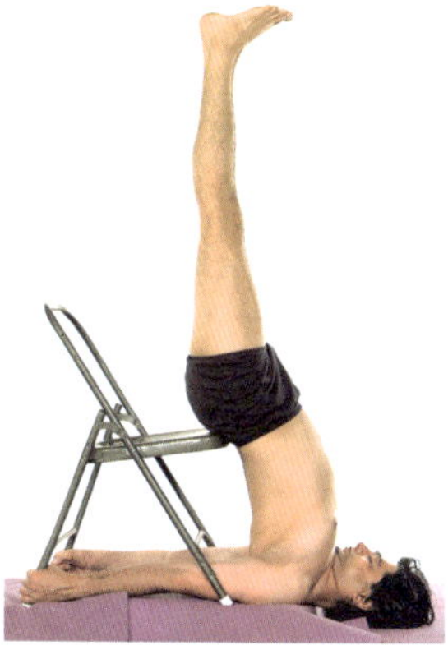

支撑肩倒立倒箭式
Viparīta Karaṇī In Sālamba Sarvāṅgāsana

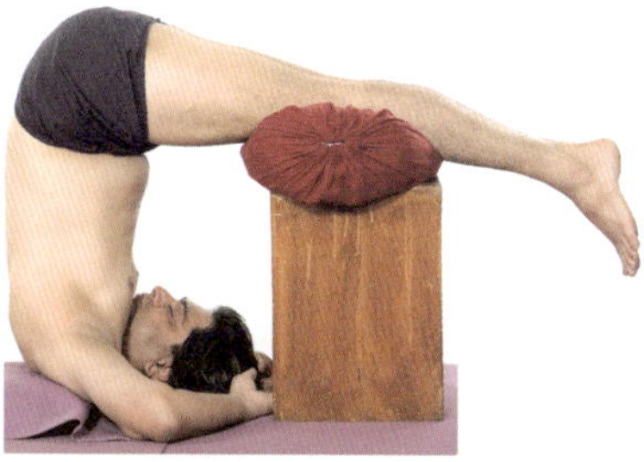

半犁式
Ardha Halāsana

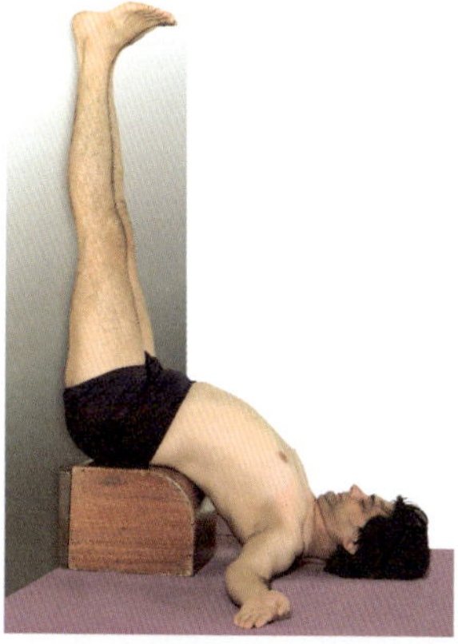

倒箭式
Viparīta Karaṇī

作为一名运动员，应该时时不忘“集体”先于“自我”，只有克服自我，才会有集体感。

动力

每一名运动员，无论是代表中学、大学、俱乐部还是国家队，从参加体育比赛起，都会为自己设定一个目标。每个人都希望获得成功，努力进取。但是，情况并非总是如愿。有时，运动员无法实现自己的愿望。当一名运动员意识到自己的目标无法实现，或者无法晋级时，往往会变得懒散、懈怠。他的动力会随之减弱，渐渐失去优势。

职业运动员往往在职业生涯开始时满怀激情。然而，随着时间推移，加上各种因素的影响，挫败感会悄然而至，运动员将不再享受比赛的乐趣。这可能导致严重的后果，特别是当他作为团队的一员时。负面和沮丧的情绪会给自己和周围的人带来不快。如果不良情绪得不到释放，就会消耗自己的能量，身体变得沉重，头脑变得迟钝。与其挣扎于这种负面情绪，消耗已经耗尽的能量，不如练习几个适当的瑜伽体式，帮助自己快速摆脱负面情绪，重获能量。

有时，一名成功的运动员会成为自我的牺牲品。很多运动员已经成为耀眼的明星，被人们当作偶像，成为品牌的代言人或者形象大使。有的运动员因为在某场比赛中表现出色就被冠以盖世之功。这些推崇可能会让他错误地估计自己的价值，认为团队离开他就无法成功。过度膨胀的自我和骄傲最终会断送自己的职业生涯，也会让团队走向终结。

如果运动员被名利驱使，比赛的目的就仅仅是为了自己的利益。他们会为了自己的完美表现而牺牲团队。比如，一位击球手在一场比赛中的三个回合中快速得到 30 分后出局，后面的选手们在剩下的三十个回合中得到了 50 分。虽然赛后报道会高度评价那位击球手在三个回合之内得到的高分，但是他的急功近利使整个队伍输掉了比赛。作为一名团体运动的运动员，应该时时牢记“集体 ”先于“自我”，只有克服自我，才会有团队意识。

帕坦伽利指出：无知、膨胀的小我、自我中心、执着、消极、仇恨、对失败的恐惧和缺乏自信都会导致一个人的失败和崩溃。而这些致命的弱点都可以通过练习瑜伽来解决。

自律

制戒（yama）与内制（niyama）是阿斯汤加瑜伽中的前两支。制戒包含五条戒律，分别是：非暴力（ahimsā）、真实（satya）、不偷盗（asteya）、禁欲（brahmacarya）、不贪婪（aparigraha）。暴力、不诚实、偷盗、无节制、无自控和贪婪，所有人都需要克服。

制戒是为了克制我们所有潜在的精神、情绪和智力层面的弱点，比如暴力、撒谎、偷盗、无节制、贪婪等。

瑜伽的美妙之处在于，它并不会将制戒与内制强加于人，它只是给你指出通往高尚和卓越之路。

我们的社会道德和所接受的教育都教导我们要克服这些弱点。但是在生活中我们有时却很难警醒遵循。事后，当我们意识到自己犯下错误时，就会感觉内疚。比如，在愤怒时，会在言语或行为上伤害别人，冷静后，我们就会后悔。

“人”的梵文是“mānava”，mān代表头脑，māna的意思是荣誉。头脑是我们的财富，它使我们区别于动物，我们要尊重、珍惜这独特的能力。但是，我们也需要培养、教育头脑，克服潜藏在意识里的弱点，只有这样才能带来更有意义的人生。

帕坦伽利并未强调制戒，而是提出了内制，即行为准则，以此来引导、教育我们的头脑，使它自行转化为制戒。当遵行内制时，我们会变得行为得体，富有道德观念。内制包括：洁净（śauca）、满足（santoṣa）、苦行（tapas）、自我学习（svādhyāya）、敬拜（Īśvara praṇidhāna）。

内制引导练习者的身体、精神、道德、情绪、智慧和觉知，使它们朝向正确的方向。这些，又会使我们的身心愉悦，充满正能量。

净化身体和头脑的习惯可以使运动员变得诚实、非暴力，并且可以避免暴饮暴食，保持身体的洁净。

满足会使运动员不羡慕、嫉妒其他人，远离偷盗、贪恋和执念。

苦行会促使运动员潜心学习、训练，不断提高运动水平。他面对的挑战不是来自外界的人或事，而是来自自己对渴望胜利的激情，他是与自己而不是别人竞争。他在一次又一次比赛中不断提高，分析自己的长处和短处。这样，他不仅会在比赛中进步，人生之路也会得到改善。最后，他需要谦卑，所有成就不能归功于小我。

瑜伽的美妙之处在于，它并不会将制戒与内制强加于人，它只是给你指出通往高尚和卓越之路。

帕坦伽利说过，当被负面的想法扰乱时，应当以逆向思考来纠正。一个人可以明辨是非，就会自然地遵循制戒。

规律地练习瑜伽，有助于运动员保持自律，取得杰出的成就。

第三章

骨骼肌肉系统：结实但是脆弱

瑜伽教会我们治愈不必忍受的伤病，忍受无法治愈的伤痛。即便有些疼痛必须忍受，瑜伽也教会我们轻松运用受伤部位并保护它不再进一步恶化。

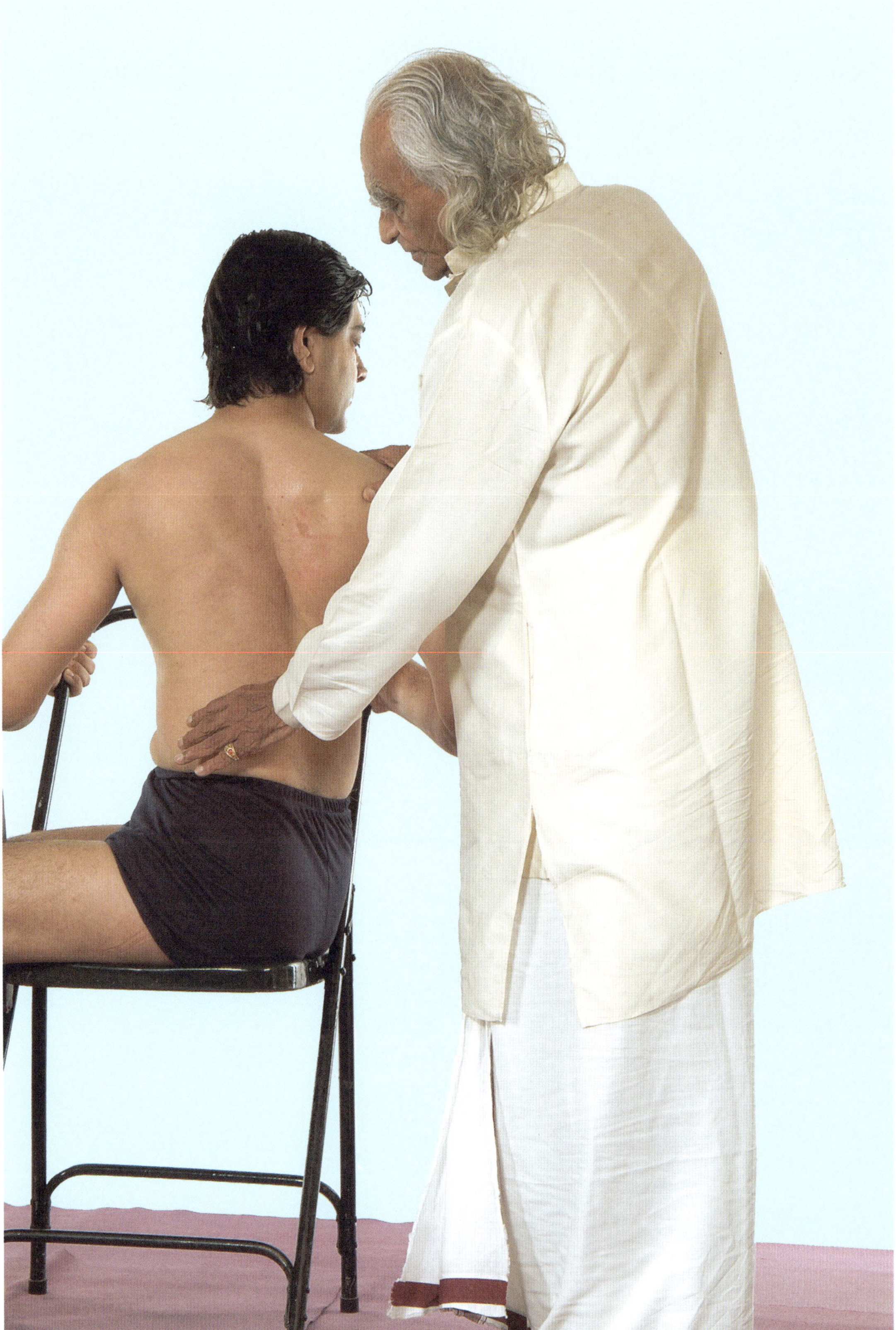

任何一个选择体育运动作为职业的人，都会在不经意间选择了运动的伴侣——伤痛。很难找到从未经历过伤痛或者从未服用过止痛片的运动员。

疼痛的强度、持续时间以及疼痛导致的活动受限的程度因人而异，并且取决于运动员所从事的运动项目。

有趣的是，尽管大部分运动员都经历过疼痛，但并不是所有人都对此有抱怨。如今，团队运动的竞争如此激烈，即便是优秀的运动员，也都会担心因疼痛或受伤失去自己的位置。然而，运动员没有意识到，带着疼痛和恐惧比赛会给神经系统造成巨大压力。

替补队员的一次良好表现可以使其取代受伤的队员，获得一个永久的位置。因此，忍着疼痛、服用止痛药继续比赛的运动员并不罕见。但是，止痛药只能治标，不能治本。如果没能在早期对伤病进行及时处理，往往会导致外科手术干预。

瑜伽教会我们如何治愈不必忍受的疼痛，忍受无法治愈的疼痛。对必须忍受的疼痛，瑜伽则教会我们如何轻松地活动受伤部位，并保护这些部位，使问题不再进一步恶化。

要理解瑜伽应对疼痛的功效，必须了解身体疼痛的部位。通常，肌肉和关节最容易受伤。它们是骨骼肌肉系统的一部分。骨骼肌肉系统具有保护内脏器官、为人体提供框架支撑和稳定性的作用，并负责人体完成各种可见的、整体的和不可见的、细微的动作。

对骨骼肌肉系统的了解将会有助于我们建立强健的骨骼肌肉系统，并提高其运作 效率。

人体骨骼肌肉系统的组成

生物体最基本的组成单位是细胞。一组具有相似结构和功能的细胞形成组织。不同类型的组织，如结缔组织和肌肉组织，分别构成了骨骼和肌肉系统。结缔组织是由专门的细胞和基质组成，基质将细胞结合在一起，决定了组织的一致性和功能。骨骼、软骨、肌腱（筋）和韧带都是结缔组织的组成部分。

骨骼：人体骨骼由206块骨头构成。每一块骨头都是由坚硬的骨基质和骨细胞组成的。形成的多孔结构又被一层非常坚硬的基质包围着，使其具有岩石般的硬度。骨骼给我们的身体提供了框架，对人体起着支撑和保护功能，控制肌肉运动，充当身体各部位的运动杠杆。

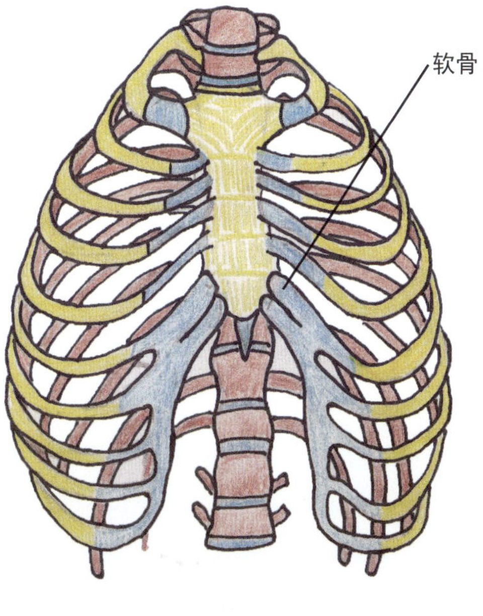

连接肋骨和胸骨的软骨示意图

此外，某些骨骼中的骨髓还具有形成血细胞的功能。

软骨：是一种稍微柔软的骨骼，保护骨骼的关节表面免受骨头相互摩擦产生的损伤。能承受高压力的软骨在椎骨之间形成衬垫一样的结构——椎间盘，可保护椎骨，避免其相互摩擦碰撞。在骨骼一端与另一端“连接”的关节处存在有软骨。例如，如果肱骨顶端没有软骨，那么肱骨顶端与肩胛骨所组成的肩关节就会很容易完全磨坏。肋骨与胸骨也是靠软骨连接的。

肌腱（筋）：是由坚韧的纤维形成的一种线状结构，将肌肉与骨骼连接起来，附着于骨骼上。肌腱有时也被称作筋。有趣的是，筋在梵文里叫作“sānyu”，意思是“力量”。肌腱不仅将肌肉与骨骼相连，同时还负责给所连接的肌肉与骨骼赋予“力量”。在瑜伽体式中，肌腱的充分伸展可缓解肌肉的紧张，使肌肉能够在付出更少努力的同时更好地完成动作。

韧带：与肌腱类似，也是由坚韧的纤维构成的。韧带可在关节处将两块骨头连接起来。例如，膝关节、肘关节和腕关节都是如此。韧带比肌腱更有弹性，就像一条结实的橡皮筋。有时，它们可能会因被过度拉伸或者伸展，从而影响所连接关节的功能。

结缔组织有一个缺陷，就是流经它的血液很少。肌腱和韧带的血液供给都很差，而软骨则完全没有血液供给。因此，韧带拉伤的修复时间很长。韧带拉伤的人会说宁愿骨折也不愿韧带拉伤，因为骨折可以在几周之内愈合，但谁也不知道韧带拉伤需要多久才能修复。目前，外科手术被认为是韧带拉伤的唯一治疗方法。

各种瑜伽体式可以强化韧带，增强韧带的弹性。受伤时，瑜伽体式可以帮助韧带和肌腱获取附近血管的一些血液以促进其修复。

肌肉：可分为三种类型，分别是骨骼肌、心肌和平滑肌。骨骼肌通过筋附着在骨骼、韧带和软骨之上；心肌构成心脏各个壁；平滑肌则分布在血管壁和消化道。骨骼肌可以随意识而动，又称随意肌；而其他肌肉则称作不随意肌。通过瑜伽练习，即使不随意肌也可主动地动作或放松。

要想轻松地移动身体的任何部位，使肌肉保持靠近相应骨骼非常重要。如果肌肉连接的骨骼可以起到杠杆的作用帮助肌肉运动，肌肉就不会太紧张。如果只凭肌肉运动，肌肉必须更加用力。肌腱和肌肉的精细边缘在骨骼与肌肉的有效接触方面发挥着重要作用，尤其是在四肢上。

例如，双臂侧展并与地面保持平行。不一会儿，你就会感觉到上臂沉重，好像有股力量将其拉向地面。手臂肌肉也会很快开始疲劳。

现在，重复上述动作，但是这次伸展手臂的同时，有意识地伸展指尖，不要干扰肩部，将肘关节在伸直的位置锁住。你会感到这样做时上臂肌肉不那么紧张了。这些调整使上臂肌肉有紧实感，如同肌肉拥抱住了骨骼。瑜伽体式的练习可以教会我们这种特殊的方法，以有效利用骨骼肌。这就是瑜伽体式练习和普通的体育锻炼的区别。

关节：每一个关节连接两个或多个骨头。关节，连同肌肉、韧带，将 206 块骨头连接在一起。否则，这些骨头永远不可能如此有组织地保持在原位。关节的另外一个重要作用就是为骨头提供灵活性。因为运动员的身体活动幅度很大，关节的使用强度很高。关节首当其冲，受损和“衰老”的速度比身体的其他部位更快。

对人体主要关节的结构和功能有一个基本了解对通过瑜伽改善关节的使用会有很大帮助。

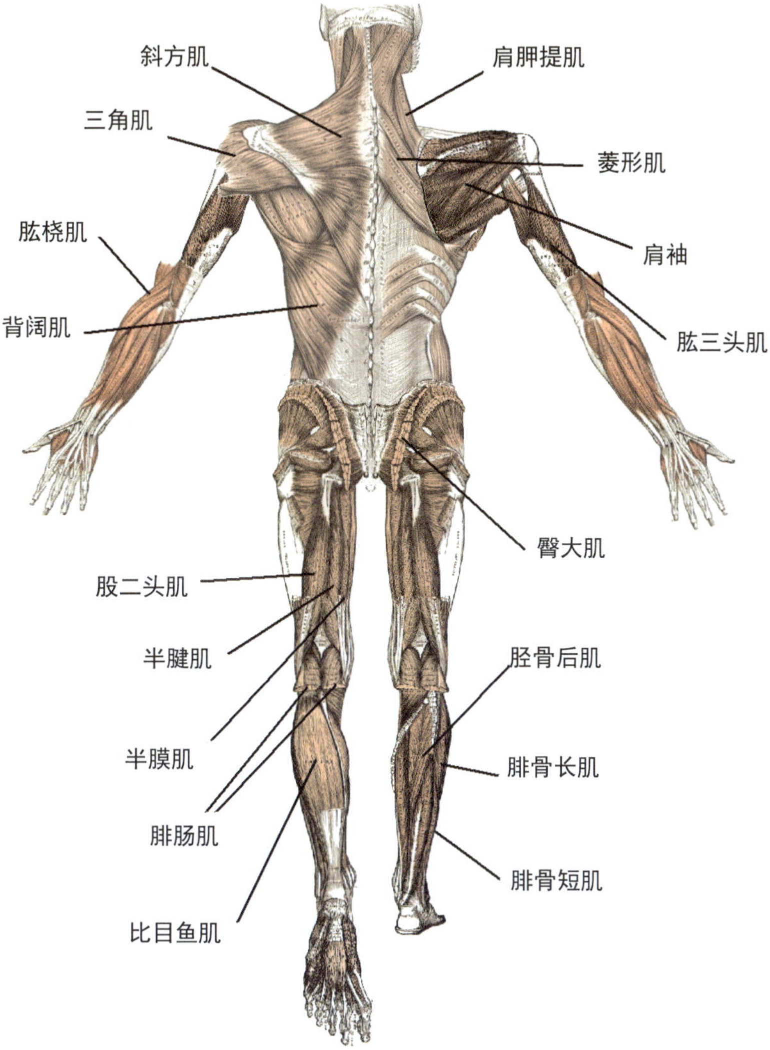

人体主要肌肉示意图

脊柱

脊柱就像一列长长的火车，由 33 节被称作椎骨的车厢或转向架组成。正如转向架一个个连接起来，并有真空动力的保护，保障乘客免受事故或者猛烈冲击的影响，与之类似，强壮的韧带、坚韧的椎间盘、敏感的肌肉群以及椎骨之间的空隙保护着身体免受冲击的伤害。

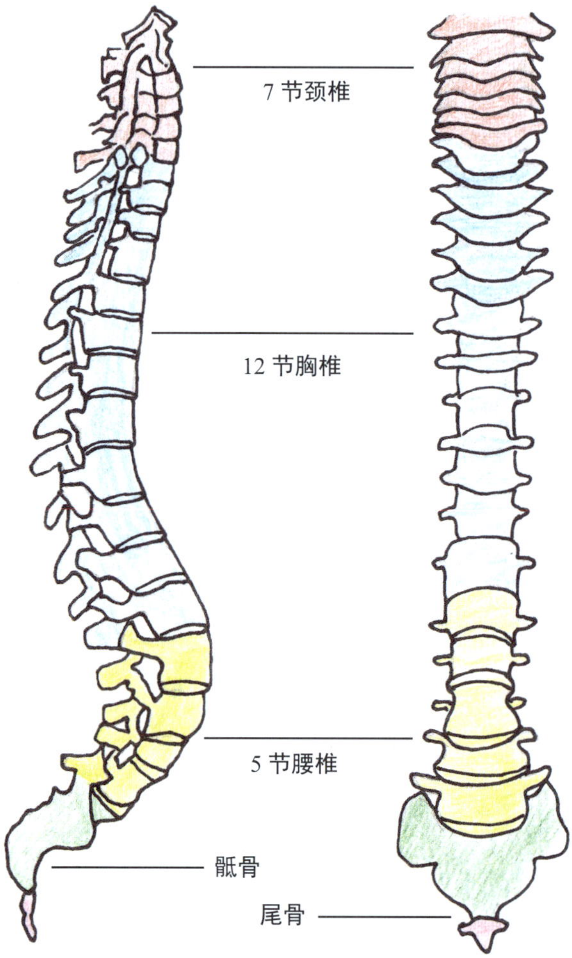

脊柱正向侧向示意图

前 7 节椎骨构成了颈椎，接下来的 12 节椎骨构成了胸椎，再接下来的 5 节椎骨构成了腰椎，再下面的 5 节椎骨融合成一块骶骨，最后 4 节融合成尾椎，也就是我们通常说的尾骨。如果我们向前弯曲颈部，凸出最高的就是第七节颈椎。

在做前屈、后弯、侧弯以及扭转动作时，韧带和椎间盘保护着椎骨，避免其相互摩擦而损伤。但是，如果我们在活动脊柱时不加小心，前后或侧向活动不均匀，就会导致其受伤和疼痛。

脊柱最底端的尾骨区域由骨盆支撑，胸椎

由胸腔支撑。相对于运动幅度更大且没有支撑的颈椎和腰椎，尾骨和胸椎不那么脆弱，相对不容易受伤。颈椎和腰椎更容易受伤是很自然的。

脊神经起源于脊髓的不同部位，并穿过不同的椎骨。如果这些神经中的任何一条受到压迫，就会导致疼痛或丧失知觉。这种痛觉不一定是在受到压迫的脊柱区域，而有可能是在沿脊神经走行的区域。例如，颈部区域的脊神经受压迫会导致手指疼痛和刺痛感。

脊椎正位面临许多运动的挑战。如果一个椎骨的位置不正，经过一段时间，其他椎骨也会受到影响。因此，我们必须格外小心，保护好脊柱。

颈椎

摔跤、足球和举重等运动中，颈部和颈椎都易受伤。颈部疼痛是板球运动员的常见症状，特别是在长时间击球后。在板球运动中，惯用右手的击球员颈部必须长时间向左边转以准备接球，而惯用左手的击球员颈部则须长时间向右边转。对他们来说没有反向动作。击球员在此位置保持的时间越长，颈部保持这种扭曲姿势也就越久。如果不定期地通过反向动作来平衡颈部的受力，最终颈部肌肉就会被过度拉伸导致疼痛。这种情况如果被忽视太久，可能会导致颈椎病。

头部向前弯曲时，颈部后侧会受力。这种情况常见于板球守门员和举重运动员。当颈部向前推时，肩部也会跟着向前下垂，导致颈部后侧缩短。颈部的肌肉和韧带负责椎骨的正位。如果它们变弱，就无法保证椎骨正位。一个颈部问题最后就很可能引发与脊柱有关的一系列问题。

这里推荐的瑜伽体式可以放松和加强颈部，在颈椎椎骨间创造更多空间，使椎骨正位，释放受到挤压的神经根或者神经的紧张，放松颈部肌肉。注意，必须按照下文推荐的顺序来练习，这一点很重要。

释放颈部紧张的体式

所有这些体式都会在颈部椎骨间创造空间，帮助椎骨正位，释放受到挤压的神经根或者神经的紧张，加强颈部的肌肉力量，从而放松颈部肌肉。

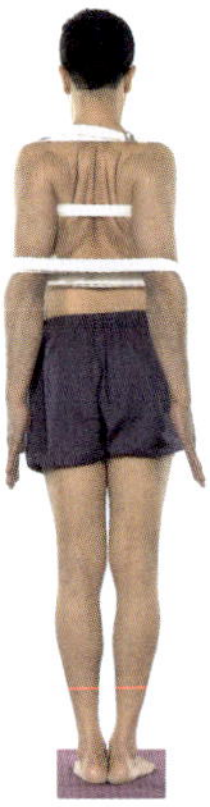

山式
Tāḍāsana

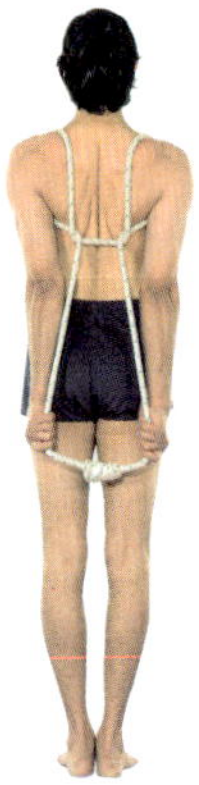

山式
Tāḍāsana

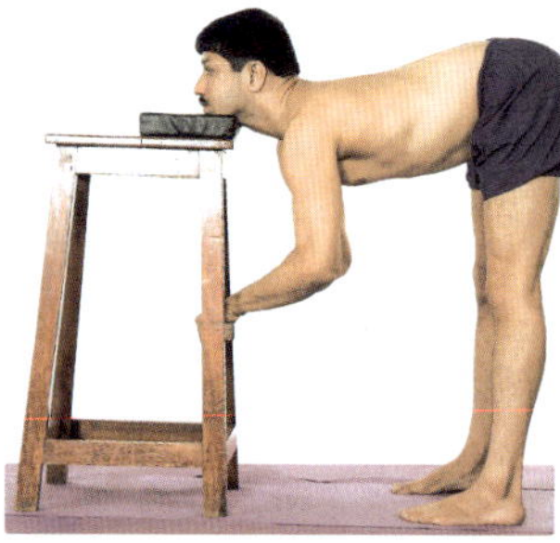

半站立前屈式
Ardha Uttānāsana

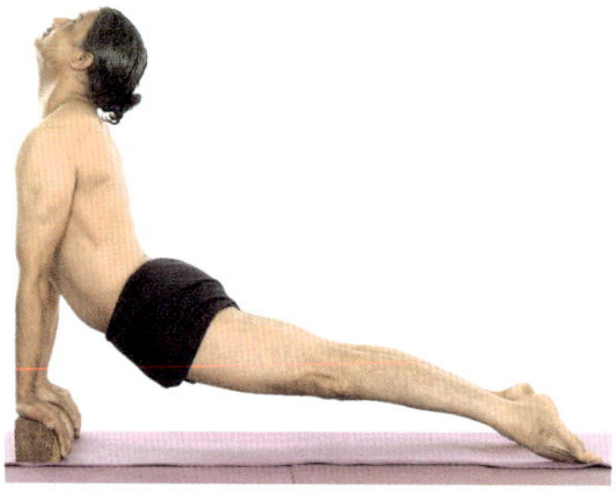

上犬式
Ūrdhva Mukha Śvānāsana

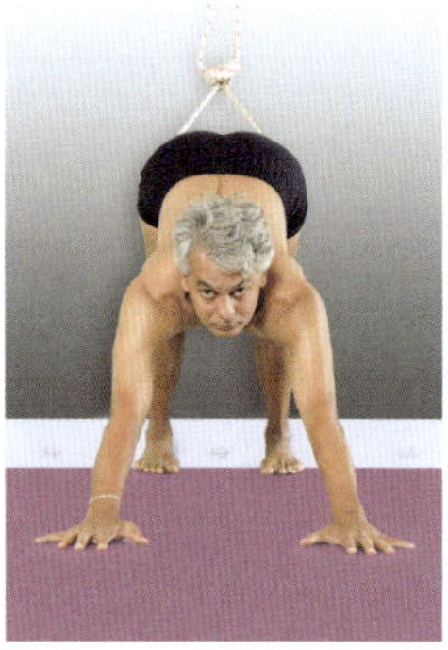

下犬式
Adho Mukha Śvānāsana

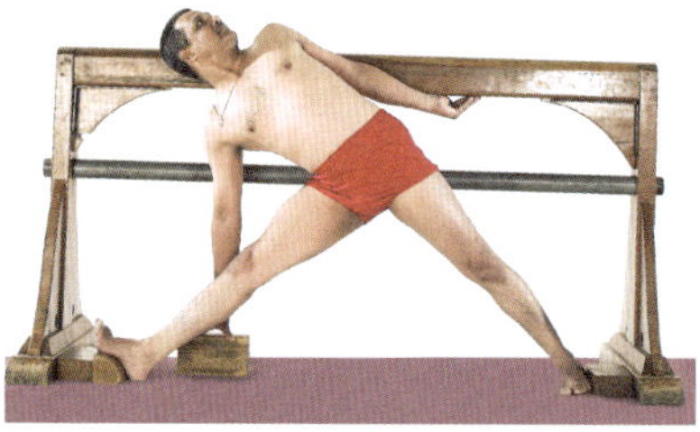

三角伸展式
Utthita Trikoṇāsana

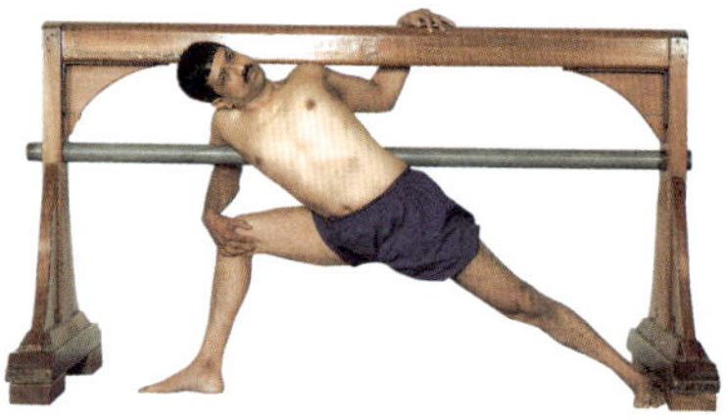

侧角伸展式
Utthita Pārśvakoṇāsana

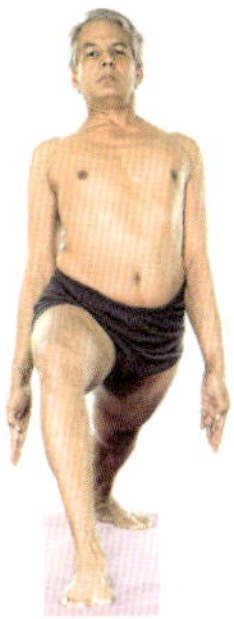

战士一式
Vīrabhadrāsana Ⅰ

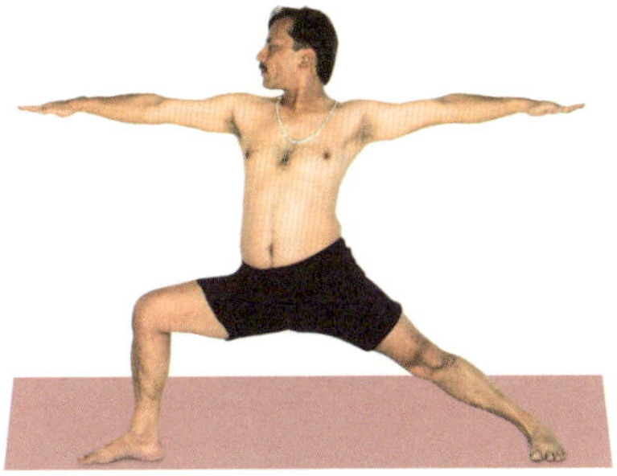

战士二式
Vīrabhadrāsana Ⅱ

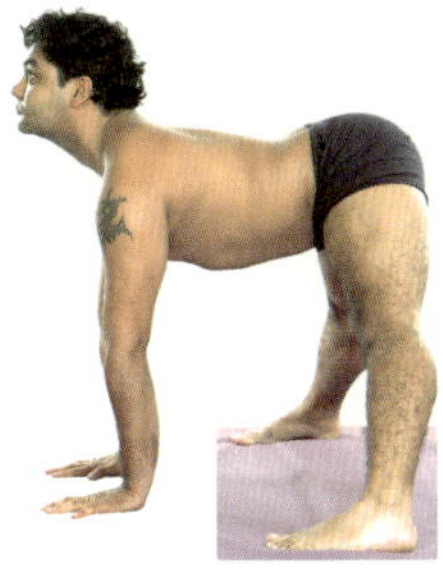

双角式
Prasārita Pādōttānāsana

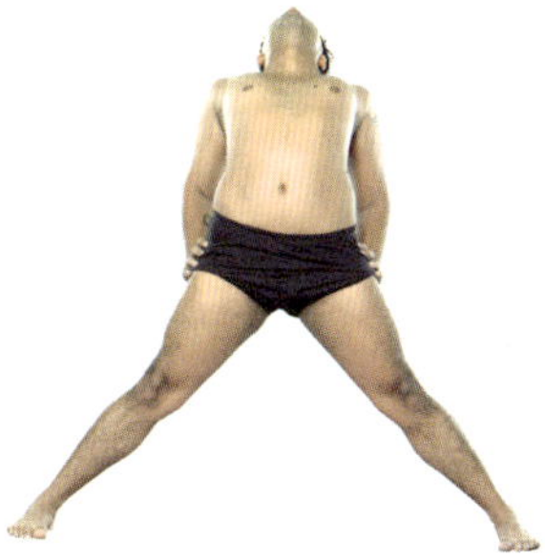

双角式
Prasārita Pādōttānāsana

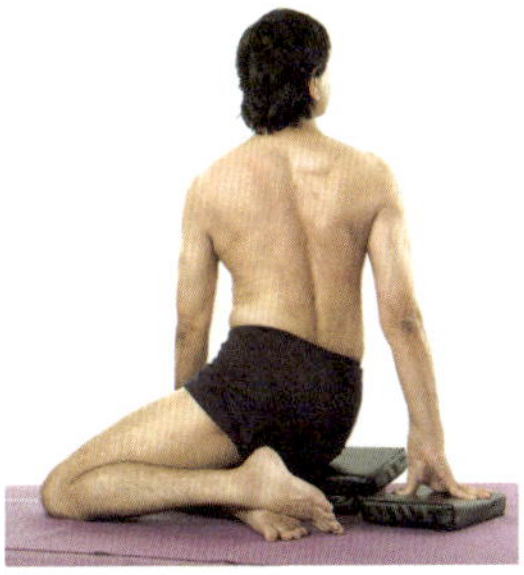

巴拉瓦伽式
Bharadvājāsana

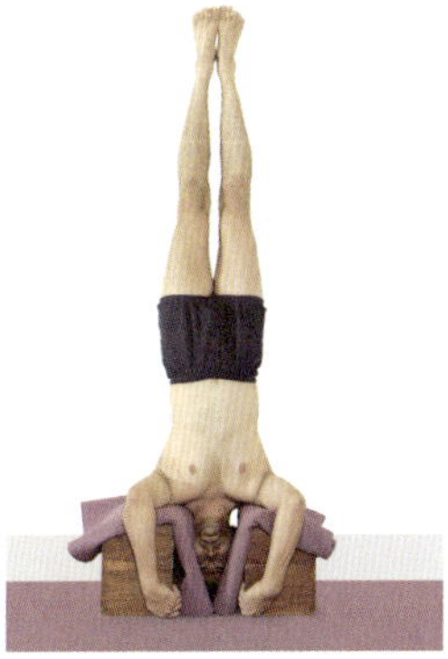

支撑头倒立式
Sālamba Śīrṣāsana

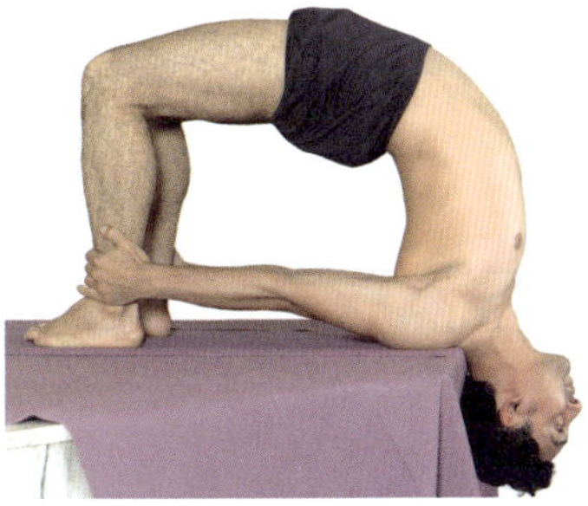

四足式
Chatushpādāsana

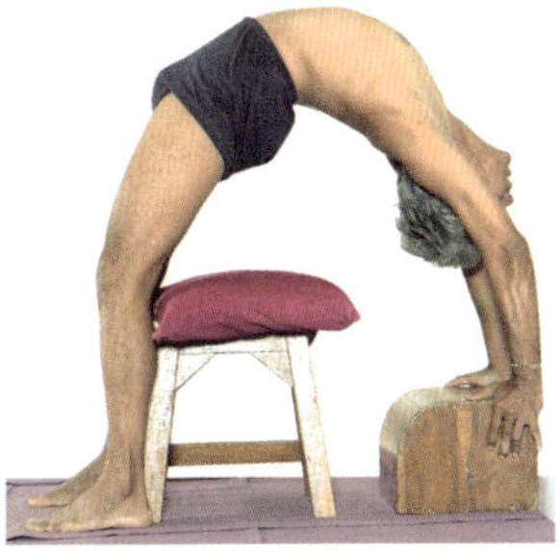

上弓式
Ūrdhva Dhanurāsana

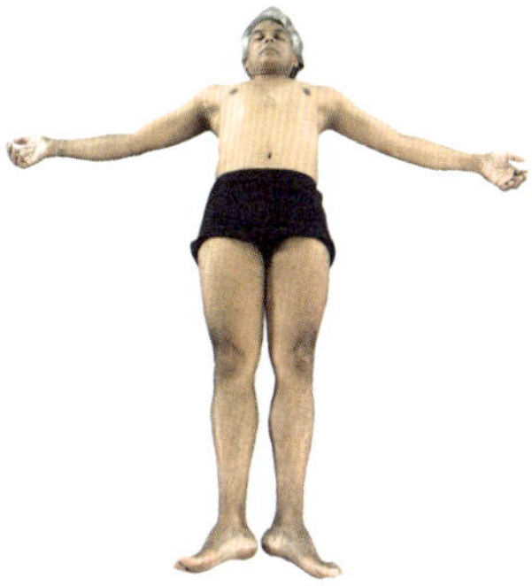

挺尸式
Śavāsana

另外，颈部可以借助绳子辅助弯曲，躺在防滑垫子上做挺尸式时双脚蹬墙，也有助于拉长颈部，释放颈部的紧张。

腰椎

在板球、高尔夫、网球、羽毛球和举重运动中，腰椎会受到巨大的压力。如前所述，腰椎既没有肋骨也没有骨盆的支撑，很容易受伤。

在比赛过程中，因为突然或者剧烈的身体碰撞，或者做了奇怪的姿势，都会导致脊柱肌肉紧张。如果不立即处理，这种紧张会导致更严重的问题，如腰椎间盘突出，即椎骨之间的软骨（椎间盘）移位。

反方向动作对运动员恢复脊柱的正位很重要。如果不恢复正位，可能会导致运动员下背部或颈部疼痛，甚至椎间盘损伤。下面推荐的瑜伽体式将有助于释放下背部的紧张，加强下背部肌肉。

释放下背部紧张的体式

这些体式有助于释放下背部的紧张。

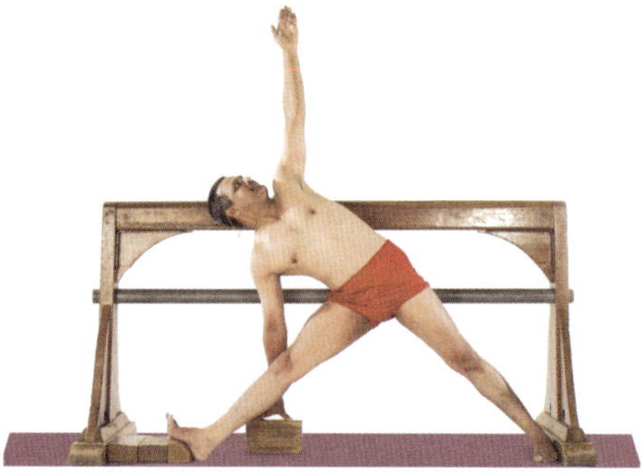

三角伸展式
Utthita Trikoṇāsana

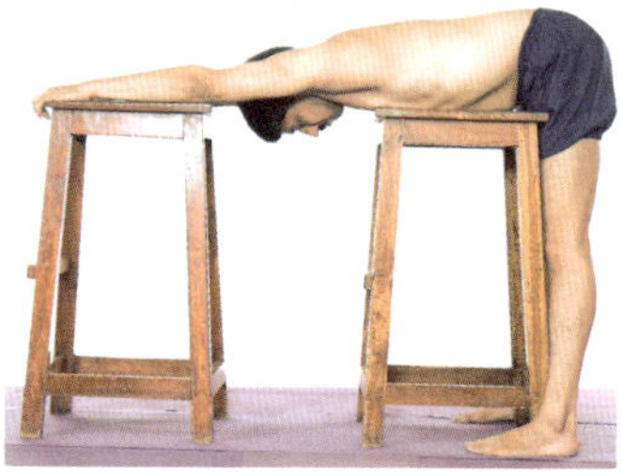

半站立前屈式
Ardha Uttānāsana

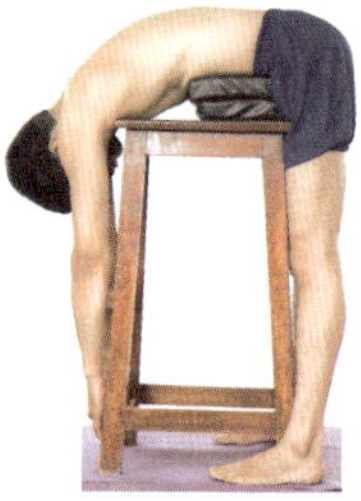

站立前屈式
Uttānāsana

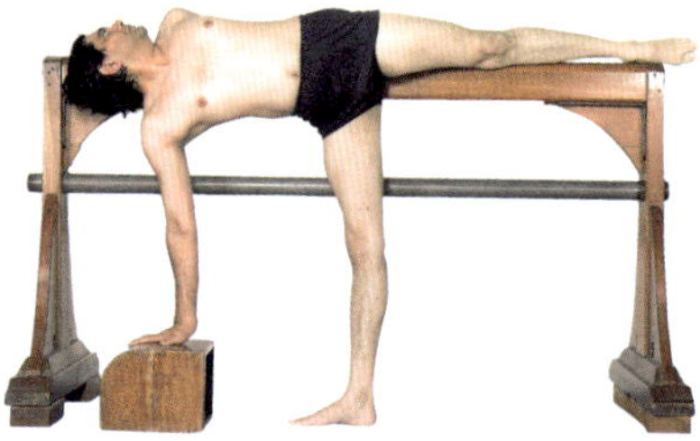

半月式
Ardha Candrāsana

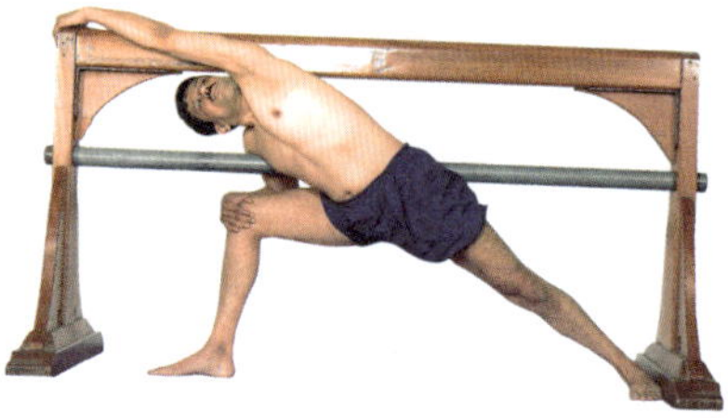

侧角伸展式
Utthita Pārśvakoṇāsana

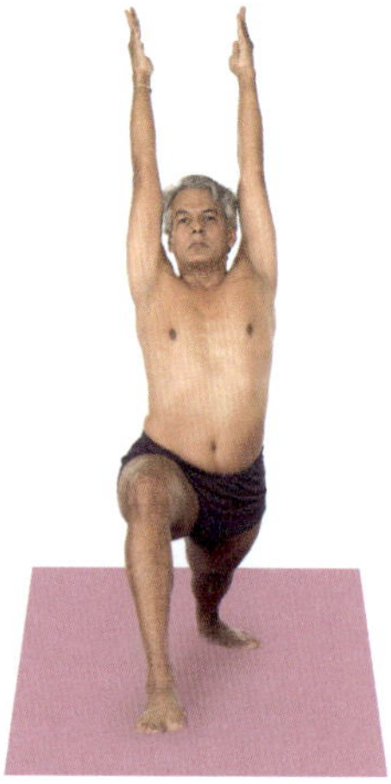

战士一式
Vīrabhadrāsana I

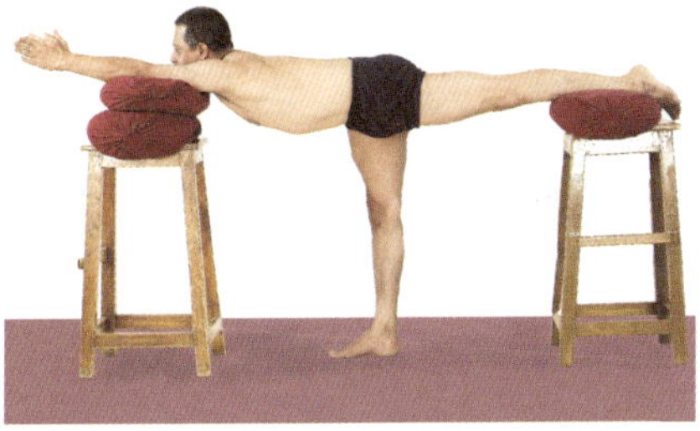
战士三式
Vīrabhadrāsana Ⅲ

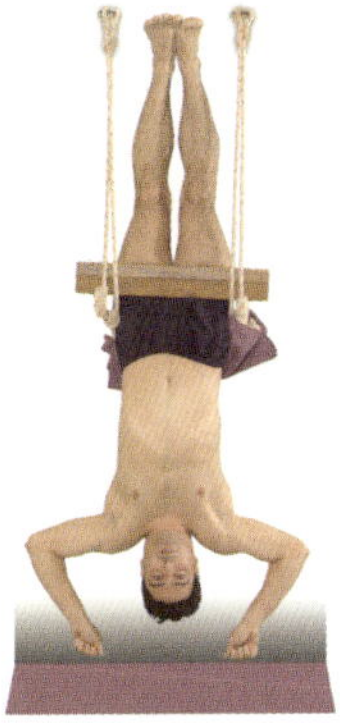
墙绳辅助头倒立式
Rope Śīrṣāsana

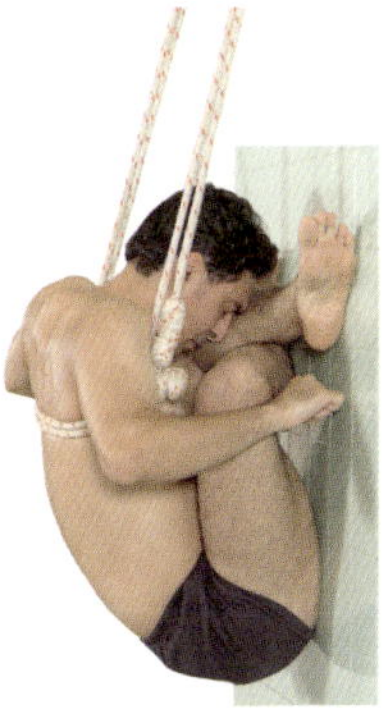
墙绳辅助脸朝下吉祥坐式
Rope Adho Mukha Svastikāsana

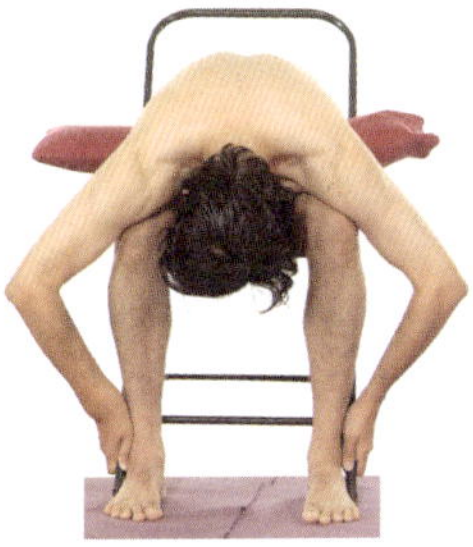
祛风式
Pavana Muktāsana

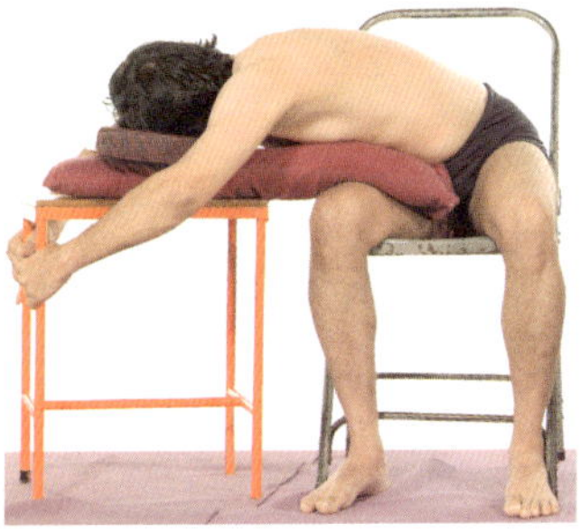
侧祛风式
Pārśva Pavana Muktāsana

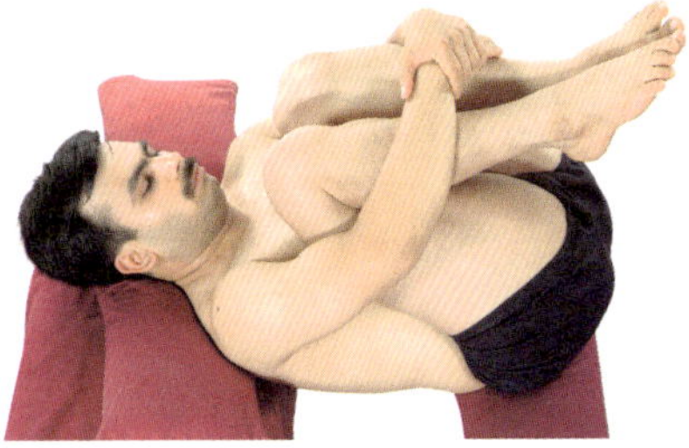
双腿仰卧祛风式
Dwi pāda Supta Pavana Muktāsana

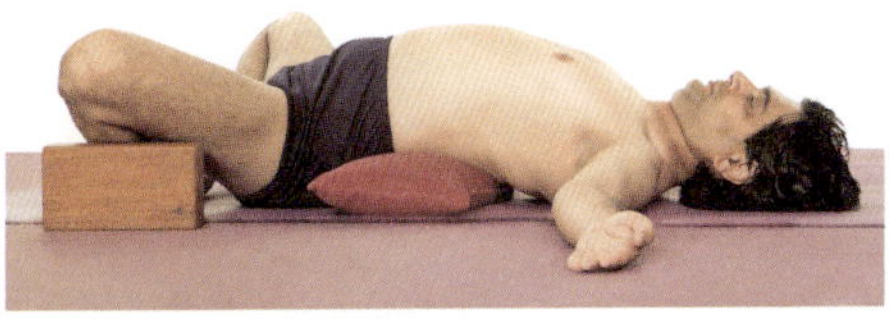
仰卧束角式
Supta Baddha Koṇāsana

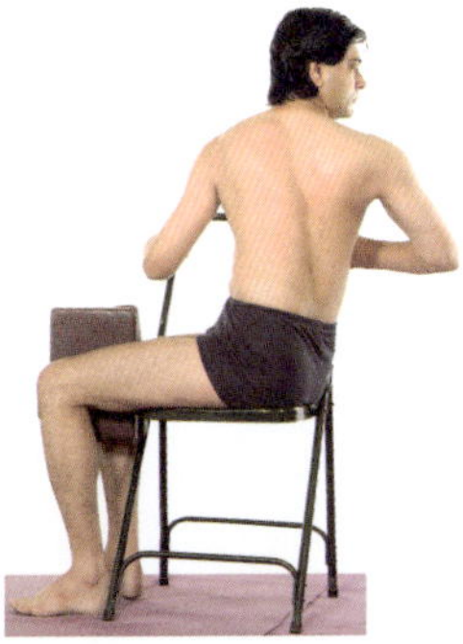
巴拉瓦伽式
Bharadvājāsana

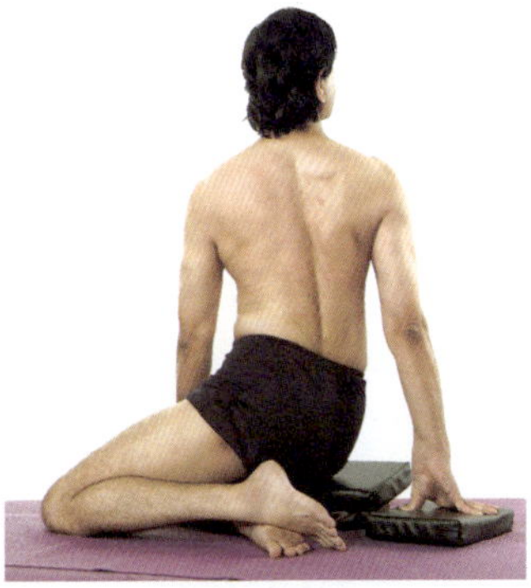
巴拉瓦伽式
Bharadvājāsana

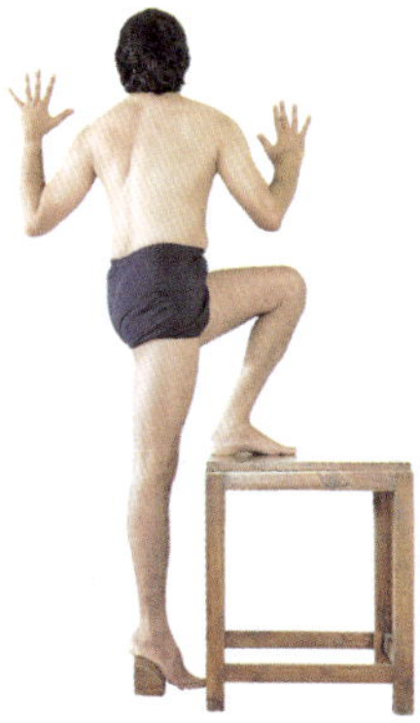

圣哲玛里奇三式站立变体
Utthita Marīchyāsana Ⅲ

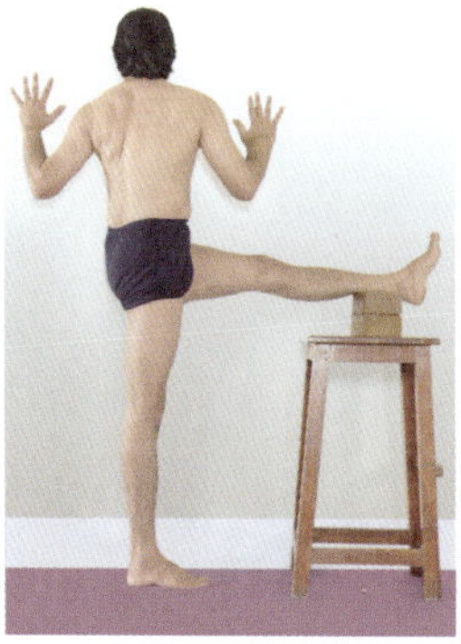

侧扭转单腿站立伸展式
Pārśva Parivṛtta Utthita Hasta Pādānguṣṭhāsana

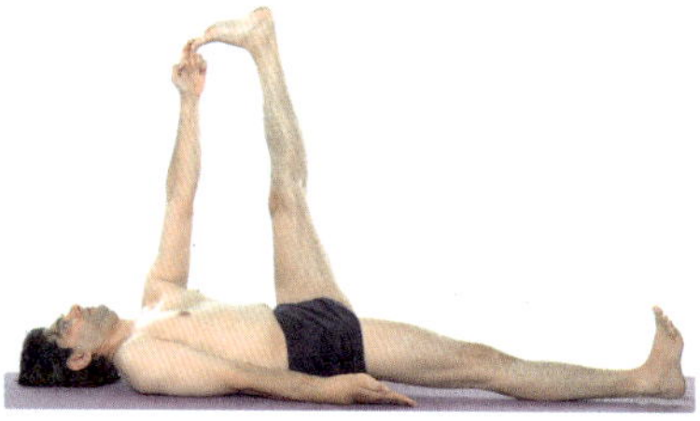

仰卧手抓脚趾腿伸展式
Supta Pādānguṣṭhāsana

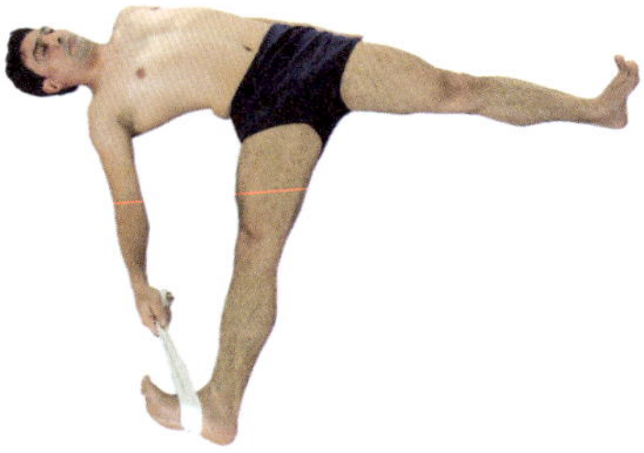

仰卧手抓脚趾腿侧伸展式
Pārśva Supta Pādānguṣṭhāsana

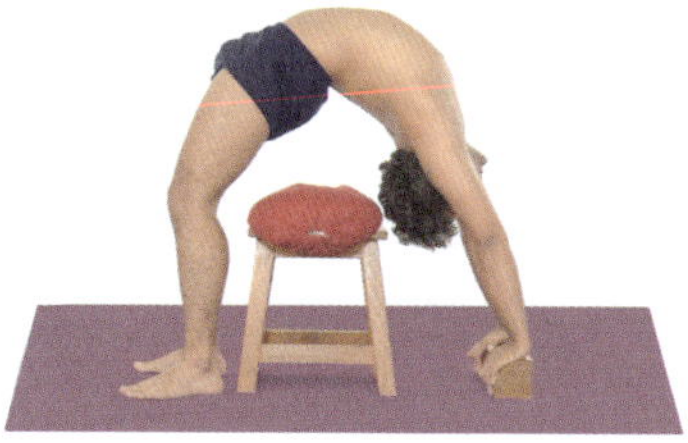

上弓式
Ūrdhva Dhanurāsana

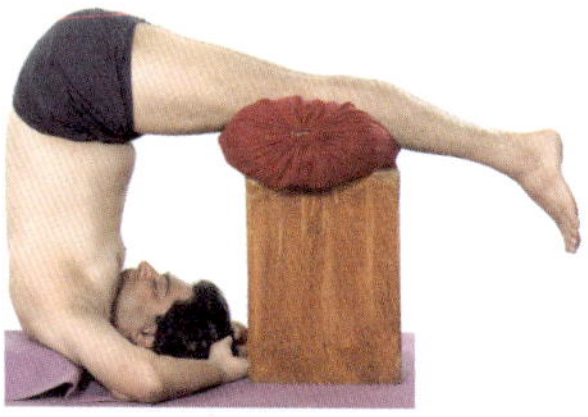

半犁式
Ardha Halāsana

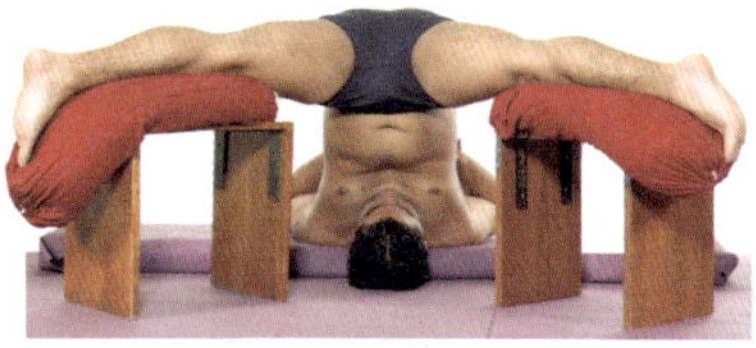

半双角犁式
Ardha Supta Koṇāsana

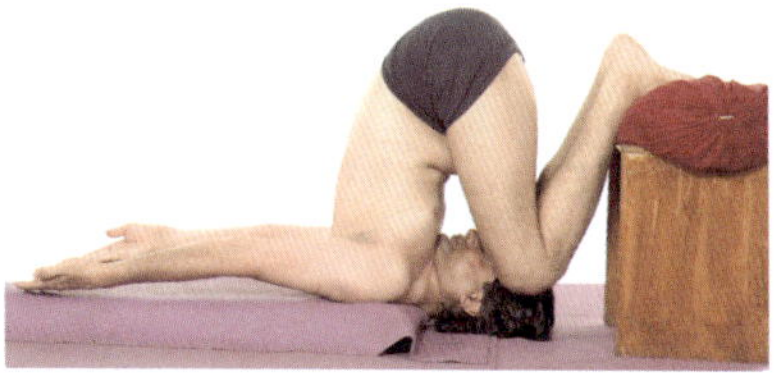

半膝抱耳犁式
Ardha Karṇapīḍāsana

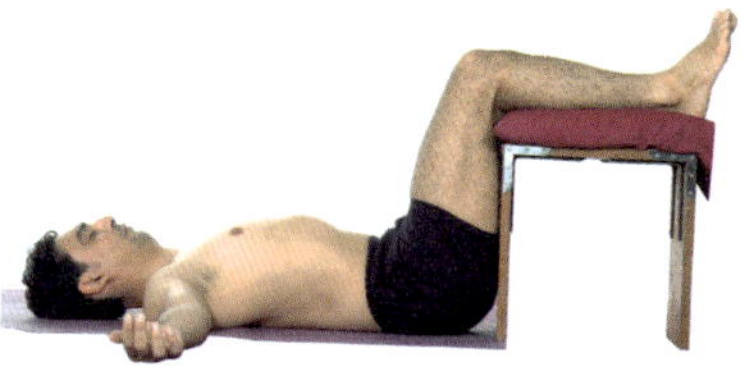

挺尸式
Śavāsana

下背部的紧张也可以通过加强腹部肌肉来缓解。当腹肌强壮时，可以减轻下背部的负荷，因而减轻腰椎的磨损，避免背部拉伤。在很多运动中，运动员需要保持蹲姿，例如板球守门员和举重运动员。这种姿势对下背部和腹部都会产生压力。腹部肌肉紧张会造成腹腔器官变硬，从而影响消化功能。即使轻度的便秘也会导致小腹疼痛。这个姿势与幻椅式类似，这时应该把觉知放在腿部。如果做不到，身体就会将负荷转移到下背部和腹部，对其造成伤害。

提升腹部力量的体式

练习这些体式可以增强和调理腹部肌肉。可以延展腹部和骨盆区域，创造腹部的空间，强化腹肌。在站立前屈式和双角式中，当躯干向下时，移动胸腔远离臀部，保持臀部和脚跟在一条直线上，为腹部和骨盆区域创造空间。做脊柱扭转放松式时，是将臀部用力地压向地面。所有这些体式都是为了加强和调理腹部肌肉，减轻下背部的压力。

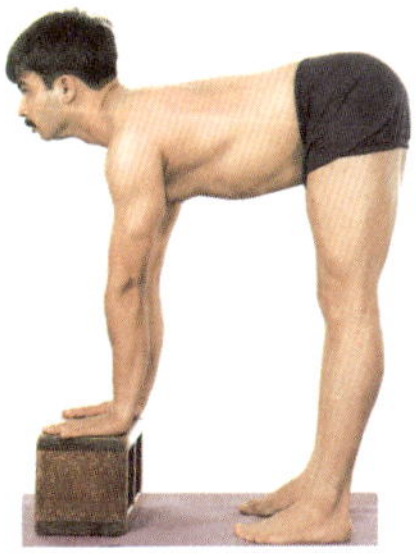

站立前屈式
Uttānāsana

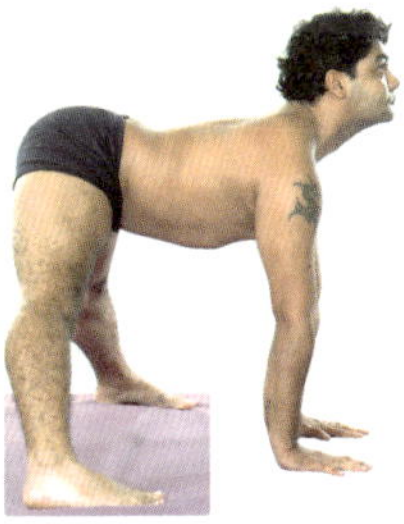

双角式
Prasārita Pādōttānāsana

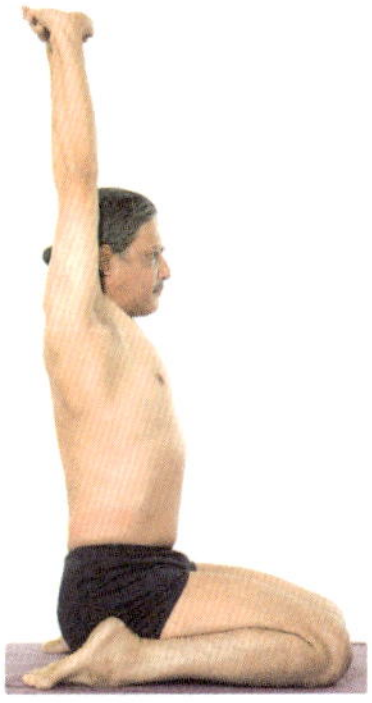

英雄坐山式
Parvatāsana in Vīrāsana

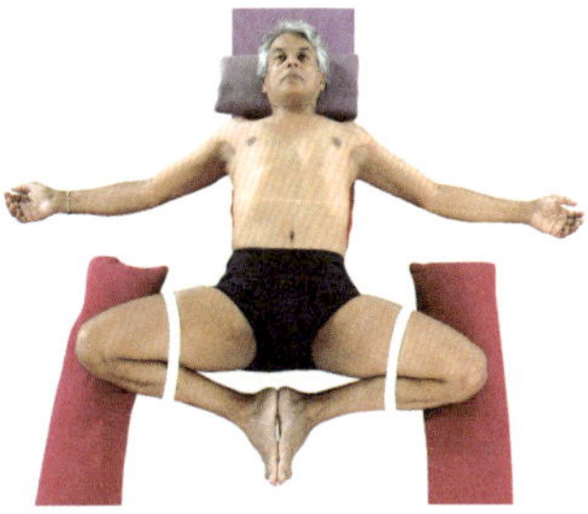

仰卧束角式
Supta Baddha Koṇāsana

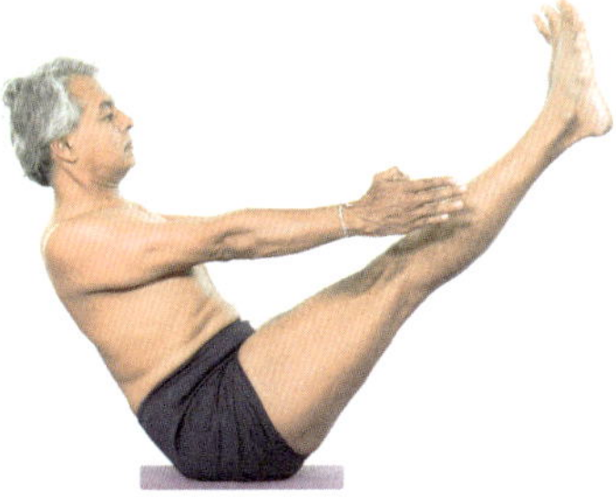

完全船式
Paripūrṇa Nāvāsana

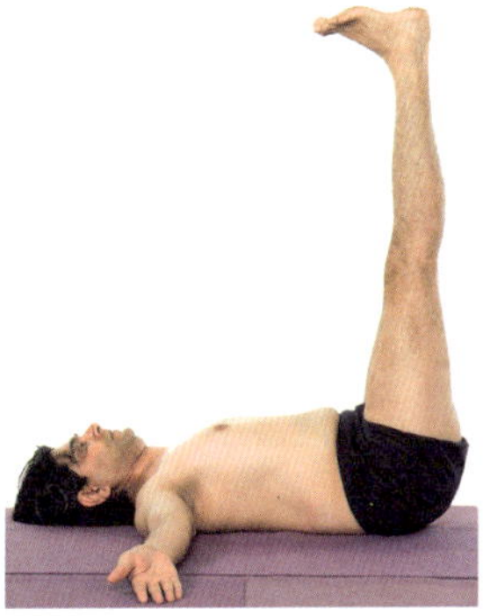

上伸腿式
Ūrdhva Prasārita Pādāsana

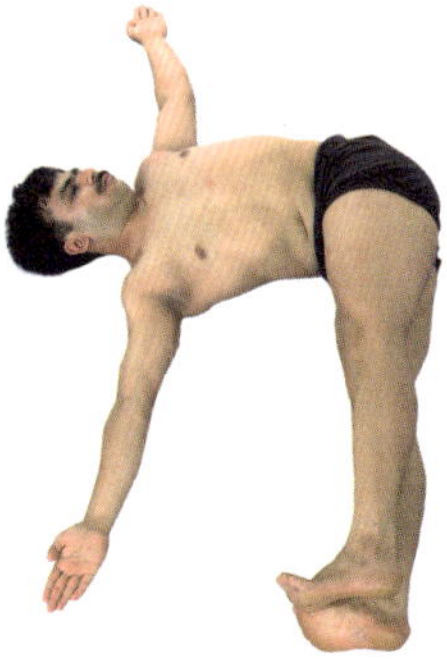

脊柱扭转放松式
Jaṭhara Parivartanāsana

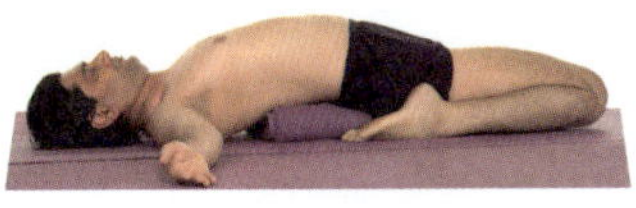

仰卧英雄式
Supta Vīrāsana

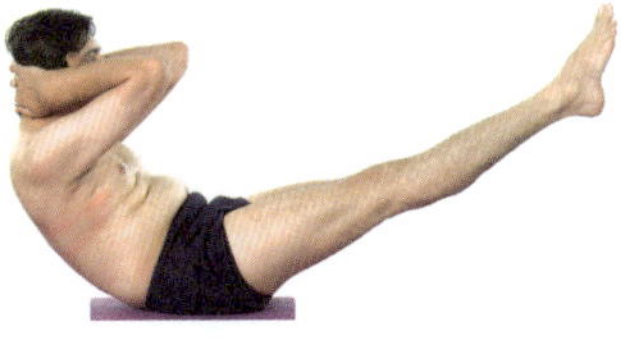

半船式
Ardha Nāvāsana

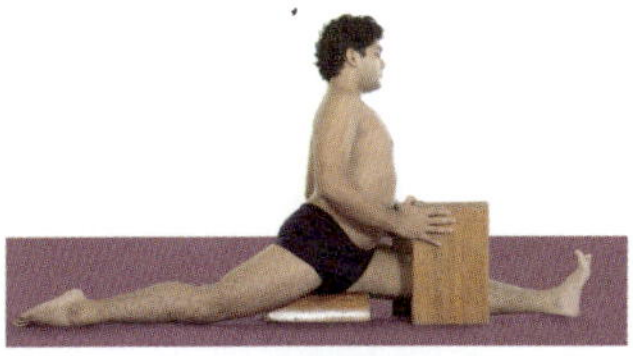

神猴哈努曼式
Hanumānāsana

髋关节

髋关节将股骨连接到髋骨上。这是一个球窝关节，即股骨头顶端是一个“球”形，与髋骨连接处是一个“臼窝”。这个关节是人体最强健的关节之一，同时也是最能够承重的关节之一。极其强健的韧带可以保持股骨和臀部在正位，让我们能够做出各种动作。髋部区域有近 10 条韧带。

每当双脚猛烈地落到坚硬的地面上，髋部就会受到冲击。这会使得此区域的韧带紧张，运动员会抱怨臀部后侧疼痛，运动受限。因为肌肉强壮，运动员的髋部很少受伤，但髋部的疼痛却十分常见。

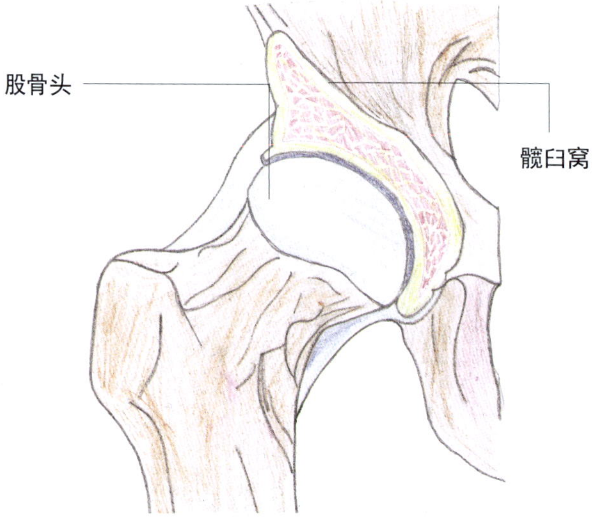

髋关节示意图

释放髋部紧张的体式

这些体式都可以帮助我们缓解髋部的紧张。支撑双手和双腿，可以在体式中停留更长时间，更好地释放髋部的紧张。练习时要注意将髋骨外旋。战士三式对缓解髋部的紧张有奇特的效果。

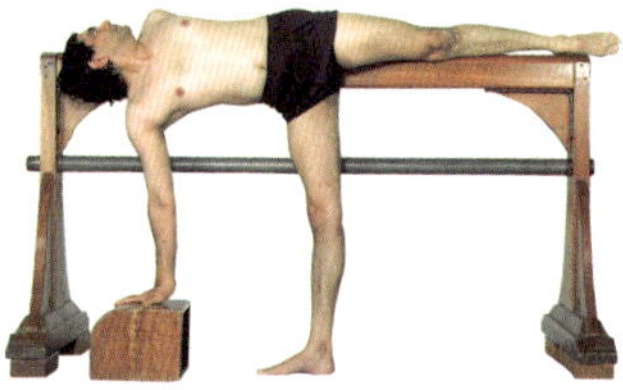

半月式
Ardha Candrāsana

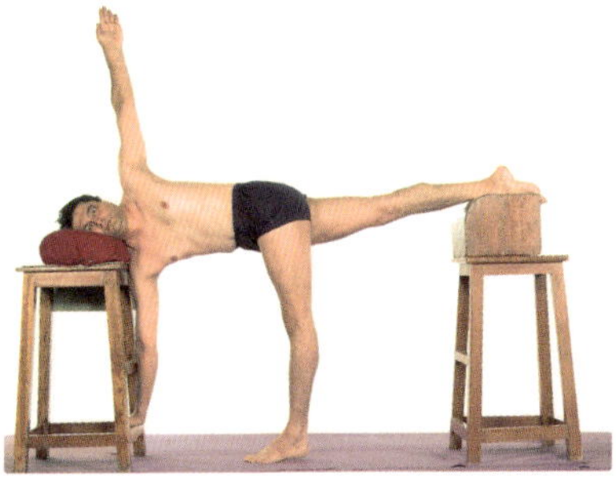

扭转半月式
Parivṛtta Ardha Candrāsana

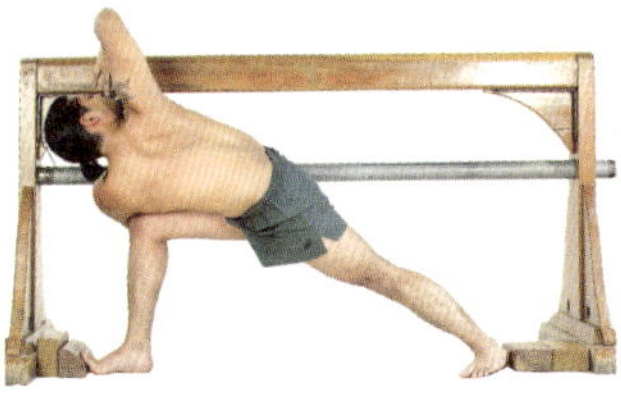

侧角扭转伸展式
Parivṛtta Pārśvakoṇāsana

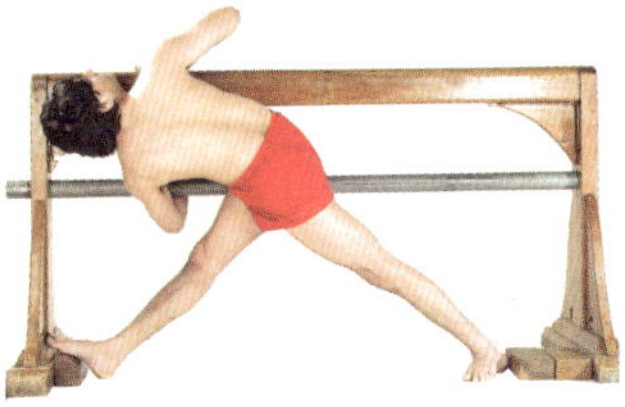

扭转三角式
Parivṛtta Trikoṇāsana

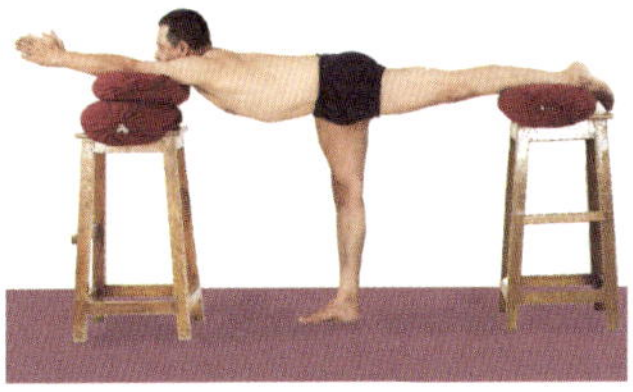

战士三式
Vīrabhadrāsana Ⅲ

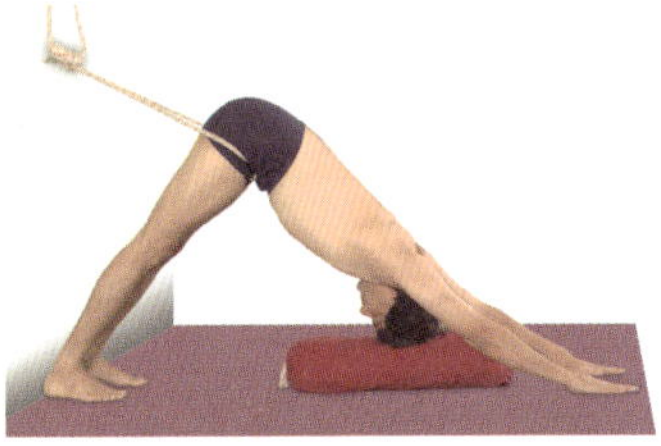

下犬式
Adho Mukha Śvānāsana

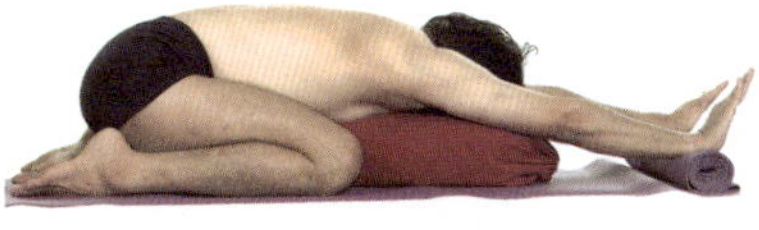

脸朝下英雄式
Adho Mukha Vīrāsana

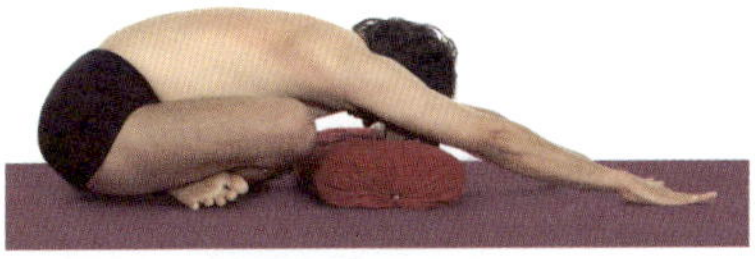

脸朝下吉祥式
Adho Mukha Svastikāsana

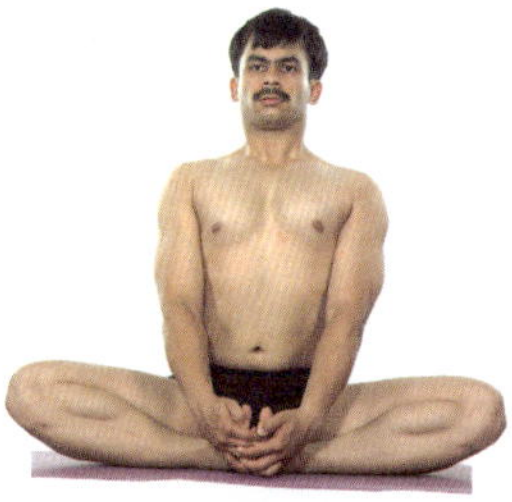

束角式
Baddha Koṇāsana

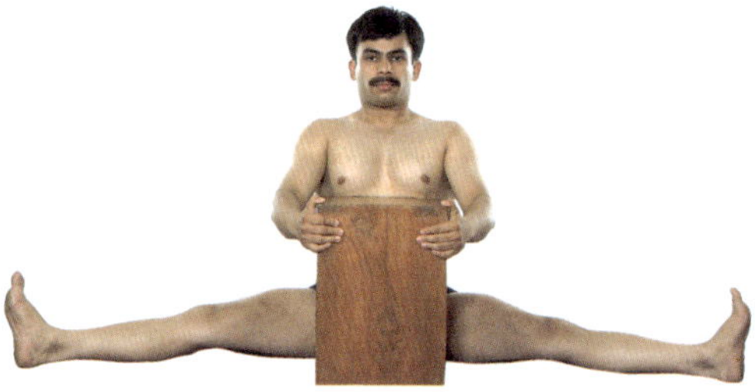

坐角式
Upaviṣṭa Koṇāsana

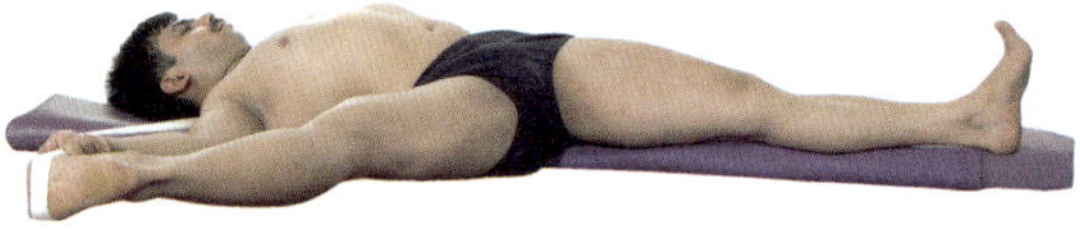

仰卧手抓脚趾腿侧伸展式
Pārśva Supta Pādānguṣṭhāsana

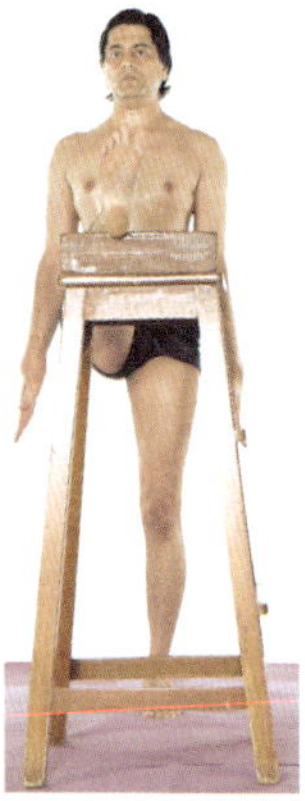

单腿站立伸展式
Utthita Hasta Pādānguṣṭhāsana

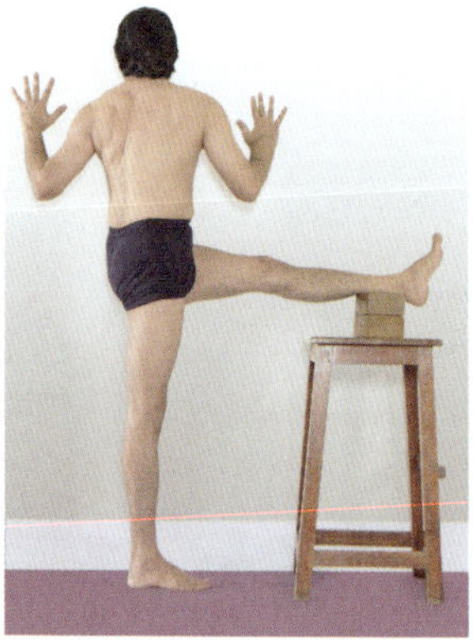

侧扭转单腿站立伸展式
Pārśva Parivṛtta Utthita Hasta Pādānguṣṭhāsana

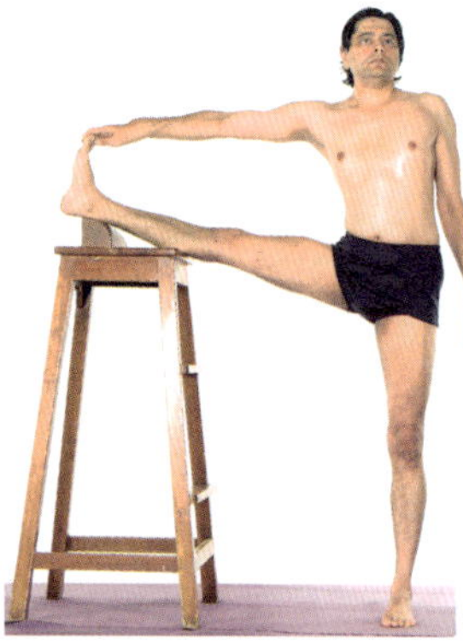

单腿站立手抓脚趾腿侧伸展式
Pārśva Utthita Hasta Pādānguṣṭhāsana

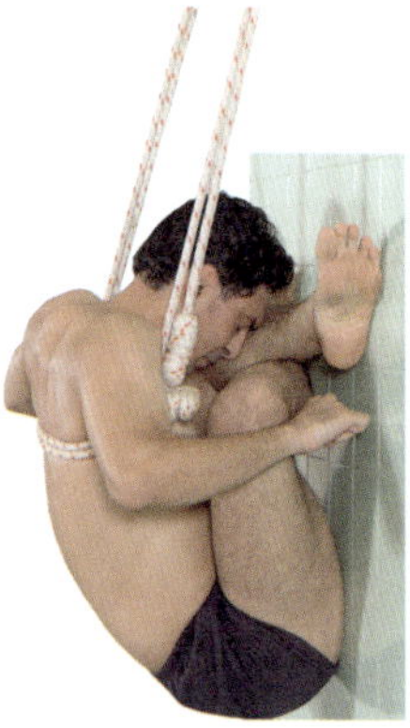

墙绳辅助脸朝下吉祥坐式
Rope Adho Mukha Svastikāsana

膝关节

膝关节是人体中最大、最复杂的关节之一。它像一个搬运工，承载着身体的全部重量。膝关节非常灵活，在诸如走路、弯腰、奔跑、下蹲、坐立等动作中都发挥着重要作用。它是一个忠诚的劳动者，承担着巨大负荷。

膝关节由三块骨头组成，分别是股骨、胫骨和髌骨。在股骨与胫骨之间有一块软骨，叫作半月板。半月板起着缓冲器或缓冲垫的作用，避免股骨和胫骨之间相互摩擦。它也是一个减震器，保护着股骨和胫骨。半月板磨损会导致膝盖肿胀和疼痛。

当腿伸直时，有四条韧带使膝关节正位，股骨位于胫骨的正上方。其中一对分别在膝盖两侧，另外一对在膝关节中间交叉穿过。如果两对韧带受力不均匀，拉伸过度的一对就会被拉伤甚至撕裂，而另一对则会失去弹性。当韧带不够强健，半月板就会受压，甚至被压变形。大自然赋予膝关节很多液囊，防止骨头之间直接摩擦。可惜的是，随着年龄的增长，这些液囊里的液体会慢慢地消失，液囊随之变干。

像所有大关节一样，膝关节也由两组反向肌肉控制着，分别叫作股四头肌和腘绳肌。这两组肌肉相互配合，可以保持膝盖关节的润滑和稳定。

几乎所有运动都可能导致膝盖受伤。在运动场上膝盖受到冲击碰撞会受伤。长时间屈膝会使股四头肌变得沉重、迟钝，这时运动员就会发现双腿难以伸直。

规律地练习某些瑜伽体式有助于保持膝盖的健康。其目的是伸展腘绳肌，减轻膝盖上方的股四头肌的负荷。

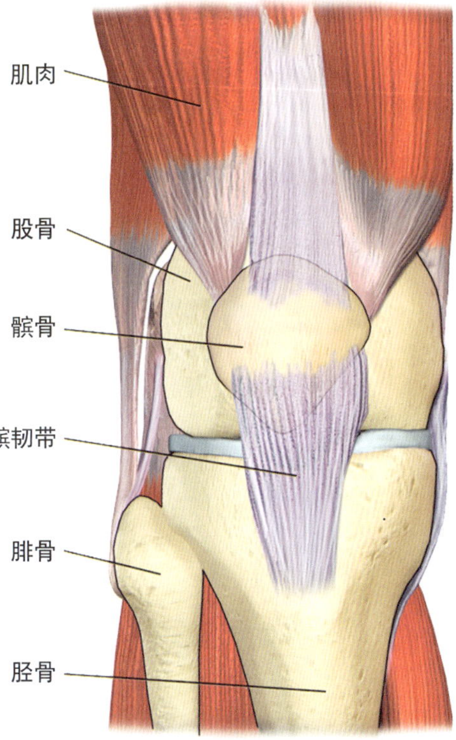

膝关节示意图

保持膝关节健康的体式

这些体式有助于保持膝关节的健康。

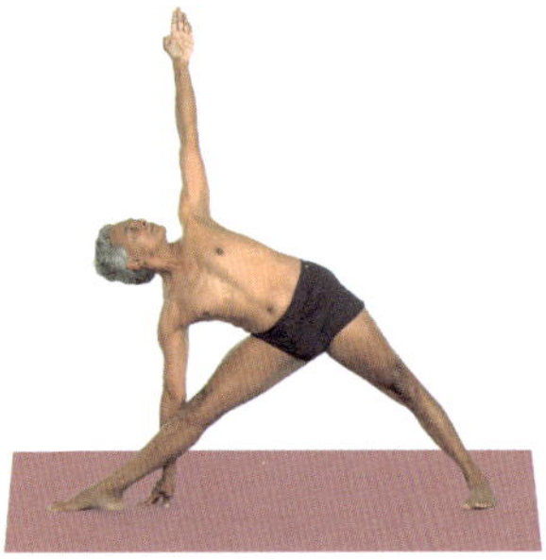

三角伸展式
Utthita Trikoṇāsana

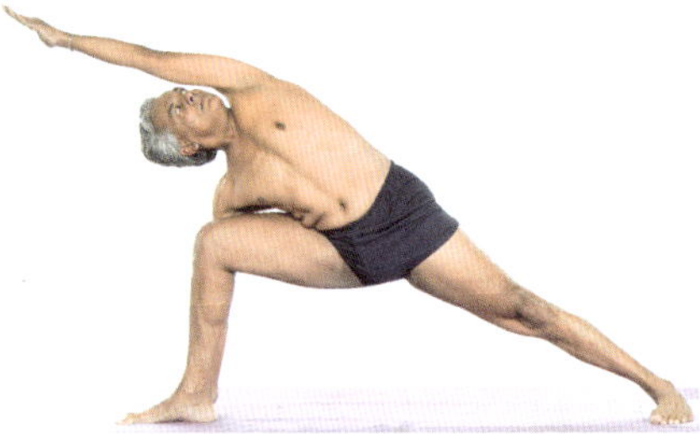

侧角伸展式
Utthita Pārśvakoṇāsana

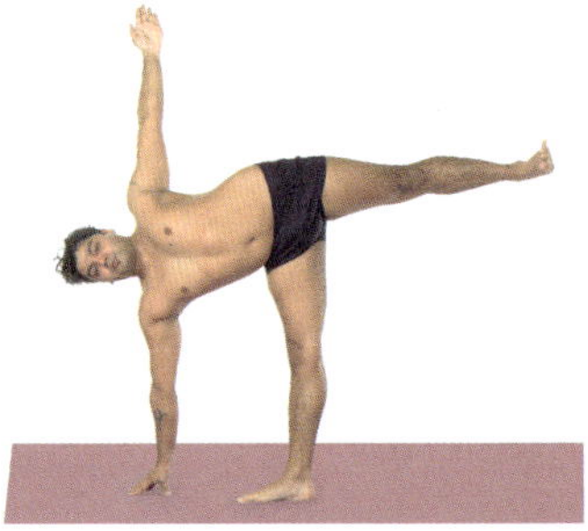

半月式
Ardha Candrāsana

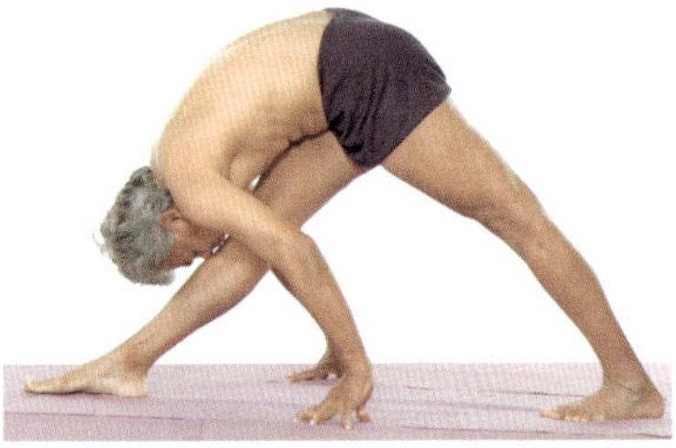

加强侧伸展式
Pārśvottānāsana

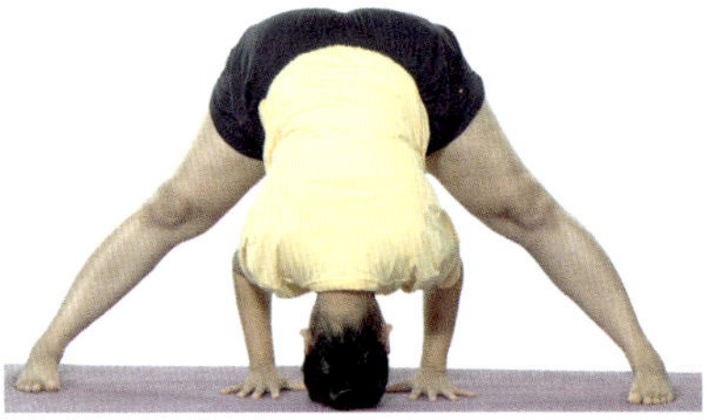

双角式
Prasārita Pādōttānāsana

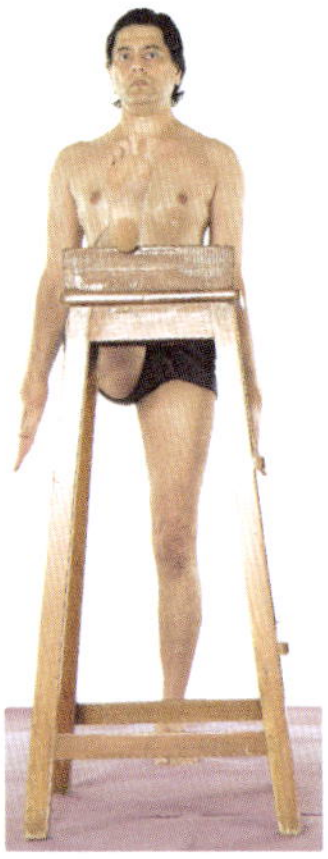

单腿站立伸展式
Utthita Hasta Pādānguṣṭhāsana

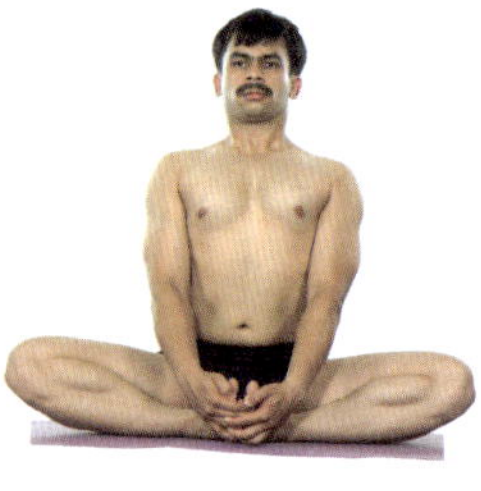

束角式
Baddha Koṇāsana

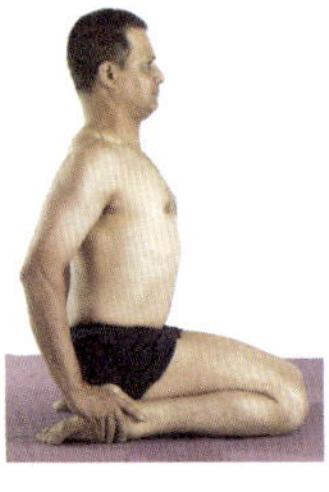

英雄式
Vīrāsana

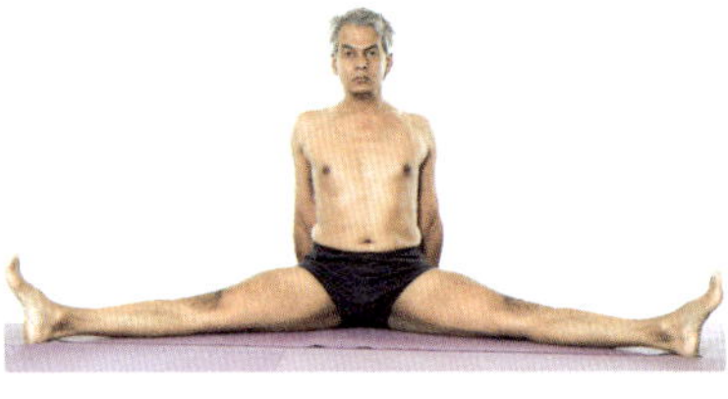

坐角式
Upaviṣṭa Koṇāsana

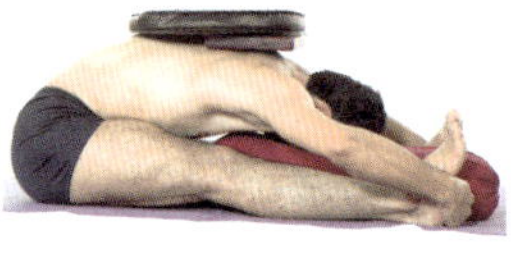

加强背部伸展式
Paścimottānāsana

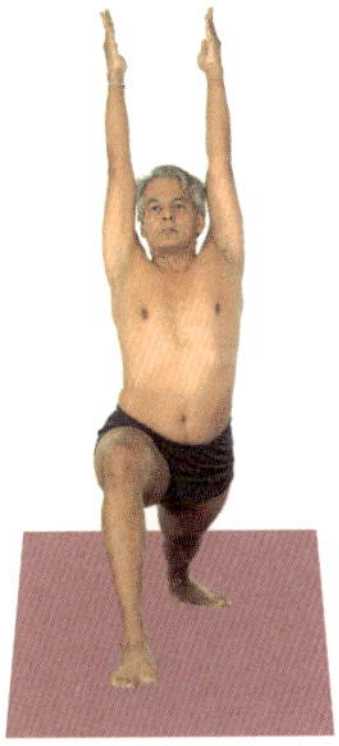

战士一式
Vīrabhadrāsana Ⅰ

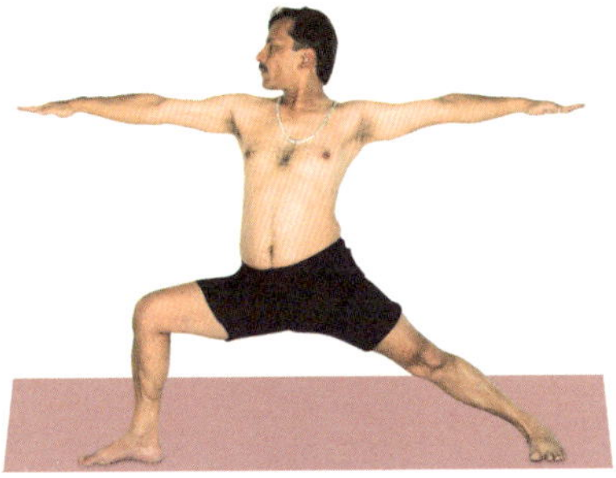

战士二式
Vīrabhadrāsana Ⅱ

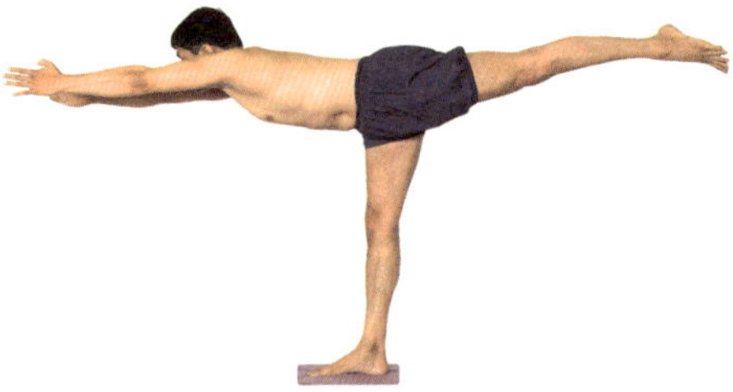

战士三式
Vīrabhadrāsana Ⅲ

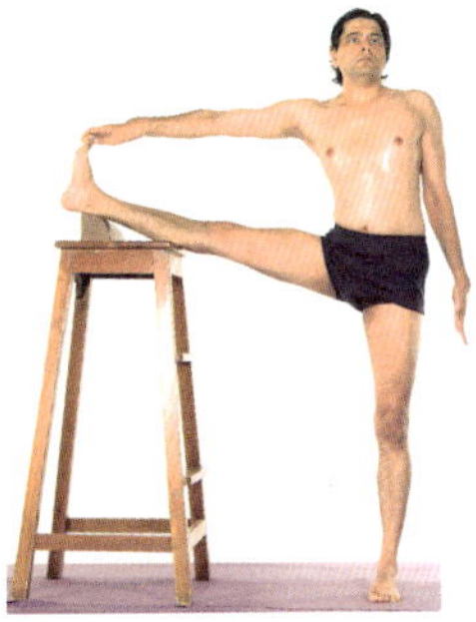

单腿站立手抓脚趾腿侧伸展式
Pārśva Utthita Hasta Pādānguṣṭhāsana

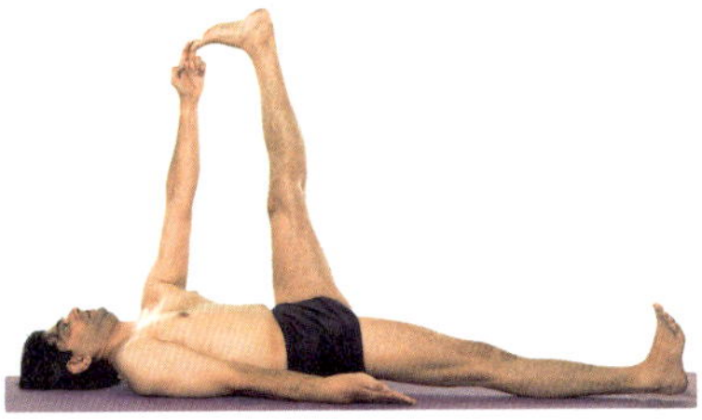

仰卧手抓脚趾腿伸展式
Supta Pādānguṣṭhāsana

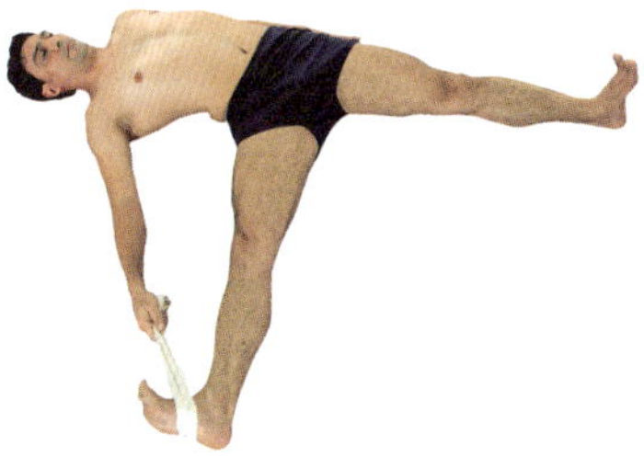

仰卧侧手抓脚趾腿侧伸展式
Pārśva Supta Pādānguṣṭhāsana

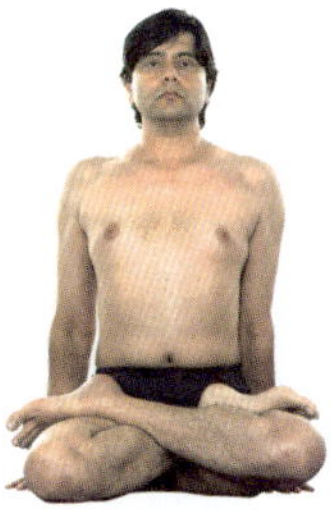

莲花式
Padmāsana

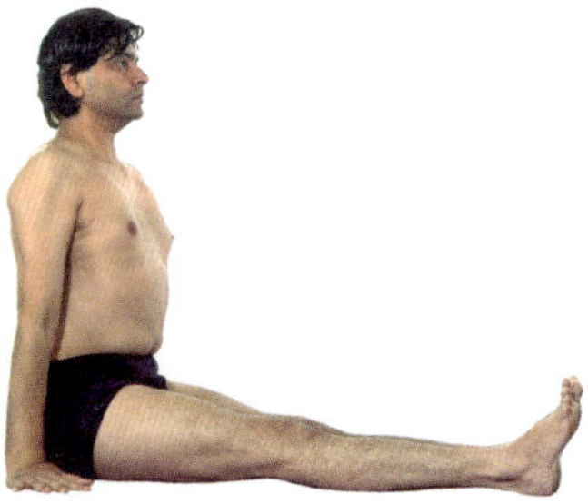

手杖式
Daṇḍāsana

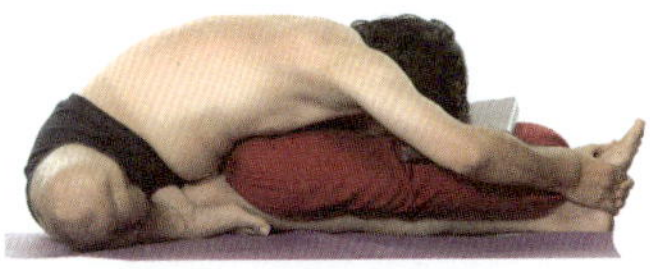

头碰膝前屈伸展式
Jānu Śīrṣāsana

踝关节

脚和踝关节是大自然创造的奇迹。脚是由几块易碎的骨头组成的。但令人赞叹的是，这些骨头的排列方式使之可以承受巨大的重量。踝关节将脚和小腿骨（胫骨和腓骨）连接起来，小腿骨和足骨的强健韧带使踝关节保持原位。踝关节和胫骨下部可以承受人体自身重量五六倍的负荷，保证了双脚强壮、结实。

宽阔的韧带横向延伸至小腿前侧下部和足前侧，这样可以使肌腱保持在一起，防止足骨在跑动等活动中受伤。脆弱的韧带会让足部错位而导致踝关节扭伤，造成在走路，甚至可能在站立时，都会感到踝关节剧烈疼痛。因此，一旦韧带拉伤，都要立即尝试用恰当的包扎技术固定拉伤部位。

通过锻炼脚踝周围的韧带可以最大限度地减少脚踝损伤。想象一下，这些韧带就像是一些宽皮筋，皮筋长久不用就会变得僵硬而脆弱。韧带也是一样，它们需要经常被拉伸以保持和增强其弹性。另一方面，如果皮筋过度拉伸就会撕裂。同样，如果踝关节受到的冲击过大或者脚崴了，这些韧带就会被拉伤，甚至撕裂。

以下推荐的瑜伽体式可以伸展踝关节处的韧带，保持其弹性，使它们不易受伤。

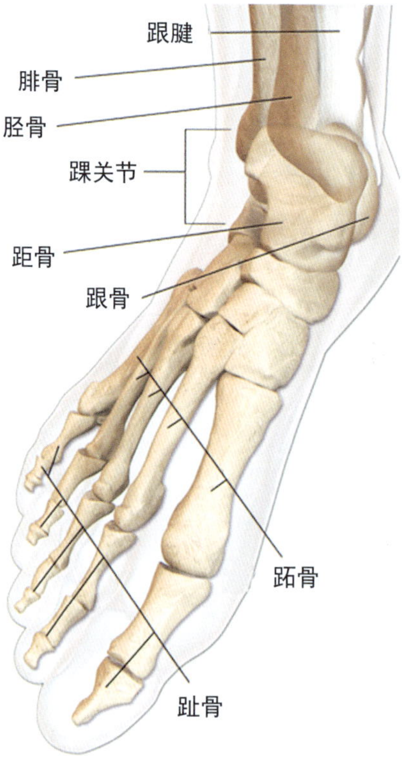

足骨与踝关节示意图

加强踝关节的体式

这些体式可以增强小腿下方的腓肠肌群、延展踝部和足部的韧带，使踝部和足部能舒适地承受活动带来的压力。

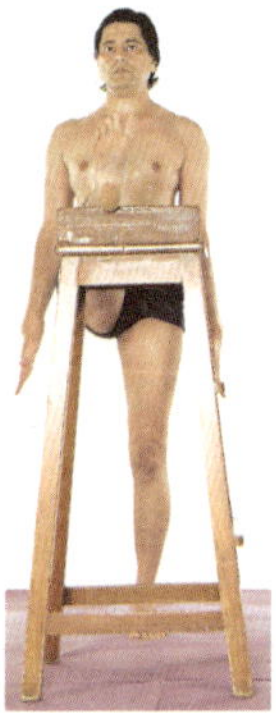

单腿站立伸展式
Utthita Hasta Pādānguṣṭhāsana

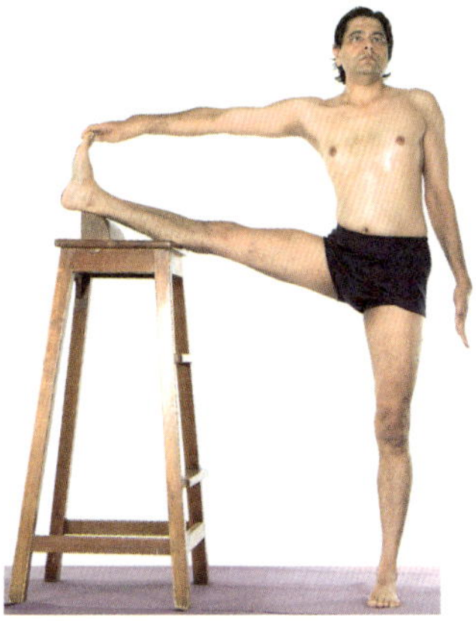

单腿站立手抓脚趾腿侧伸展式
Pārśva Utthita Hasta Pādānguṣṭhāsana

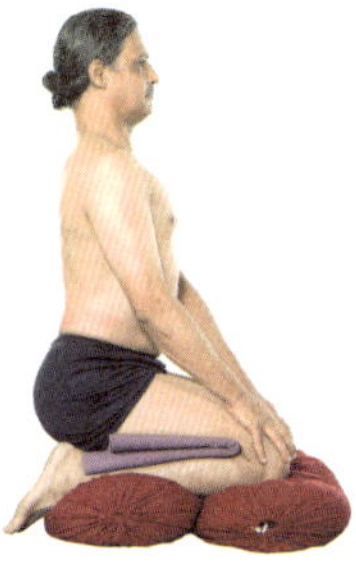

英雄式
Vīrāsana

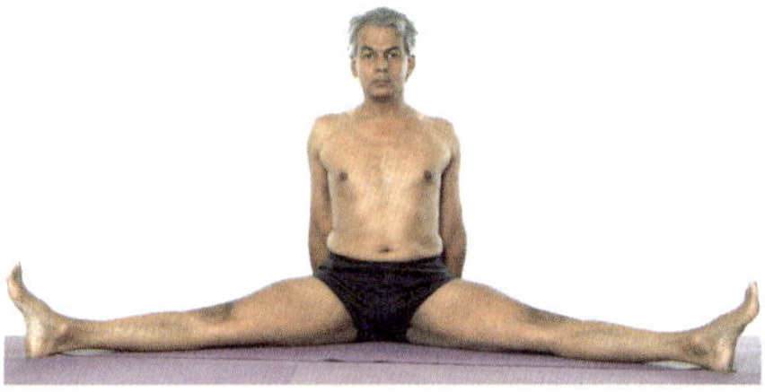

坐角式
Upaviṣṭa Koṇāsana

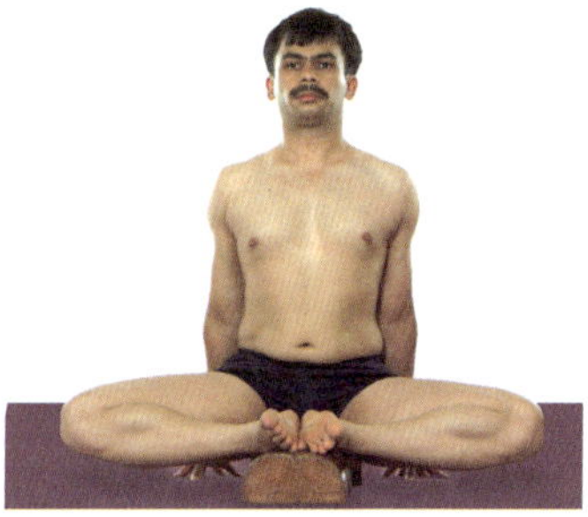

束角式
Baddha Koṇāsana

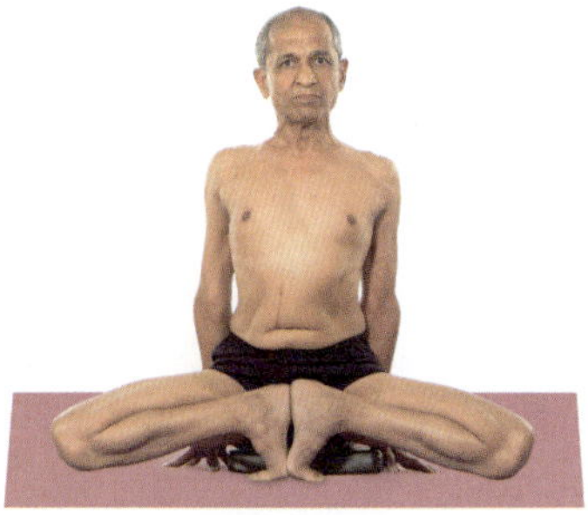

双腿并拢根式
Dwi Pāda Mūlabandhāsana

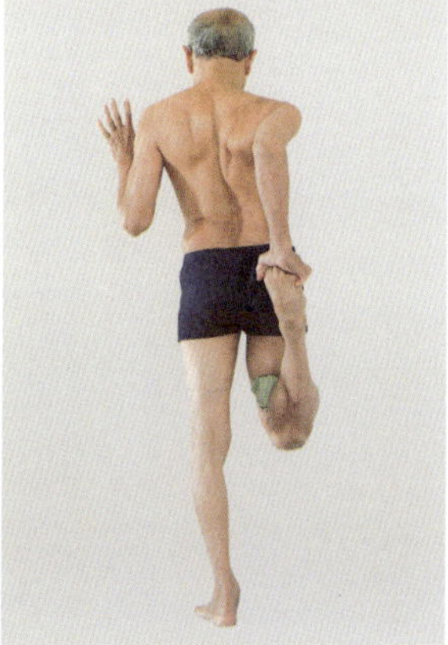

站立单腿蛙式
Utthita Eka Pāda Bhekāsana

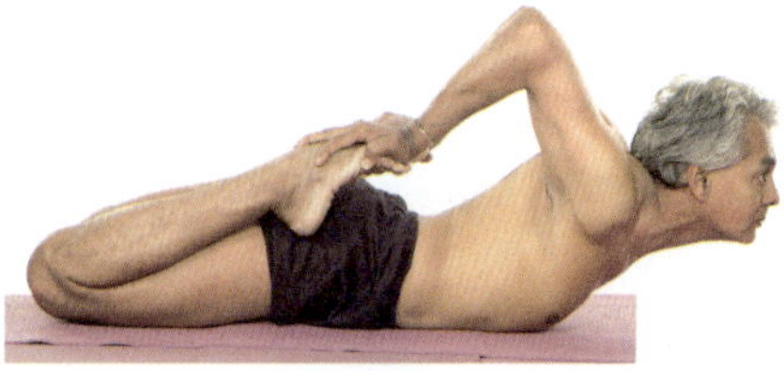

蛙式
Bhekāsana

脚

由于总是穿着鞋子，大多数运动员的足部往往不那么敏感。但是，他们的足部却很容易出现问题，特别是足跟、足弓和脚掌等部位。足部必须得到特别的照顾。足部为运动员提供服务，同样，运动员也要为足部提供服务。

髋、膝、踝和足形成了一个紧密结合的系统，并与腰椎相连。腰椎的任何压力或损伤都会导致大腿的疼痛。另外，错误的站姿，例如站立时大脚趾外翻，都会导致脊柱受压，进而导致腰背疼痛。同样，如果下背部肌肉不够强健，膝盖就要承受压力。因此，在所有站立体式中，都要重点调整双脚的位置，脚跟外侧和小脚趾必须对齐，保持在一条直线上。在做体式时，要训练全身肌肉来保持这种对齐。这将有助于运动员学会在比赛中处于任何位置时都知道如何去调整身体的姿态。

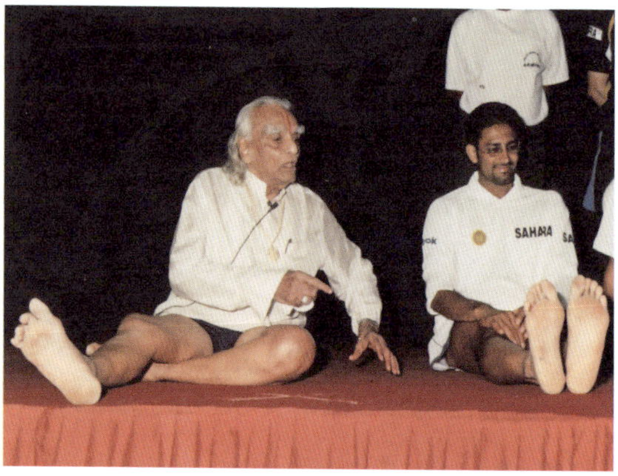

B. K. S. 艾扬格强调足部正位的重要性

锻炼足部的体式

这些体式能够增强足部力量。如果足部力量足够强健，那么踝部的韧带也会强健起来。

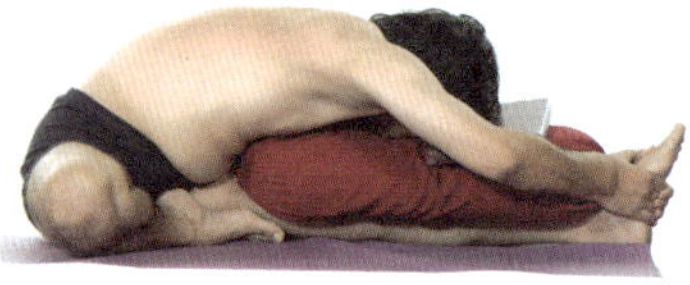

头碰膝前屈伸展式
Jānu Śīrṣāsana

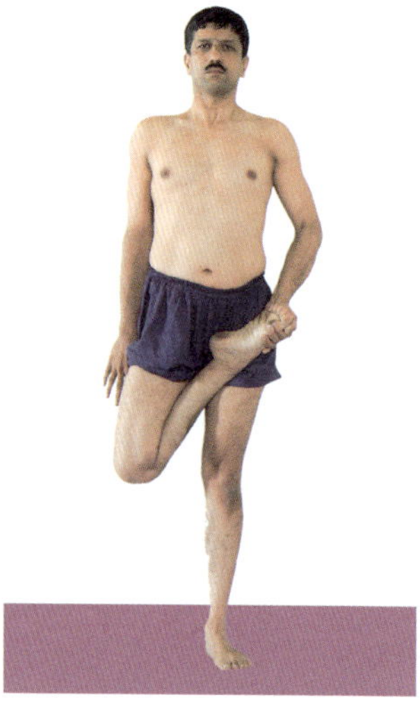

站立单腿莲花式
Utthita Ardha Padmāsana

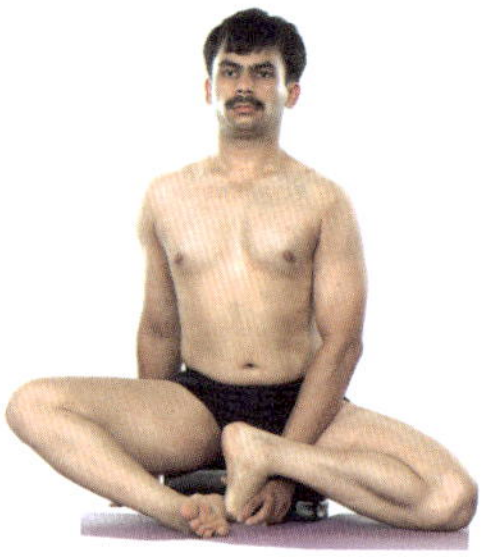

单腿并拢根式
Eka Pāda Mūlabandhāsana

肩关节

肩关节是所有关节中最灵活的。但是这种灵活是以牺牲稳定性为代价的。和髋关节一样，肩关节也是一个球窝关节。上臂骨（即肱骨）顶端形成了"球"，而肩胛骨上的肩盂形成了"臼"，球大臼（窝）浅，使其非常不稳定。

有很多肌肉和韧带使肩关节保持原位。当然，其中四块肌肉，称为肩袖肌群，是最重要的。这四块肌肉的肌腱又与肩关节相互连接(融合）形成"肩袖"，包绕着肩关节。肩袖保护着肩关节，提供了肩关节的稳定性，将肱骨的大头固定在浅浅的臼窝内。

瑜伽体式为肩关节提供了一系列活动，帮助其更具灵活性的同时保持相当的稳定性。肩关节灵活了，受伤的风险就会降低。

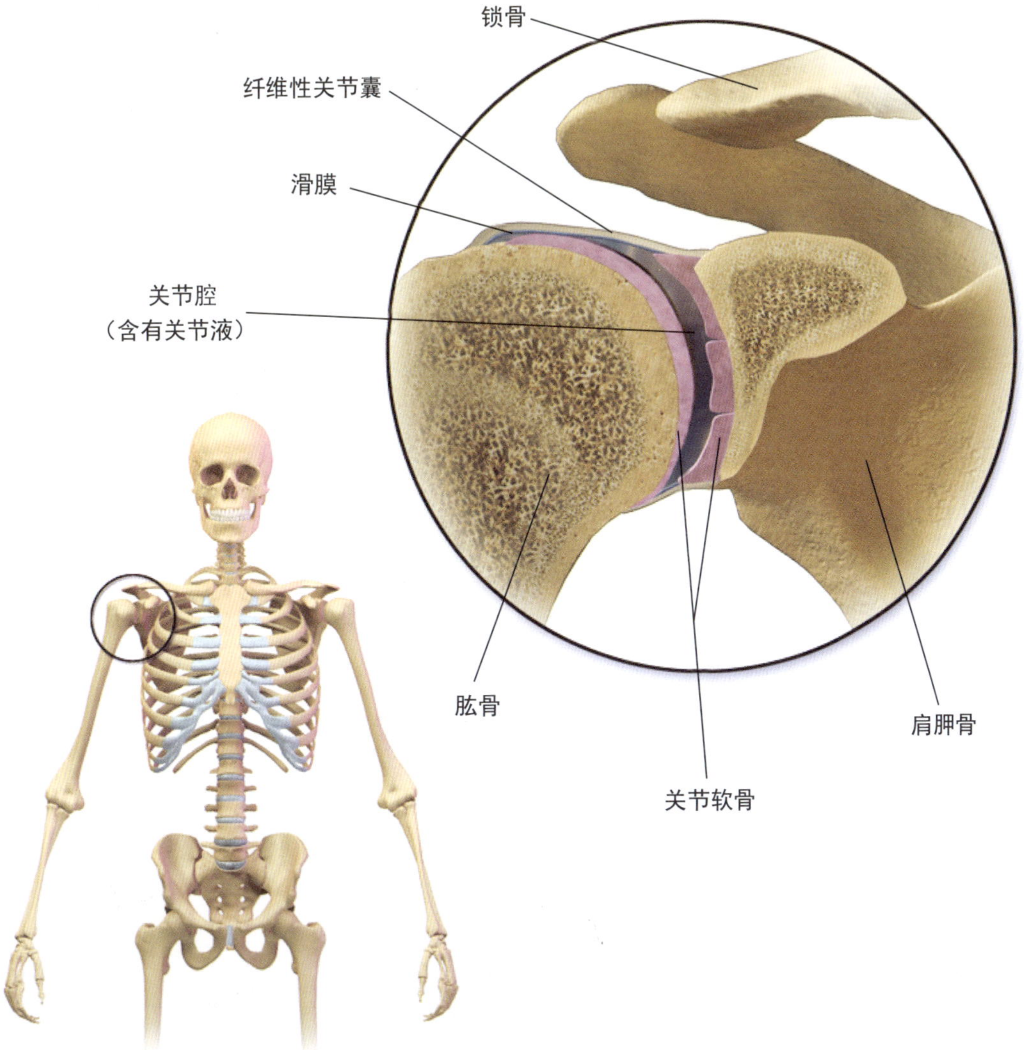

肩关节示意图

使肩关节灵活的体式

这里推荐的体式可以有助于肩关节的灵活，也有助于修复和肩部相关的损伤。

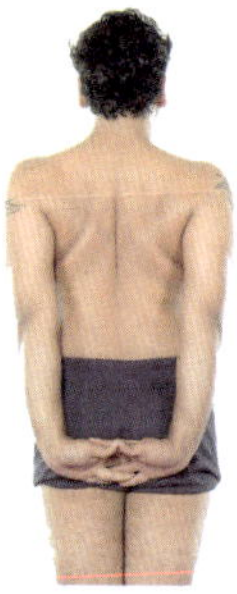

背后手指交扣式
Paścima Baddhāṅgulyāsana

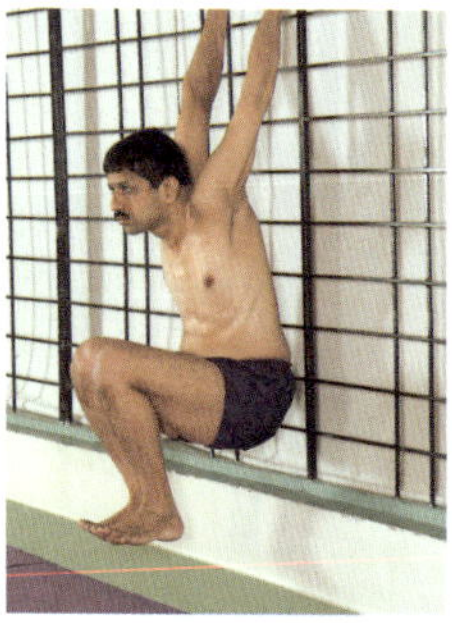

幻椅式
Utkaṭāsana

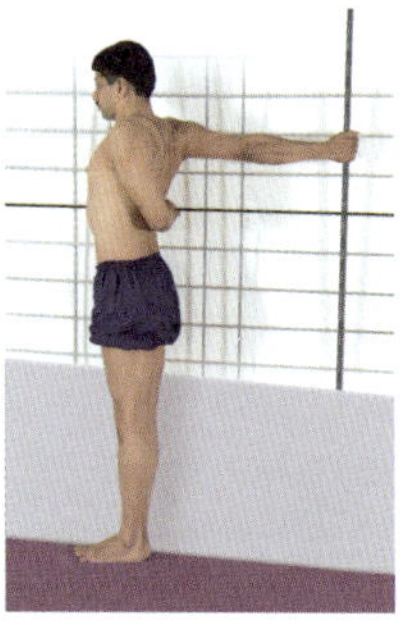

站立手臂伸展式
Pārśva Hastāsana

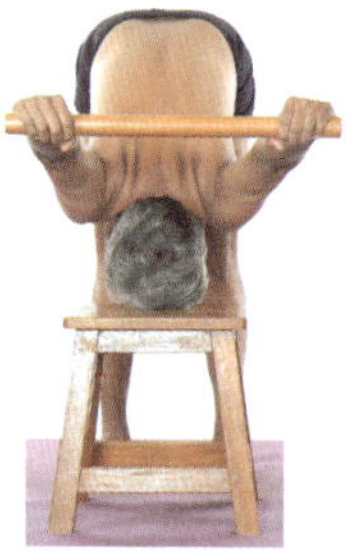

站立前屈式
Uttānāsana

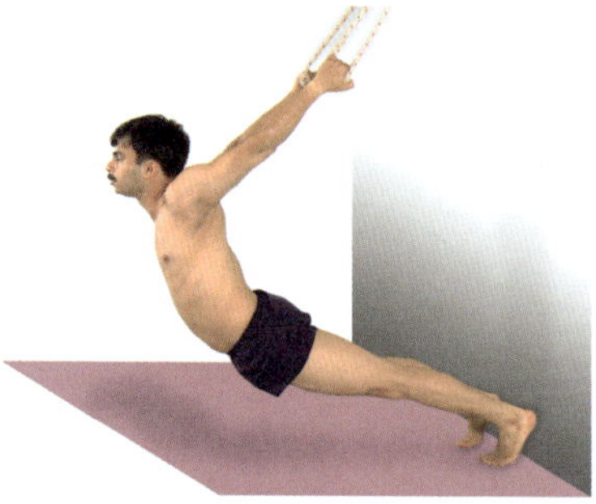

墙绳辅助上犬式
Rope Ūrdhva Mukha Śvānāsana

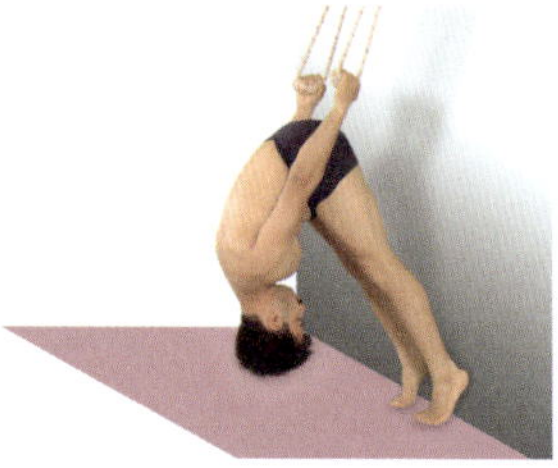

墙绳辅助加强背部伸展式
Rope Paścimottānāsana

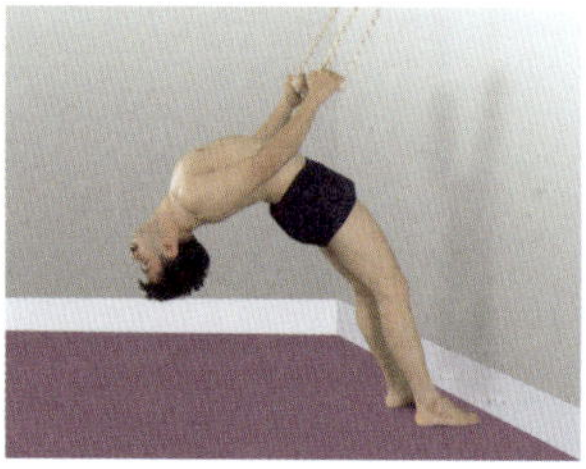

墙绳辅助后仰支架式
Rope Pūrvottānāsana

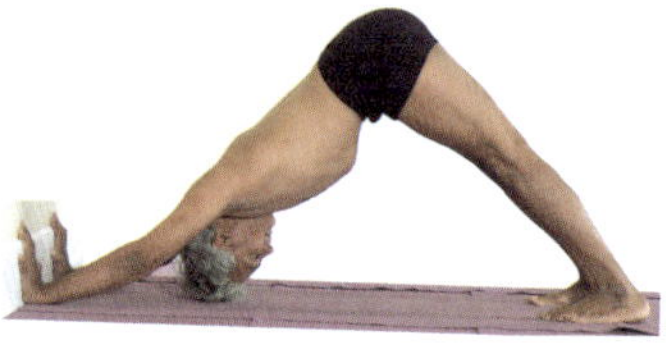

下犬式
Adho Mukha Śvānāsana

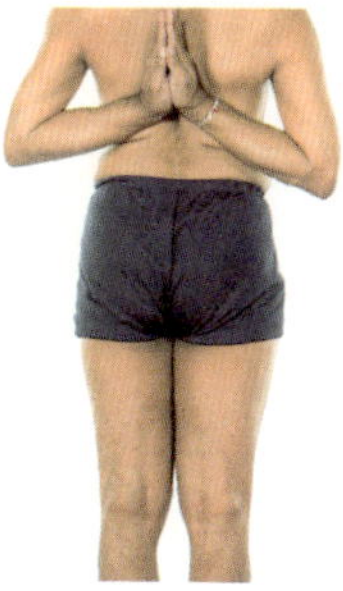

背后祈祷式
Paścima Namaskārāsana

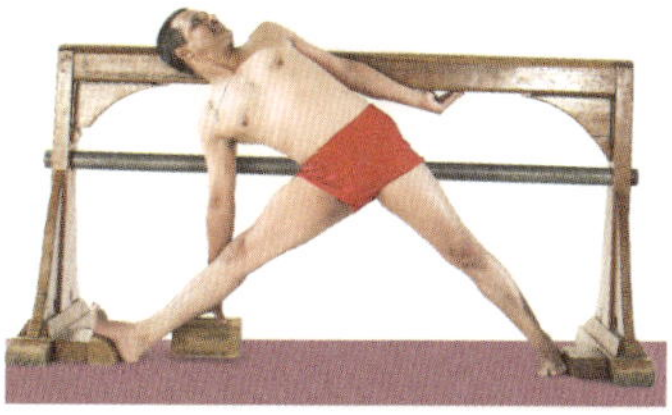

三角伸展式
Utthita Trikoṇāsana

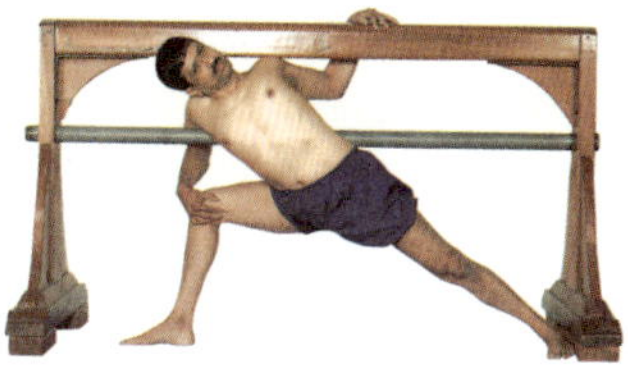

侧角伸展式
Utthita Pārśvakoṇāsana

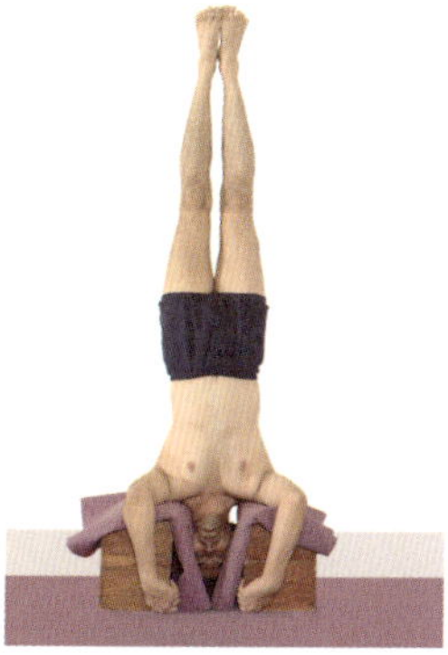

支撑头倒立式
Sālamba Śīrṣāsana

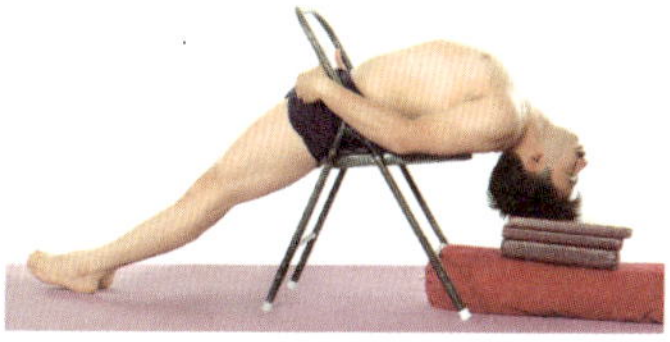

双脚内收直棍式
Dwi Pāda Viparīta Daṇḍāsana

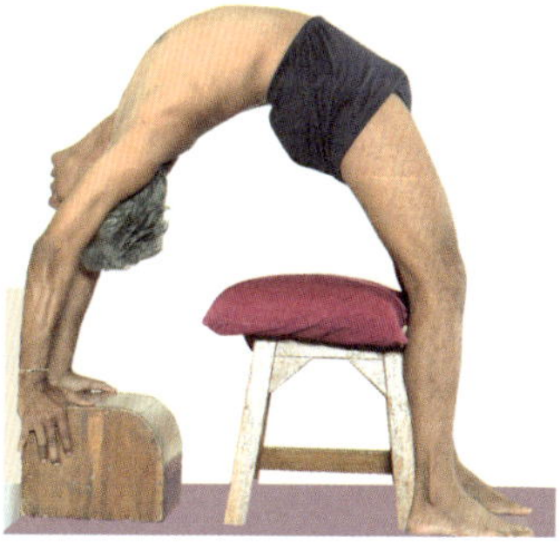

上弓式
Ūrdhva Dhanurāsana

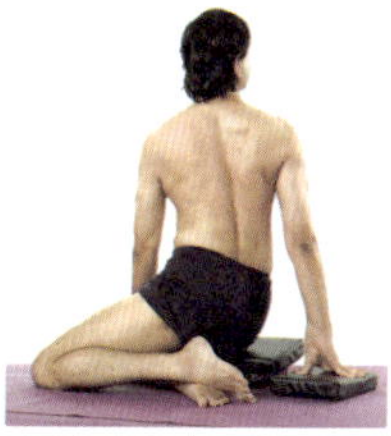

巴拉瓦伽式
Bharadvājāsana

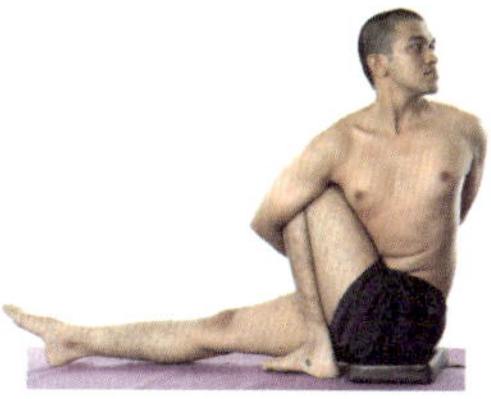

圣哲玛里奇三式
Marīchyāsana Ⅲ

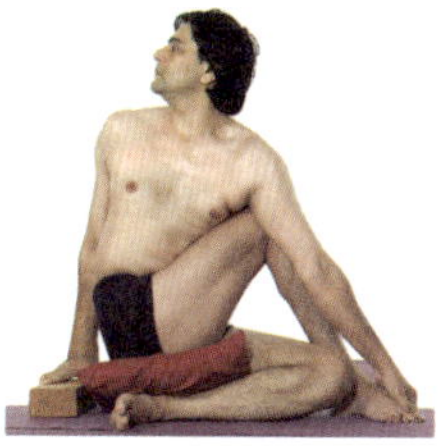

半鱼王式
Ardha Matsyendrāsana

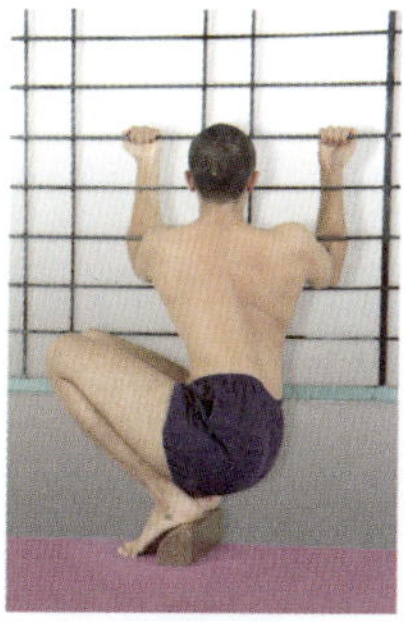

套索扭转式
Pāśāsana

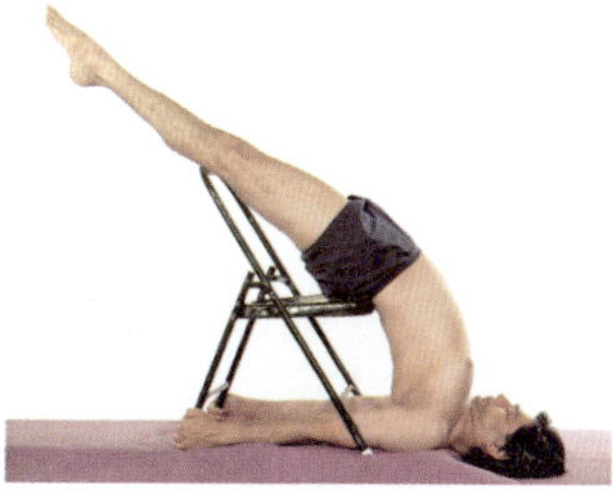

支撑肩倒立式
Sālamba Sarvāṇgāsana

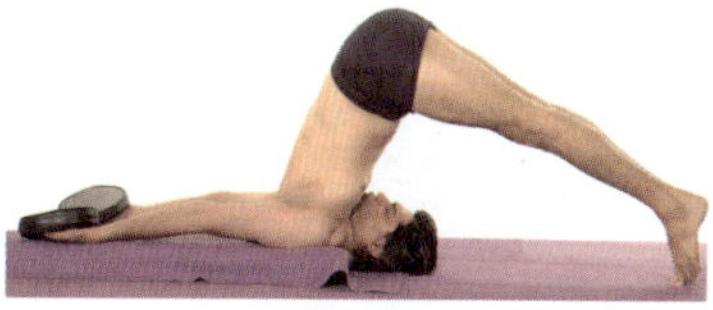

犁式
Halāsana

上臂和肩部的力量

手臂和肩膀的力量是所有球拍类运动、保龄球、板球投掷和篮球等必需的。游泳运动员和田径运动员需要用力摆臂增加动力。举重运动员和攀岩运动员也需要更加强大的肩臂力量。

投球手的投掷臂的力量决定着投球的距离。如果投球手无法将足够的能量传递到肩部和上臂，就会投出意外的短球。肌肉是能量的存储场所。如果上臂持续地只用到一块肌肉的能量，那么能量很快就会枯竭。因此，我们要学会不仅能充分利用肩部和上臂肌肉的能量，还能利用来自背阔肌的能量。这样，上臂的能量供给才能得到保证。

运动员不仅要学会使用三角肌，还要学会使用背阔肌。为了理解背阔肌在伸展手臂时的作用，可以将双臂举过头部。过一会儿，上臂肌肉就会感觉到沉重、疲劳，随时要往下掉。很多运动员都有过这样的体验。实际上，这是中世纪学校惩罚学生的一种形式。如果上臂不仅是从腋下开始伸展，而是从背阔肌开始伸展，就不那么容易感觉疲劳，反而会充满活力。肩胛骨内收，上臂的动作就会从背阔肌处开始。这可以给肩部更大的自由，使上臂能够更充分地伸展。

强化上臂和肩部的体式

这些体式可以增加上臂和肩部的力量，同时给肩关节更大的自由，使上臂伸展更加充分。

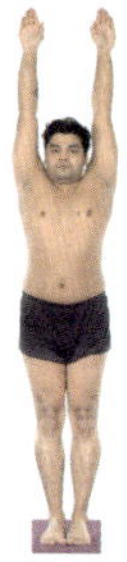

手臂上举一式
Ūrdhva Hastāsana Ⅰ

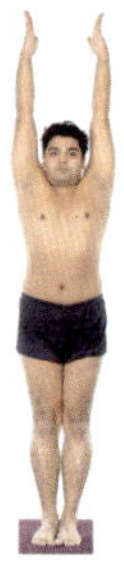

手臂上举二式
Ūrdhva Hastāsana Ⅱ

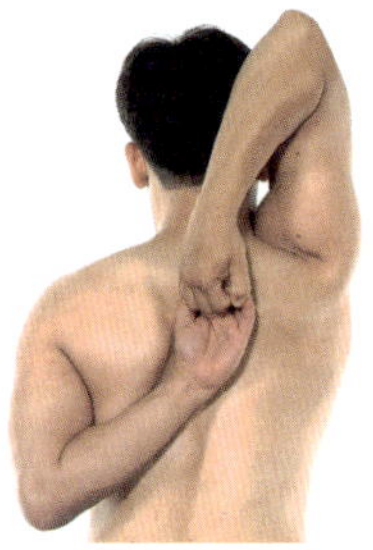

牛面式
Gomukhāsana

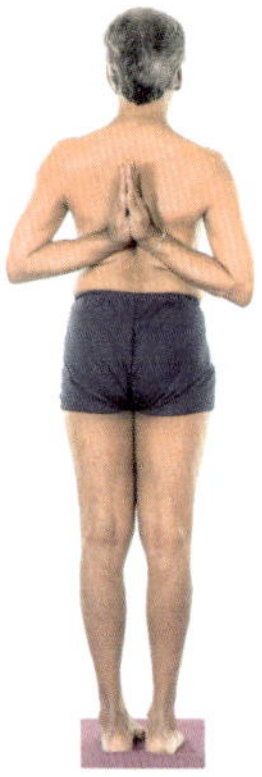

背后祈祷式
Paścima Namaskārāsana

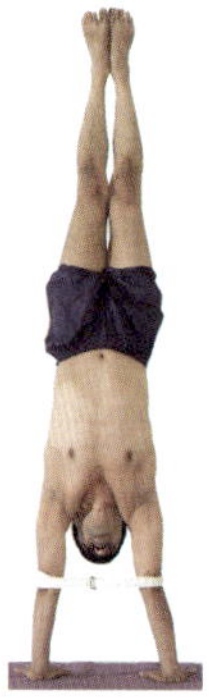

手倒立式
Adho Mukha Vṛkṣāsana

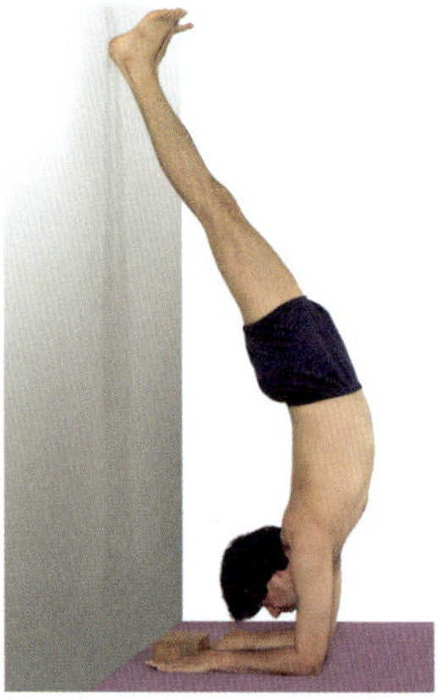

孔雀起舞式
Pīnchā Mayūrāsana

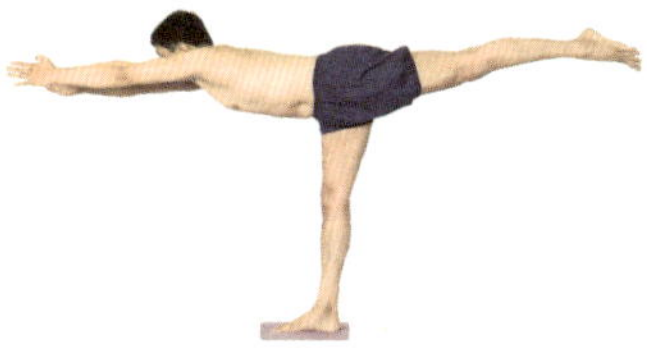

战士三式
Vīrabhadrāsana Ⅲ

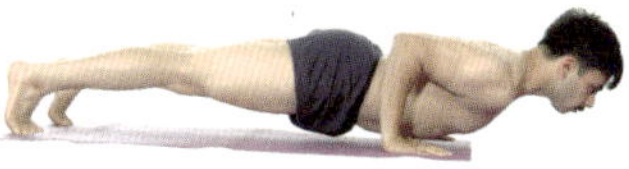

四柱支撑式
Chaturanga Daṇḍāsana

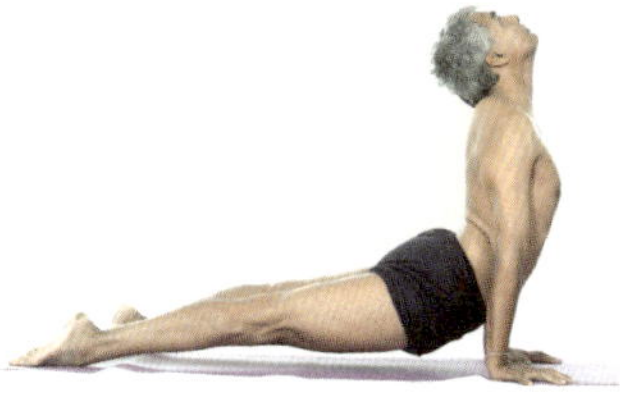

上犬式
Ūrdhva Mukha Śvānāsana

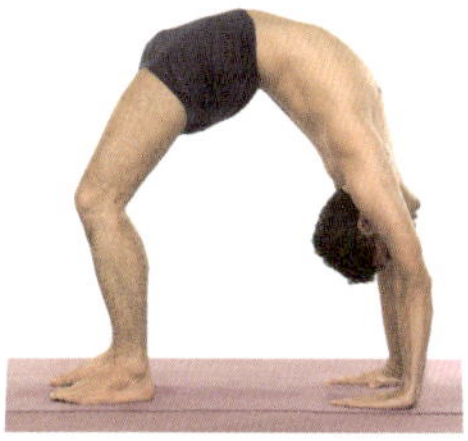

上弓式
Ūrdhva Dhanurāsana

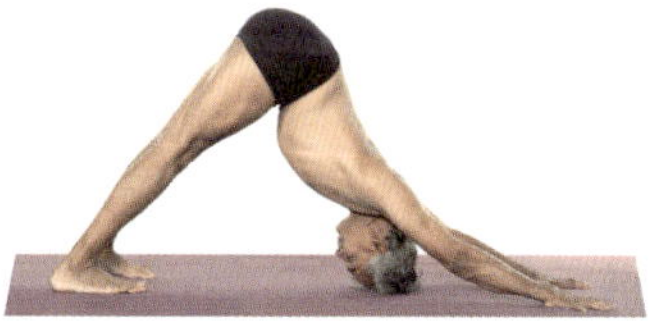

下犬式
Adho Mukha Śvānāsana

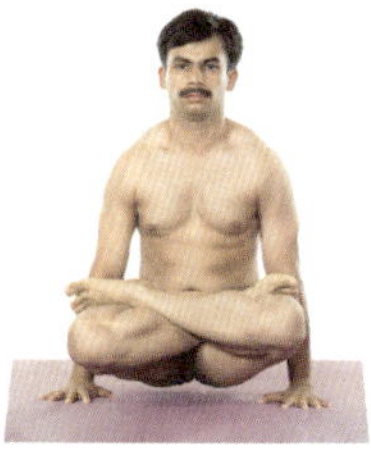

莲花支撑式
Tolāsana

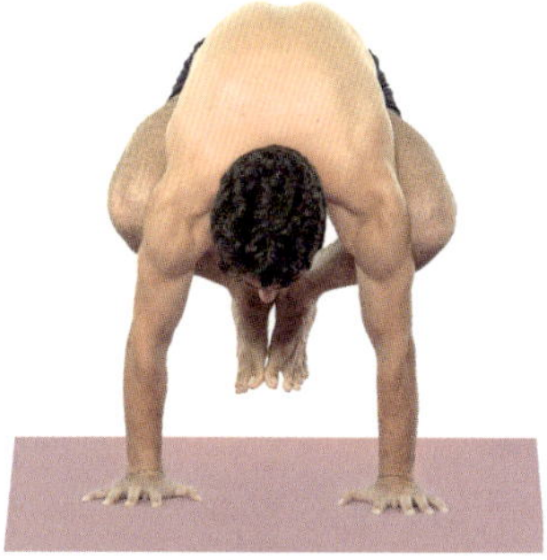

起重机式
Bakāsana

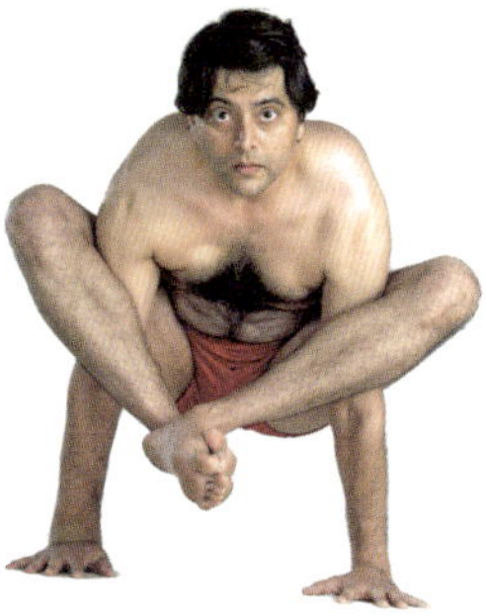

脚交叉双臂支撑式
Bhujapīdāsana

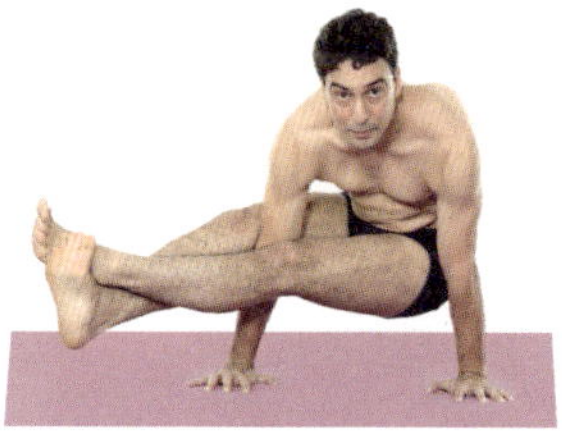

阿斯塔瓦卡茄阿支撑式
Aṣṭāvakrāsana

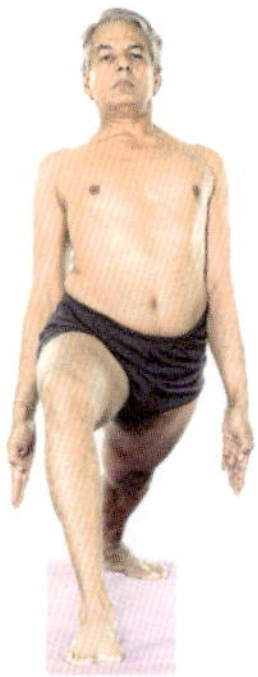

战士一式
Vīrabhadrāsana Ⅰ

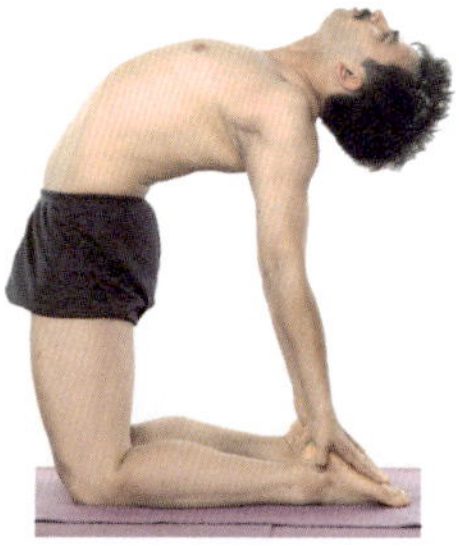

骆驼式
Uṣṭrāsana

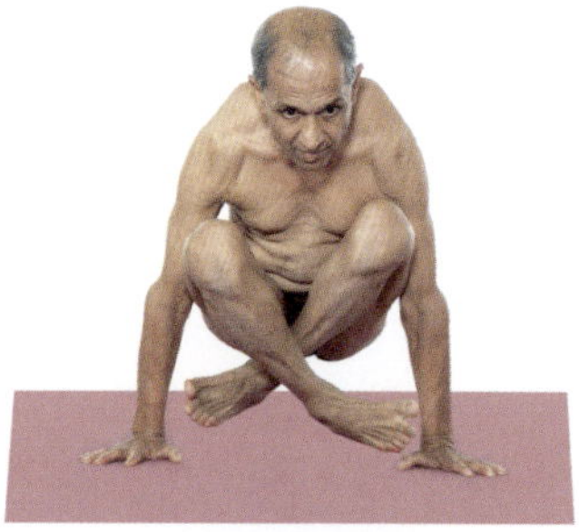

支撑摇摆式
Lolāsana

伸直手臂

笔直地伸展手臂有助于运动员在很多运动中取得好成绩。通过计算机动画模拟优秀奥运会游泳运动员的动作表明，直臂划水的自由泳运动员可比稍微弯曲手臂的运动员游得更快。

从技术上来说，板球投球手弯曲手臂投球是错误的，甚至可能导致他被取消参赛资格。这已经成为国际板球运动的一个重大问题。甚至投球手的手臂角度都有着精确的规定。弯曲手臂投球不仅是错误的动作，而且会比直臂消耗更多的能量。当手臂弯曲时，因为肩关节、肩胛骨、肩关节窝和手臂的动作是不协调的，会不可避免地造成运动员的肩部损伤。此外，投球手手臂弯曲时，也很难保证投球的路线和距离。手臂上举一式、手臂上举二式、战士一式、下犬式能够帮助投球手最大限度地伸直手臂。

帮助伸直手臂的体式

这些体式有助于伸直手臂。

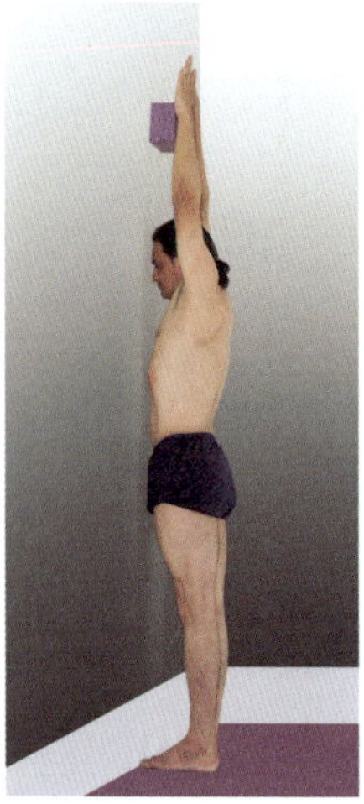

手臂上举式
Ūrdhva Hastāsana

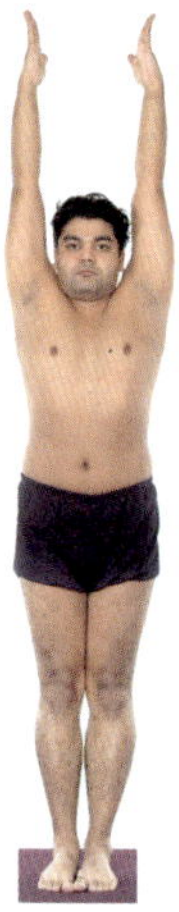

手臂上举一式
Ūrdhva Hastāsana Ⅰ

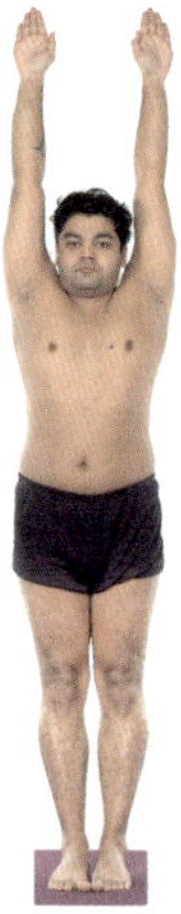

手臂上举二式
Ūrdhva Hastāsana Ⅱ

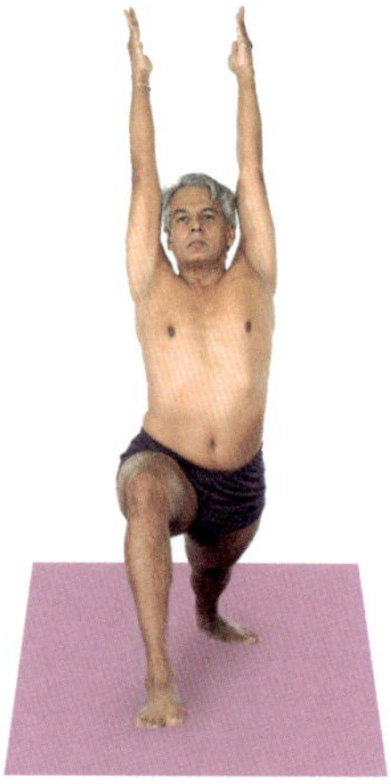

战士一式
Vīrabhadrāsana Ⅰ

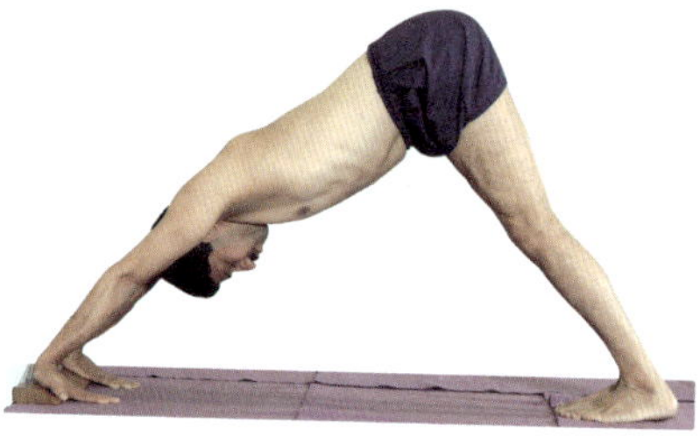

下犬式
Adho Mukha Śvānāsana

肘关节

肘关节是一个相当稳定的铰链关节。它有可能失去自由活动的功能，就像生锈的门窗合页一样。它连接着上臂骨的肱骨和前臂的桡骨和尺骨。肱二头肌、肱三头肌和其他两块肌肉从上臂延伸至前臂，主要控制着肘关节的活动。

在很多运动中，尤其是网球、壁球、羽毛球等球拍运动，以及摔跤、板球、高尔夫、曲棍球和划船等运动中，肘部都非常容易被拉伤。除了网球运动，其他运动还会引起网球肘等损伤。

经常撞击手肘的运动容易引起肘关节周围的纤维组织创伤，从而导致肌腱炎。肘关节会发炎、疼痛、活动受限。这将使运动员的日常活动，比如扭转门把手、撑伞，甚至握手都会成为无法忍受的噩梦。

手肘的僵硬感可以通过伸直手臂得到释放。即肌肉的主体、边缘和肌腱得到很好的延展。由于肘关节的骨骼起到杠杆的作用，使得肌肉能够控制手臂的运动。

活动肘关节的体式

这些体式有助于活动肘关节。

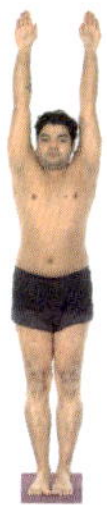

手臂上举二式
Ūrdhva Hastāsana Ⅱ

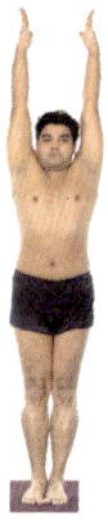

手臂上举一式
Ūrdhva Hastāsana Ⅰ

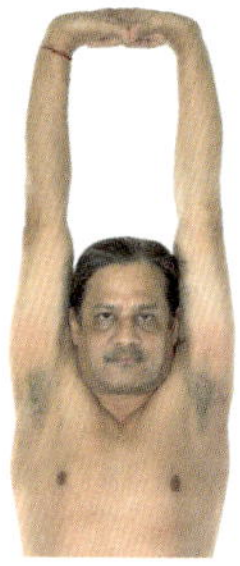

上举手指交扣式
Ūrdhva Baddhāṅgulyāsana

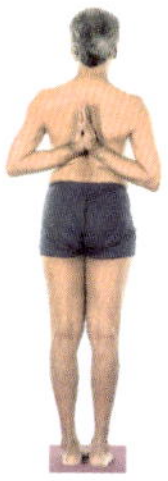

背后祈祷式
Paścima Namaskārāsana

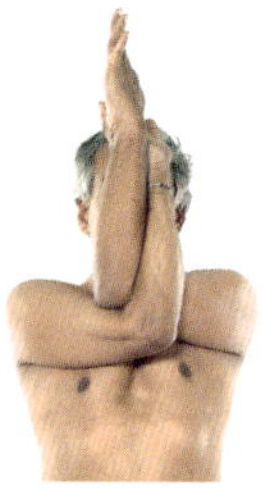

鸟王式
Garuḍāsana

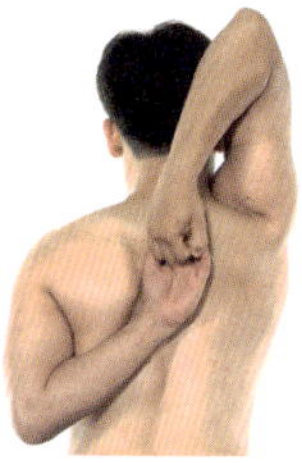

牛面式
Gomukhāsana

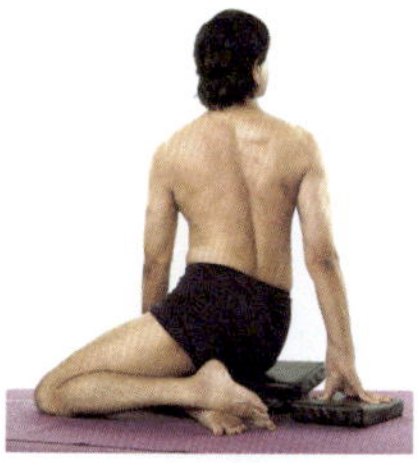

巴拉瓦伽式
Bharadvājāsana

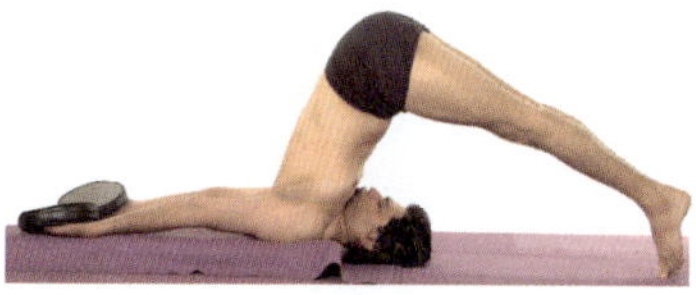

犁式
Halāsana

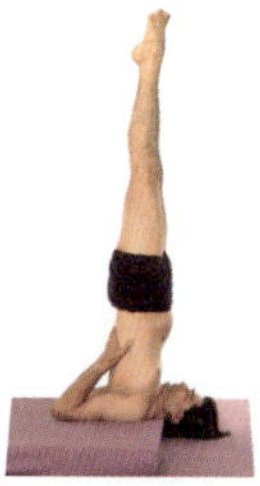

支撑肩倒立式
Sālamba Sarvāṅgāsana

手腕和手指

手是人体中功能最多、最奇妙的结构。它可以完成强大的肢体动作，比如握紧拳头，同时它又是精妙表达人类情感的重要工具。如绘画、素描、演奏乐器和各种击球、划水等运动都是靠灵巧的手腕和手指完成的。除了脸部，手是人类最重要的感觉和情绪表达器官。

手有如此多的功能是因为它有着复杂的结构。每只手有 27 块骨头。其中，手腕部有 8 块腕骨，它们像鹅卵石一样紧紧地排列在一起；掌骨是沿着手掌的 5 块长骨。最后，4 根手指各有 3 块指骨（大拇指有 2 块）。所有这些骨头都由关节相互连接，关节内充满滑液，这些滑液就像润滑剂一样，防止骨头因摩擦而受损。

小小的手掌拥有很多关节，确保了手的活动自如。开始于前臂的强壮肌腱一直延展到每一根手指，灵巧地完成由前臂肌肉发起的各种动作。

各种球类运动，如球拍类运动、高尔夫球、曲棍球、保龄球和板球运动等都需要有力和灵活的手腕。

手腕动作的细微调整决定着网球、壁球和板球运动的精准性。腕关节只有柔韧，才可能灵活。

在板球运动中，投球手投球的距离是由力量决定的，而投球的线路却是由手腕和手指的灵活性决定的。如果手腕的转动稍微过一点点，球就会远离门柱。前面列出的有助于手臂伸直的体式，加上诸如上举手指交扣式、圣哲玛里奇一式、圣哲玛里奇三式、巴拉瓦伽式和套索扭转式等可使手腕和手指获得更多的自由度，同时也可缓解因长时间紧握球拍导致的手腕和手指的紧张。

很多运动都会对手腕造成持续性的压力。例如，板球运动、球拍类运动以及高尔夫和台球等都需要经常转动或者扭转手腕，因而造成腕部紧张。

前臂和手腕连接处的肌肉是非常细窄的，而手掌上的肌肉则是展开的。腕部肌腱过度拉伸可能引起此处发炎，进而导致肌腱炎。长时间弯曲手腕和手腕的持续受压都会影响手腕的血液循环，从而导致疼痛。

运动员训练时最容易疏忽的部位是手指。很多投球手在默默地忍受着手指的疼痛。因为投球时，手指和手腕旋转球会导致手指肌腱紧张或拉伤。

除了手指，前臂肌肉也需要加强训练，以减少肌腱的负担，改善血液循环。

练习这里建议的体式时如果手腕疼痛，则将手腕抬起放在斜板上。这样可以给指关节创造空间，有助于改善手部和前臂的血液循环，使它们得到强化，这样，它们就不那么容易受到疼痛的影响。

肩部、肘部、腕部和手指都不是独立的，它们之间紧密相连，同时还与颈椎和颈部区域相连。其中任一部位受伤或者变弱，一段时间后，其他部位也会受到牵连。例如，如果颈部肌肉力量变弱，那么肩部、手臂和手指都会受到影响。因此，在做体式时，将斜方肌后移，肩部内侧向外旋转，使血液和能量顺利地流入整个手臂。这样，肩部、手臂、肘部和腕部等所有区域都能够而且应当保持健康。

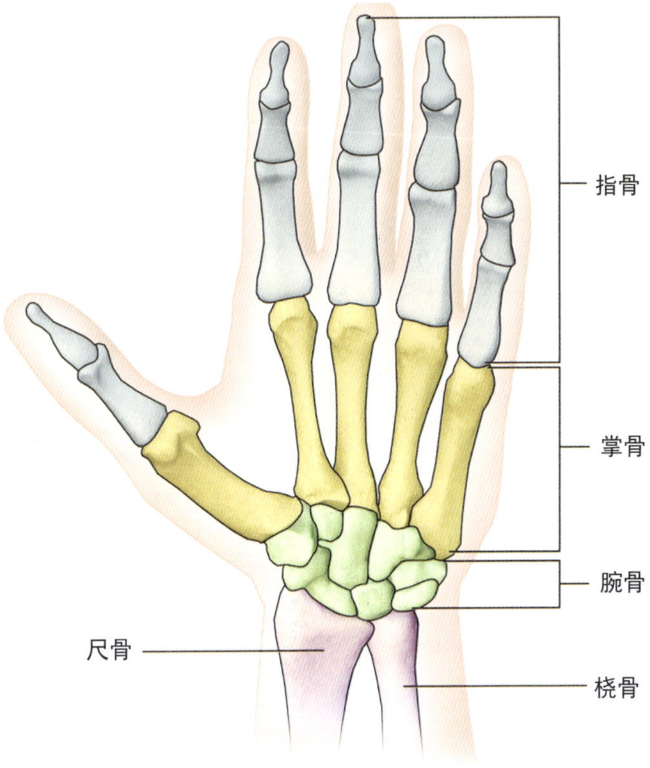

手骨示意图

活动前臂和腕部的体式

下面推荐的体式可以充分强化小臂前侧的肌肉，改善手背和腕部的血液循环。做这些体式时，翻转手掌，将会大大增加前臂的力量。

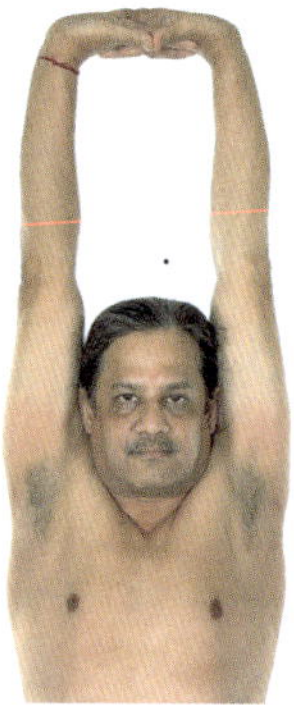

上举手指交扣式
Ūrdhva Baddhāṅglyāsana

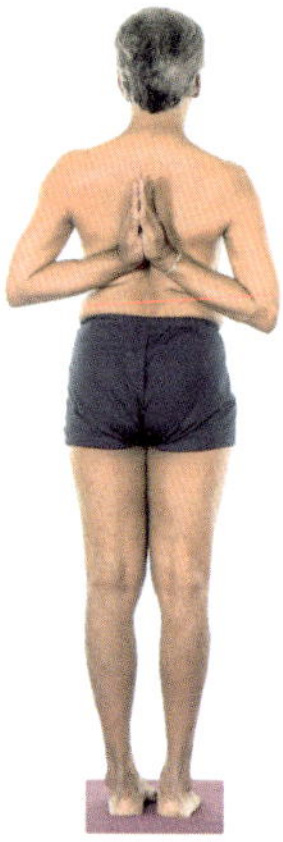

背后祈祷式
Paścima Namaskārāsana

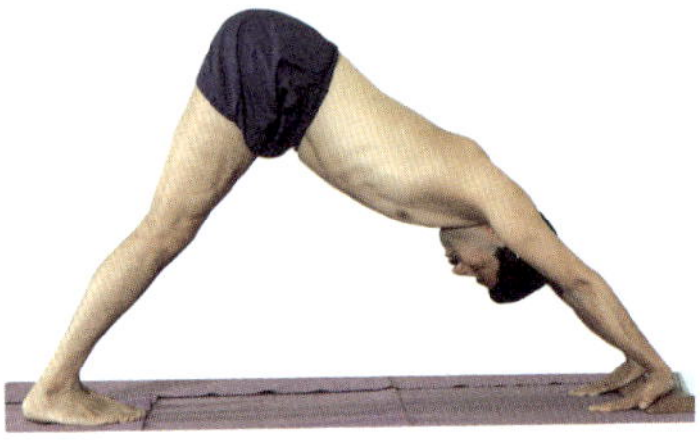

下犬式
Adho Mukha Śvānāsana

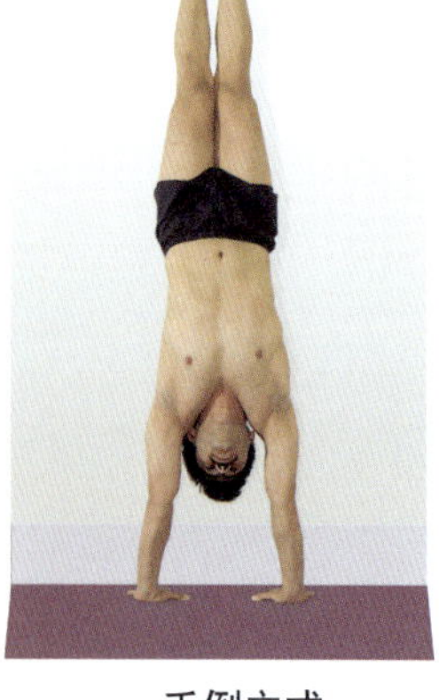

手倒立式
Adho Mukha Vṛkṣāsana

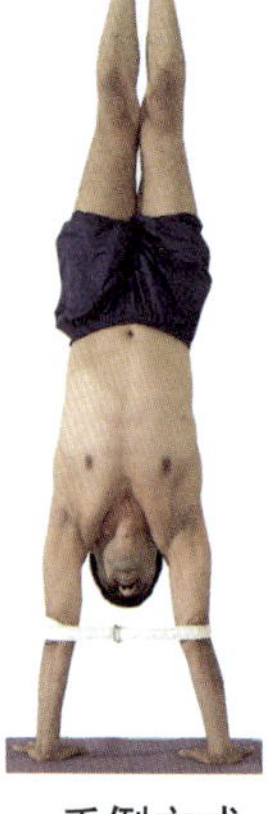

手倒立式
Adho Mukha Vṛkṣāsana

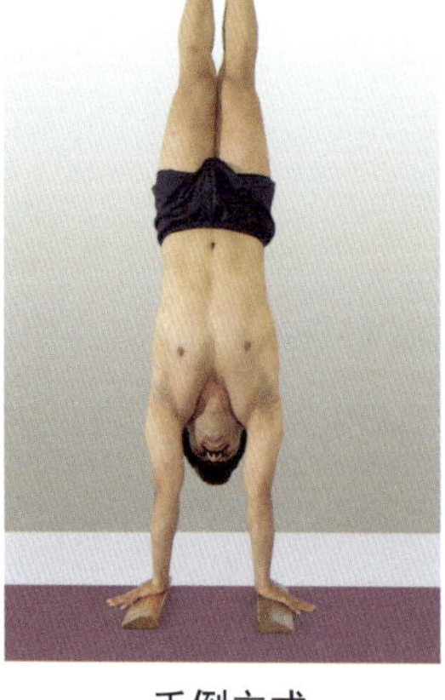

手倒立式
Adho Mukha Vṛkṣāsana

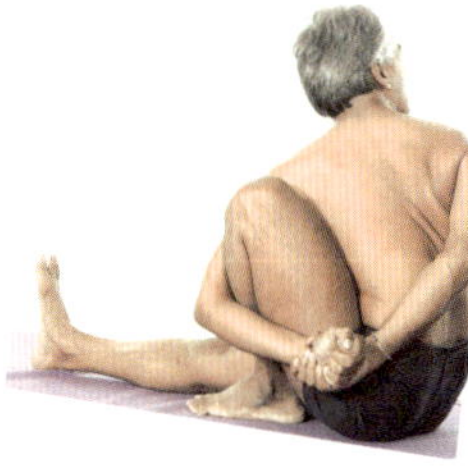

圣哲玛里奇一式
Marīchyāsana Ⅰ

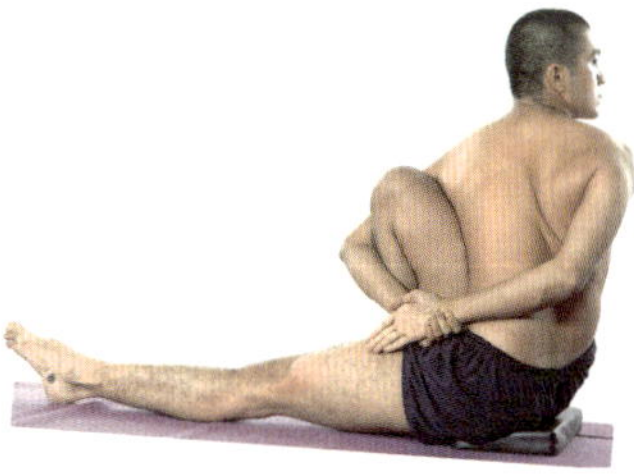

圣哲玛里奇三式
Marīchyāsana Ⅲ

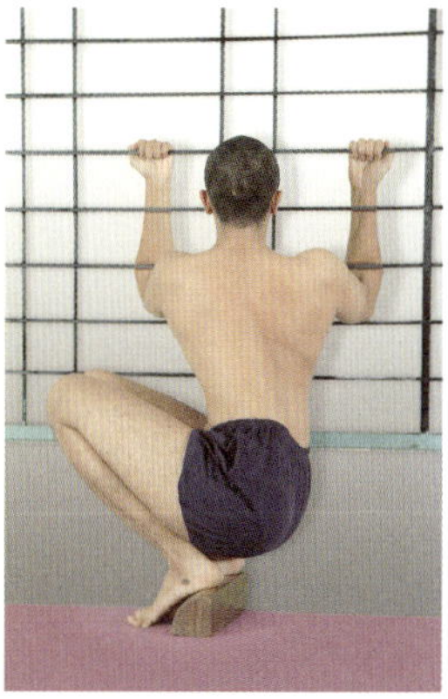

套索扭转式
Pāśāsana

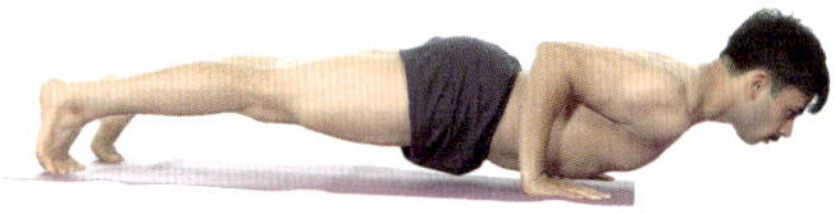

四柱支撑式
Chaturanga Daṇḍāsana

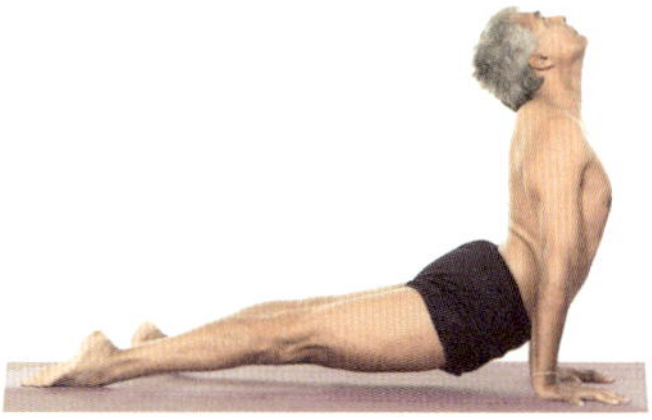

上犬式
Ūrdhva Mukha Śvānāsana

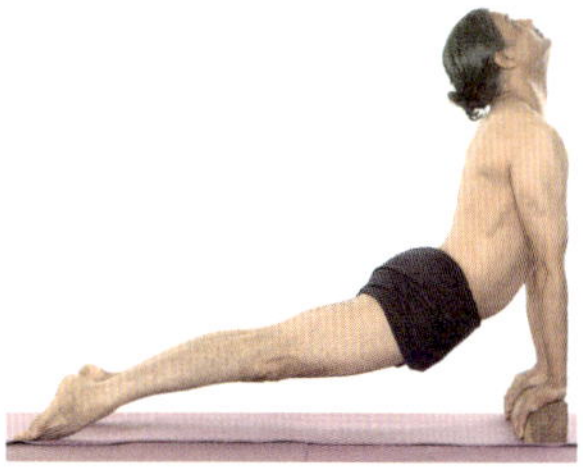

上犬式
Ūrdhva Mukha Śvānāsana

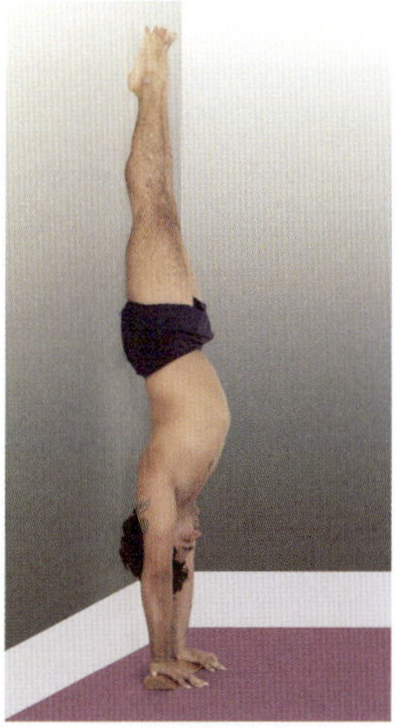

手倒立式
Adho Mukha Vṛkṣāsana

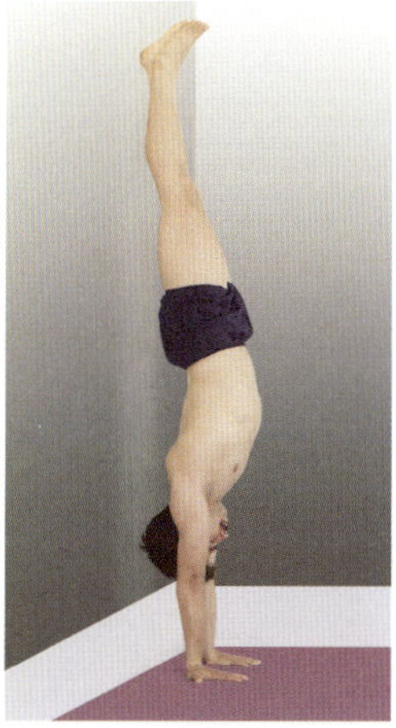

手倒立式
Adho Mukha Vṛkṣāsana

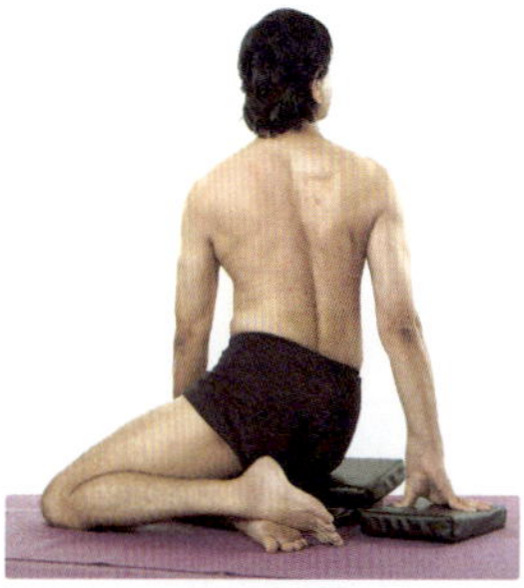

巴拉瓦伽式
Bharadvājāsana

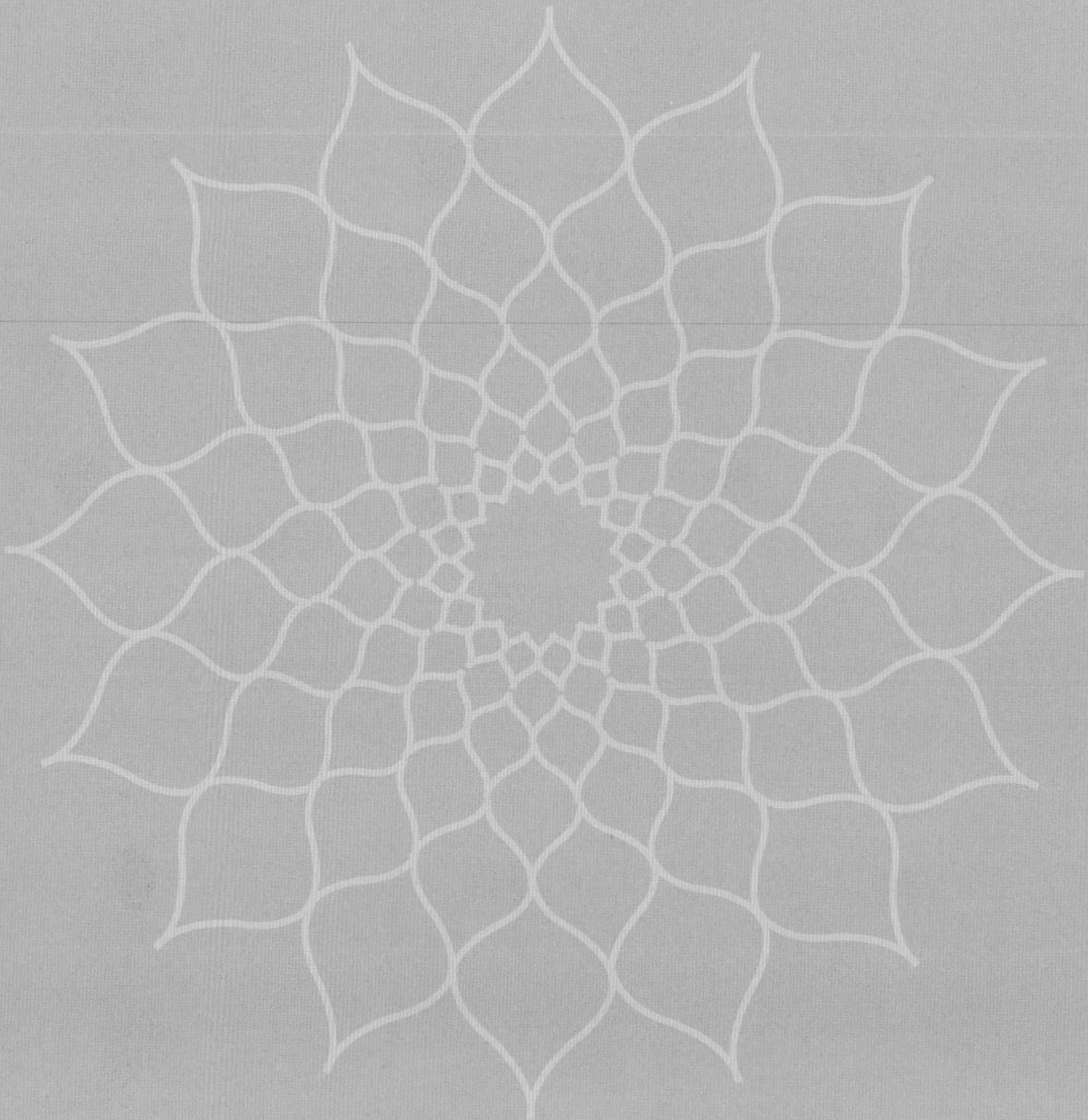

第四章
运动员常见问题的缓解

能量在人体里的流动就像河流中水的流动。在河流中，水的力量决定它的流动。力量微弱或缺失可能导致干旱；力量过剩则可能导致洪水。同理，过度使用身体的某一部位会导致该部位能量过剩；而使用不足则导致该部位能量不足。两种情况下身体最终都会受损。

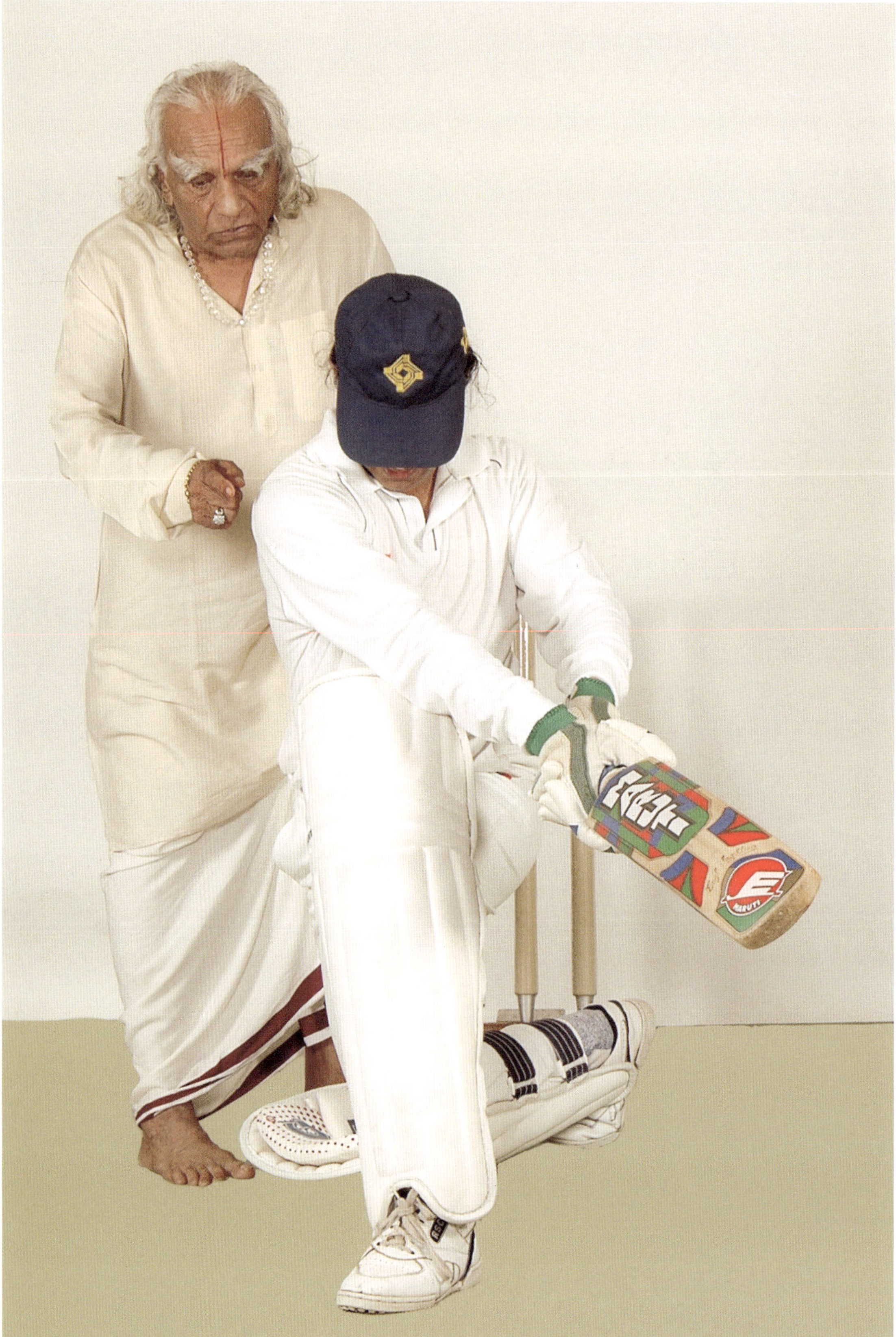

运动员身体的常见问题包括下背部疼痛、腿部肌腱拉伤、胸椎僵硬、肩部紧张、膝关节疼痛和疲劳。

板球评论员常说“板球是一项充满不确定性的运动”。其实，这句话适用于所有运动。有时，即使是最强的球队和排名最前的运动员也可能败给一个没有经验的对手。印度队不就曾在 1975 年击败强大无敌的西印度群岛队而赢得板球的世界杯冠军吗?

比赛的不确定性与人体的脆弱性密切相关。大多数职业运动员都会很好地关爱自己的身体。尽管如此，身体的不适、疼痛乃至损伤仍可能突然发生。事实上，这些症状的发生并不突然。早在问题变得严重之前，身体就会以各种微弱的不适给出警示。不过，运动员往往会忽视这些信号，直到疼痛难忍才去寻求解决方法。

根据瑜伽的说法，身体的疾病或不适症状可以处在潜伏期、衰减期、间歇发作期或活跃期。当问题处于潜伏期或者衰减期时，运动员不会意识到自己有问题，因为他可能不够敏感，接收不到这些信号。例如，如果运动员发现之前可以轻松完成的某个动作现在难以完成了，就说明身体的相关部位有处于潜伏期的问题。不幸的是，这一点没有引起注意。

运动员只有在疼痛或不适开始发作时才会意识到问题的存在，此时问题处于间歇发作期，症状时有时无。即便如此，运动员也可能认为疼痛或不适是由突然不当的动作造成的，仍然没有重视。直到问题达到活跃期，出现持续性疼痛，才会去设法解决。

忽视问题的存在，部分是因为缺乏觉知，部分则是因为职业运动员，特别是团体运动中的职业运动员，害怕抱怨轻微的不适和疼痛而失去在团队中的位置。他们更愿意忍受疼痛或使用止痛药。

很多运动都是“不平衡的”或“单侧的”。在多数情况下，身体的某一部位会被过度使用，而另一部位却使用不足。能量在人体里就像水在河流中那样流动。在河流中，水会自然流动。水流小或者没有，就可能导致干旱；水流过大则可能引发洪水。同理，身体的某一部位使用过度，会导致该部位能量过剩；而使用不足，则可导致能量缺乏。两种情况最终都会对身体造成伤害。

一方面，运动员所经历的大多数运动损伤源于其对某些肌肉和关节的过度使用，造成这些肌肉和关节持续紧张。另一方面，使用不足的肌肉则会变得迟钝、沉重，进而影响到活跃部位，这些部位承担了更重的负荷。例如，股四头肌被过度使用导致其过度发达，会使腘绳肌缩短，容易被拉伤和撕裂。膝盖由于难以承受过度发达的股四头肌和虚弱的腘绳肌造成的受力不均衡而受损、变弱、疼痛。

另一类肌肉失衡出现在板球运动中。虽然投球手挥动双臂，双臂都得到锻炼，但由于双臂功用不同，运动的方向不同，使它们也易受损伤。然而，板球运动就是如此，不能改变。手臂损伤是一种职业病。

运动员的常见问题包括下背部疼痛、腿部肌腱拉伤、胸椎僵硬、肩部紧张、膝关节疼痛和疲劳。瑜伽体式的练习可以使运动员对自己的身体有一个完全的认识，从而能以正确的方式去除每个关节和每块肌肉所受到的阻力。可在最大程度上减少损伤，并在早期进行修复，甚至完全杜绝。

前一章已介绍了瑜伽是如何帮助强化身体最易受伤部位的，即骨骼肌肉系统，从而降低其受损的可能性。然而，尽管运动员已经做了种种努力，某些综合征和损伤在所难免。本章将会阐述瑜伽如何帮助缓解这些综合征和损伤。瑜伽为释放使用过度部位的压力，强化使用不足部位的力量和灵活性提供了解决方案。

瑜伽可以治愈无须忍受的疼痛。所有运动员，特别是尚未患有这些综合征的年轻运动员，都应该意识到他们很容易出现这些综合征。应该努力防止处于潜伏期的身体不适加重，以免影响未来的运动。

背部的僵硬和疼痛

运动员的整个背部，颈椎和颈部、胸椎和腰椎，都容易疼痛。

颈部和下背部疼痛在单侧运动（身体的一侧使用过度）中最为常见。上一章已经详述了强化和放松这些部位的肌肉的瑜伽体式序列。

扭转体式，例如巴拉瓦伽式和圣哲玛里奇三式站立变体可以缓解颈部和下背部疼痛。它们也有利于释放整个背部和颈部的紧张，应当每天练习。

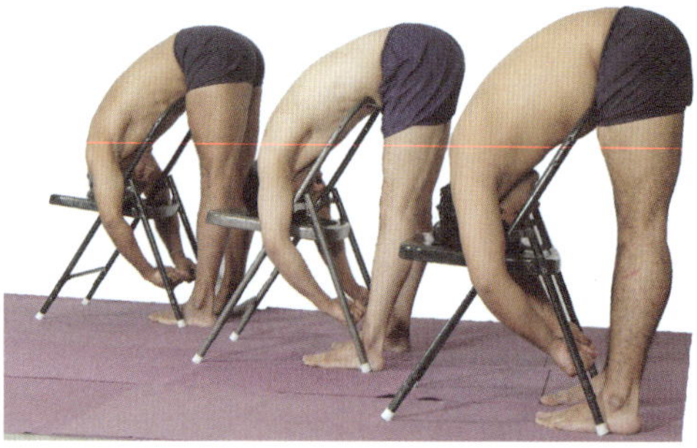

站立前屈式
Uttānāsana

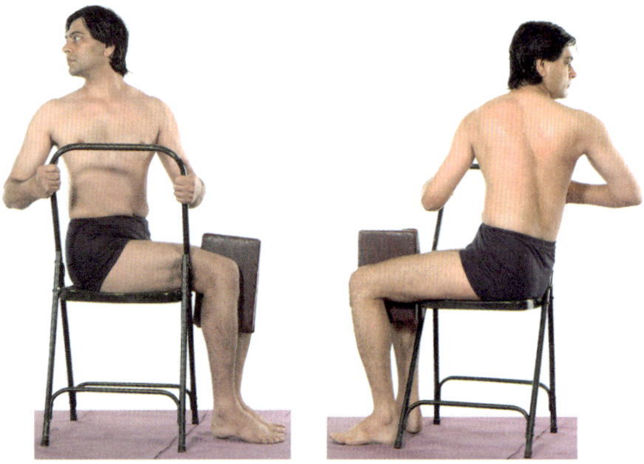

巴拉瓦伽式
Bharadvājāsana

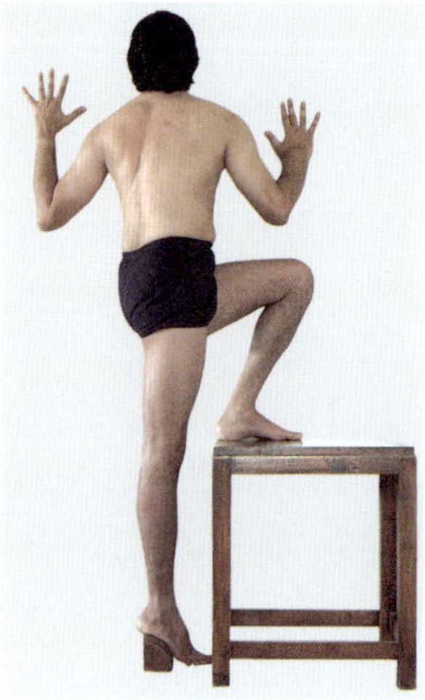

圣哲玛里奇三式站立变体
Utthita Marīchyāsana Ⅲ

巴拉瓦伽式和圣哲玛里奇三式站立变体可以扭转下背部和颈部的脊椎，从而缓解这些区域的僵硬。使用右手的击球手身体左侧往往被过度拉伸，应该经常自右向左练习这些体式；而使用左手的击球手应经常自左向右练习这些体式。站立前屈式也可以帮助延展和放松腰部，并缓解这个区域的疼痛。

虽然胸椎不易受伤，但如果此处肌肉僵硬，就可能导致肌肉拉伤，特别是在有躯干扭转的运动中，例如游泳、高尔夫、网球及板球运动（尤其是投球手）。

缓解上背部僵硬的体式

以下体式有助于缓解上背部的僵硬。

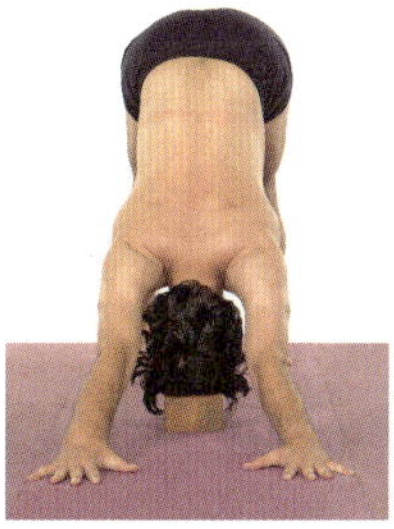

下犬式
Adho Mukha Śvānāsana

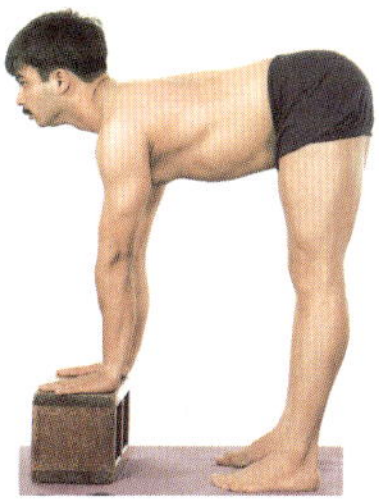

站立前屈式
Uttānāsana

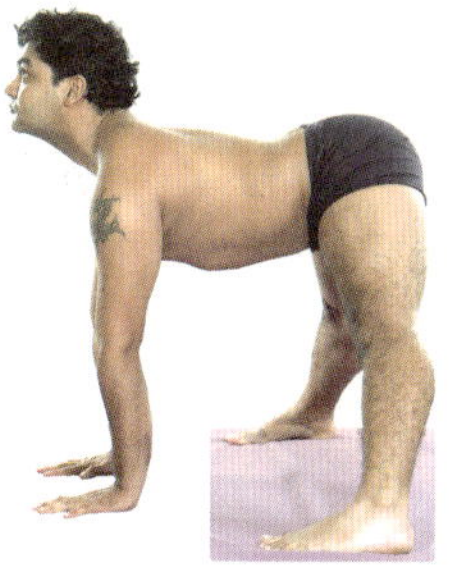

双角式
Prasārita Pādōttānāsana

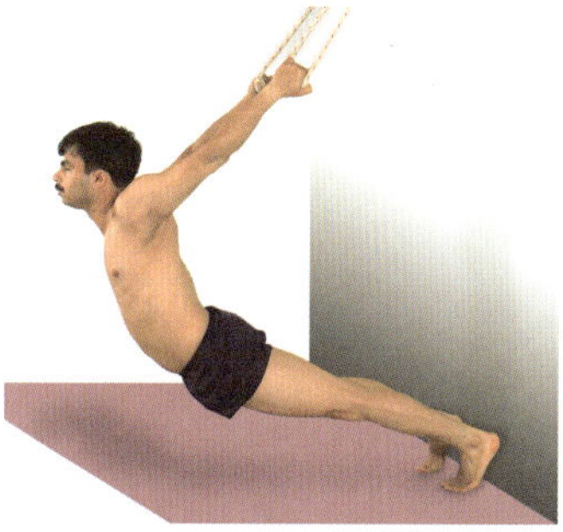

墙绳辅助上犬式
Rope Ūrdhva Mukha Śvānāsana

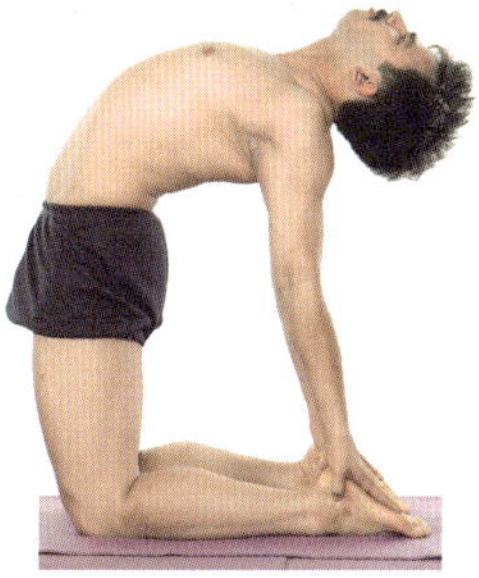

骆驼式
Uṣṭrāsana

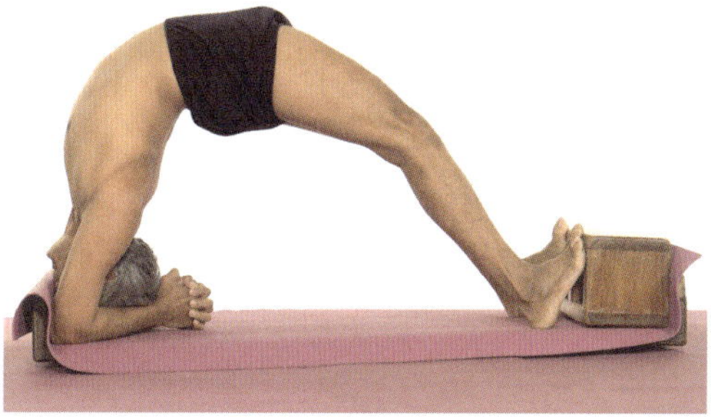

双脚内收直棍式
Dwi Pāda Viparīta Daṇḍāsana

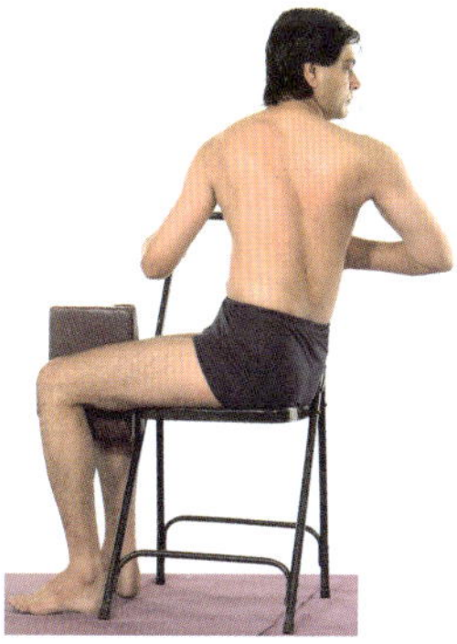

巴拉瓦伽式
Bharadvājāsana

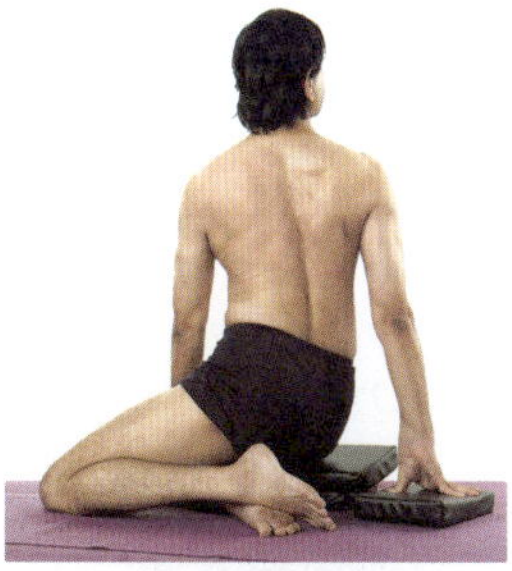

巴拉瓦伽式
Bharadvājāsana

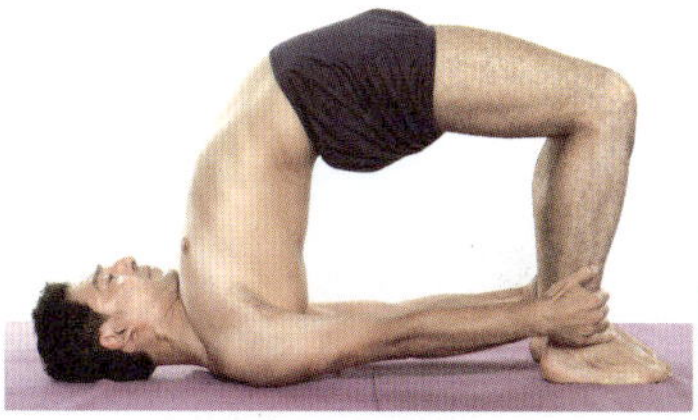

四足式
Chatushpādāsana

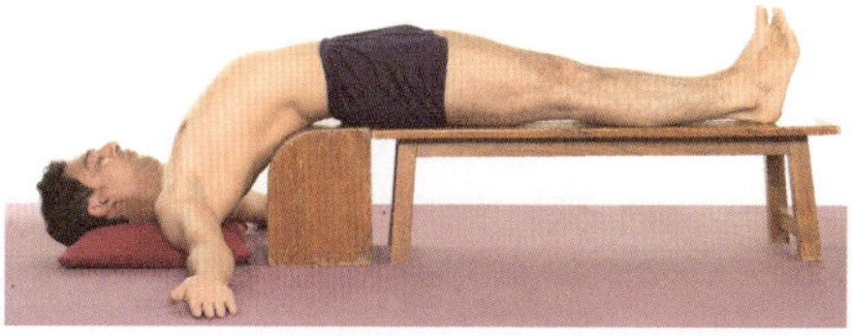

桥式肩倒立式
Setubandha Sarvāṅgāsana

髋关节和臀部紧张

在投球前，快速投球手往往将脚用力踩地。这会对髋关节的软骨造成极大冲击，并对骶椎与骨盆带相连的骶髂关节造成挤压。前脚的持续用力会使前腿的腹股沟受到挤压，后腿的臀部也会扭转、受压。因此，很多投球手会遭遇臀部和髋关节疼痛。

战士三式是应对这种状况的一个良方。它有助于臀部的正位，并可缓解臀部的紧张和僵硬。如果运动员能每天以支撑双臂和双腿的方式练习这个体式，可以缓解臀部的紧张。

扭转三角式也可帮助快速释放臀部的紧张，缓解臀部肌肉的僵硬。

缓解臀部和髋关节紧张的体式

以下体式可缓解臀部的紧张。战士三式效果尤其显著。

如果使用辅具，则可以在体式中停留更久。

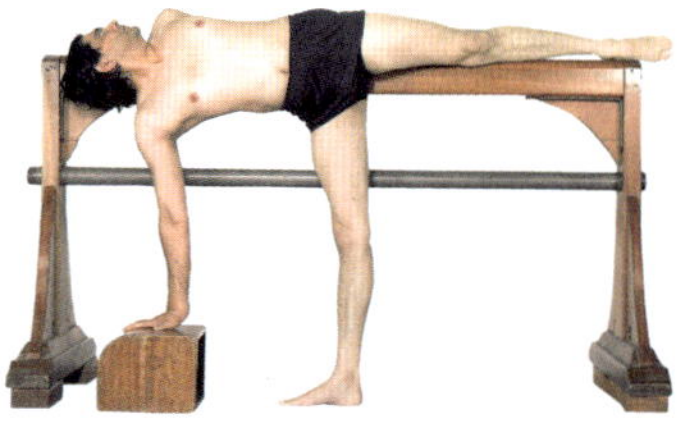

半月式
Ardha Candrāsana

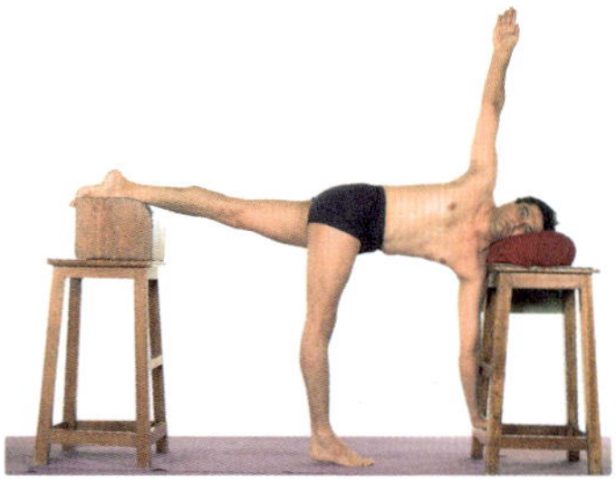

扭转半月式
Parivṛtta Ardha Candrāsana

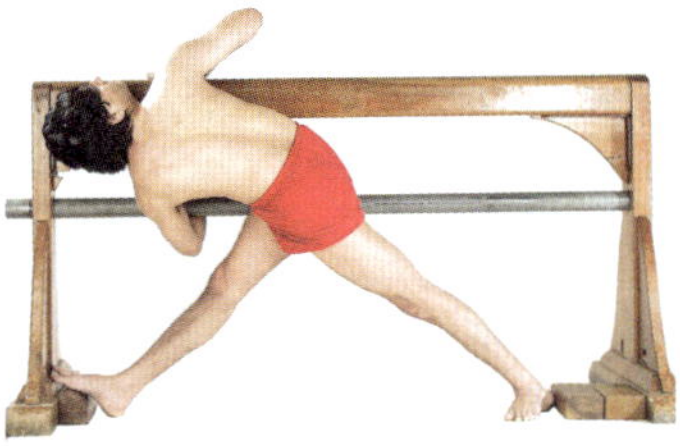

扭转三角式
Parivṛtta Trikoṇāsana

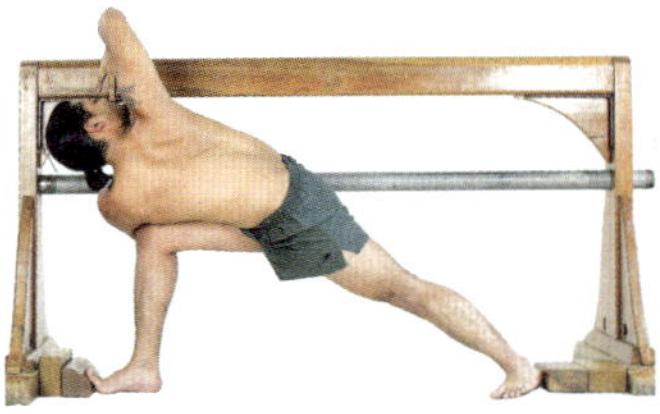

侧角扭转伸展式
Parivṛtta Pārśvakoṇāsana

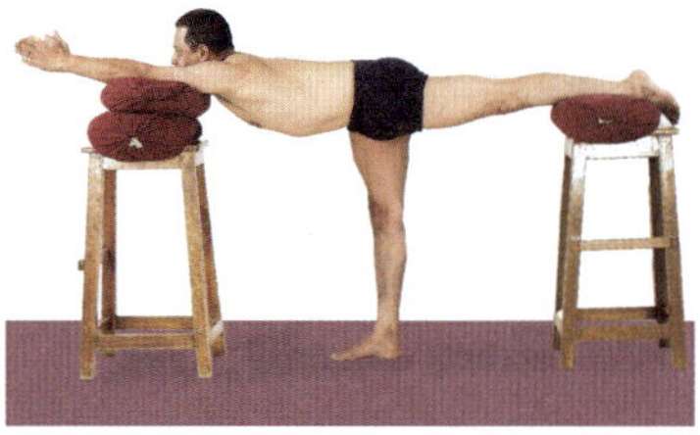

战士三式
Vīrabhadrāsana Ⅲ

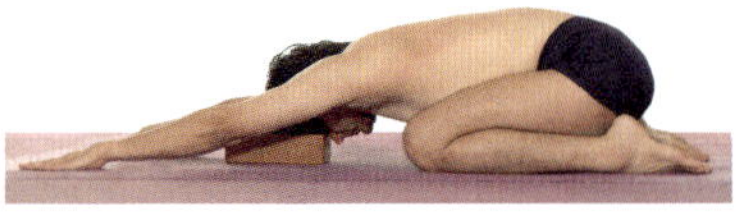

脸朝下英雄式
Adho Mukha Vīrāsana

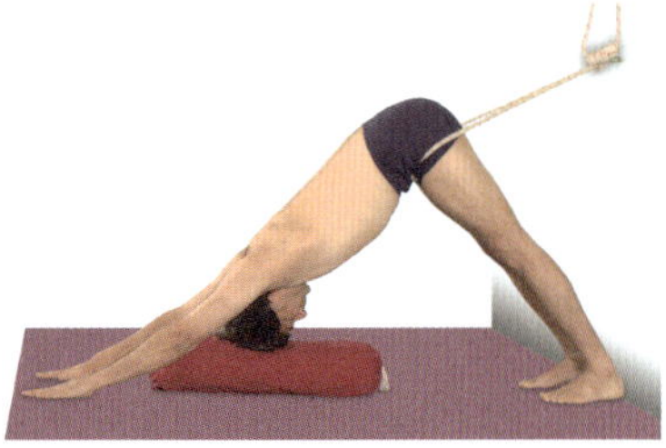

下犬式
Adho Mukha Śvānāsana

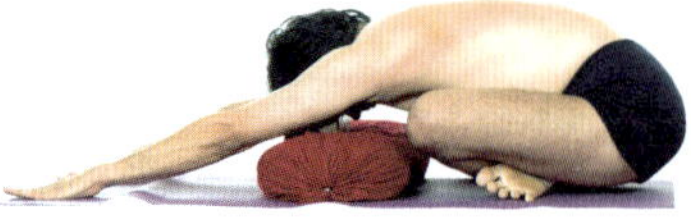

脸朝下简易式
Adho Mukha Svastikāsana

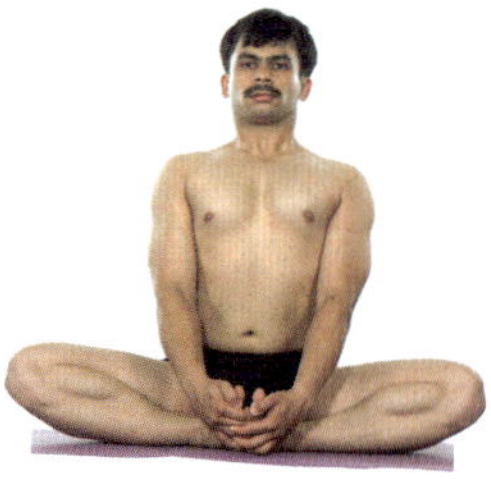

束角式
Baddha Koṇāsana

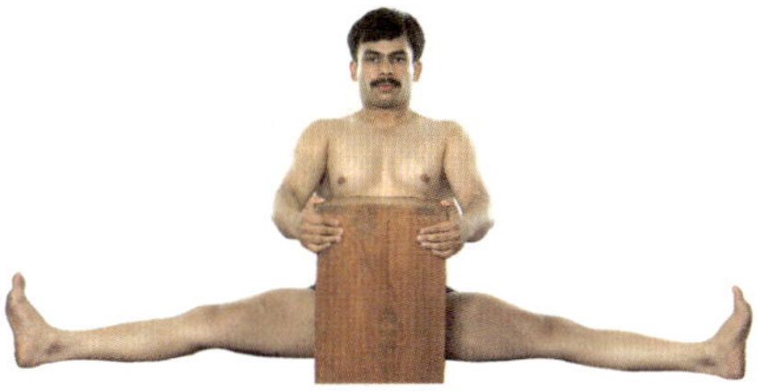

坐角式
Upaviṣṭa Koṇāsana

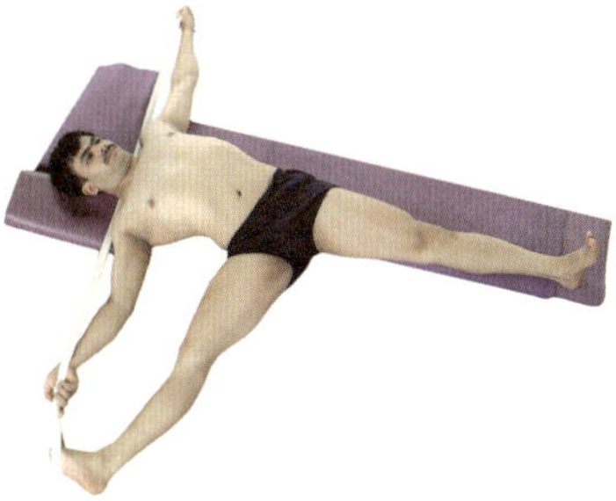

仰卧手抓脚趾腿侧伸展式
Pārśva Supta Pādānguṣṭhāsana

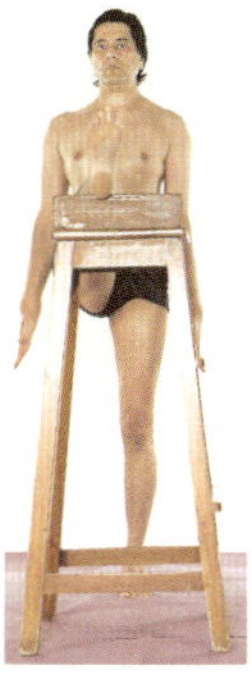

单腿站立伸展式
Utthita Hasta Pādānguṣṭhāsana

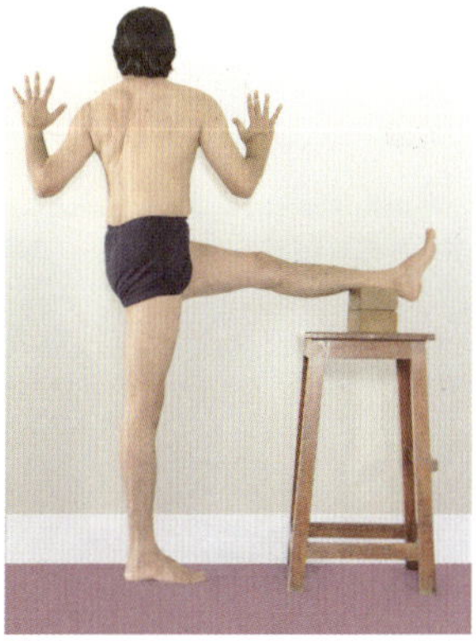

单腿站立侧扭转伸展式
Parivṛtta Utthita Hasta Pādānguṣṭhāsana

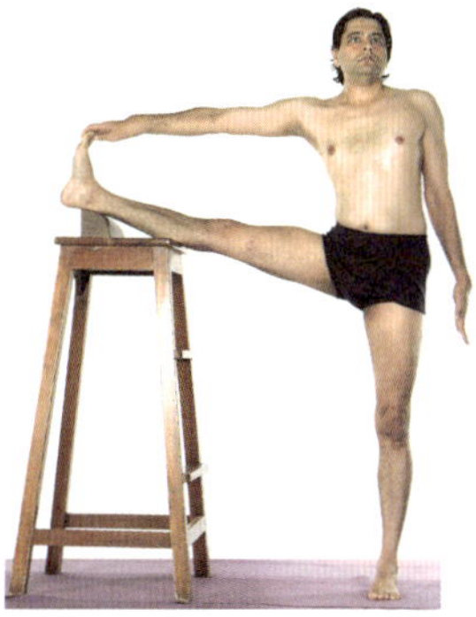

单腿站立手抓脚趾腿侧伸展式
Pārśva Utthita Hasta Pādānguṣṭhāsana

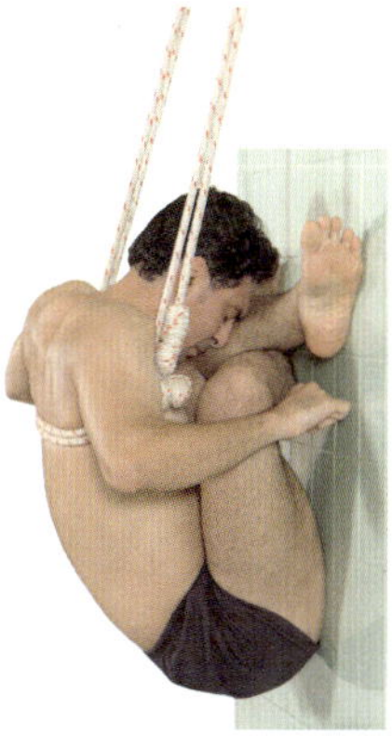

墙绳面朝下吉祥式
Rope Adho Mukha Svastikāsana

缓解骶髂关节不适的体式

这些体式有助于释放骶髂关节和腘绳肌的紧张和僵硬。

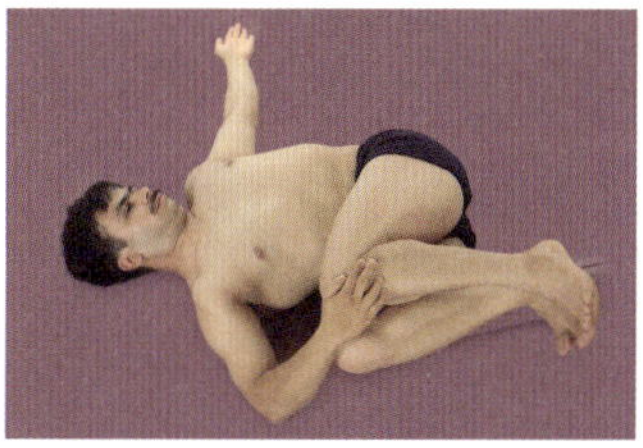

卧扭转放松式
Jaṭhara Parivartanāsana

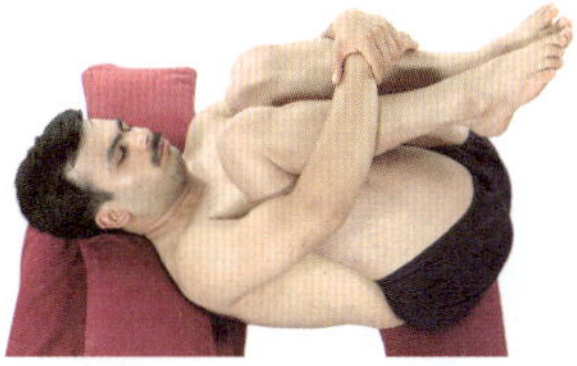

双腿仰卧祛风式
Dwi Pāda Supta Pavana Muktāsana

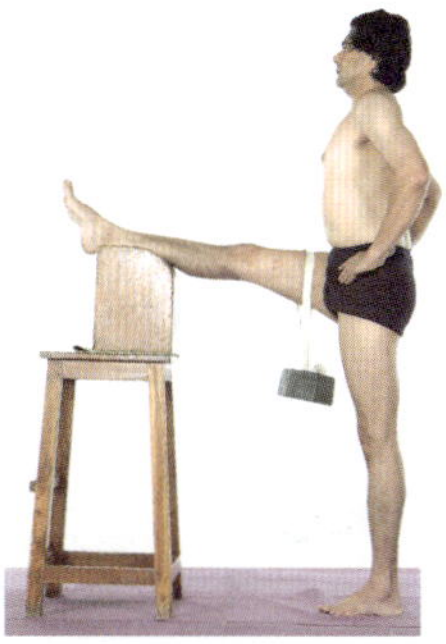

单腿站立伸展式
Utthita Hasta Pādānguṣṭhāsana

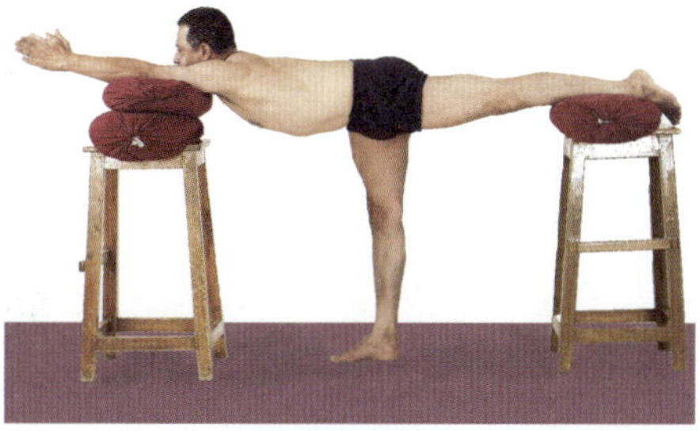

战士三式
Vīrabhadrāsana Ⅲ

预防腘绳肌拉伤的体式

经常练习以下体式可以拉伸腘绳肌，有助于减少腘绳肌拉伤和撕裂的风险。

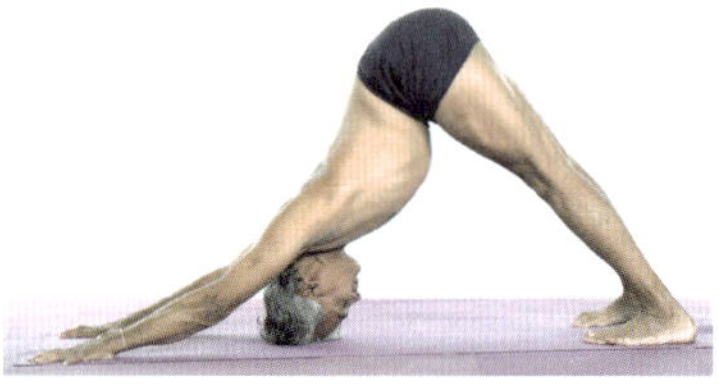

下犬式
Adho Mukha Śvānāsana

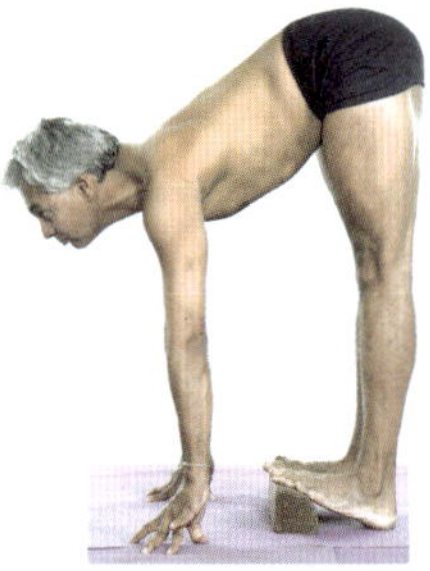

站立前屈式
Uttānāsana

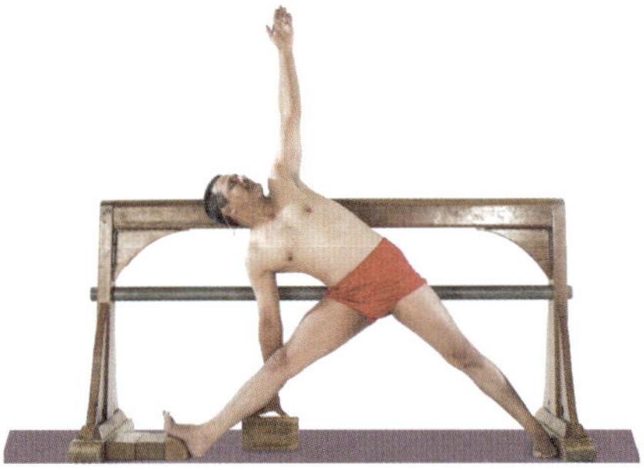

三角伸展式
Utthita Trikoṇāsana

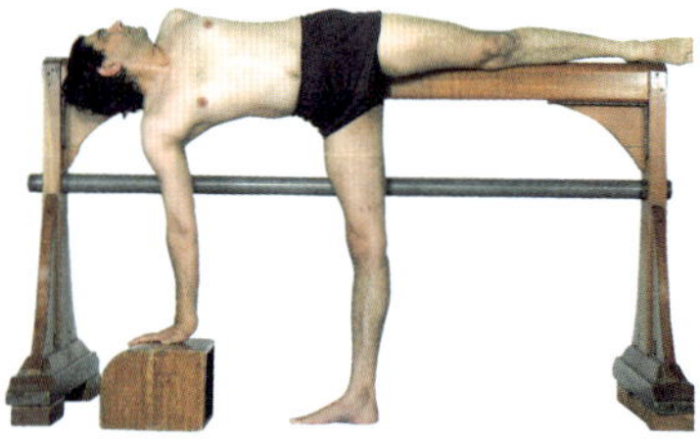

半月式
Ardha Candrāsana

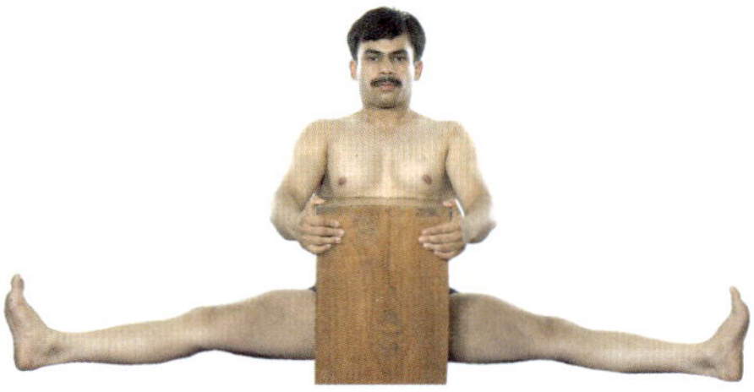

坐角式
Upaviṣṭa Koṇāsana

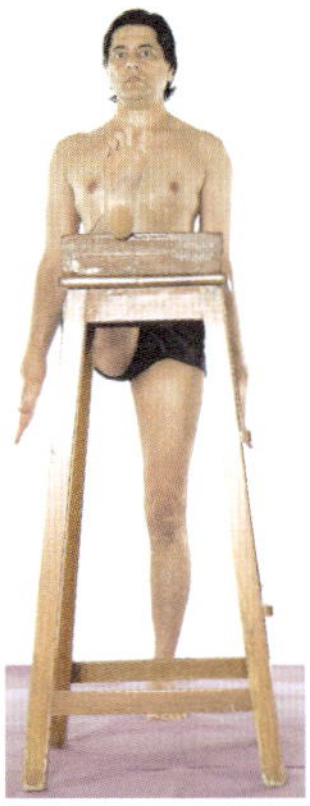

单腿站立伸展式
Utthita Hasta Pādānguṣṭhāsana

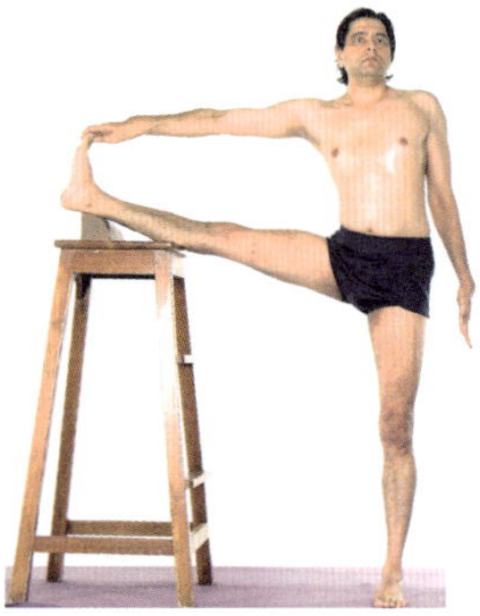

单腿站立手抓脚趾腿侧伸展式
Pārśva Utthita Hasta Pādānguṣṭhāsana

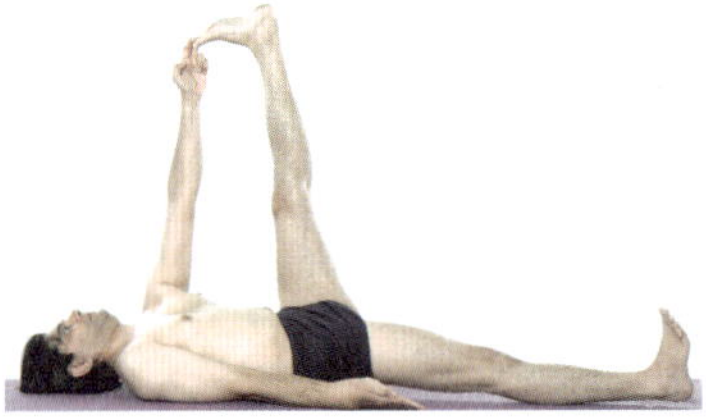

仰卧手抓脚趾腿伸展式
Supta Pādānguṣṭhāsana

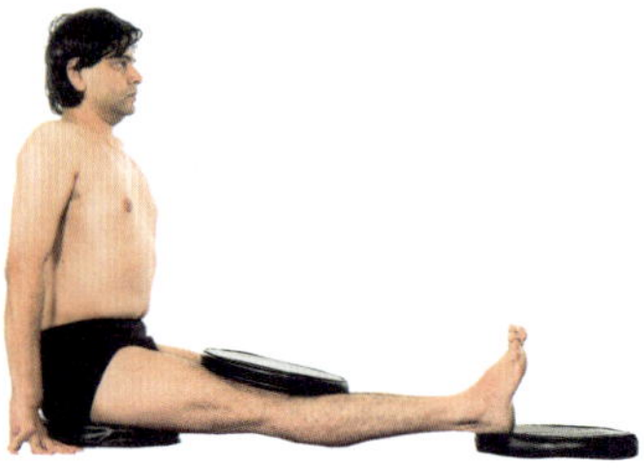

手杖式
Daṇḍāsana

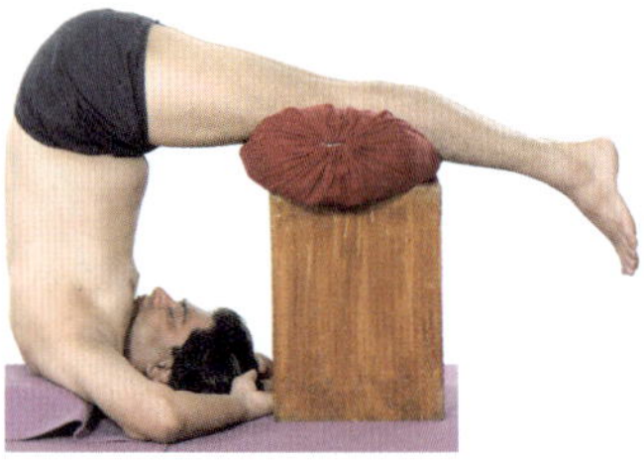

半犁式
Ardha Halāsana

大多数运动员的股四头肌比腘绳肌发达。腘绳肌往往会变得坚硬、僵紧，很容易受伤。运动员跨步时步幅稍微大一点，腘绳肌就可能被拉伤。经常练习瑜伽体式，调理和增强腘绳肌的灵活性，可以最大限度降低腘绳肌拉伤和撕裂的风险。

腘绳肌损伤

腘绳肌损伤时，身体前屈就会非常困难。下列体式有助于快速修复损伤的腘绳肌。

帮助修复腘绳肌损伤的体式

这些体式有助于快速修复损伤的腘绳肌。

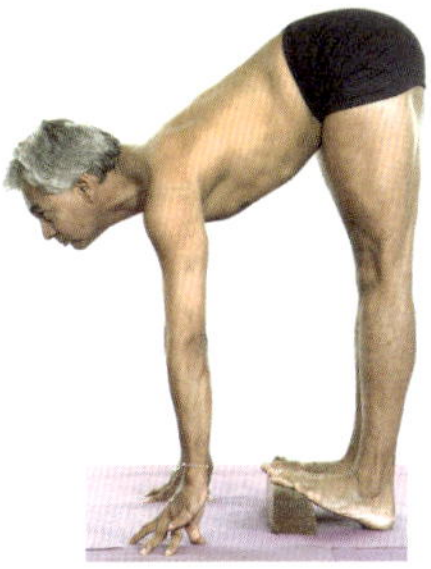

站立前屈式
Uttānāsana

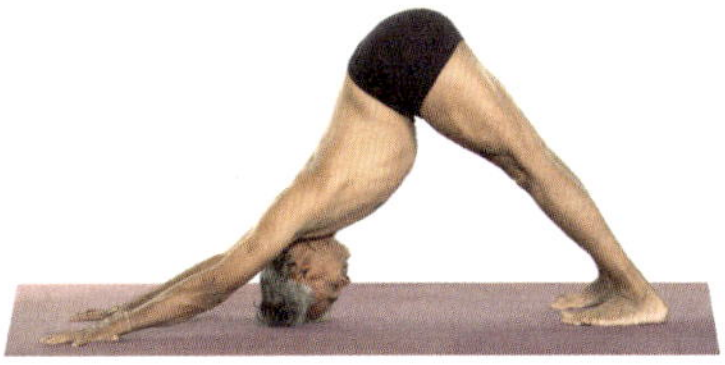

下犬式
Adho Mukha Śvānāsana

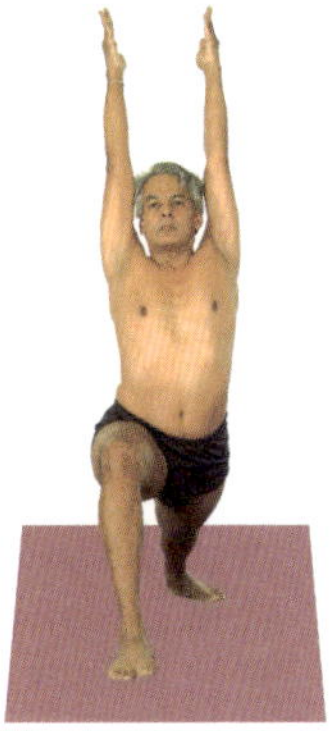

战士一式
Vīrabhadrāsana Ⅰ

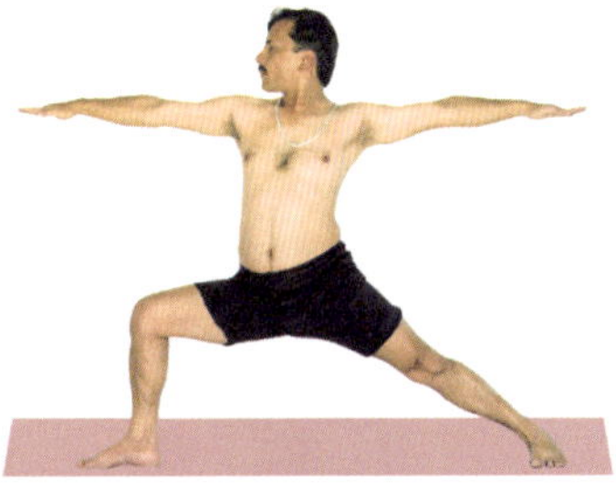

战士二式
Vīrabhadrāsana Ⅱ

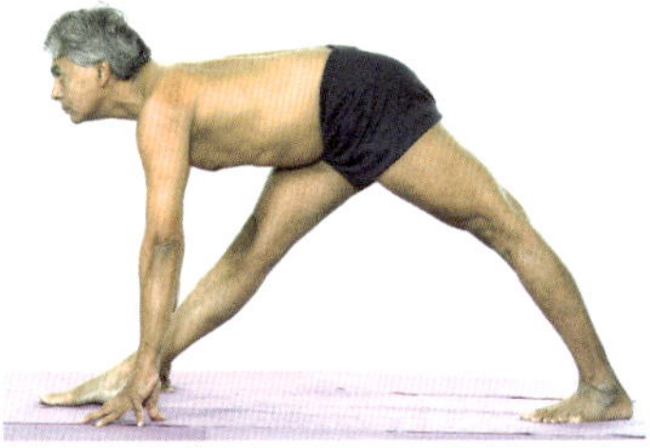

加强侧伸展式
Pārśvottānāsana

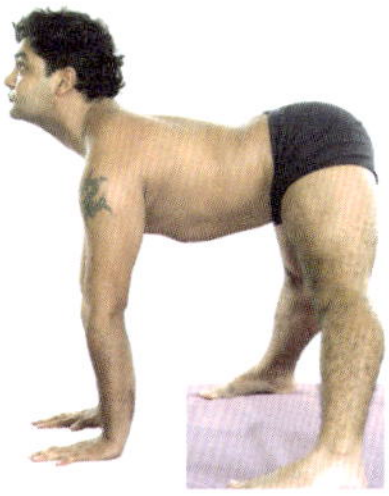

双角式
Prasārita Pādōttānāsana

腹股沟僵紧

腹股沟损伤常见于需要在奔跑时踢腿和扭转的运动，例如橄榄球、足球、网球或曲棍球。板球守门员的腹股沟往往容易变得僵紧。规律练习打开腹股沟的体式有助于减少腹股沟的损伤，缓解腹股沟的僵紧。

束角式和坐角式有助于平衡板球守门员自然站姿时腹股沟的受力不均，还可以延展腘绳肌和膝盖。半双角犁式有助于释放腹股沟的僵紧。

有助于柔软腹股沟的体式

以下体式有助于柔软腹股沟。

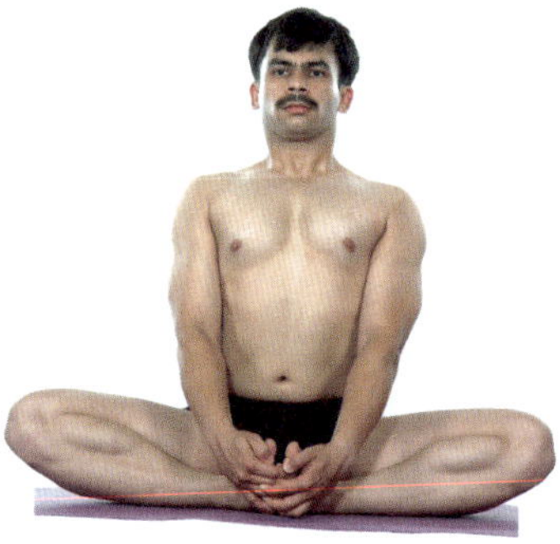

束角式
Baddha Koṇāsana

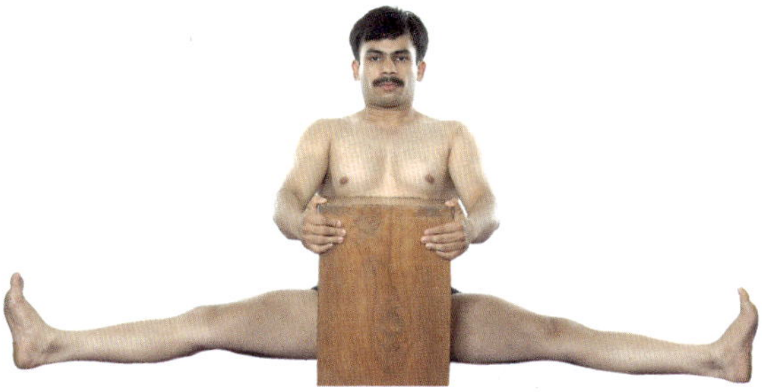

坐角式
Upaviṣṭa Koṇāsana

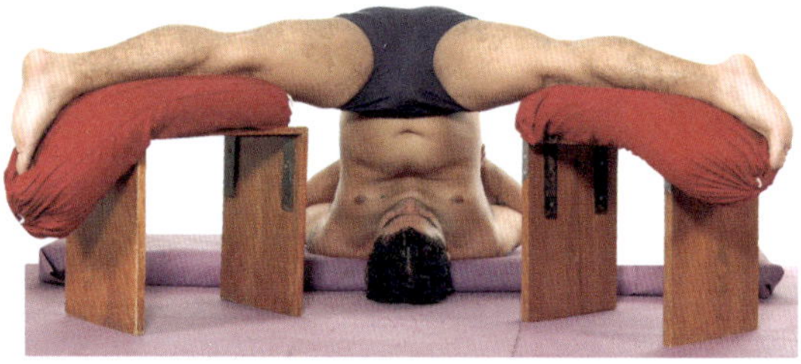

半双角犁式
Ardha Supta Koṇāsana

膝关节疼痛

在许多运动中，膝关节承受着身体的主要重量。膝关节疼痛并不总是由膝关节自身的问题造成的，也可能源于大腿肌肉的问题。

大多数运动员的股四头肌会使用过度，过于发达。与之相反，腘绳肌却往往使用不足，不够强壮。这会使膝关节前后受力不均，导致其慢慢受损。

最初，膝关节偶尔的疼痛可能不会影响运动员的正常发挥。但是，如果忽视这些疼痛或只是使用药物止痛，后来就可能出现问题。

瑜伽体式有助于膝关节的康复，甚至是已经疼痛和受损的膝关节。这些体式在膝关节后侧创造出空间，可以延展缩短的腘绳肌，柔软使用过度的股四头肌，提高膝关节的灵活性，强化韧带。总之，这些体式可以快速缓解膝关节疼痛带来的痛苦，尤其是韧带拉伤引起的痛苦。

缓解膝关节疼痛的体式

以下体式在膝关节后侧创造出空间，可以延展缩短的腘绳肌，柔软使用过度的股四头肌，提高膝关节的灵活性，强化韧带。

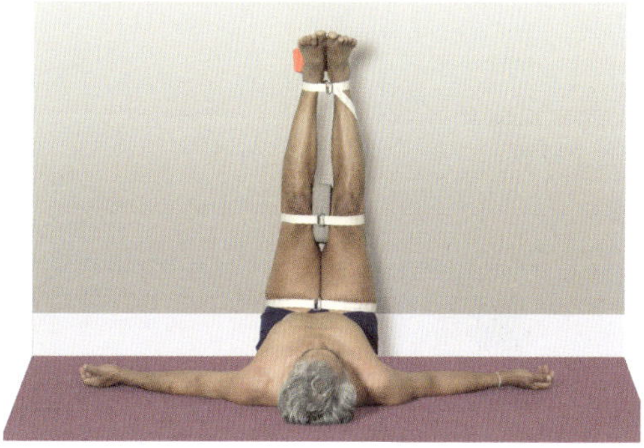

上伸腿式
Ūrdhva Prasārita Pādāsana

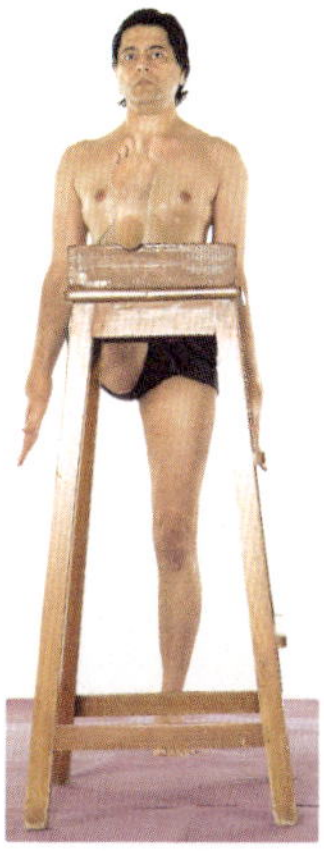

单腿站立伸展式
Utthita Hasta Pādānguṣṭhāsana

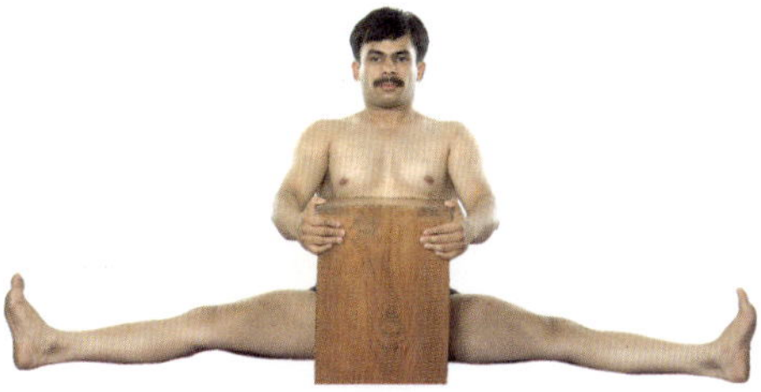

坐角式
Upaviṣṭa Koṇāsana

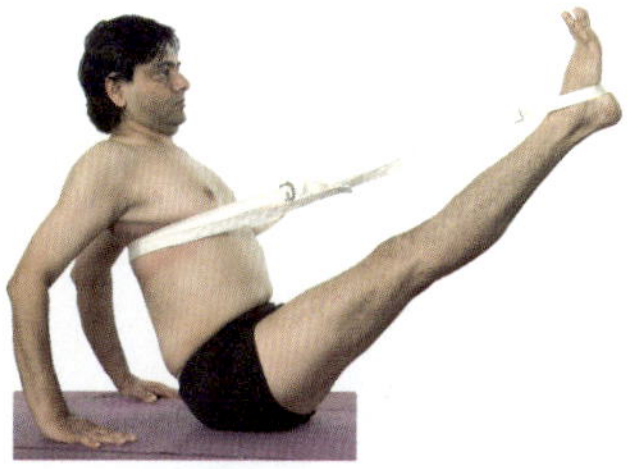

完全船式
Paripūrṇa Nāvāsana

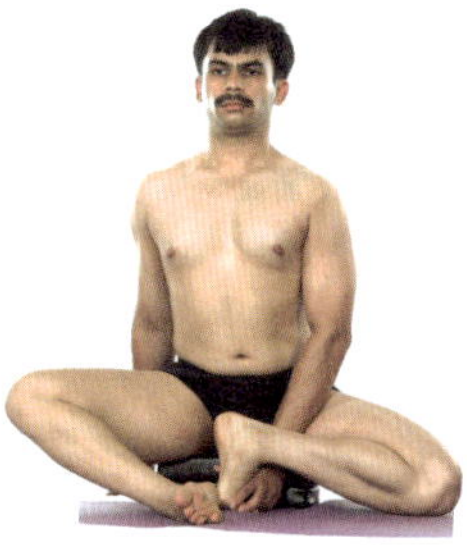

单腿并拢根式
Eka Pāda Mūlabandhāsana

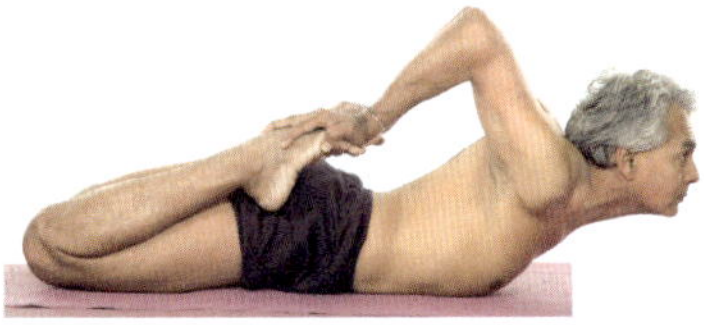

蛙式
Bhekāsana

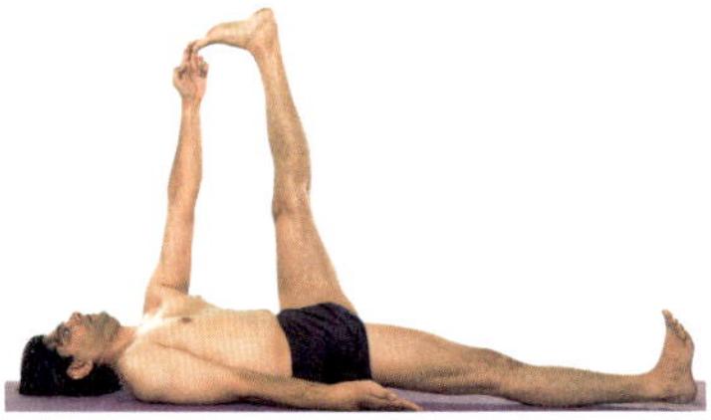

仰卧手抓脚趾腿伸展式
Supta Pādānguṣṭhāsana

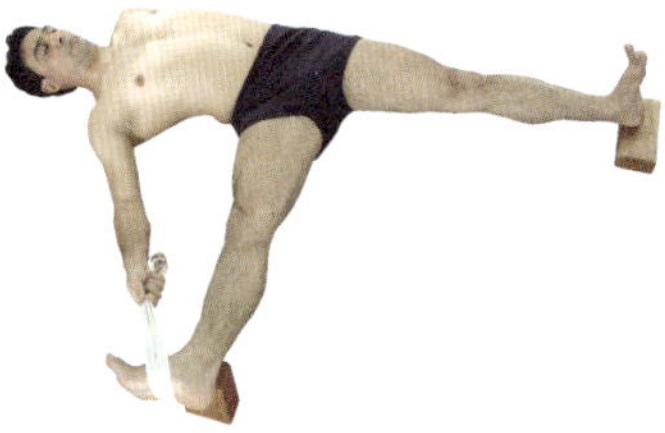

仰卧手抓脚趾腿侧伸展式
Pārśva Supta Pādānguṣṭhāsana

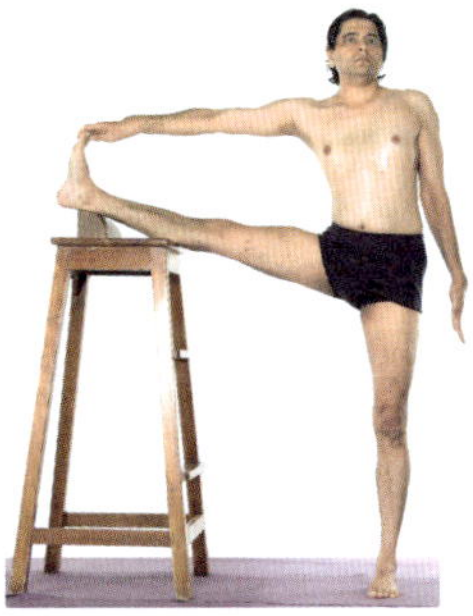

单腿站立手抓脚趾腿侧伸展式
Pārśva Utthita Hasta Pādānguṣṭhāsana

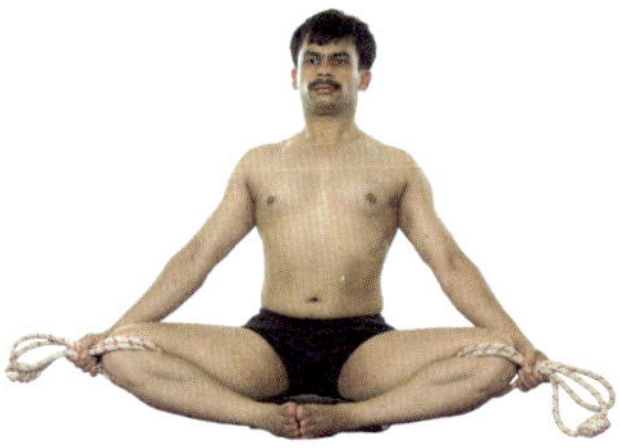

束角式
Baddha Koṇāsana

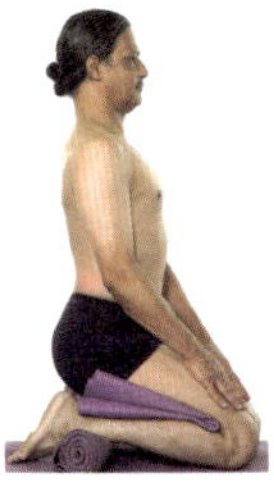

英雄式
Vīrāsana

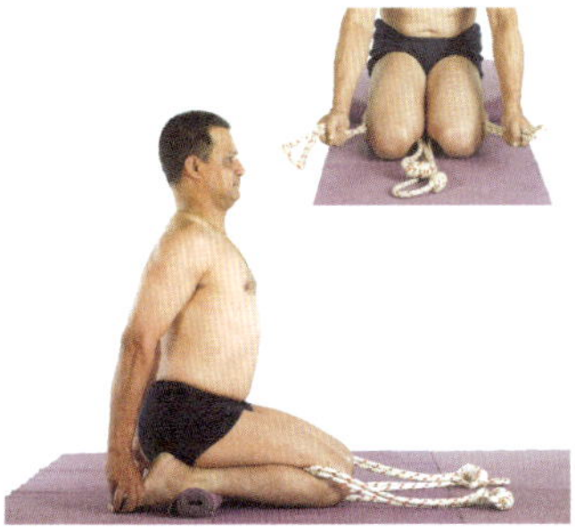

英雄式
Vīrāsana

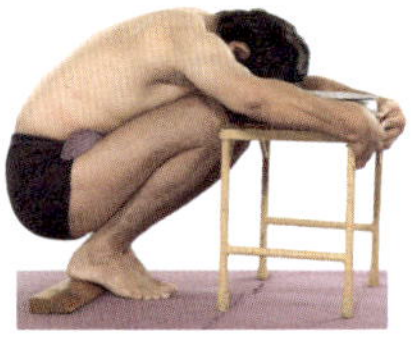

花环式
Mālāsana

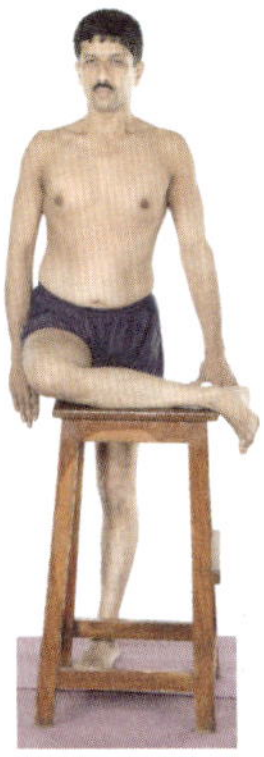

站立单腿吉祥式
Utthita Eka Pāda
Svastikāsana

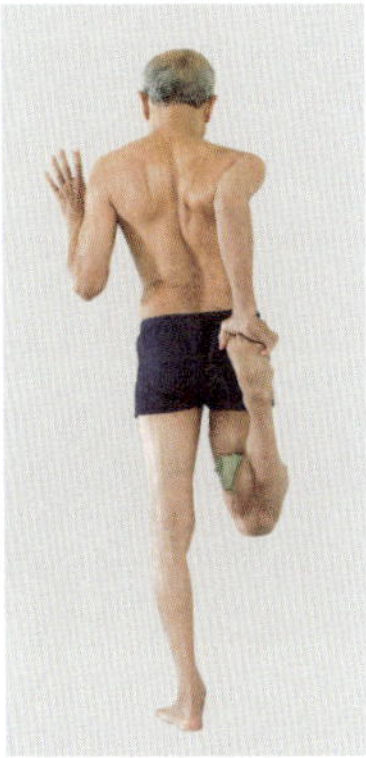

站立单腿蛙式
Utthita Eka Pāda
Bhekāsana

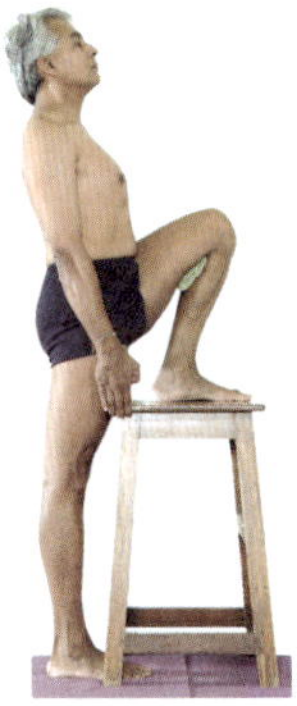

单腿屈膝式
Utthita Eka Pāda
Akunchāsana

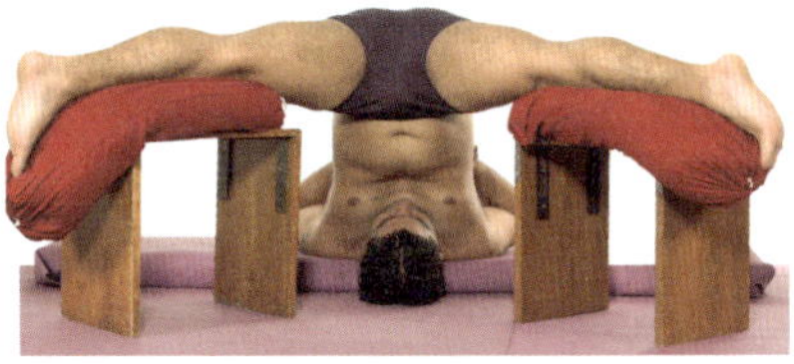

半双角犁式
Ardha Supta Koṇāsana

足跟疼痛

很多运动员备受足跟疼痛的困扰。这种疼痛多是由于踝关节到足跟底部的韧带在脚持续踩地时受损，或是足部长有骨刺引起的。重复练习束角式和英雄式的变体可以缓解这种疼痛。

在束角式的一种变体中，双足跟合拢，相对用力，脚掌和脚趾向两侧分开，踝骨上提。这个变体可以缓解韧带缩短引起的疼痛。

如果足跟疼痛是由于双脚骨刺引起的，可以在英雄式中将一只脚置于另一只脚上挤压骨刺。练习时应该变换两脚位置后重复这一体式。

练习者需要在这些体式中停留几分钟，并重复几次。

帮助缓解足跟疼痛的体式

以下体式助于缓解足跟疼痛。

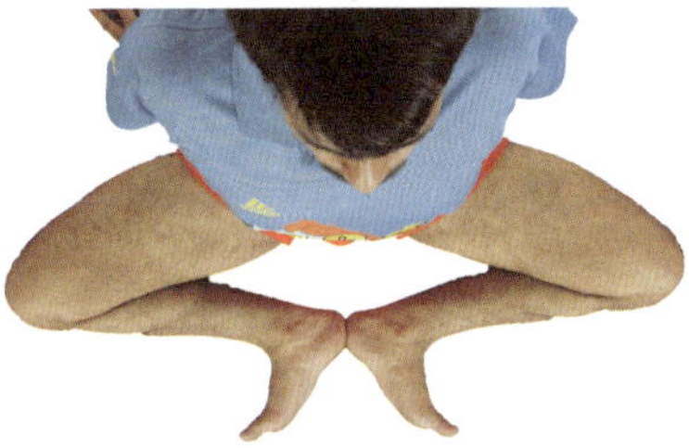

束角式
Baddha Koṇāsana

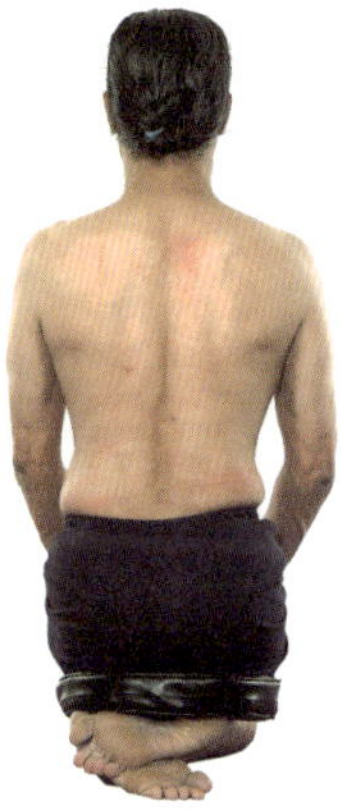

英雄式
Vīrāsana

肩部疼痛

在板球、篮球、游泳和排球等运动中，运动员会有大量的手臂旋转动作，从而导致肩部损伤。肩关节是所有关节中最灵活的，因此也最易损伤，甚至脱臼。

在上述运动中，大量的手臂旋转会造成肩部周边的肌肉损伤。即使只是其中一处肌腱受伤，也会引起剧烈疼痛。

如果通过训练使维持肩关节稳定的肩袖肌群靠近肩胛骨，则可以减轻肩袖肌腱的紧张，保护肩袖肌群不易损伤。此外，如果激活背阔肌和三角肌，使其支撑肩袖肌群，会进一步减轻肩袖上的肌肉和肌腱的紧张，甚至在投球时也会感到很轻松。

帮助缓解肩部疼痛的体式

以下体式可帮助缓解肩部疼痛。

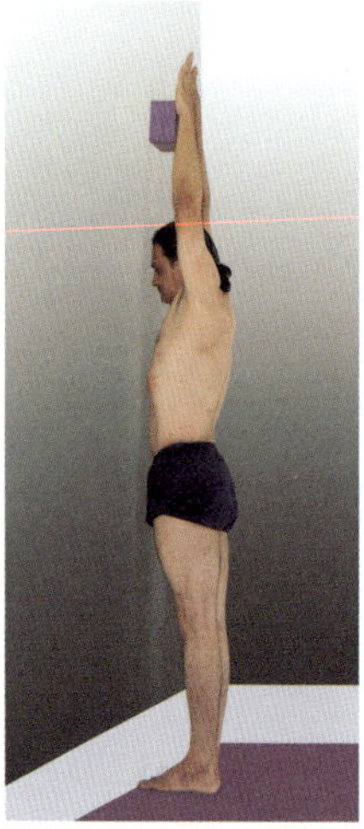

手臂上举式
Ūrdhva Hastāsana

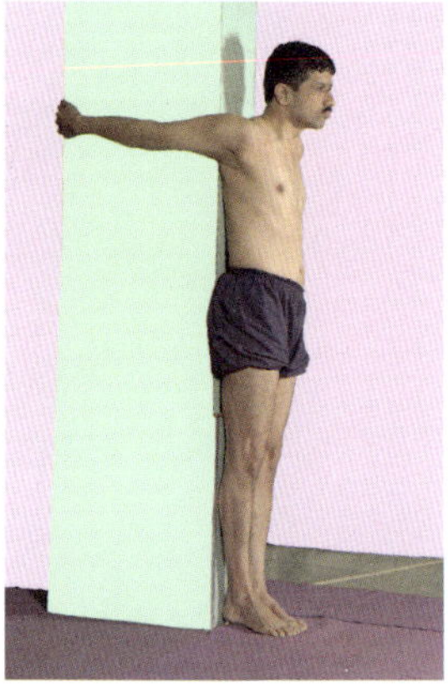

侧手臂伸展式
Pārśva Hastāsana

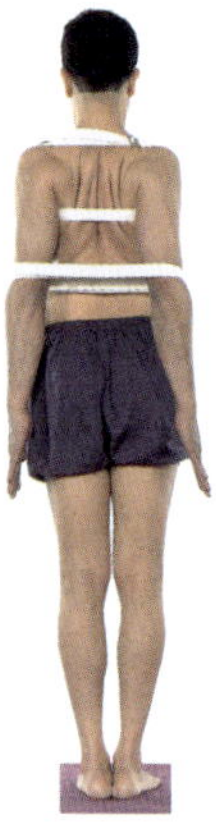

山式
Tāḍāsana

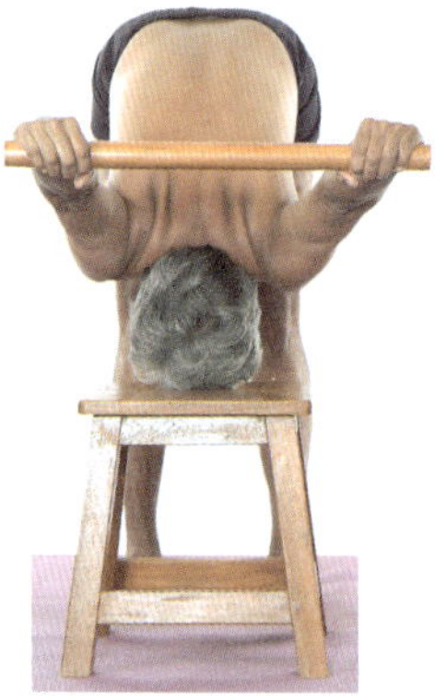

站立前屈式
Uttānāsana

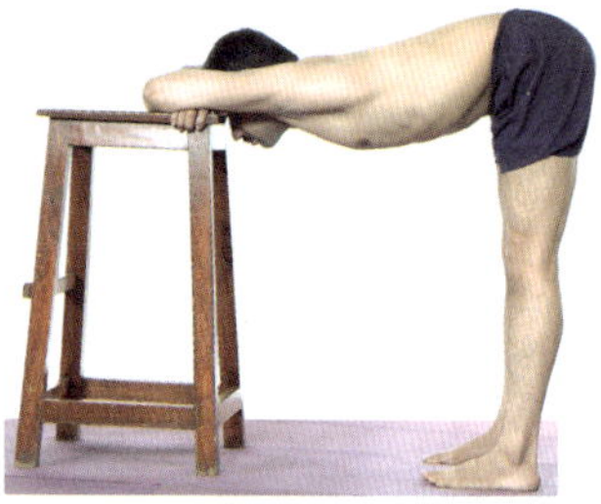

半站立前屈式
Ardha Uttānāsana

肩胛僵紧和肩关节夹击症

肩胛僵紧和肩关节夹击症是运动员面临的常见问题。有些运动需要反复抬臂过头，例如投掷、保龄球、游泳、棒球和排球等。瑜伽体式有助于缓解这一问题。犁式有助于释放肩胛骨的僵紧，练习时可以在背后十指交叉或在手掌上放重物。站立前屈式的一种变体，在背后十指交叉，也可以缓解肩关节夹击症。

帮助缓解肩胛僵紧和肩关节夹击症的体式

以下体式可帮助缓解肩胛僵紧和肩关节夹击症。

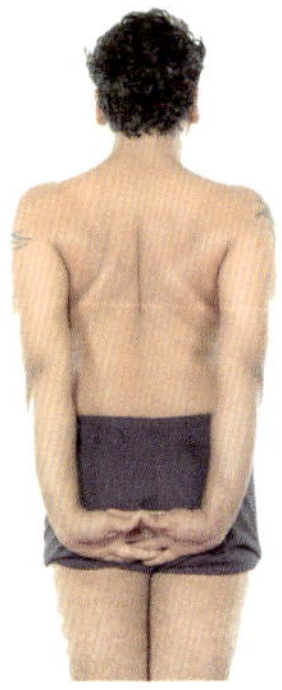

背后手指交扣式
Paścima Baddhāṅgulyāsana

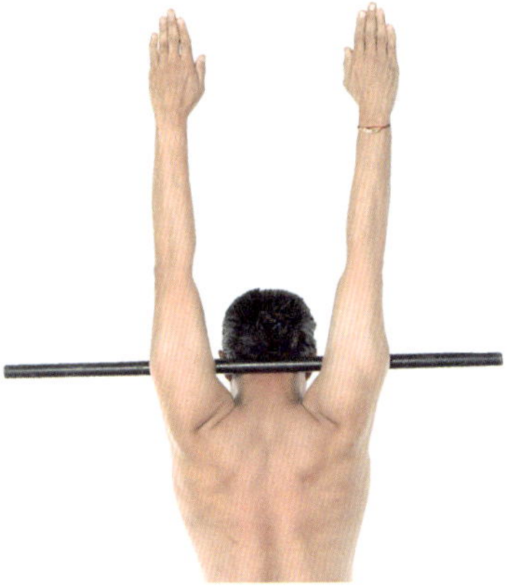

手臂上举式
Ūrdhva Hastāsana

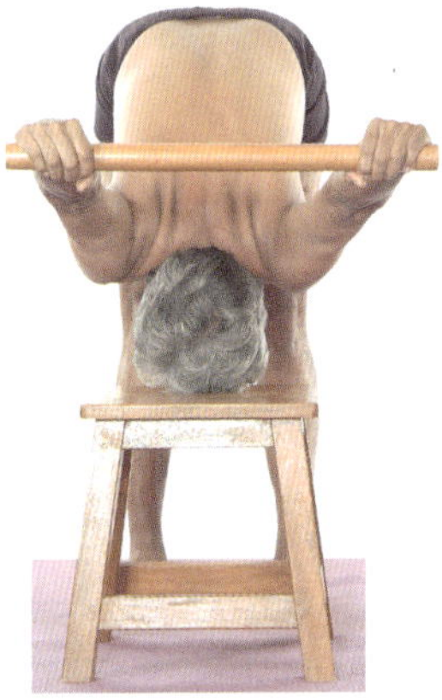

站立前屈式
Uttānāsana

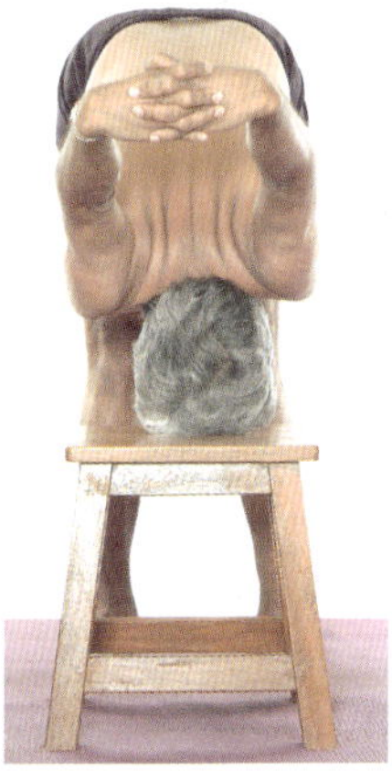

站立前屈式
Uttānāsana

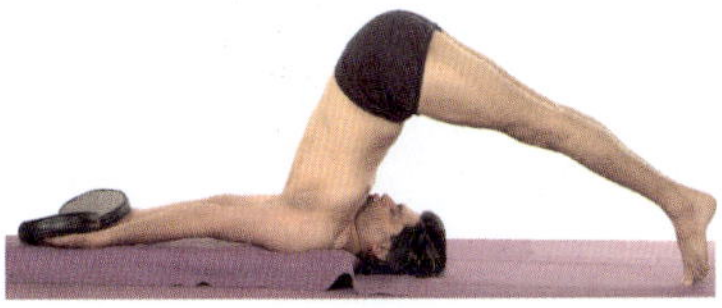

犁式
Halāsana

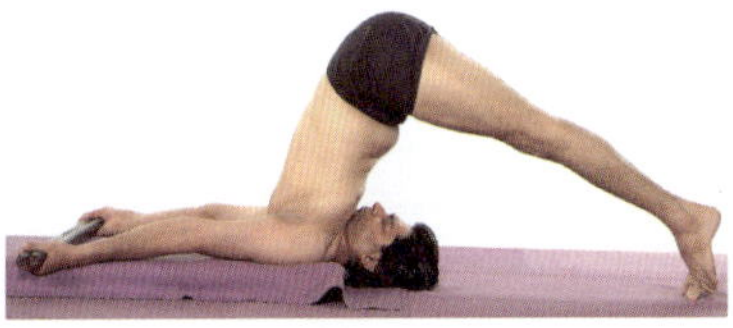

犁式
Halāsana

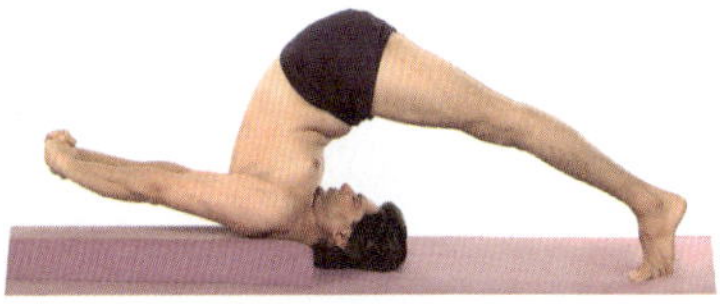

犁式
Halāsana

手臂紧张

需要抓握球棒、球或球拍的运动会导致手臂肌肉疲劳和紧张。手倒立式可以延展上臂肌肉，缓解此处肌肉的紧张。延展是肌肉放松的关键。用伸展带绑住手臂，可使肌肉更靠近骨骼。这是瑜伽练习可以获得的独有体验。

在下犬式中，用手掌推墙。这一动作可以提升三角肌，使其移向肩关节，从而缓解上臂肌肉的紧张。

缓解上臂肌肉紧张的体式

下面体式可以缓解上臂和肩部的紧张，也可通过强化肩袖肌群，使双臂的活动更加轻松、自由。

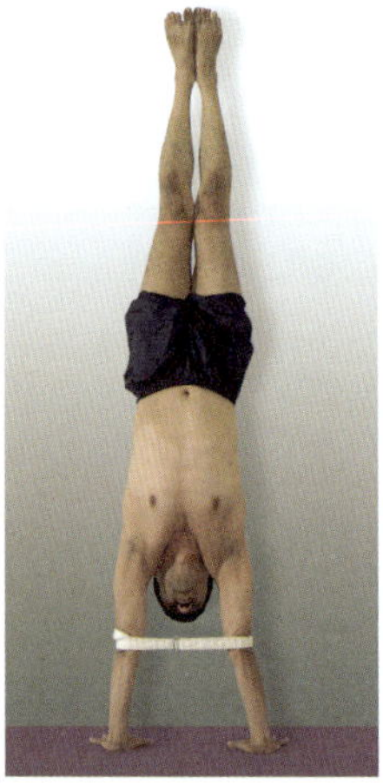

手倒立式
Adho Mukha Vṛkṣāsana

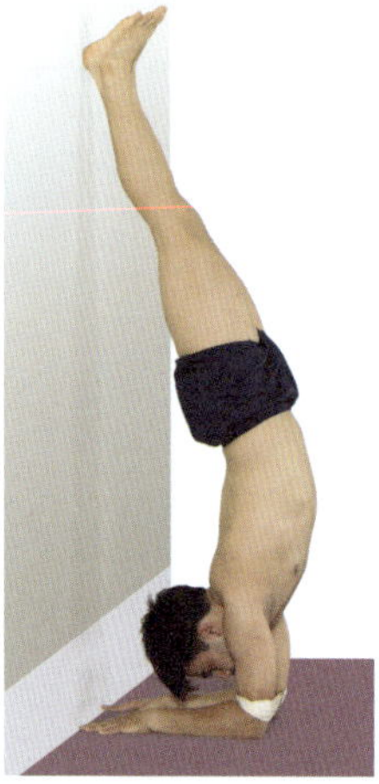

孔雀起舞式
Pīnchā Mayūrāsana

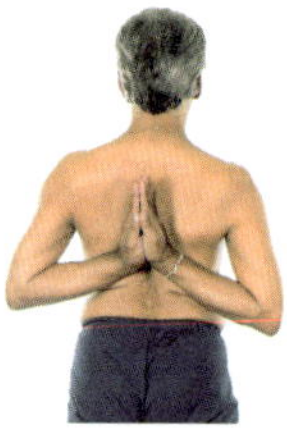

背后祈祷式
Paścima Namaskārāsana

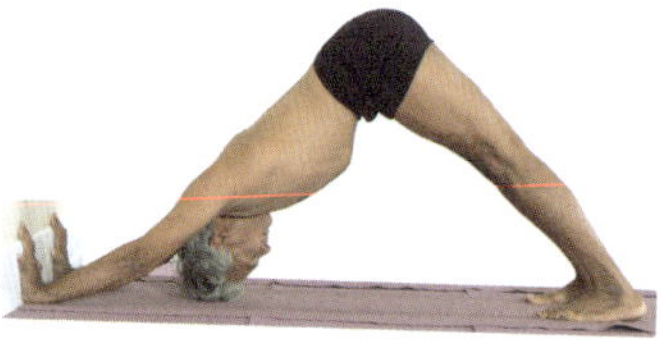

下犬式
Adho Mukha Śvānāsana

前臂也会紧张，虽然不如上臂那么严重。投球和挥拍时，虽然动作是从肩部发力的，但前臂后侧肌肉也会受力。这是因为屈臂时，前臂的骨头会碰到前臂后侧的肌肉，造成肌肉疲劳。在上犬式的变体中，手掌反转，手指朝向身体，可以缓解前臂的紧张，使前臂恢复活力。

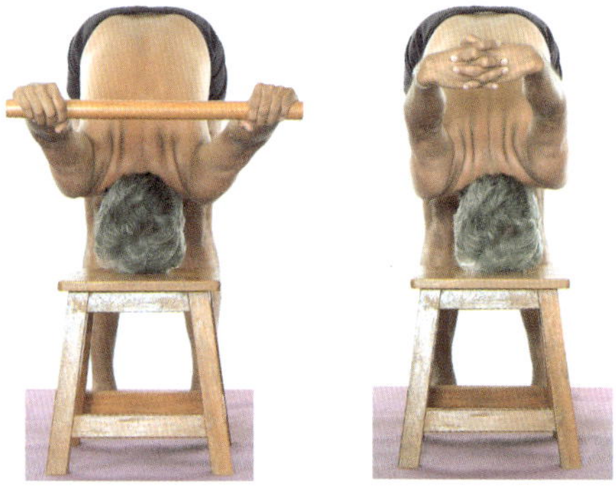

站立前屈式
Uttānāsana

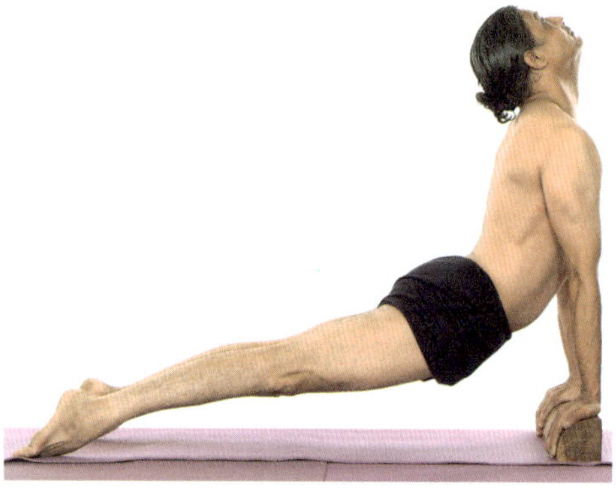

上犬式
Ūrdhva Mukha Śvānāsana

疲惫和疲劳

除了骨骼肌肉系统问题，运动员还容易感到疲惫和疲劳。运动场上快速、剧烈的运动，加上长时间的比赛，要求运动员具备长跑运动员的耐力、短跑运动员的速度。但是，短跑运动员可以在比赛间隙得到几个小时的休息，而板球、网球或壁球运动员则只有几分钟，有时甚至是几秒钟用于缓口气。一个击球手需要在击中每一个球后不停歇地跑动，根本没有休息恢复的时间。

每个动作都在消耗能量，专注的动作则需要更多的能量。在板球运动中，击球手的每一次挥拍都是有的放矢的，需要全神贯注。击球手需要智慧地估测球的速度和方向，然后熟练地放好脚和手腕，以可控的力量将球击向特定方向。这样一个经过深思熟虑的动作需要消耗大量能量，加上击球和在三柱门间跑动的纯体力消耗，运动员的能量储备会被迅速耗尽。

我们的胸腔两侧是能量的储存库，需要不断补充能量，以保持运动所需的活力。补充能量的一种方式是胸腔两侧很好地保持上提。否则，运动员将无法进行长时间的身体和脑力活动，很快就会感到疲惫不堪。

防止疲惫的体式

这些体式可以打开胸腔两侧，有助于练习者补充能量。能量储备足，需要时就可以随时使用，练习者就有能力进行长时间的身体和脑力活动。

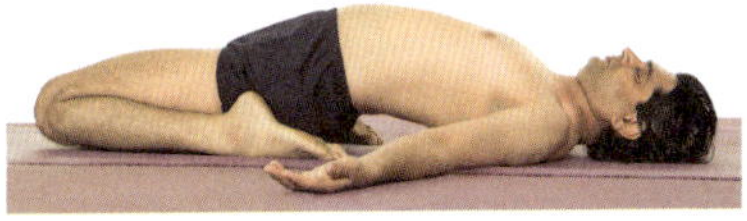

仰卧英雄式
Supta Vīrāsana

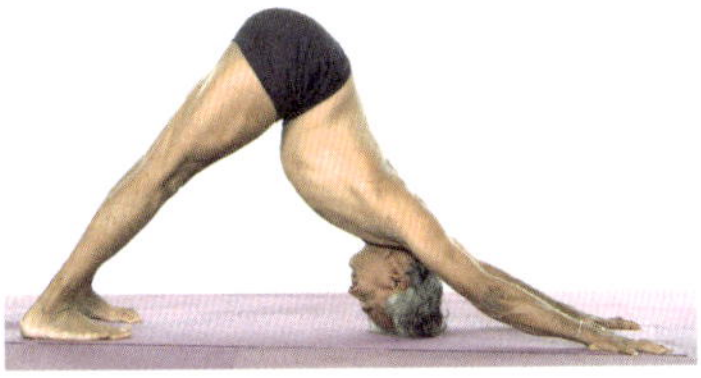

下犬式
Adho Mukha Śvānāsana

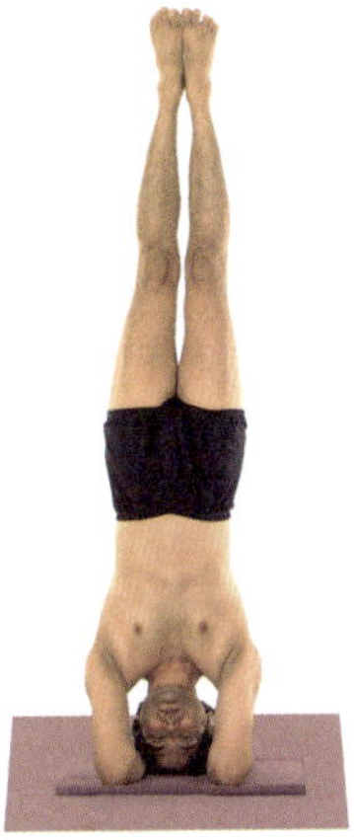

支撑头倒立式
Sālamba Śīrṣāsana

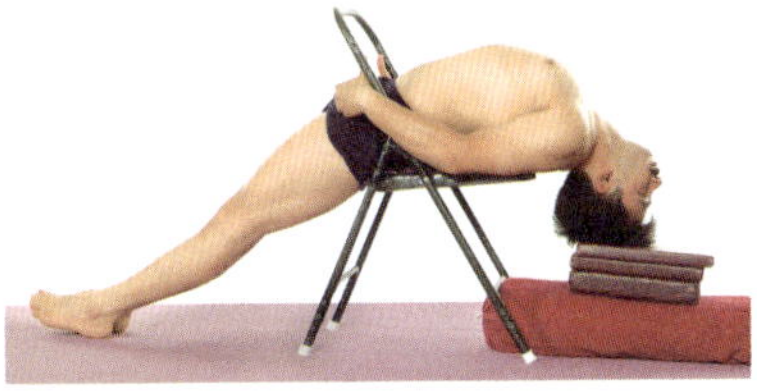

双脚内收直棍式
Dwi Pāda Viparīta Daṇḍāsana

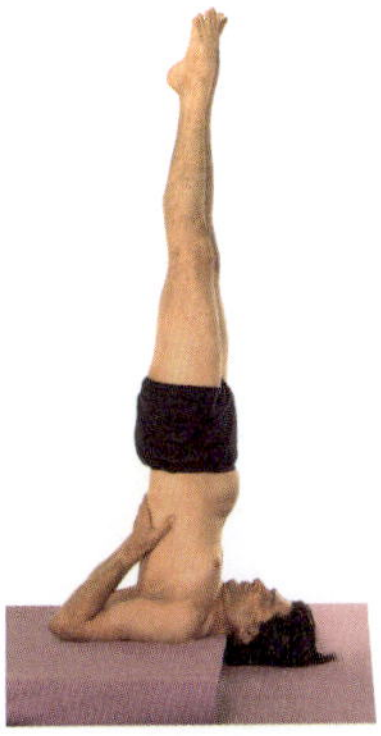

支撑肩倒立式
Sālamba Sarvāṅgāsana

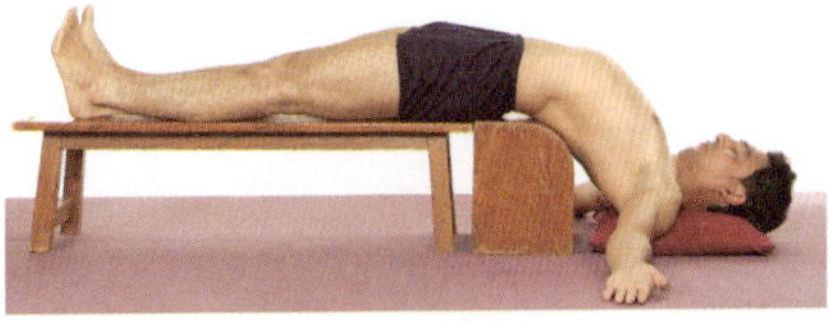

桥式肩倒立式
Setubandha Sarvāṅgāsana

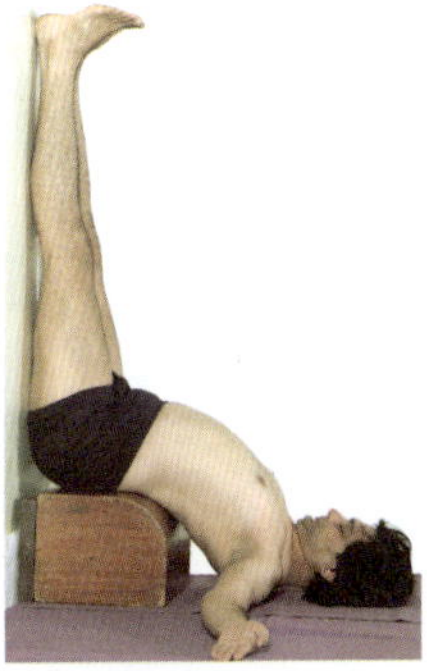

倒箭式
Viparīta Karaṇī

运动员有时会感到身心疲惫，有时则只有身体的某个部位感到无力。例如，击球手可能只感到双腿沉重，没有力量跑动。这时，双足分开一脚宽，做站立前屈式，对缓解疲劳就非常有效。

呼吸可以为整个身体补充能量。身体的每一个细胞都需要“呼吸”以完成不同的功能。例如，腿部肌肉细胞通过“呼吸”为双腿提供能量。这种“呼吸”可以是有氧的或无氧的。

人们说在短跑时腿部肌肉进行无氧“呼吸”，因为这种方式可以比有氧呼吸更快地补充能量。但是，无氧呼吸会导致乳酸在肌肉和体液中的堆积，这又会迅速导致肌肉感到疲劳和沉重。消除体内乳酸的速度越快，肌肉的恢复速度就会越快。消除乳酸的能力因人而异。对多数人而言，血液中的乳酸含量会在 20 ～ 30 分钟降低一半。因此，短跑运动员要在比赛间歇获得几个小时的休息时间。但是，很多运动员需要在几分钟内跑动多次，导致身体几乎没有时间消除乳酸。因此，肌肉疲劳是运动员的常见问题。

跑动会在身体里产生热量。短跑运动员在比赛结束后会本能地弯腰，这是身体的自然需求。这个动作非常像站立前屈式。因此，为了迅速恢复体力，运动员应当像在站立前屈式和双角式中那样弯下腰。在双角式中让头顶落地，身体和头脑就会平静下来。如果头部接触不到地面，肘部伸直、头部垂落，双脚分开。在这两个体式中，膝关节周边的韧带得到有意识的延展。反过来，肌肉又得到了拉伸，从而缓解了肌肉的疲劳。

在站立前屈式和双角式中，背部凹陷，可刺激肾脏并促进乳酸的排出。这些体式还能提升能量储备库——胸腔的两侧。

赛场上迅速缓解疲劳的体式

以下体式有助于运动员在赛场上迅速缓解疲劳。

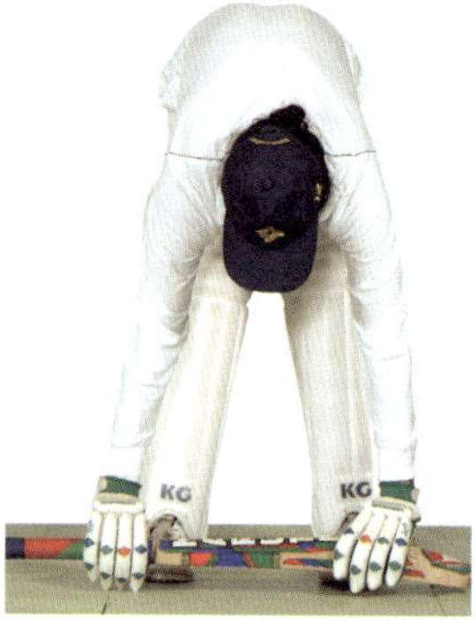

站立前屈式
Uttānāsana

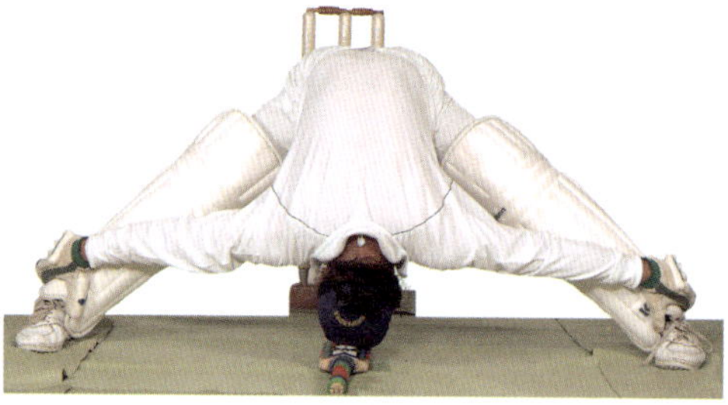

双角式
Prasārita Pādōttānāsana

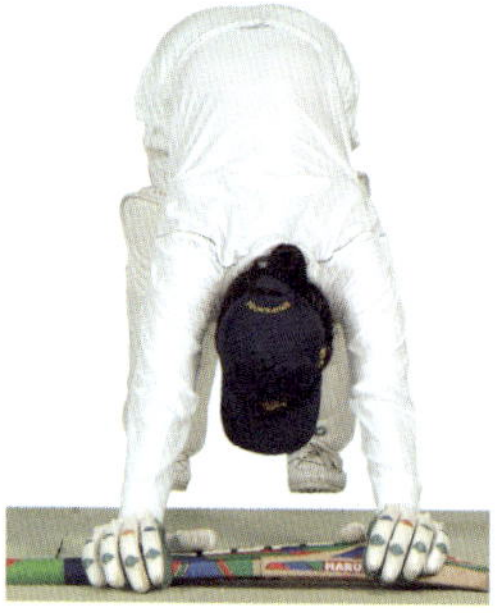

下犬式
Adho Mukha Śvānāsana

有助于缓解全身疲惫的体式

一天结束时练习这些体式，有助于运动员迅速从疲惫中恢复过来。这些体式还能有针对性地背部和腿部的紧张。

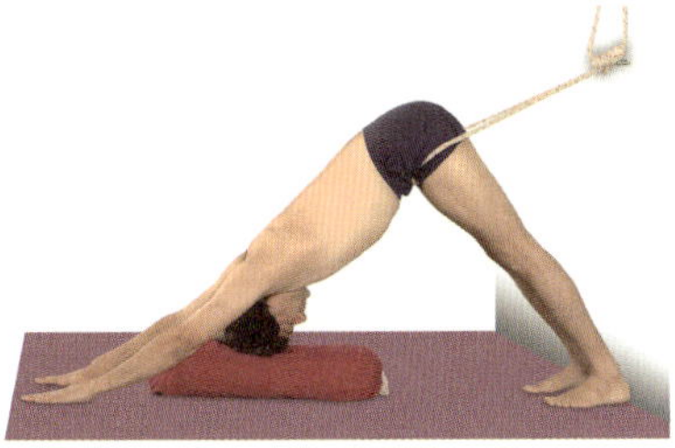

下犬式
Adho Mukha Śvānāsana

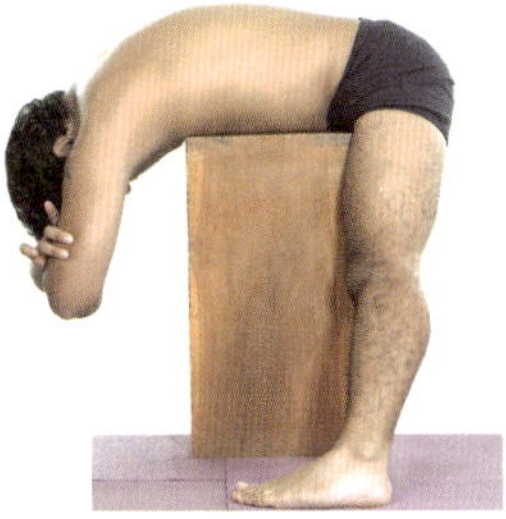

双角式
Prasārita Pādōttānāsana

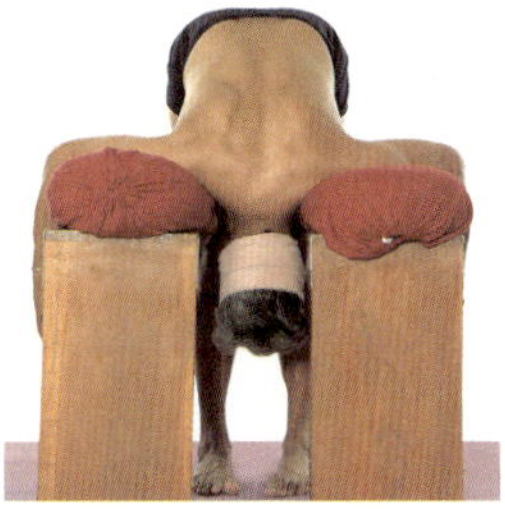

站立前屈式
Uttānāsana

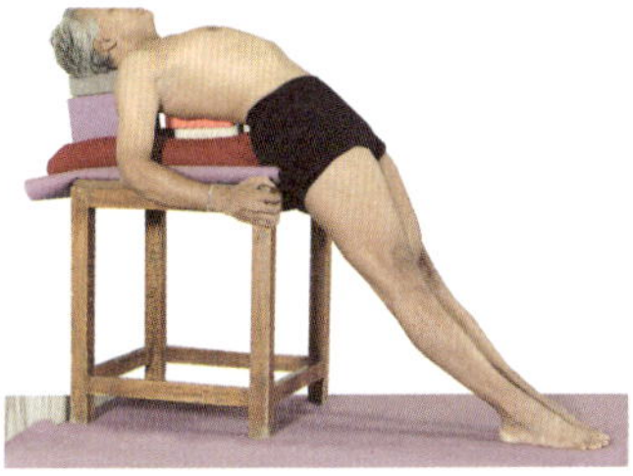

支撑后仰支架式
Sālamba Pūrvottānāsana

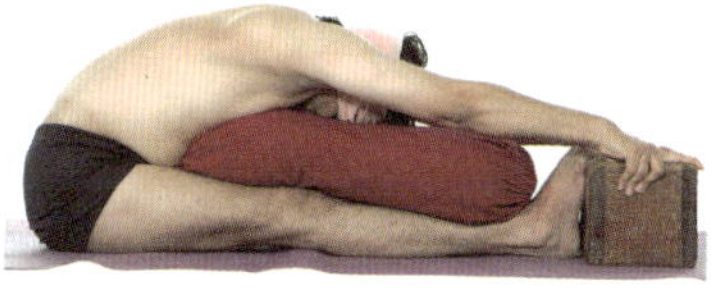

加强背部伸展式
Paścimottānāsana

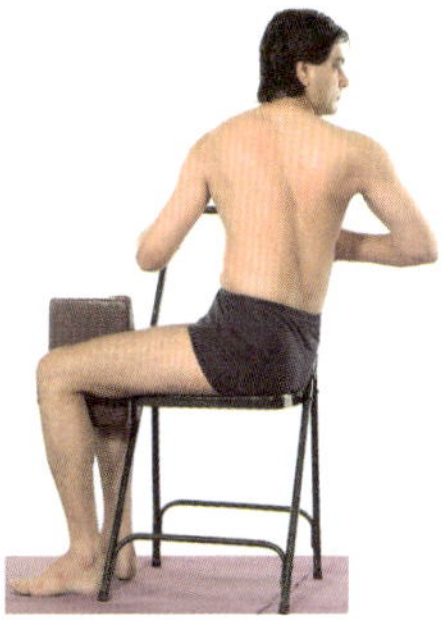

巴拉瓦伽式
Bharadvājāsana

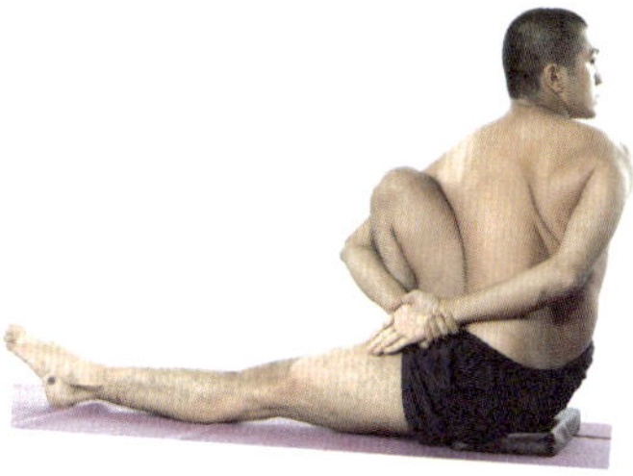

圣哲玛里奇三式
Marīchyāsana Ⅲ

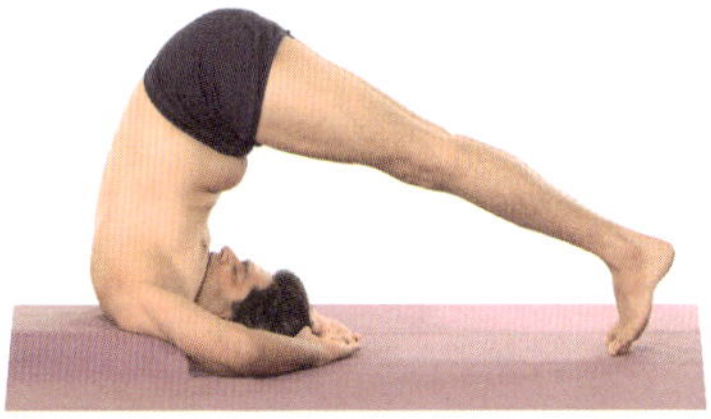

犁式
Halāsana

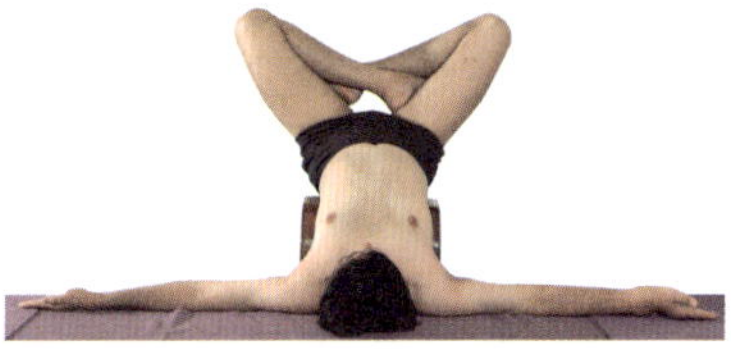

吉祥坐倒箭式
Svastikāsana In Viparīta Karaṇi

上述体式不仅有助于精疲力竭的运动员在一天结束时的恢复，也有助于背部和双腿部位肌肉的恢复。

受伤是运动员职业生涯中不可避免的，尤其是在身体没有得到很好调理的情况下。不幸的是，很多运动队会失去年轻的、有天赋的运动员，他们因慢性伤病无法保持运动成绩。

运动员身体的某些特定部位也会因使用过度而受伤。如果运动员能养成练习瑜伽的习惯，则有助于预防运动造成的对特定身体部位的损伤，受伤的风险将会降低。运动员不应等到损伤症状显露才进行治疗，因为这时身体已经受到实质性伤害，需要花费很长时间来逆转和治愈。瑜伽不仅有助于缓解身体的疼痛，还可能从源头上解决问题，防止疼痛的发生。

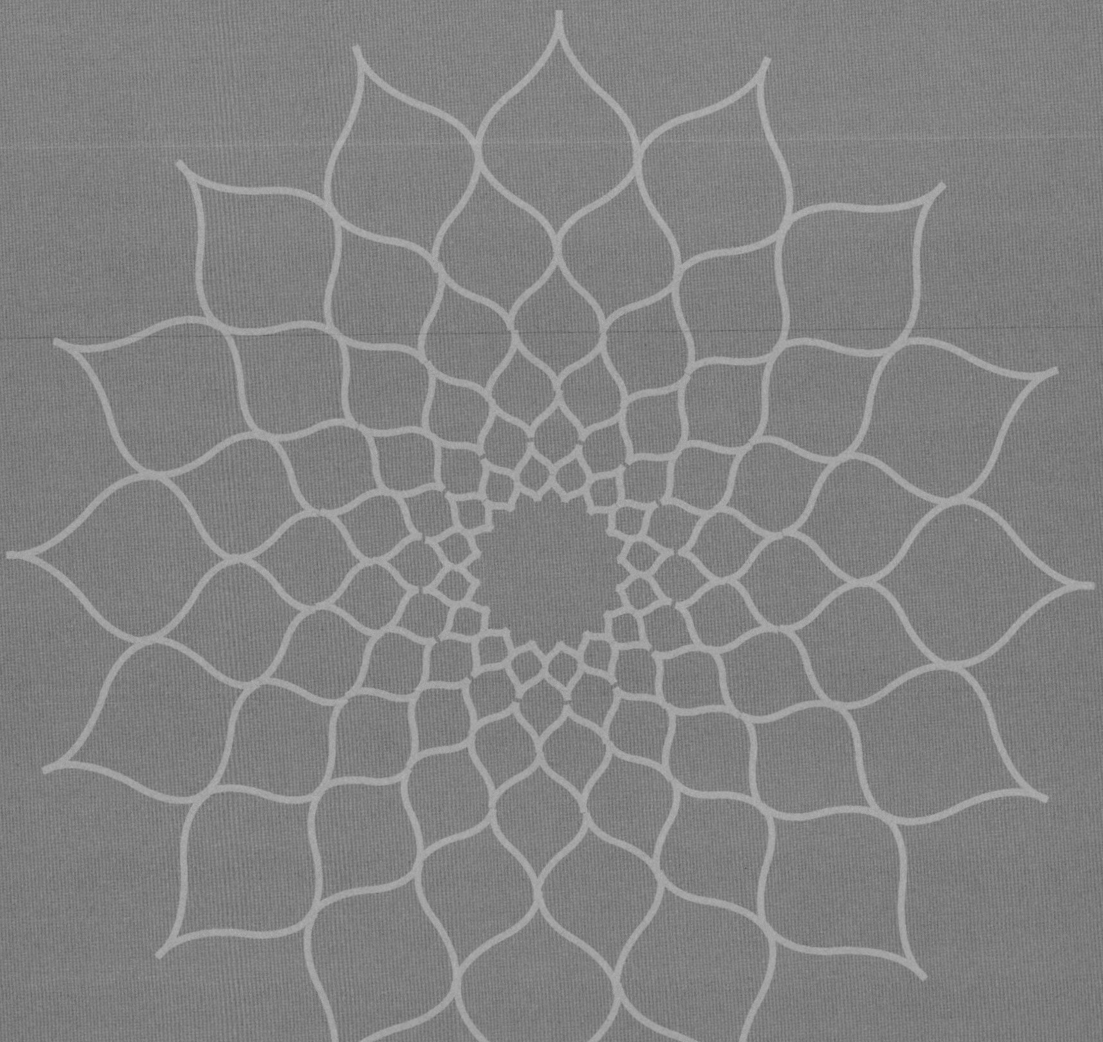

第五章

比赛期间的瑜伽练习

就像天气预报一样，运动员应该能够了解自己的身体和精神状态，并预测自己当天的表现。他可以预知感觉迟钝和无精打采时会表现不佳。天气不能改变，但是人们可以根据天气预报做些准备。同样，运动员也可以做些准备。如果比赛前感觉迟钝，可以通过练习瑜伽体式为身体注入主动性的能量；如果感觉神经紧张或有压力，可以通过练习瑜伽体式使自己平静下来。

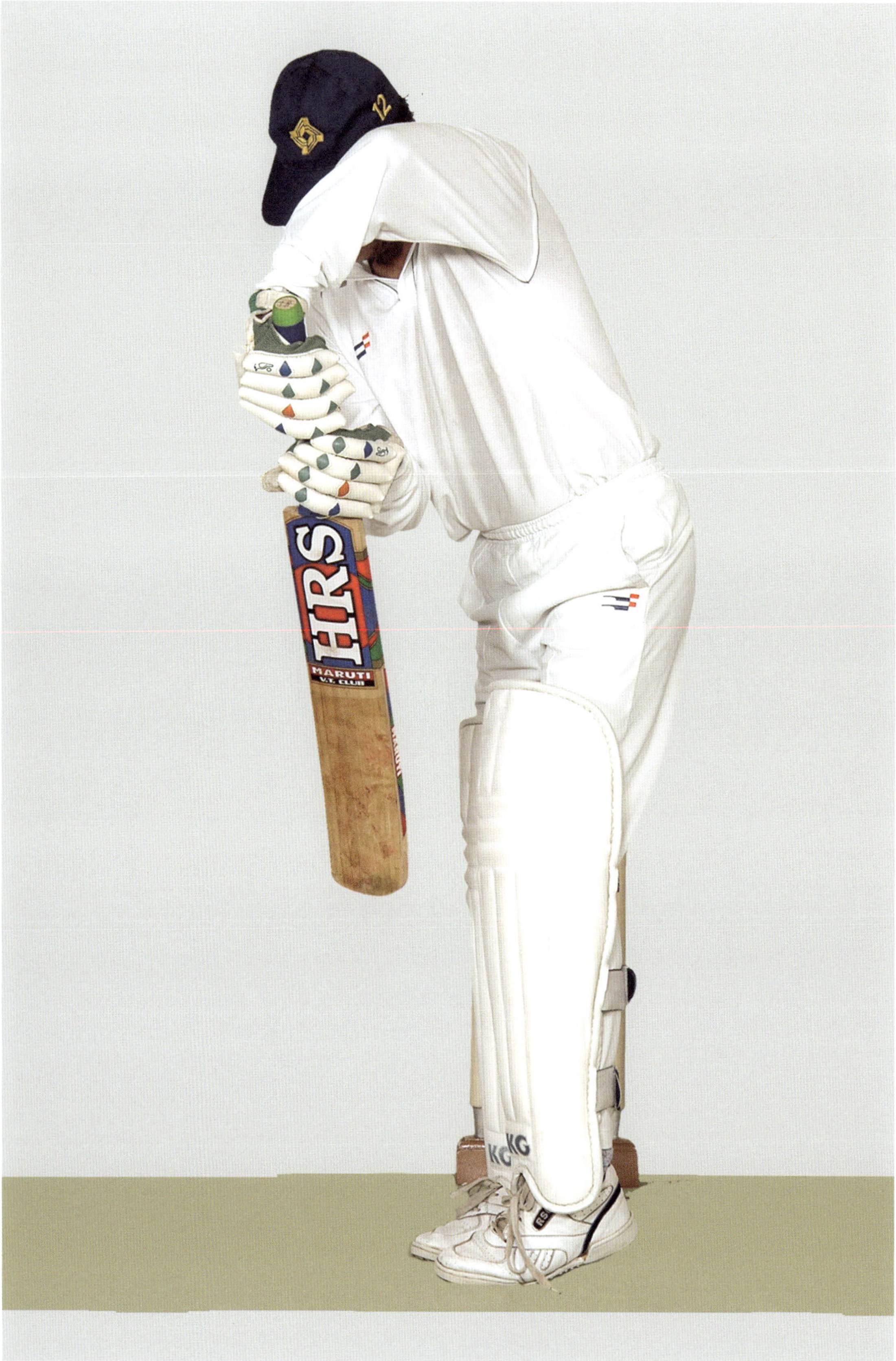
12
HRS
MARUTI
V.T. CLUB
KG
KG

瑜伽能够提升运动员的综合素质，确保其具有获胜的愿望、健康的体魄、敏锐的头脑和清晰的判断力以面对最强悍的对手。

实力最强的队伍，或最好的运动员，有时也会输给实力普通的对手。获胜者理应收到赞誉，但是我们应该明白，赢得比赛可能不只是参赛者努力的结果，也可能是由于对手的糟糕表现。实力强的运动员会因为自负、轻敌、不够健康等而表现不佳。“健康”不仅指身体的健康，还包括心理、精神和情绪的健康。

优秀的运动员会担心状态下降或身体受伤。他们会聘请教练、理疗师及陪练，确保在比赛中都能始终保持体能良好、思维敏捷、头脑灵活。团队努力工作，使运动员在整个比赛期间的训练保持在一种平衡状态，既不要让他们感到疲惫，又要确保他们的身心健康。在这个训练体系中加入瑜伽练习，特别是在比赛期间，会有助于维持运动员身体细胞的活力，降低在赛场上像肌肉痉挛、腘绳肌拉伤及扭伤等的受伤概率。与其他练习形式相比，瑜伽能够更快地热身而不需要过多的体力消耗。瑜伽能够提升运动员的综合素质，确保其具有获胜的愿望、健康的体魄、敏锐的头脑和清晰的判断力以面对最强悍的对手。我们身体的表现每天都会不同。就像天气预报一样，运动员应该清楚地知道自己的身体和精神状态，并能够为此提前做好准备。人们能够预知自己在感觉迟钝和毫无活力的日子里会表现不佳。虽然天气不能改变，但人们可以借助天气预报提前做出准备。同样的，运动员也可以提前为自己做些准备。在赛前如果感觉身体迟钝，可以通过练习瑜伽体式来为身体注入主动性的能量；如果感觉神经紧张或压力，练习瑜伽体式可以使自己平静下来。

一天艰苦的比赛结束后，瑜伽体式的练习可以帮助参赛者使疲惫的肌肉和关节得到恢复，重获活力，为第二天的比赛做好准备。

对运动员来说，心理健康与身体健康同样重要。如果没有经过特殊训练，运动员的情绪可能会在比赛中摇摆不定，从而影响比赛结果。在赛场上如果表现出色，运动员可能会变得自满且放松。否则，他会失去继续比赛的勇气。为了避免受到诸如此类情绪起伏的影响，运动员需要从内心培养一种被动、警觉的态度，头脑平静、敏锐，身体警觉、有活力。瑜伽练习有助于运动员达到这种状态。

重要的是，不只是要练习各种瑜伽体式，还应根据不同的目的，按照特定的顺序和变体进行练习。

运动员在比赛当天留给瑜伽练习的时间非常有限。考虑到这一点，以及其他几点特殊要求，我们给出了一些瑜伽体式及变体，以帮助运动员在比赛当天有良好的表现。有些体式也可以在比赛中或场间休息时练习。

运动员需要从内在培养自己被动警觉的态度，这不仅使其头脑保持平静和敏锐，也让身体保持警觉，瑜伽练习有助于达到这样的状态。

比赛日早晨的调息练习

在比赛日早晨，运动员需要快速热身。通常他们会按计划做准备活动和练习，并由教练或领队做赛前动员。此时进行调息和瑜伽体式练习非常有益，且不会使运动员感到有负担或者疲惫。

气息是深藏于人体内的潜在能量。调息练习可以赋予运动员在赛场上获胜的能力。在比赛日，推荐运动员练习乌加依（Ujjāyi）调息或瑜伽间断调息（Viloma）。乌加依（Ujjāyi）由两个词组成：ud，向上，扩展，表达的是力量和优秀；jaya，胜利，成功。因此，Ujjāyi的意思是提升和增强身体的能量、力量，战胜对手的愿望和信心。乌加依调息就是充分扩张肺部，从而赋予练习者战胜自身软弱的勇气和能力。乌加依调息可以以坐姿或是平躺练习，无须刻意。

瑜伽间断调息（Viloma）是另一种调息方式。vi，违反事物的自然规律；loma，头发。瑜伽间断调息就是用暂时的停顿打断正常的吸气和呼气，一式，吸气被打断而呼气正常；二式，呼气被打断而吸气正常。

调息，如果在早晨练习，可以使练习者头脑警觉，全神贯注。也可使练习者更加积极和自信。赛前动员和辅导有助于从外在获得信心，而调息则会使练习者从内在获得信心，影响更深入、持久。外来的动力可以暂时为头脑赋能，而调息可以带来发自内心的自信。

推荐所有运动员在早晨活动开始前先进行15分钟调息。可以先以挺尸式平躺在床上练习10分钟乌加依调息或瑜伽间断调息一式。接着以坐姿练习乌加依调息，吸气，然后屏息停留（内屏息式），循环往复。

挺尸式调息

乌加依调息：缓慢地吸气，感受胸部在横向和纵向的扩展。试着让胸部的这种横向和纵向的扩展同步进行。让气体均匀地充满肺部，不要有负担。然后缓慢地、深深地、平稳地呼出气体，直到肺部感到排空了。以这种方式练习约10分钟。

瑜伽间断调息一式：几轮乌加依调息后，彻底呼气，然后吸气2～3秒。停止吸气，屏息2～3秒，再继续吸气。以此方式吸气，不要呼气，直到肺部被充满。在一轮吸气中做4～5次停顿，然后深深地、缓慢地呼气。持续这个练习5～7分钟。

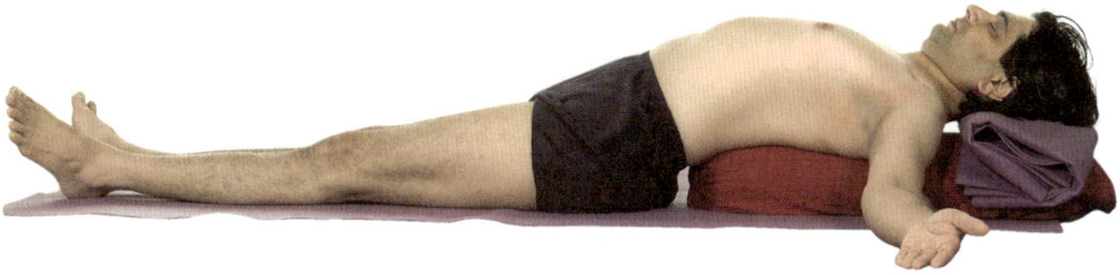

挺尸式调息
Prāṇāyāma In Śavāsana

内屏息式乌加依调息

内屏息式乌加依调息应以坐姿练习。

屏息时身体的内在与外在必须保证完整一体。一旦丧失了这种完整性，就进行自然呼吸。如果屏息后呼吸变得困难、急促，则意味着屏息时间过长，超出了自身能力，则在下一轮练习时缩短屏息时间。在每一轮内屏息练习后完成两轮不加内屏息的乌加依呼吸。

如果感觉紧张或不安，则在练习内屏息时睁着眼睛，顺势望向胸部。这会带来头脑的安定。做 5 ～ 8 轮内屏息式乌加依调息。

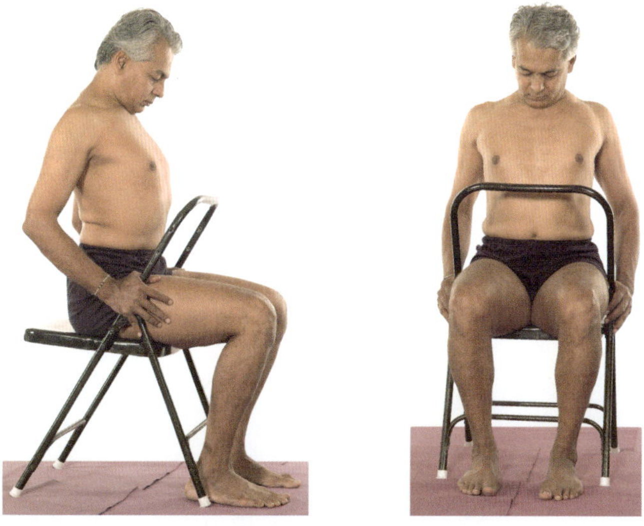

内屏息式乌加依调息
Ujjāyi Prāṇāyāma With Antara Kuṁbhaka

体式练习

练习以下体式可以帮助运动员放松关节，延展、放松肌肉纤维，为大脑注入新鲜血液，滋养脑细胞，使大脑变得兴奋、活跃。这有助于运动员获得白天所需的灵活性、能量和力量。像跑步之类的运动会使肌肉组织感到疲惫。体式练习，看起来不动，行为上则是静中有动。瑜伽使人在静止中获得活力。瑜伽体式的魅力在于激活了肌肉组织，又不会使之疲惫，从而可保证比赛时肌肉力量的充分发挥。身体变得灵活，思维变得敏锐。

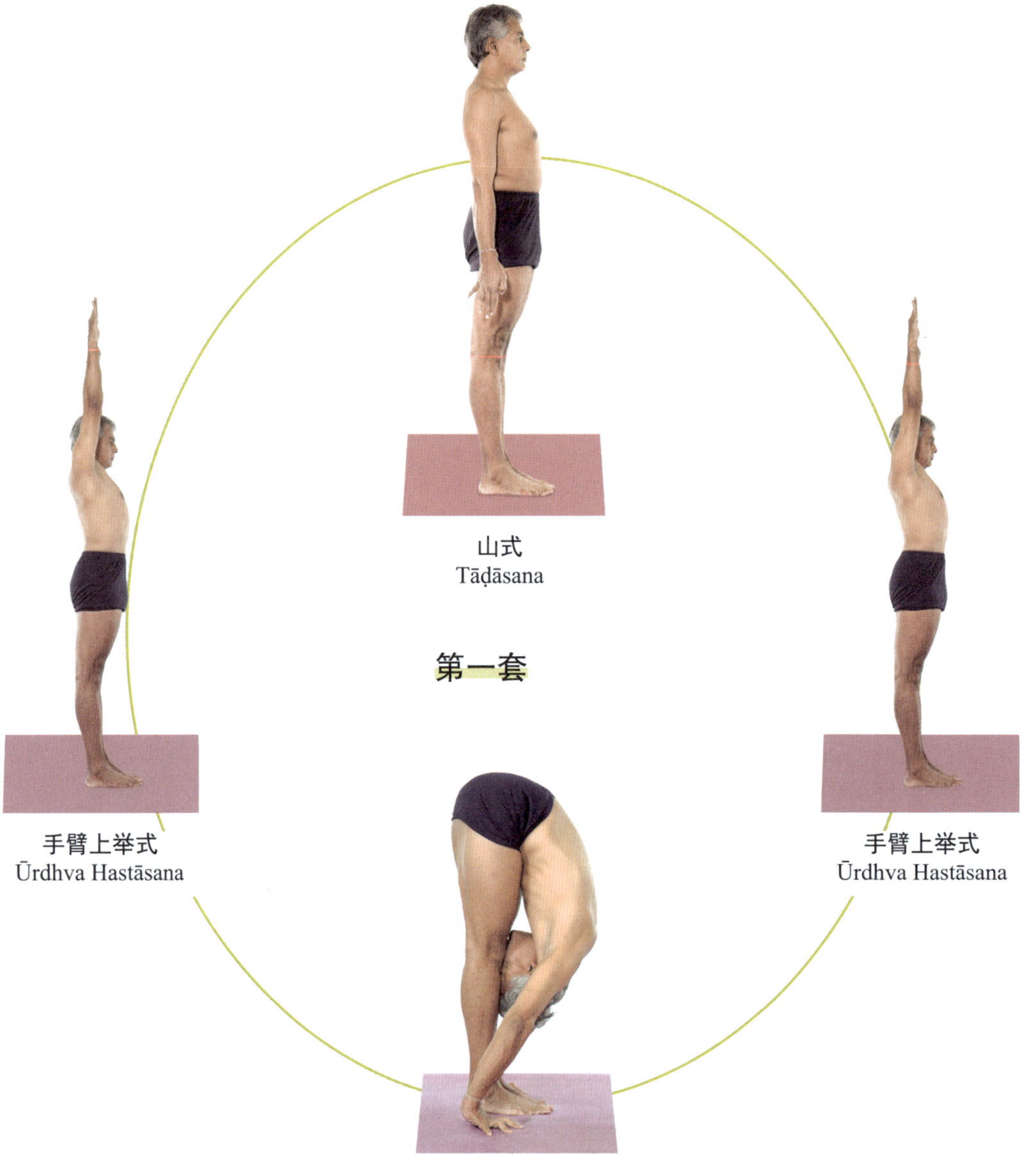

山式
Tāḍāsana

手臂上举式
Ūrdhva Hastāsana

第一套

手臂上举式
Ūrdhva Hastāsana

站立前屈式
Uttānāsana

在比赛日的早晨练习 10 ～ 15 分钟瑜伽体式，目的在于：

· 唤醒身体，提升速度，增加身体的灵活性。

· 保持情绪稳定、思维敏锐。

· 给四肢带来活动自如的能力和力量，对田径运动员尤其有用。

以下几套体式应快速地连续做 5 ～ 7 轮。可以放松关节，延展、放松肌肉组织。

赛前规律练习这几套体式可帮助运动员在短时间内获得力量，身体变得灵活、敏捷。

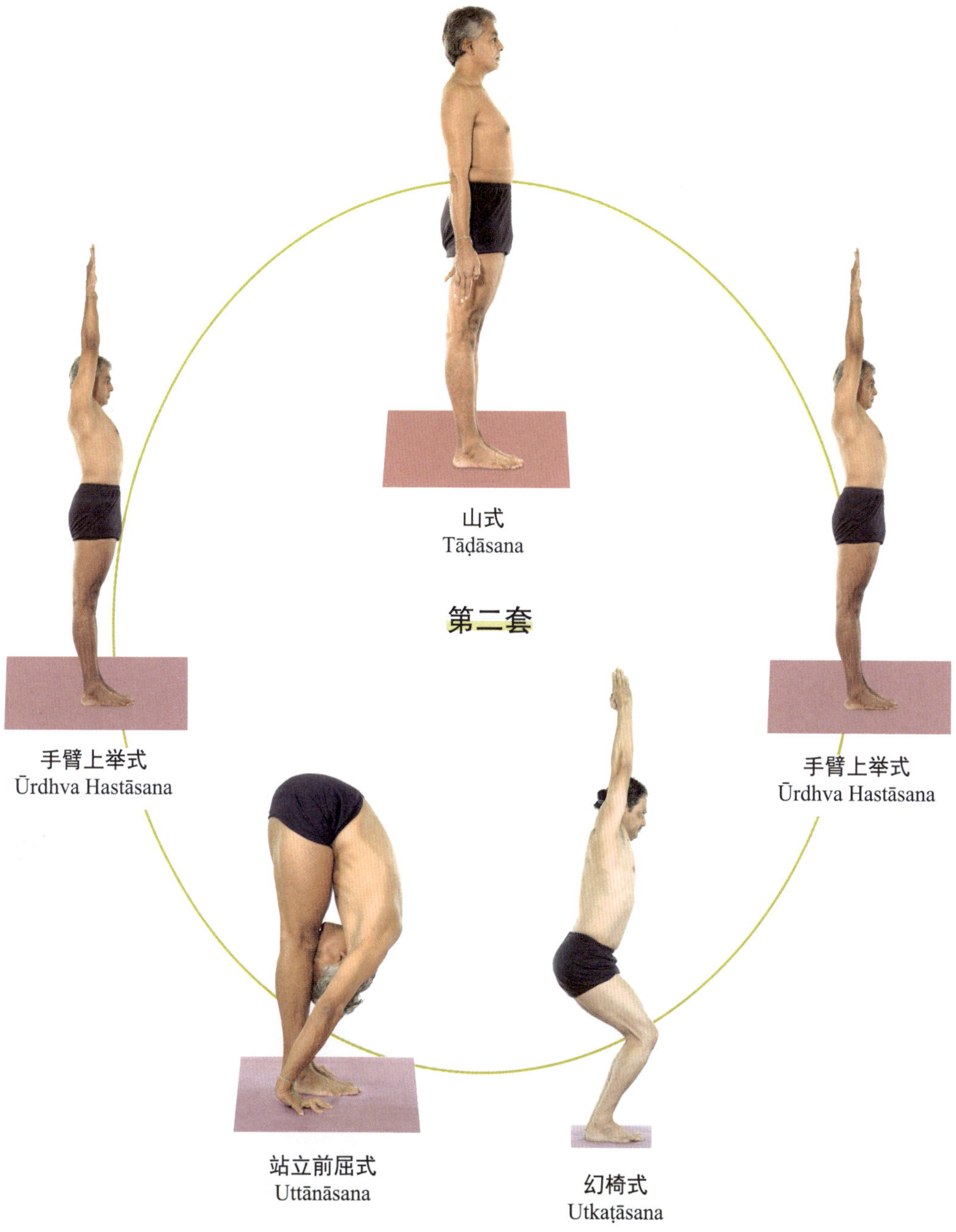

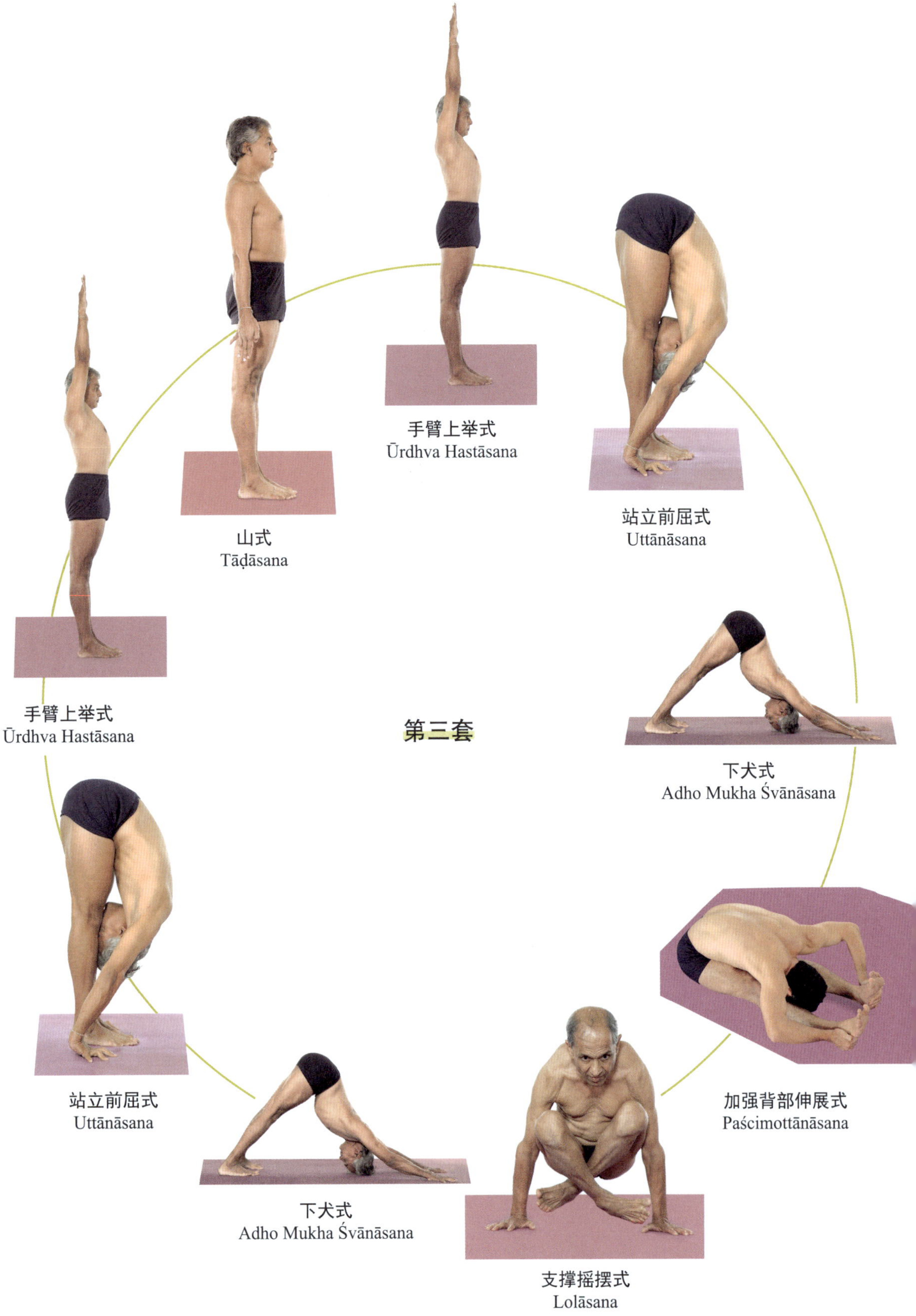
第三套
山式
Tāḍāsana
手臂上举式
Ūrdhva Hastāsana
站立前屈式
Uttānāsana
下犬式
Adho Mukha Śvānāsana
加强背部伸展式
Paścimottānāsana
支撑摇摆式
Lolāsana
下犬式
Adho Mukha Śvānāsana
站立前屈式
Uttānāsana
手臂上举式
Ūrdhva Hastāsana

第四套

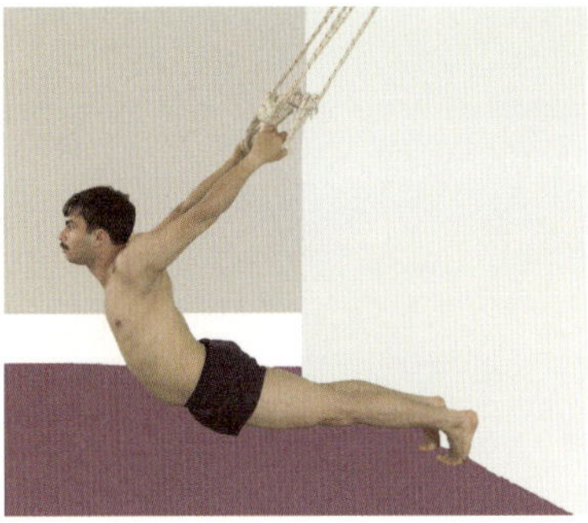

墙绳辅助上犬式
Rope Ūrdhva Mukha Śvānāsana

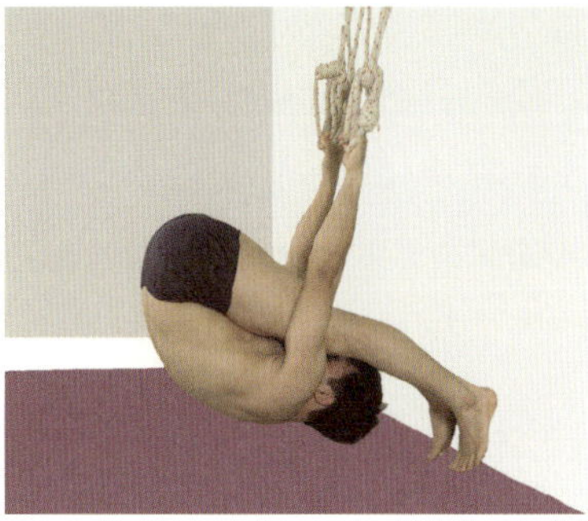

墙绳辅助加强背部伸展式
Rope Paścimottānāsana

第五套

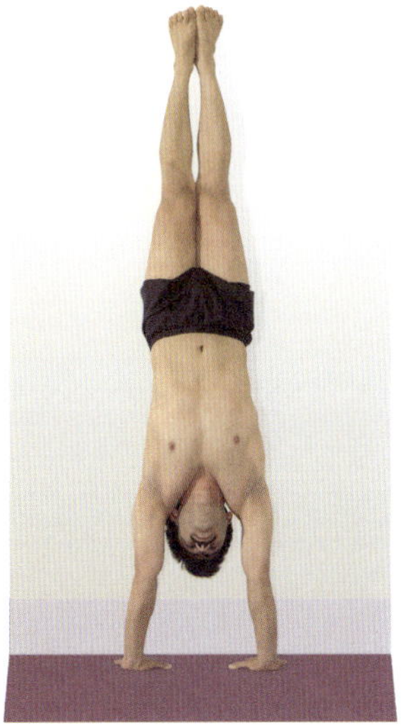

手倒立式
Adho Mukha Vṛkṣāsana

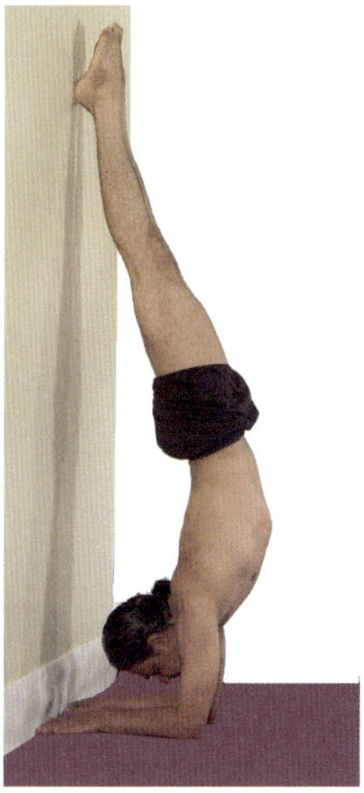

孔雀起舞式
Pīnchā Mayūrāsana

手倒立式和孔雀起舞式可教会运动员充分伸展三角肌和背阔肌。也有助于保持肩胛肌肉的健康，降低肩部受伤的风险。这两个体式对于板球的投球手和投掷项目的运动员是非常必要的。它还能迅速让思维变得敏捷。

等候上场比赛时的体式练习

即使最优秀、最机敏、状态最好的运动员在等候上场时也可能觉得无聊和疲惫。想象一下板球比赛，开局队员正在比赛，第三个击球手穿戴好所有护具等待上场，且要对场上局势随时保持警觉。如果开局队员打得非常好，可能得等几个小时才能轮到他上场。在等待中，第三个击球手的头脑和身体可能会变得迟钝、倦怠。

如果是对抗赛，击球手可以先花一些时间进行热身再投身比赛。但如果是单日赛程，击球手可能会一到赛场马上就要进行比赛。这时如果他的身心还没有完全做好准备，则会很容易地击出有失水准、糟糕的一球。

孩子们学习时总会被要求坐直了。这是因为腰椎对于整条脊柱至关重要，会直接影响头脑的状态。如果腰椎不灵敏，头脑就会迟钝。通常运动员在等候上场时会显得无精打采，这时如果突然被叫上场比赛，就会毫无准备。因此，击球手需要保持腰椎的灵敏、继而是头脑的灵敏。

在等候上场时，运动员可以面对椅背坐下。此时他的腹部会得到休息，而脊柱保持灵敏。当被叫上场比赛时，他的身心都做好了积极参赛的准备。

体式练习

以下体式都会在短时间内带来身体和头脑的灵敏。

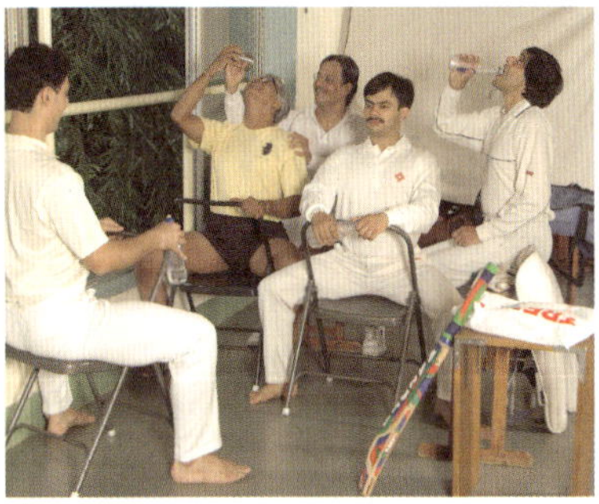

坐在椅子上时始终保持脊柱直立
Always Keep The Spine Erect While Sitting

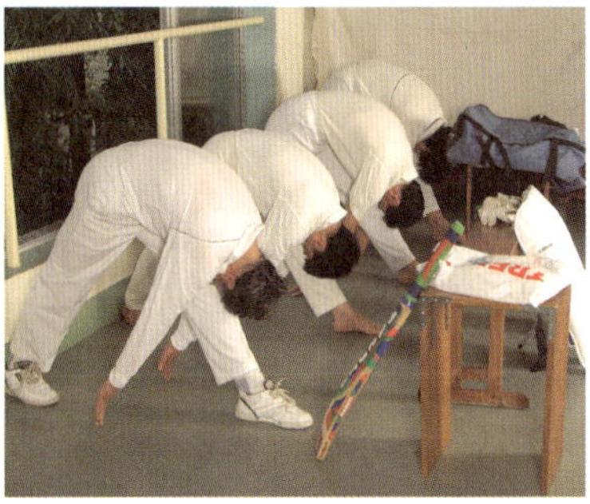

加强侧伸展式
Pārśvottānāsana

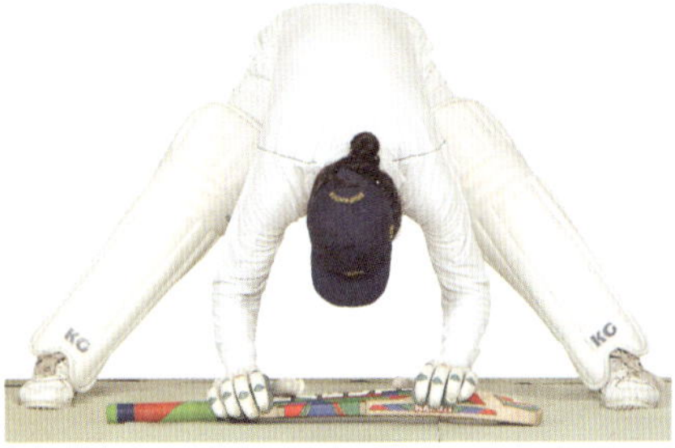

双角式
Prasārita Pādōttānāsana

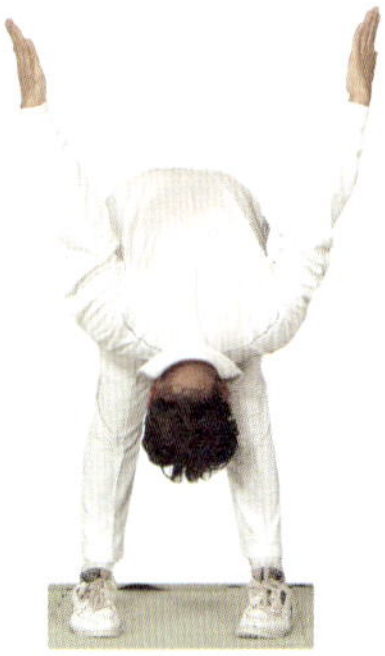

站立前屈式
Uttānāsana

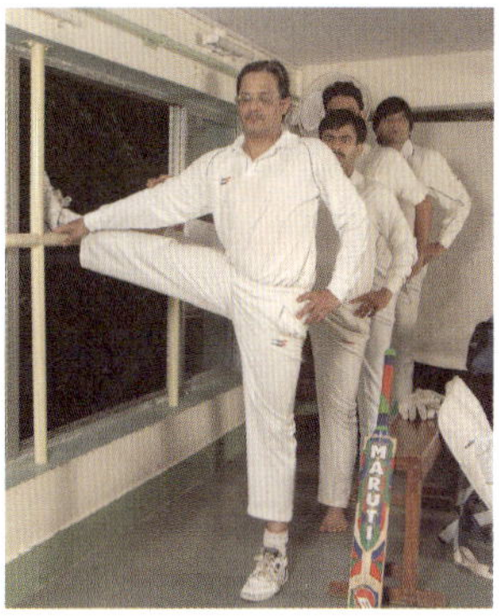

单腿站立手抓脚趾侧伸展式
Pārśva Utthita Hasta Pādānguṣṭāsana

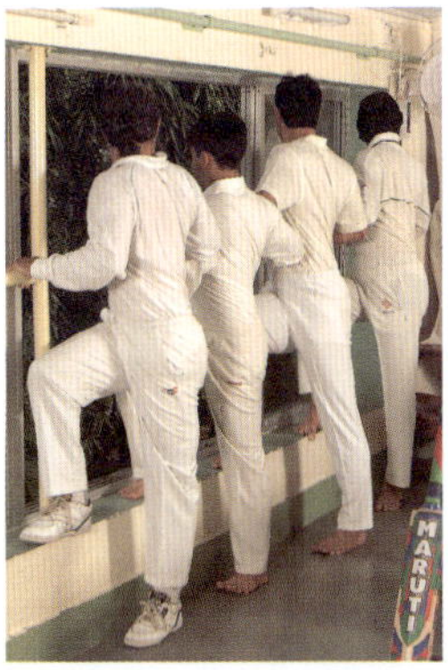

圣哲玛里奇三式站立变体
Utthita Marīchyāsana Ⅲ

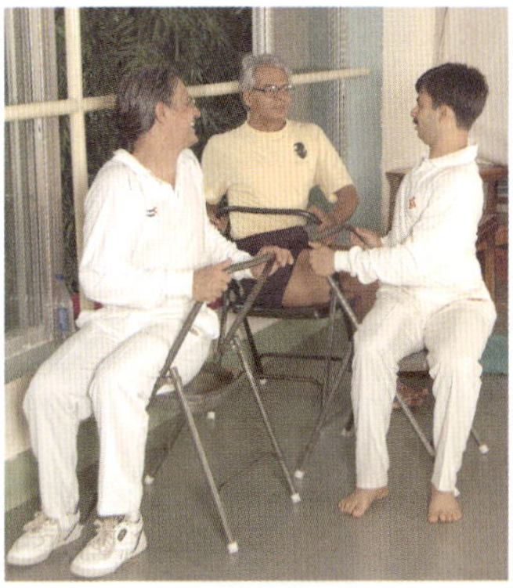

巴拉瓦伽式
Bharadvājāsana

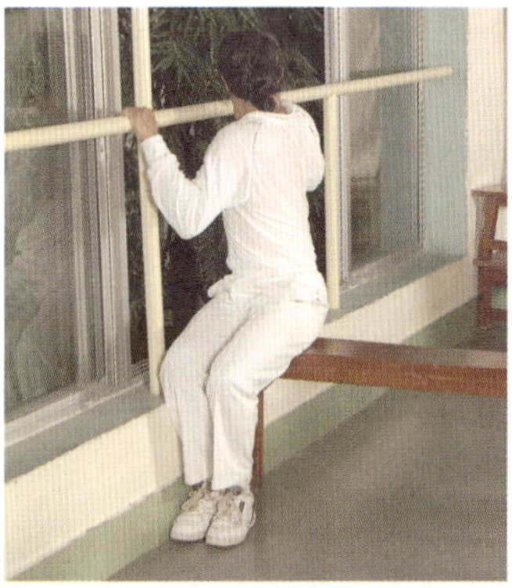

巴拉瓦伽式
Bharadvājāsana

赛间休息时的体式练习

运动员需要在赛间休息时从比赛的紧张中尽快恢复过来，如板球赛事中的午饭和茶歇时间，或足球比赛的半场休息时间。有时，单人运动项目同一天会有两场比赛。在短暂的休息时间里，练习几个瑜伽体式可以帮助运动员快速解除疲劳，恢复体力。

这里推荐的瑜伽体式没有时间和空间的限制，可以在半场休息时练习。如果没有特殊说明，甚至可以在轻食后练习。运动员大多愿意在赛场休息时吃点东西，补充点能量。

英雄式：快速放松已经疲劳的大腿肌肉，顺便按摩小腿和脚部。弯曲双膝，双脚悬垂在椅座后缘。这个体式甚至喝茶时也可以练习。

束角式、坐角式：这两个体式可以放松腹股沟、髋关节、大腿内侧和腘绳肌。也可以释放肌肉的紧张，使肌肉放松、感到舒适。

仰卧束角式：均匀地延展背部，缓解背部肌肉的僵硬。对于这个体式，放松的关键是呼气。练习时从横膈膜开始释放紧张感，放松肋间肌肉，呼吸会自然地变得平稳、柔顺。保持5～10分钟，有助于缓解疲劳，复原身体。

巴拉瓦伽式：缓解背部、颈部肌肉的紧张。尽管可以在轻食后练习，最好还是进食前练习，只需要15～20秒。甚至可以边与队友聊天边练习。

祛风式：放松腹部器官，防止恶心、呕吐，缓解背部疲劳。需要在进食前练习。

侧祛风式：坐在椅子上练习时，可以缓解背部、腹部的紧张，使头脑冷静。

根据时间长短，可以在赛间休息时选择练习上述全部或部分体式。

体式练习

在赛间休息时练习以下体式，可以帮助运动员快速解除疲劳，恢复体力。

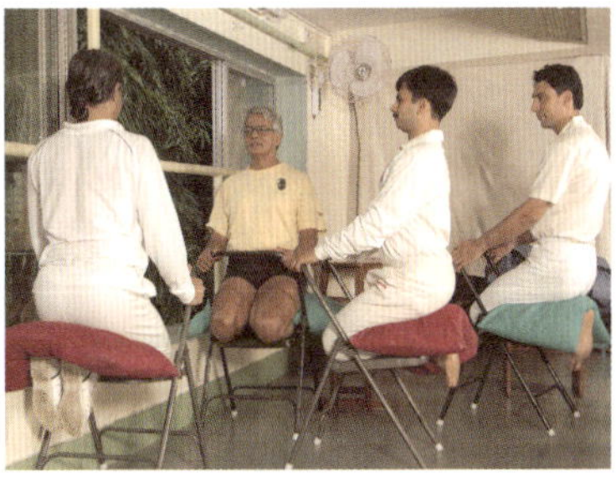

英雄式
Vīrāsana

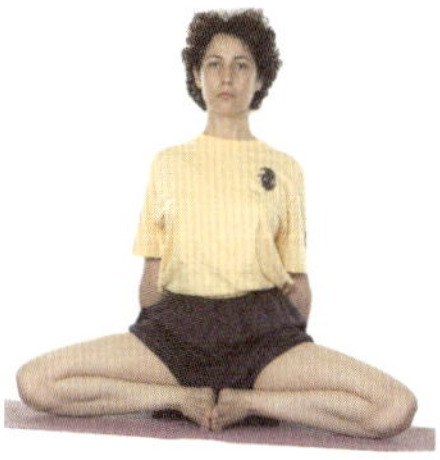

束角式
Baddha Koṇāsana

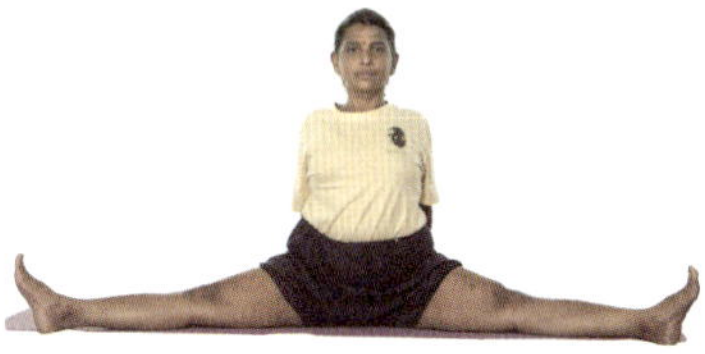

坐角式
Upaviṣṭa Koṇāsana

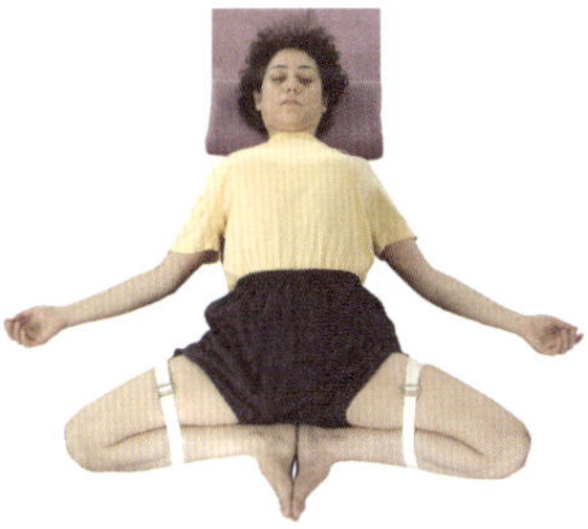

仰卧束角式
Supta Baddha Koṇāsana

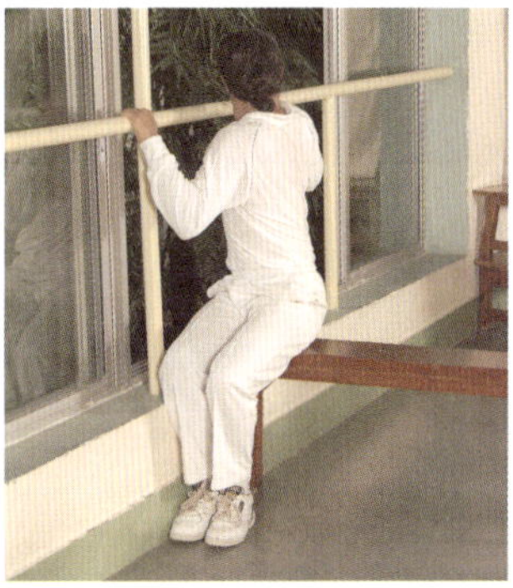

巴拉瓦伽式
Bharadvājāsana

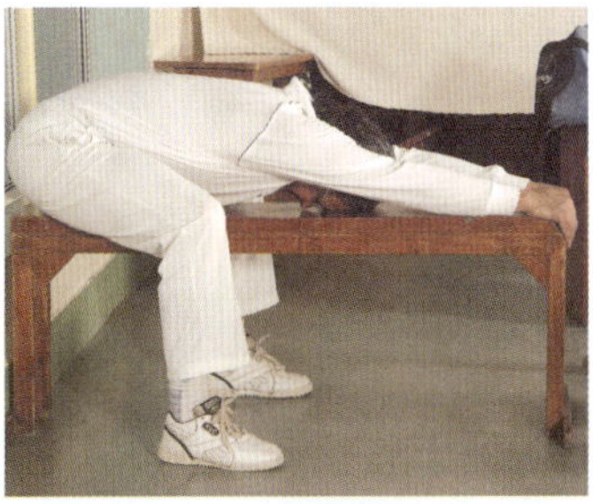

祛风式
Pavana Muktāsana

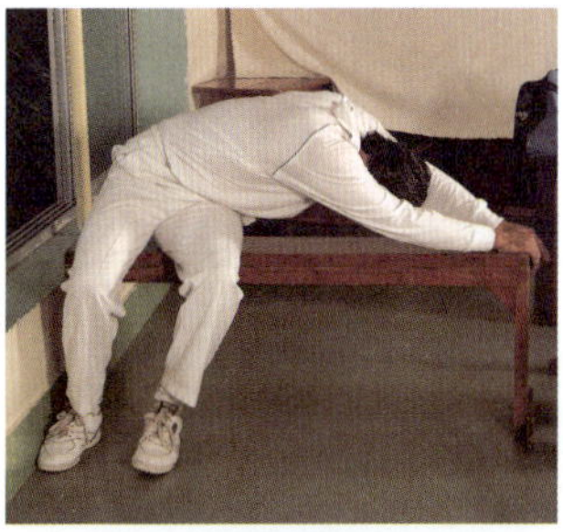

侧祛风式
Pārśva Pavana Muktāsana

赛场上的体式练习

冗长的拉力赛、长时间的场上比赛，或一天中参加多项比赛，都会使运动员精疲力竭，难以发挥最佳水平。片刻的休息调整可以帮助运动员从疲惫、失水的状况中恢复过来。

下面的瑜伽体式，运动员可以用几秒钟，可能的话几分钟在赛场上练习。身体的疲惫主要是呼吸频率加快、身体及脑部温度升高所致。这些瑜伽体式可以给运动员的脑部和身体降温，使其恢复正常的呼吸频率，从而快速消解疲劳，满血复活，投入接下来的比赛。

双角式：由于头部垂落，可以快速降低脑部和身体的温度。如果身体僵硬则双手抓住脚踝，将头部放松、垂落即可。也会缓解双腿的疲劳，使双腿轻松，宛若新生。

扭转三角式：缓解背部紧张。整条脊柱的伸展可以快速地带来头脑和身体的警觉。例如，板球比赛中的外野手可能在场上站几个小时也没有球打过来。他们的身体和头脑会变得迟钝，一旦有球打过来，也难以做出快速反应。在场上定期做一下此体式可以帮助他们保持警觉。

站立前屈式：如果运动员需要快速热身、进入比赛状态，例如替补队员被突然安排上场比赛，这个体式将会很有用。

板球比赛中，投球手在被叫上场前可能会等待很长时间，这时他可以练习后背勾手的站立前屈式。可以快速地活动开肩部、肩胛骨和手指尖，为上场做好准备。在站立前屈式中，尽可能多次地从右到左摆动手臂。

下犬式：板球比赛中击球手和防守队员通常会感觉肩部和颈部受压，此体式可以缓解这些压力。还可以消解小腿和腘绳肌的紧张。

坐角式、束角式：如果腹股沟僵紧就很容易受伤。这两个体式可以柔软腹股沟，缓解此处的僵紧。练习时可以穿着鞋子，以便更好地控制脚部，进一步释放腹股沟的僵紧。

站立单腿蛙式：由于出汗过多、肌肉疲劳，运动员的小腿经常会抽筋。练习此体式可以有效缓解此症状。

体式练习

在赛场上练习以下体式，可以帮助运动员从疲惫、失水的状况中恢复过来。

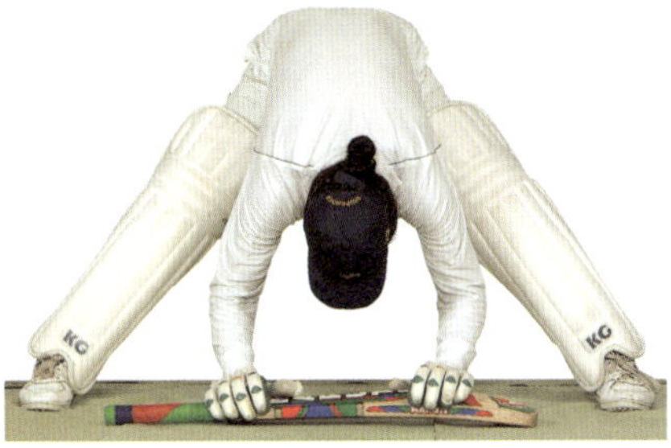

双角式
Prasārita Pādōttānāsana

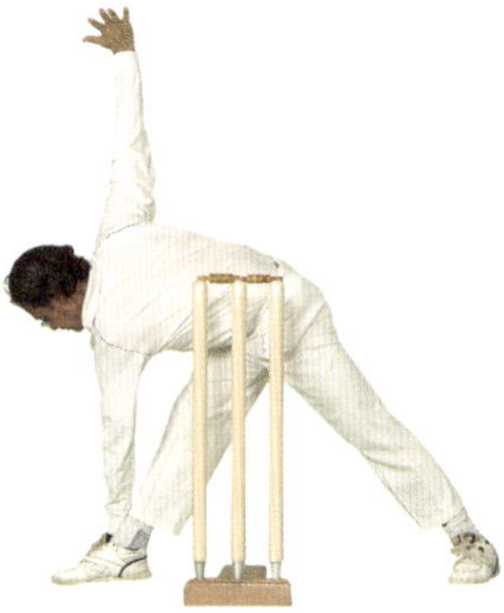

扭转三角式
Parivṛtta Trikoṇāsana

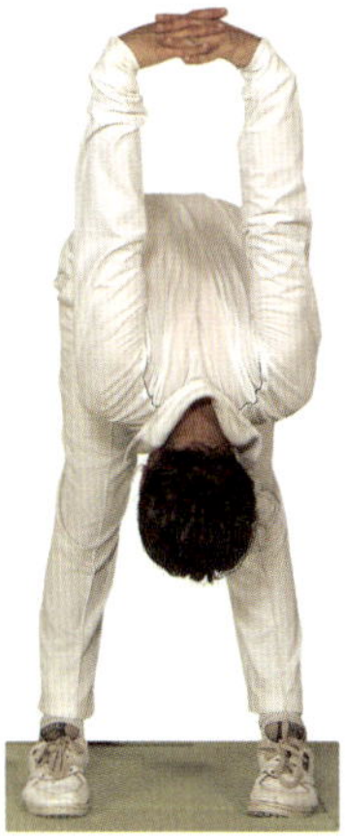

站立前屈式
Uttānāsana

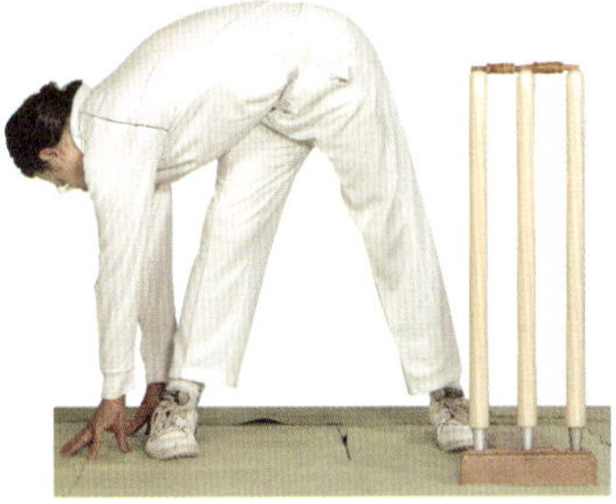

站立侧前屈式
Pārśva Uttānāsana

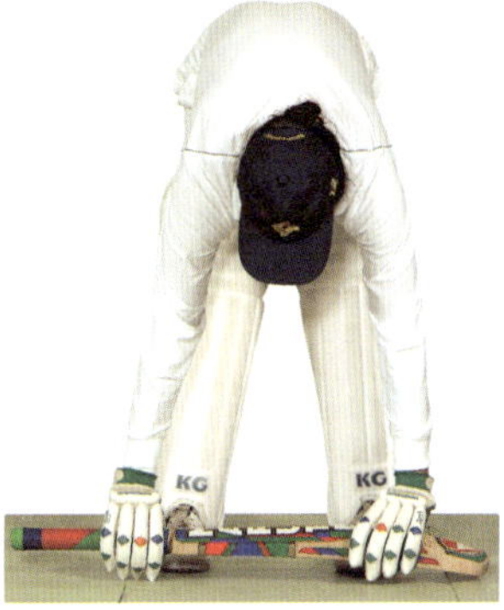

站立前屈式
Uttānāsana

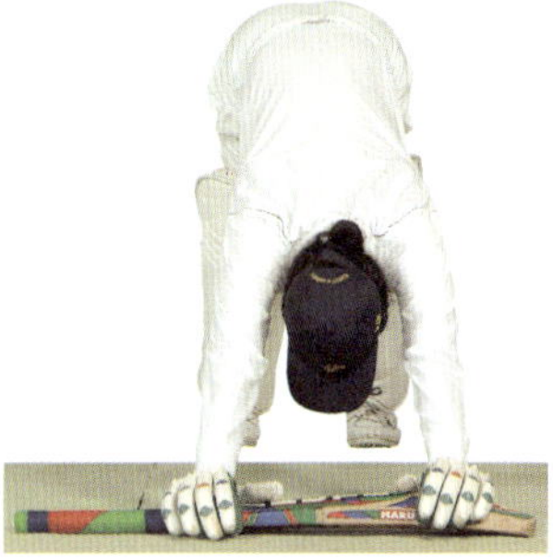

下犬式
Adho Mukha Śvānāsana

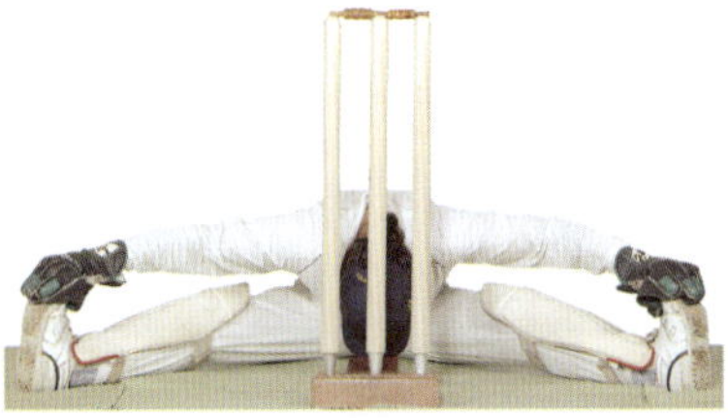

坐角式
Upaviṣṭa Koṇāsana

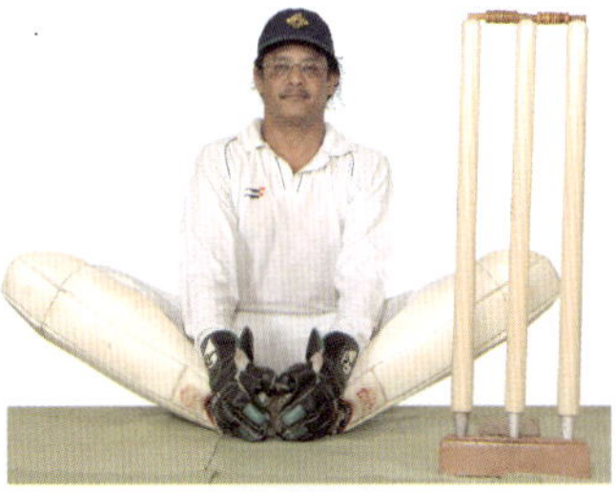

束角式
Baddha Koṇāsana

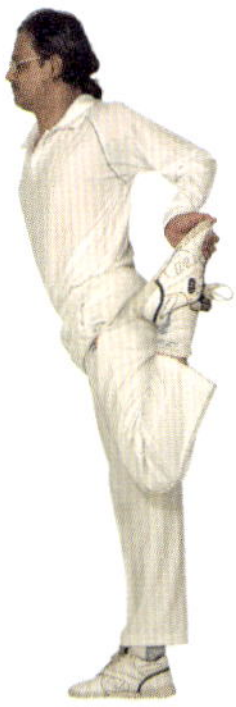

站立单腿蛙式
Utthita Eka Pāda Bhekāsana

一天比赛结束后的体式练习

除了身体疲劳，运动员的情绪在一天的赛程中也会像坐过山车一样高低起伏。表现不佳会产生紧张和压力,继而影响睡眠和后续表现。与之相反，发挥出色则会使运动员兴高采烈，心满意足，也会影响睡眠和后续表现。比赛期间，运动员的情绪稳定对于比赛至关重要。运动员在赛场上必须尽力保持镇静，情绪保持稳定。下面的瑜伽体式和调息练习非常有益。

英雄式：为大腿、小腿及脚部注入新鲜血液，缓解这些部位的紧张。在此体式中保持5分钟。

仰卧英雄式：长时间的站立、奔跑和弯腰会使下背部肌肉紧张，进而影响到双腿。此体式可以有效放松腿部，特别是大腿肌肉，让腿部感觉轻松，如同浸润在热水中。此体式还可以柔软腹部，预防腹部的紧张和横膈膜的压迫感。

束角式、坐角式：消除腿部和腹股沟的疲劳。

支撑头倒立式（墙绳辅助）：可以清空头脑，暂停思绪。静脉血液回流心脏，思绪停止，带给练习者头脑的镇静和情绪的稳定。如果不太累可以不用墙绳。

双脚内收直棍式（可以在床上练习）：给胸部肌肉带来自由，使呼吸顺畅。有助于消除疲劳，放松头脑，稳定情绪。有助于提升潜意识，让意识的头脑安静。

支撑肩倒立式、半犁式：经过太阳下漫长的一天，眼睛会很疲劳，头脑会很沉重，这两个体式有助于降低眼睛和脑部的温度。有助于缓解喉部干燥，保持鼻腔清爽。还有助于减轻中暑的症状。

桥式肩倒立式(可以在长凳或床上练习)：使能量在全身均衡分布。镇静眼睛，恢复眼睛的活力，从而带来头脑的冷静。可以随你所愿，在此体式中保持尽可能长的时间。

倒箭式（可以在床上练习）：可以缓解腿部压力。静脉血回流心脏，新鲜的血液滋养双腿，从而缓解此处的紧张。可以缓解腹部的僵硬以及消化系统的诸多不适。

体式练习

这些体式会带来镇静、平和、稳定的情绪，帮助运动员缓解全身疲劳。

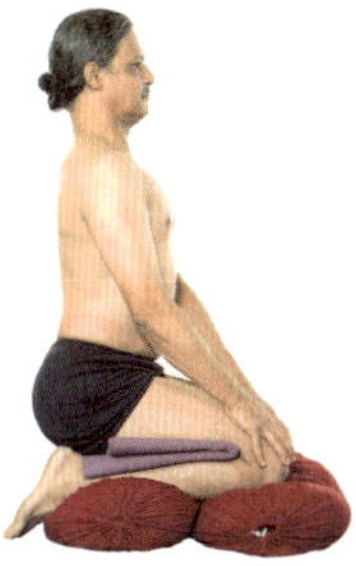

英雄式
Vīrāsana

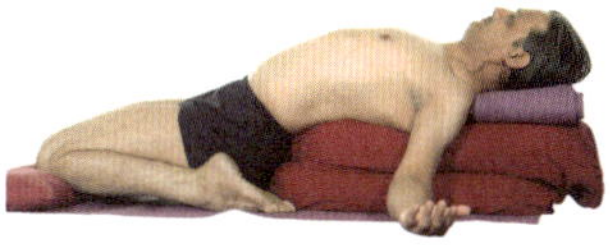

仰卧英雄式
Supta Vīrāsana

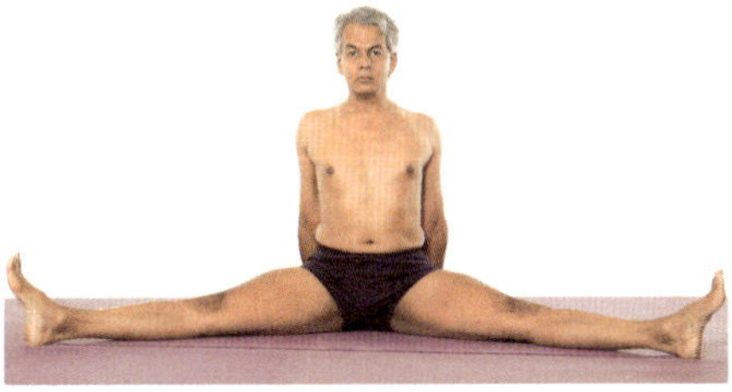

坐角式
Upaviṣṭa Koṇāsana

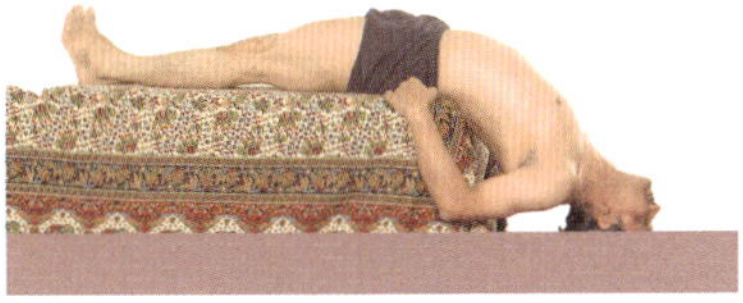

双脚内收直棍式
Dwi Pāda Viparīta Daṇḍāsana

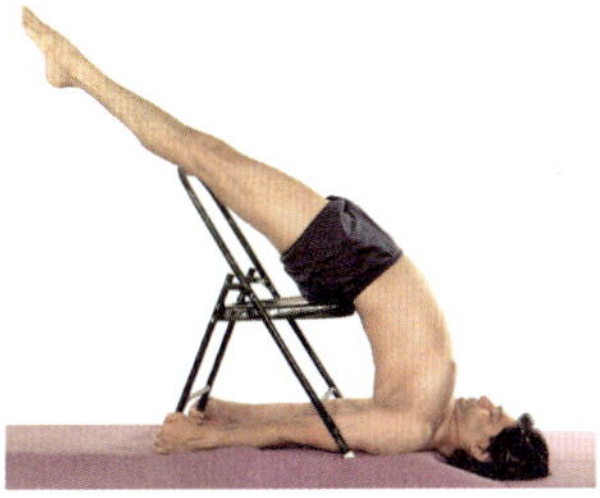

支撑肩倒立式
Sālamba Sarvāṅgāsana

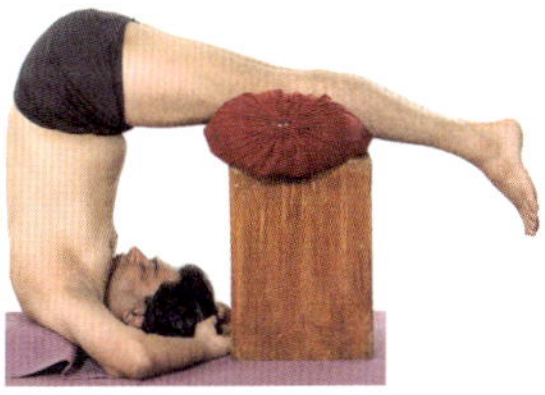

半犁式
Ardha Halāsana

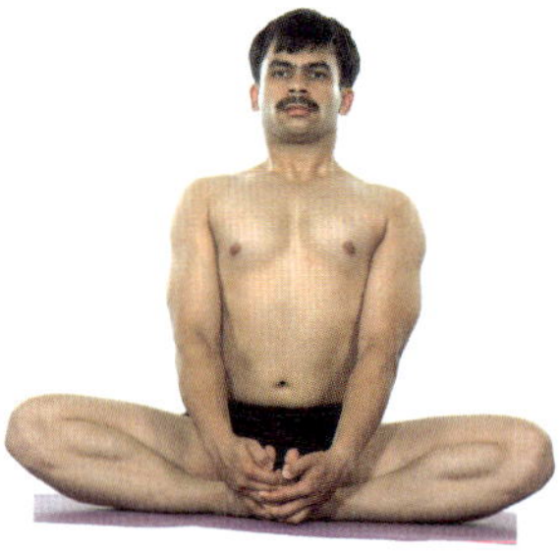

束角式
Baddha Koṇāsana

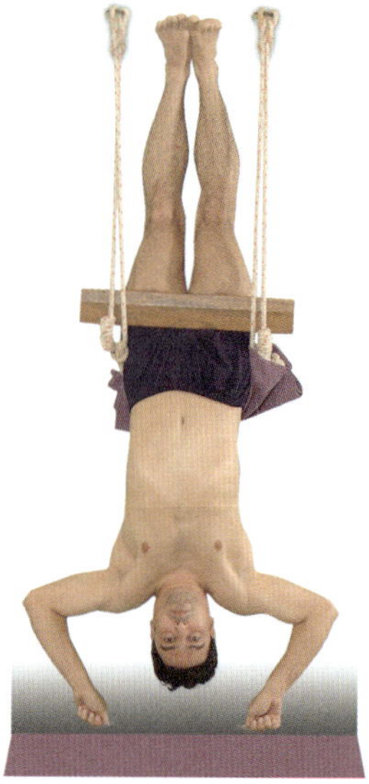

墙绳辅助头倒立式
Rope Śīrṣāsana

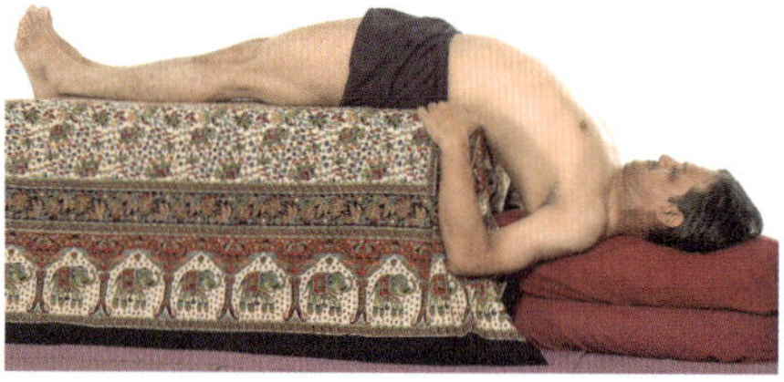

桥式肩倒立式
Setubandha Sarvāṅgāsana

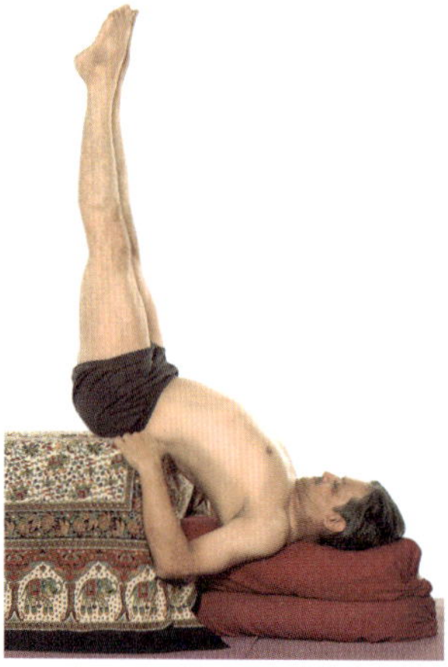

倒箭式
Viparīta Karaṇī

调息

我们的身体、头脑、呼吸和感官紧密相关。在一天即将结束时练习调息可以使我们精力充沛、头脑镇静、情绪平和。

运动员可以在挺尸式中练习乌加依调息，可以不屏息，也可以短暂屏息（内屏息），或练习瑜伽间断调息二式，即呼气时暂停。直到感觉身体复原，头脑平静。

一天的比赛结束后，运动员最需要的是一夜好眠。然而，身体过于疲惫、焦虑、沮丧或过度兴奋都会导致难以入眠。乌加依调息和瑜伽间断调息有助于兴奋、活跃的脑细胞安静下来。

乌加依调息或瑜伽间断调息二式可以平躺在床上练习，背部可以用抱枕支撑。背部支撑可以保持腹部的放松，从而进一步镇静头脑。渐渐地，大脑和神经细胞都会得到放松。运动员往往练习几轮调息即可入眠。如果睡意来临，不要强迫自己保持清醒。这时可以忘掉调息，直接入睡。

床上挺尸式调息

此体式有助于使身体复原，头脑平静。

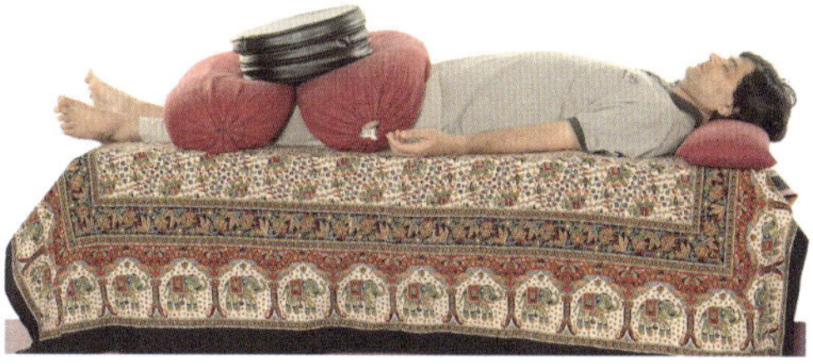

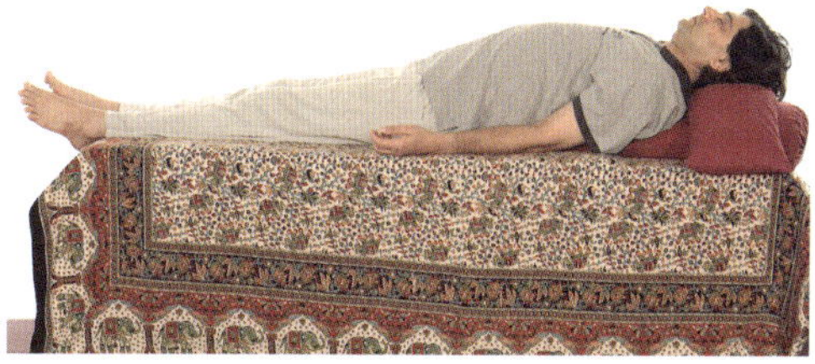

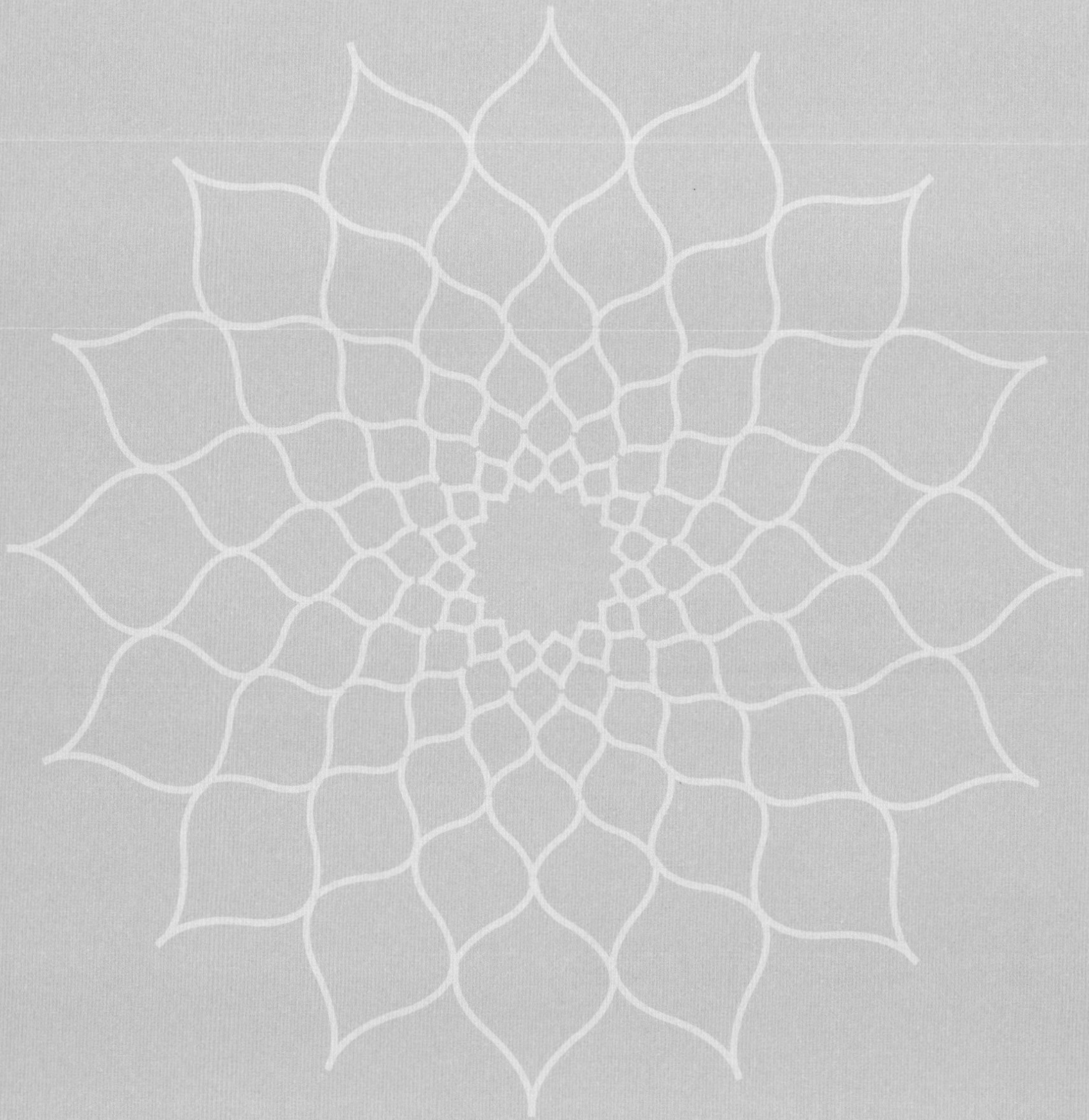

第六章

常见健康问题的预防和康复

帕坦伽利所说的“Heyam duḥkham anāgatam”，指的是“本可以且应该被预防的、尚未出现的疼痛”。瑜伽为运动员提供了预防尚未出现的疼痛的方法。瑜伽可以让人们远离经常出现的健康问题并且治愈已经出现的问题，相比其他治疗方法，瑜伽有更大的预防作用。

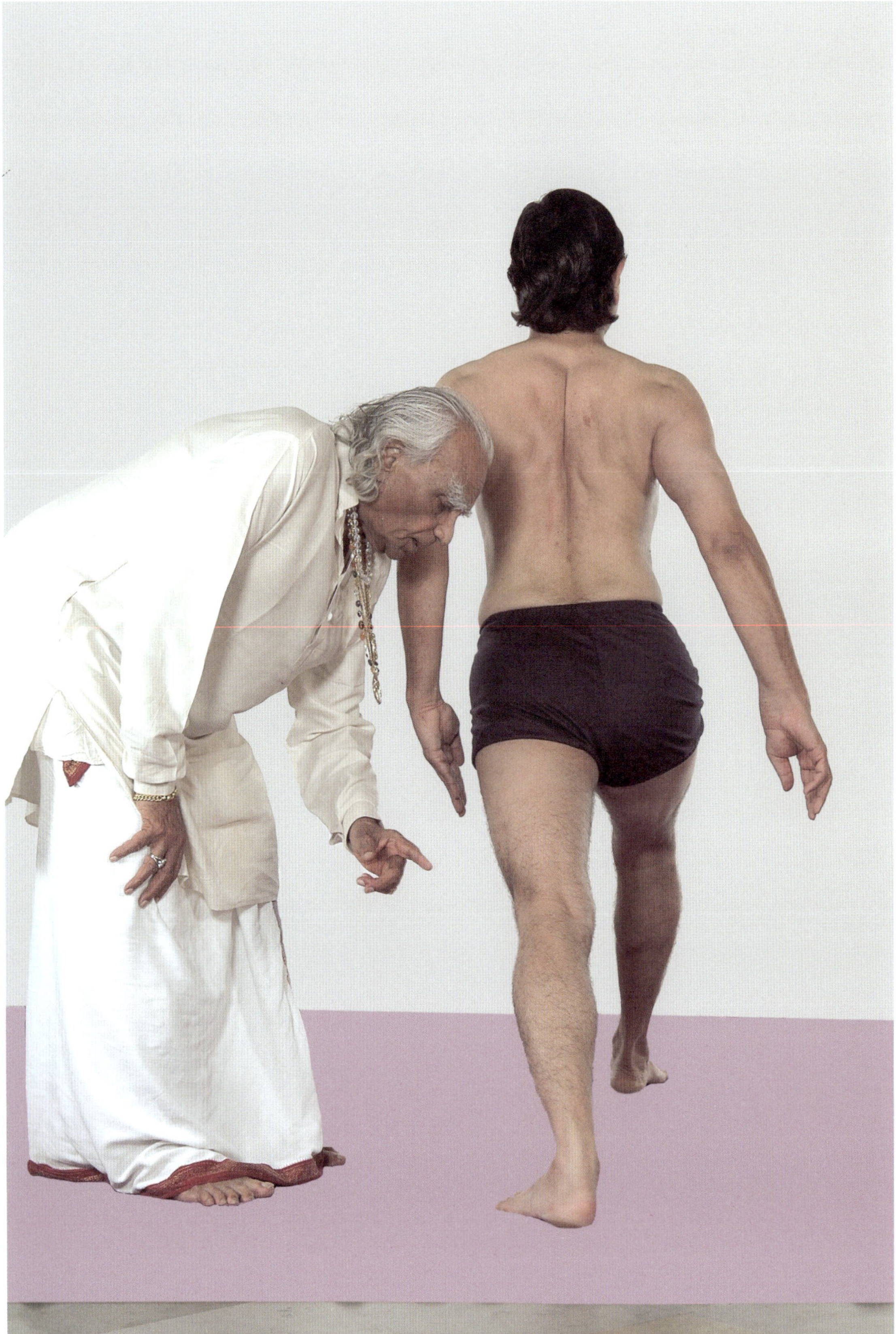

体式和调息应该一以贯之地被练习，因为它们能够在任何环境条件下增强免疫系统并且提供抵抗力。

每个人都有其独特的身体和心理素质。有些人很容易生病。气候稍有变化，就会感冒、咳嗽。还有一些人，一点点压力就会引发膀胱和肠道功能紊乱。与此相反，有些人好像能够应对任何环境，可以对情绪起伏泰然处之，而且不易生病。哪怕身处最恶劣的境况，他们也会自然保持理性和冷静。当然，每一名运动员都是独一无二的，都拥有自己特有的长项和短处，这会直接影响他们的表现。对于旅行、食物、天气变化、心理负担和比赛带来的压力，每个运动员的反应不一。

通常来说，对于大多数人，呼吸系统和消化系统是最脆弱的，需要更多关注。这两个系统哪怕受到细微的影响都可能会使运动员无法发挥出最佳水平。

如果比赛或者训练过度暴露在阳光下和高温环境中，就容易导致运动员生病。

按照主流医学的观点，往往是设法消除这些问题的症状。运动员如果流鼻涕，则会建议服用抗过敏药；如果鼻塞，则会建议使用解充血剂。虽然这些药物可以暂时缓解症状，但会带来许多副作用，例如昏昏欲睡、反应迟钝、无精打采等。虽然随着药物的逐代更新，副作用的强度在减弱，但依然无法完全消除。有些时候，运动员宁愿选择忍受流着鼻涕上场的不便，也不愿意服用药物，原因就在于此。

只消除症状并不能解决问题，除非找到问题的根源并彻底消除之，否则这些病症会反复出现。因此，需要尽早找到病症的根源和解决方法，以免发展成慢性病。练习瑜伽体式不仅能缓解症状，而且有助于解决病根，使病症不再复发。

本章给出的体式和调息有助于增强免疫系统，提高应对所有环境的抵抗力，适合所有人练习。

体式：预防作用

帕坦伽利所说的“Heyam duḥkham anāgatam”，指的是“本可以且应该被预防的、尚未出现的疼痛”。

瑜伽提供了一种方法，有助于运动员预防尚未出现的疼痛。瑜伽有助于人们远离经常出现的健康问题，治愈已经出现的问题。

与其他方法相比，瑜伽的预防作用更强。

人们往往认为身体的疾病源于天气、食物等外部因素。如果真是这样，那么处于某种特殊环境中的人都将会生病。但这种情况很少发生。

事实上，每个人对环境变化的敏感度不同，这种差异源于每个人的内在力量的不同。一个人的内在力量是其身体、生理、精神、情绪、心理、品性、智力以及心灵状态的总和。一个人的身体是否健康需要综合衡量上述各要素，绝非由单一因素决定。

因此，如果一名运动员容易感冒或咳嗽，或容易腹泻或反应，这往往是其心理状态的某种反应。这些只是他们对其自身表现过度焦虑、恐惧和压力的征兆。体式练习有助于运动员获得必要的内在力量，在面临天气、食物变化，或者比赛的压力时保持身心健康。

发展内在力量

肺部是内在力量（生命力或生命能量）的储存场所。一个自信的人往往会身体挺拔，胸部上提、饱满，而一个沮丧、缺乏自信的人往往会胸部塌陷。鸟儿飞翔时，翅膀是展开的，胸腔是饱满的。如果鸟儿的胸腔塌陷，翅膀就无法展开，也就飞不起来。如果运动员想焕发活力、充满信心地参加比赛，胸腔必须完全“打开”。下面给出的体式有助于练习者打开胸腔，获得内在力量，也有助于降低对环境变化的敏感度。

预防胜于治疗。然而，尽管竭尽全力地保持身体的健康，我们还是会生病。我们的身体只要存在，就很容易受到疾病的影响。瑜伽教会我们如何轻松应对常见的健康问题，并尽快康复。这些问题主要与呼吸和消化系统有关，大多由体热引起。

发展内在力量和免疫力的体式

这些体式可以打开胸腔，发展内在力量，增强免疫力。规律练习有助于预防常见的呼吸和消化系统问题。

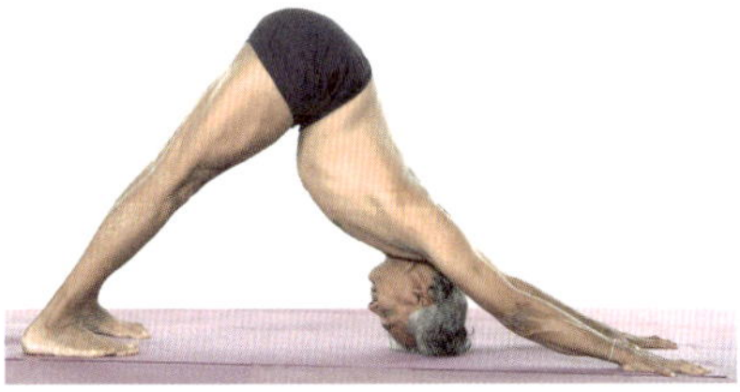

下犬式
Adho Mukha Śvānāsana

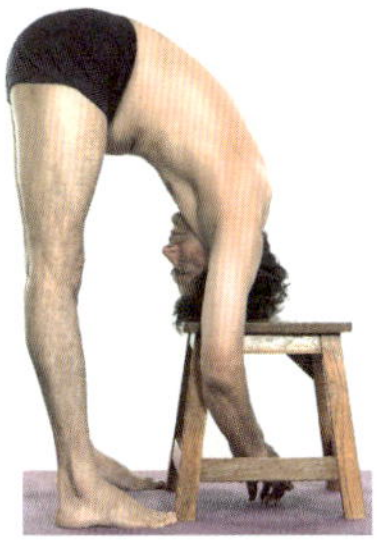

站立前屈式
Uttānāsana

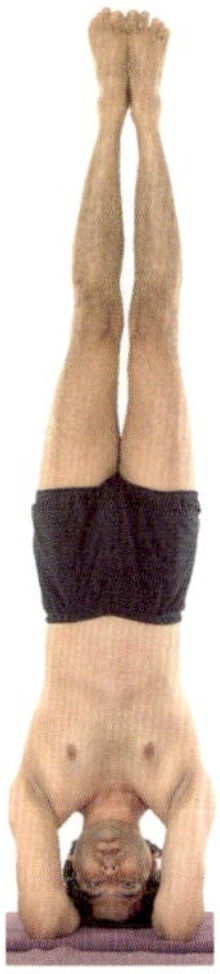

支撑头倒立式
Sālamba Śīrṣāsana

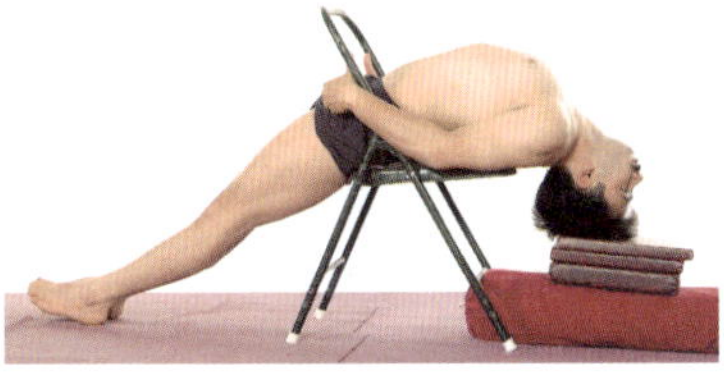

双脚内收直棍式
Dwi Pāda Viparīta Daṇḍāsana

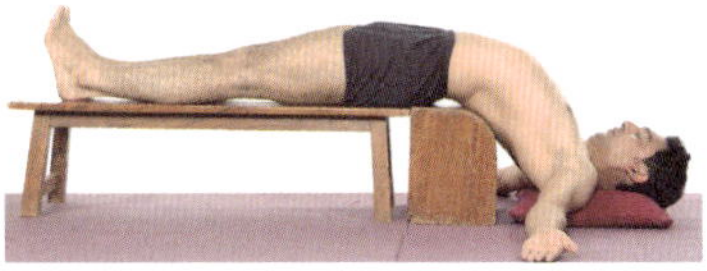

桥式肩倒立式
Setubandha Sarvāṅgāsana

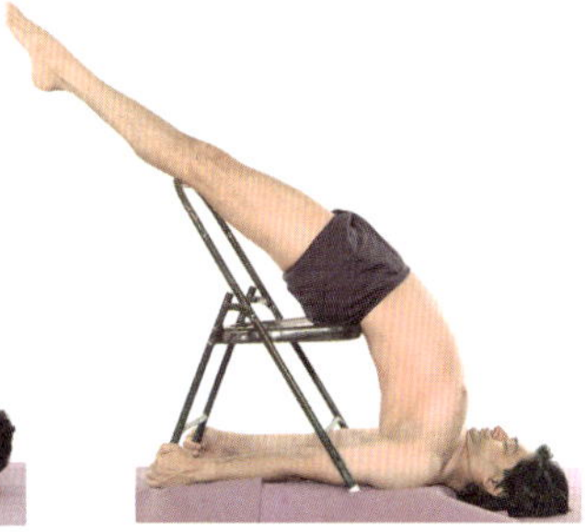

支撑肩倒立式
Sālamba Sarvāṅgāsana

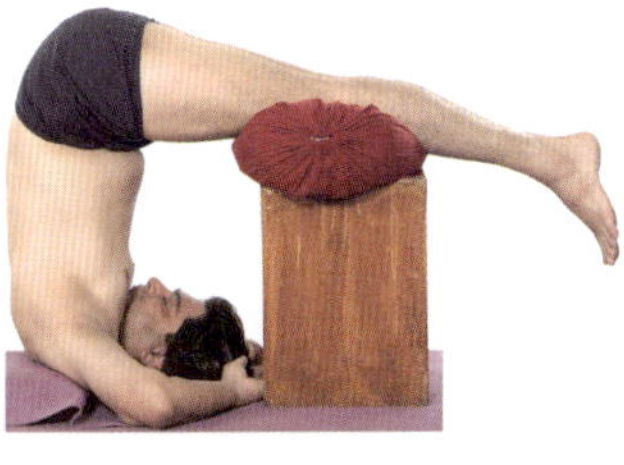

半犁式
Ardha Halāsana

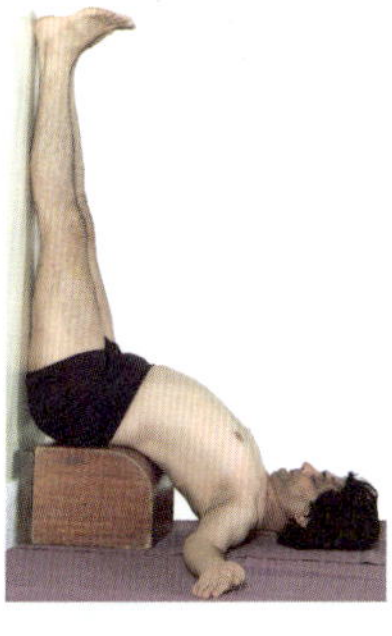

倒箭式
Viparīta Karīaṇī

常见呼吸系统问题

与呼吸系统有关的最常见的问题是感冒，伴有流鼻涕或鼻塞、咳嗽、咽痛、鼻窦不适以及耳朵疼痛。

咳嗽、头沉、流鼻涕、鼻窦堵塞和其他呼吸系统有关的问题不仅会导致身体不适，也会让人感到疲惫。这些问题可能并不严重，但是，呼吸不畅往往会使人觉得全身沉重、倦怠无神。下面这些体式不仅有助于缓解感冒症状，也可帮助运动员增添些许活力。

在半犁式、无支撑肩倒立式中保持 5 ～ 10 分钟。如果练习半犁式后鼻窦堵塞没有好转，则在半犁式中再保持一会儿，不必做无支撑肩倒立式。

在双脚内收直棍式中保持 2 ～ 3 分钟，头部要微微抬起。如果头部向后伸展，鼻腔会被再次堵塞。

在其余体式中保持约 5 分钟。开始时，呼吸会有点费力。在体式中保持，呼吸会越来越通畅。

体式练习

这些体式有助于清洁呼吸系统，尤其是鼻腔，从而使呼吸顺畅。注意辅具的使用方法，它们与经典版本中的使用方法有所不同。

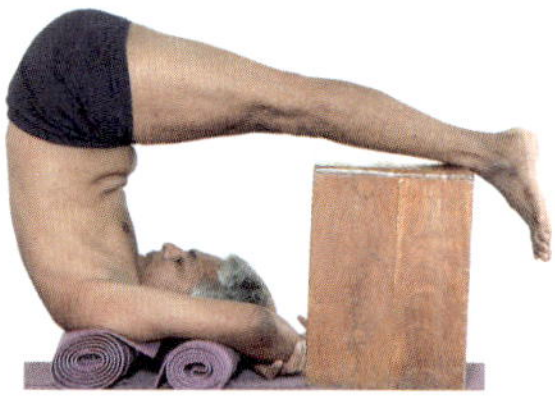

半犁式
Ardha Halāsana

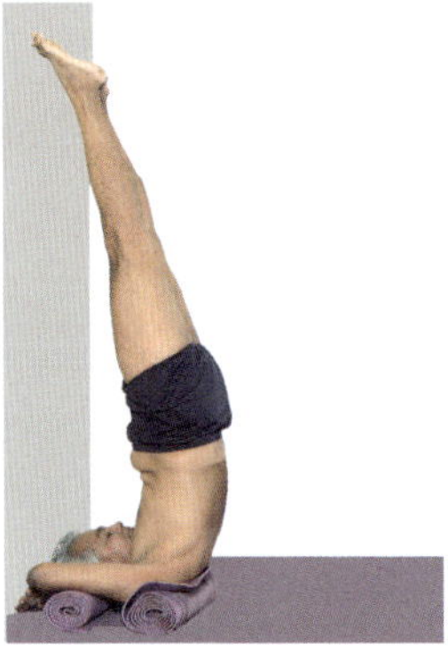

无支撑肩倒立式
Nirālamba Sarvāṅgāsana

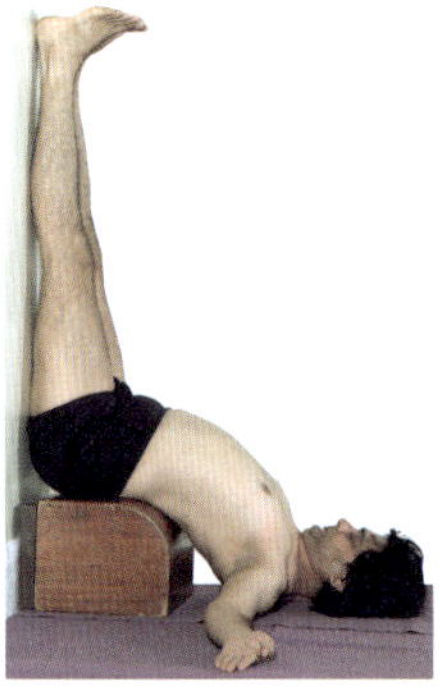

倒箭式
Viparīta Karaṇī

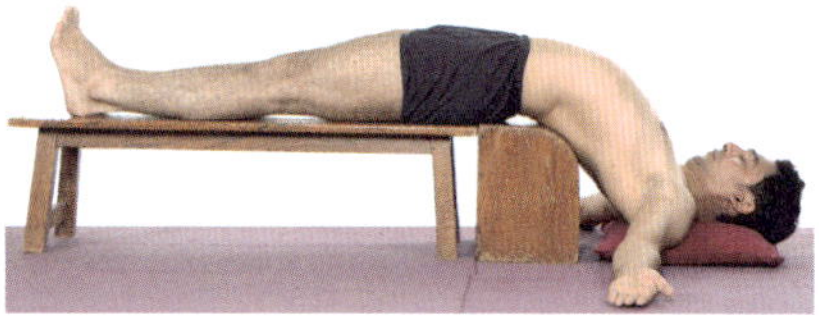

桥式肩倒立式
Setubandha Sarvāṅgāsana

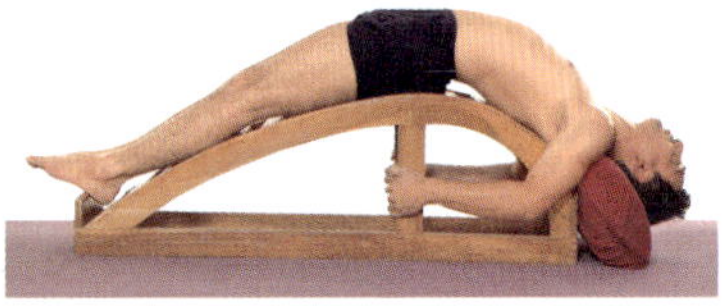

双脚内收直棍式
Dwi Pāda Viparīta Daṇḍāsana

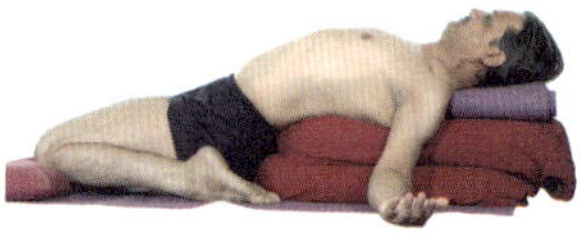

仰卧英雄式
Supta Vīrāsana

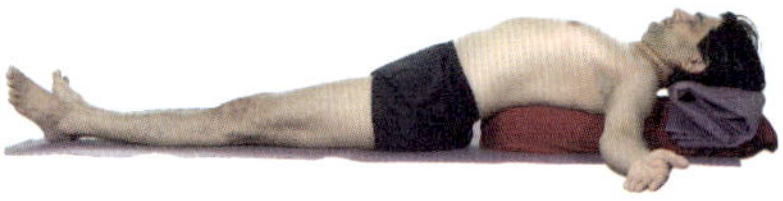

挺尸式
Śavāsana

常见消化系统问题

像呼吸系统一样，消化系统也非常容易受到环境、压力和紧张的影响。常见的消化系统问题有胃肠炎、胃酸过多、胃灼热、恶心、腹泻、肠易激综合征等。

消化系统问题通常是由于食用或饮用了不洁的食物或水，或者压力和紧张引起的。在运动场上暴露在极端的高温和潮湿环境中、饮食改变，都会加重这个问题。想要表现出色的焦虑心理也会导致消化系统功能的变化。上消化道“动力不足”，会引发胃酸过多、胃灼热和恶心；下消化道“动力过强”，则会造成腹泻。当然，如果消化系统感染，就需要对症用药。

瑜伽有助于预防与压力相关的消化系统问题，增强免疫力，以应对感染。

食物在口腔内被部分消化，然后通过食道进入胃中进一步被胃酸分解。这些被部分消化和分解的食物会继续向下进入小肠，在这里食物的营养被身体吸收，废物则被排出体外。肝脏、胰腺和脾脏等邻近器官产生的酶促进了整个过程。

缓解恶心和胃酸过多

消化系统堵塞会阻碍食物的通过。有时，焦虑和压力也会妨碍食物的移动。食物不能顺畅地通过消化道，就会引起恶心、口臭、上腹部和胸骨底部感觉灼烧和疼痛。胃酸反流到食管，会引起发炎和疼痛。服用抗酸剂可中和胃酸，缓解症状，但是无法消除反流。服用药物，虽然症状得到缓解，但问题依然存在。练习以下体式有助于促进食物在消化系统的正常移动，从而帮助解决消化系统紊乱等问题。

容易胃酸过多和恶心者应规律地练习仰卧英雄式、桥式肩倒立式和倒箭式。每晚规律地练习这些体式有助于根除消化系统问题。

缓解因胃酸过多和胃灼热引起的恶心、呕吐的体式

练习这些体式时，如果没有木马，可以靠墙支撑。在所有体式中，都要保持腹部柔软、放松，但是要延展。在束角式中要保持背部向后倚靠在支撑物上。正常吸气，但让呼气长一些，深一些。

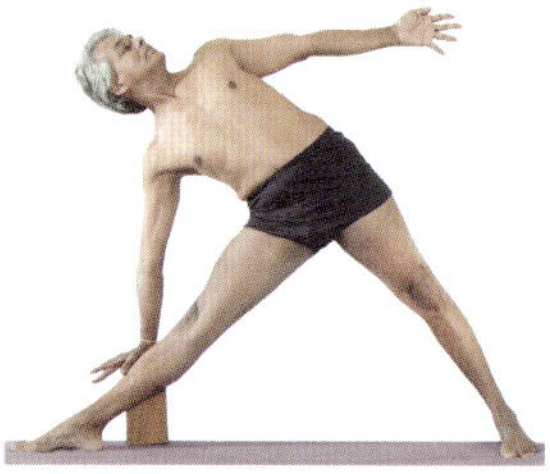

三角伸展式
Utthita Trikoṇāsana

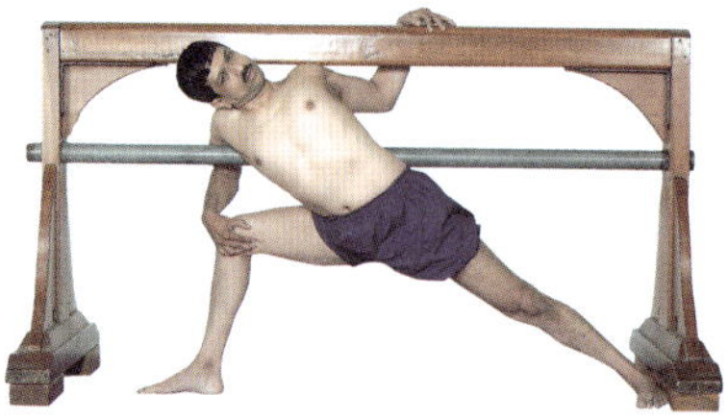

侧角伸展式
Utthita Pārśvakoṇāsana

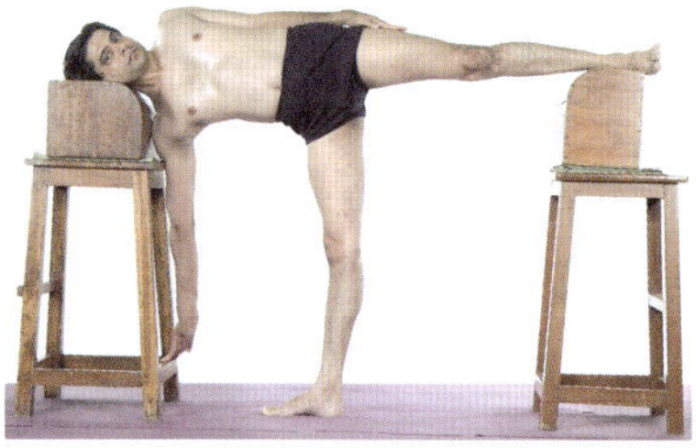

半月式
Ardha Candrāsana

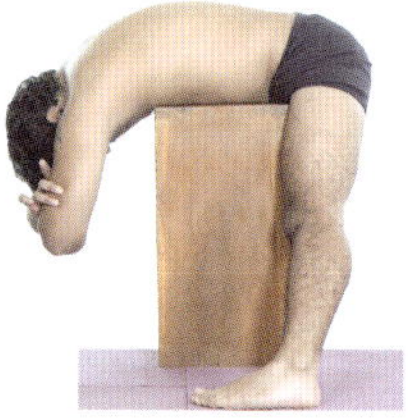

双角式
Prasārita Pādōttānāsana

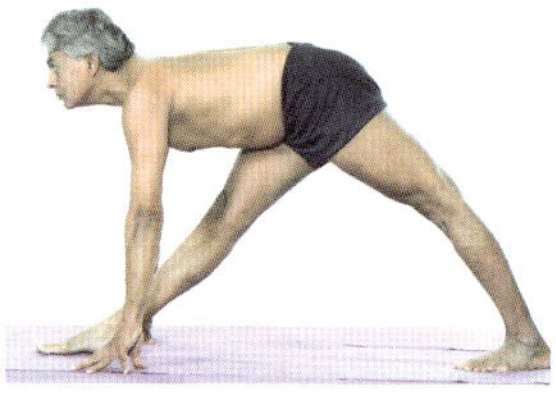

加强侧伸展式
Pārśvottānāsana

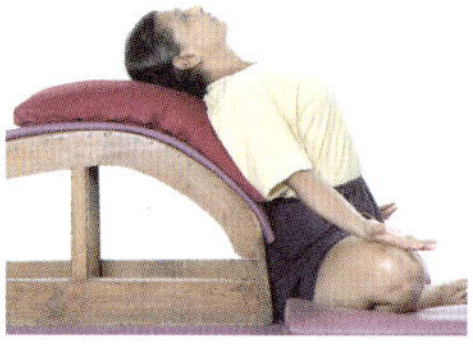

束角式
Baddha Koṇāsana

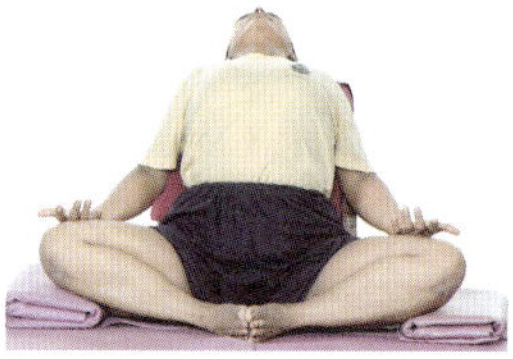

束角式
Baddha Koṇāsana

预防恶心、呕吐和胃灼热的体式

除了上一小节介绍的体式外，下面这些体式也应规律练习。这些体式可以柔软腹部肌肉，使其放松，向脊柱方向沉降。在体式中正常吸气，轻柔地、深深地呼气。

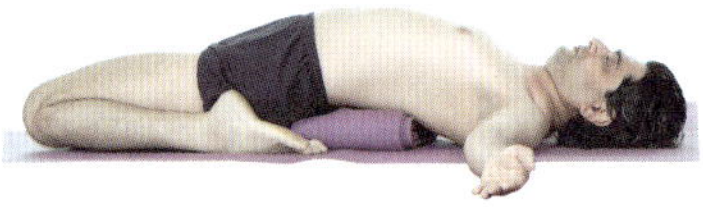

仰卧英雄式
Supta Vīrāsana

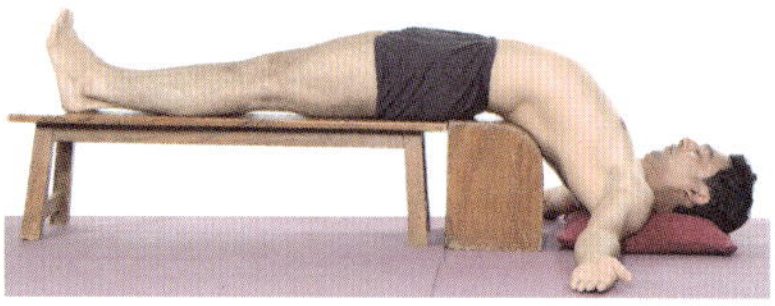

桥式肩倒立式
Setubandha Sarvāṅgāsana

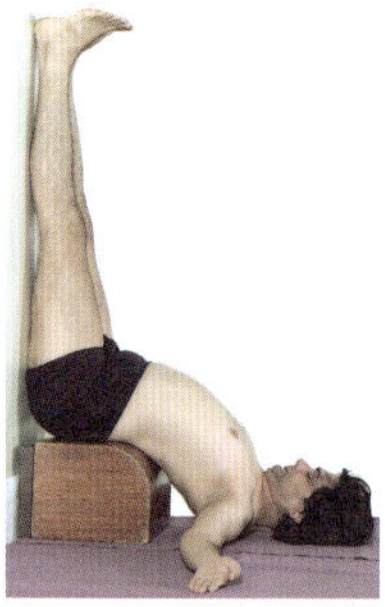

倒箭式
Viparīta Karaṇī

缓解腹泻

尽管人们食用同样的食物，饮用同样的水，但只有少数人会被感染。这意味着这些人的免疫系统相对较弱，更容易受到感染。这种敏感性也与一个人的心理状态有关。压力和焦虑会使肠道过激，导致腹泻。不管什么原因，首要的治疗措施是保证患者不会脱水。患者需要摄入足够的液体，并服用适当的抗生素、抗疟疾药物或其他药物。

腹泻时，练习以下体式不仅有助于缓解症状，而且能够帮助患者建立自身的抵抗力。在以下体式中腹部可得到延展，反过来又能舒缓肠道。腹部在之前的体式练习中得到拉伸，在此练习倒箭式可以得到放松。腹部肌肉得到放松，从而可以缓解腹部的疼痛和痉挛。

缓解腹泻的体式

练习以下体式时，应像图示那样调整辅具，这一点非常重要。随着腹部区域的延展，肠道的不适会得到舒缓。

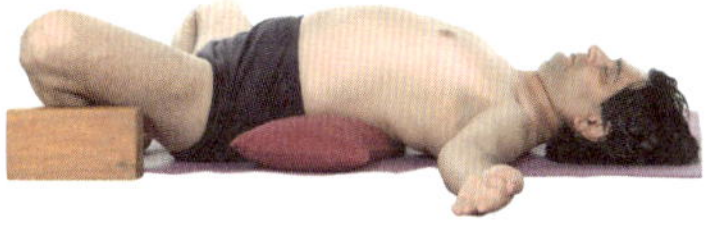

仰卧束角式
Supta Baddha Koṇāsana

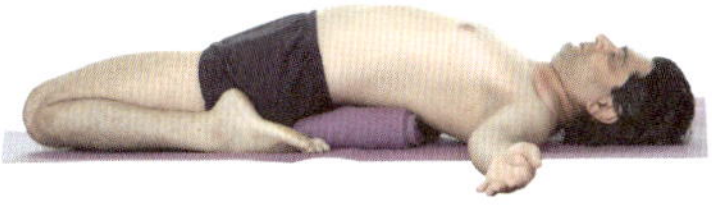

仰卧英雄式
Supta Vīrāsana

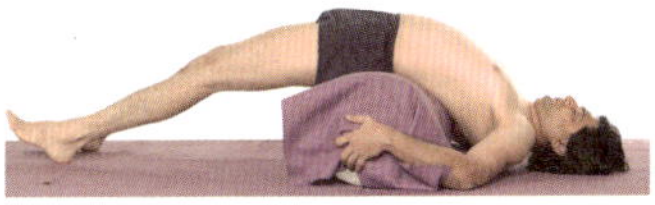

桥式肩倒立式
Setubandha Sarvāṅgāsana

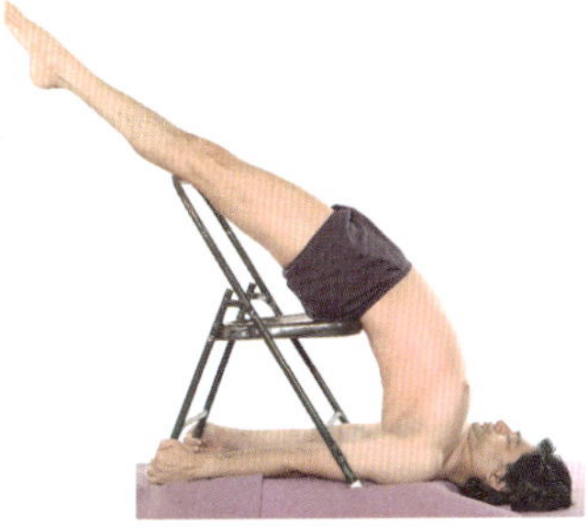

支撑肩倒立式
Sālamba Sarvāṅgāsana

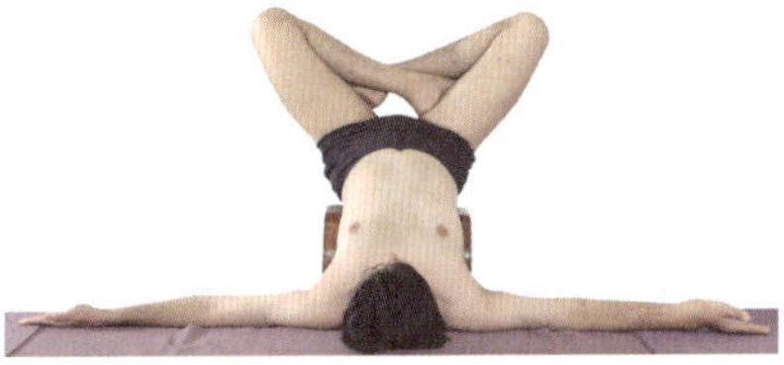

吉祥坐倒箭式
Svastikāsana in Viparīta Karaṇī

强化消化系统的体式

练习以下体式可以锻炼消化系统，尤其是肠道。

消化系统容易出现慢性问题者应该规律地练习以下所有体式，但腹泻时不要练习。规律地练习有助于强化消化系统，预防消化系统问题的反复发作。

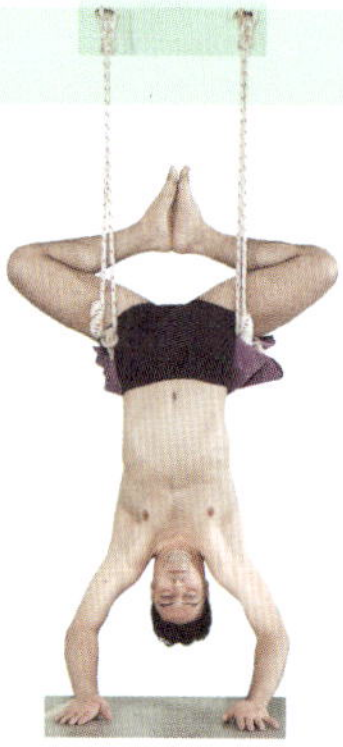

墙绳辅助头倒立式
Rope Śīrṣāsana

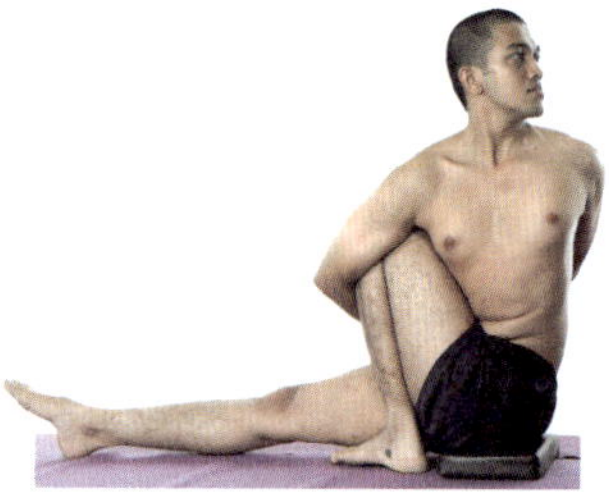

圣哲玛里奇三式
Marīchyāsana Ⅲ

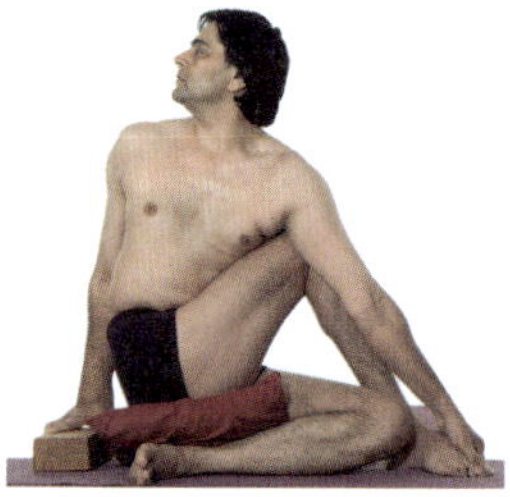

半鱼王式
Ardha Matsyendrāsana

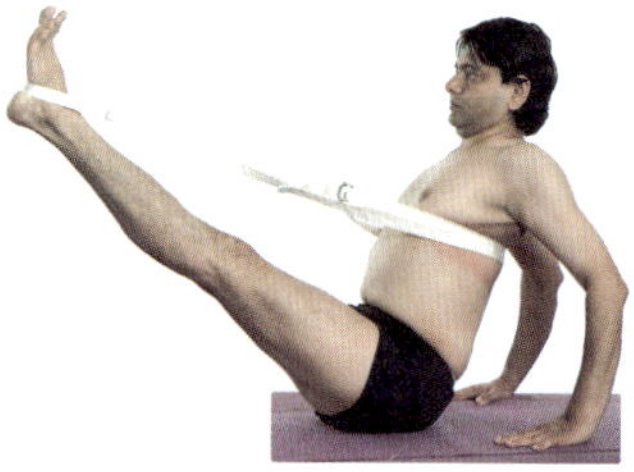

完全船式
Paripūrṇa Nāvāsana

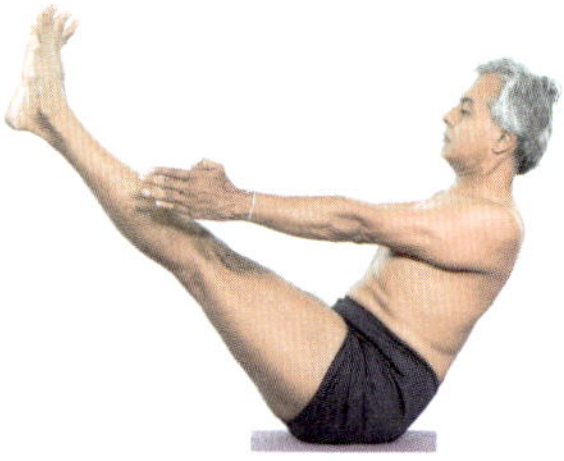

完全船式
Paripūrṇa Nāvāsana

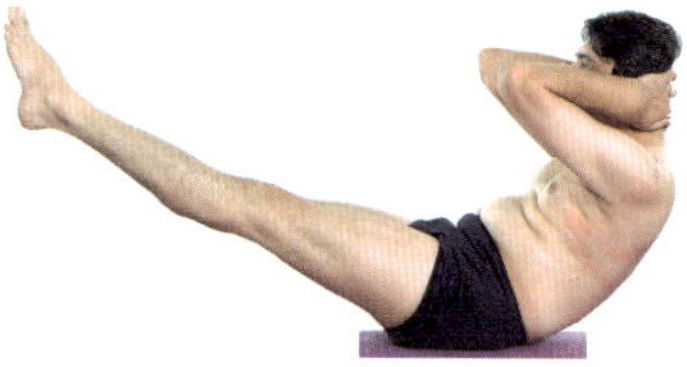

半船式
Ardha Nāvāsana

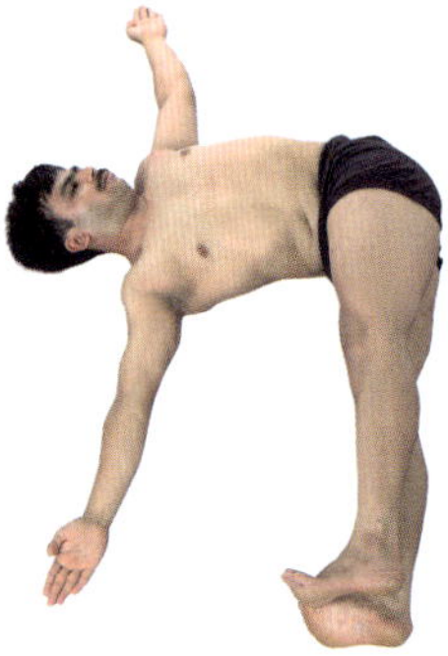

脊柱扭转放松式
Jaṭhara Parivartanāsana

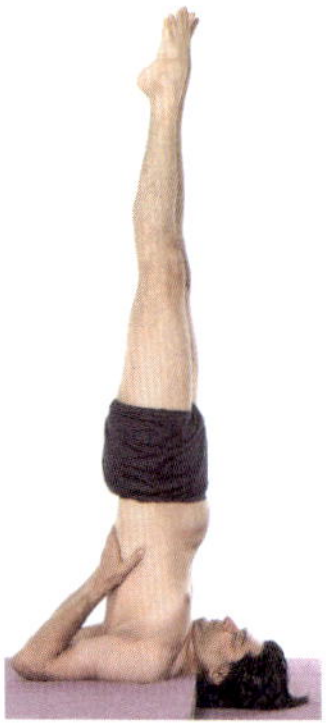

支撑肩倒立式
Sālamba Sarvāṅgāsana

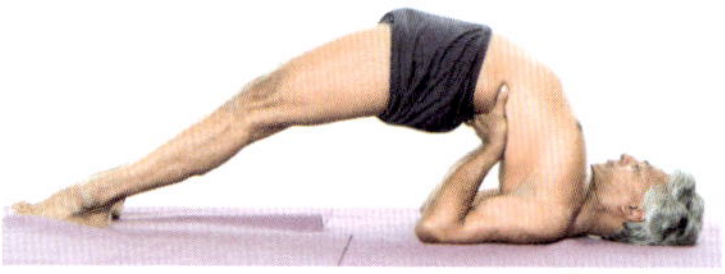

桥式肩倒立式
Setubandha Sarvāṅgāsana

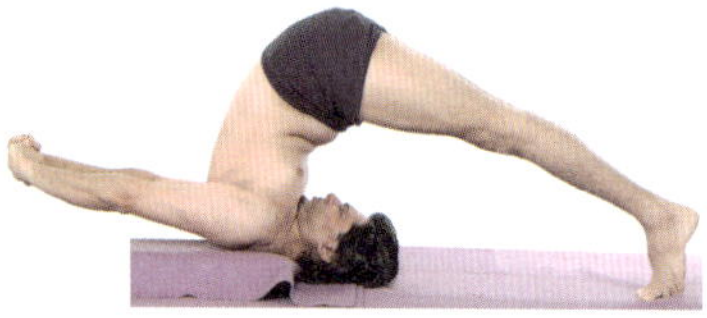

犁式
Halāsana

与热相关的问题

许多从事户外运动如曲棍球、板球、足球、网球或高尔夫的运动员，每天有数小时，每周有许多天需要暴露在烈日下。虽然他们的身体已经习惯了长时间的阳光暴晒，但是他们仍然易发生与热相关的问题，诸如肌肉痉挛或水肿等。

肌肉痉挛：击球手和投球手、田径运动员、网球运动员、足球和橄榄球运动员更容易发生肌肉痉挛问题，因为他们的身体活跃，而且需要大量奔跑。

有人说，我们的肌肉在运动时会比休息时产生多20倍的能量，其中近75%转化为热。身体产热过多会造成过度出汗，导致身体中钠元素流失。钠元素流失过量会让肌肉紧缩，最终引起肌肉痉挛。其中腓肠肌会最先受到影响。

中和体内过热、预防痉挛的最好方式是使大脑平静、身体冷却。为此，会经常为运动员们提供外部冷却设施，如在脖子上放置冷却垫。练习下面的体式会启动身体内部的冷却机制，从而中和体热。

田径运动员、曲棍球手，尤其是击球手，或者需要长时间在户外的运动者，腓肠肌很容易产生痉挛。甚至剧烈运动也能导致肌肉痉挛。仰卧手抓脚趾腿伸展式有助于立即缓解痉挛。

帮助在运动场上冷却身体的体式

这些体式应当在运动场上定期练习，以快速冷却身体。这样，可以降低因热产生肌肉痉挛的概率。

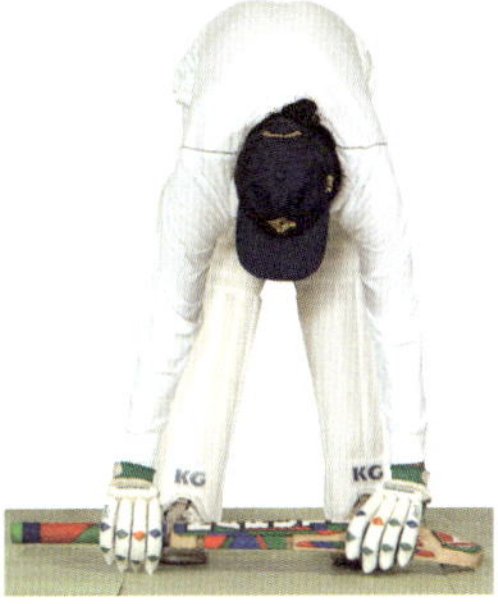

站立前屈式
Uttānāsana

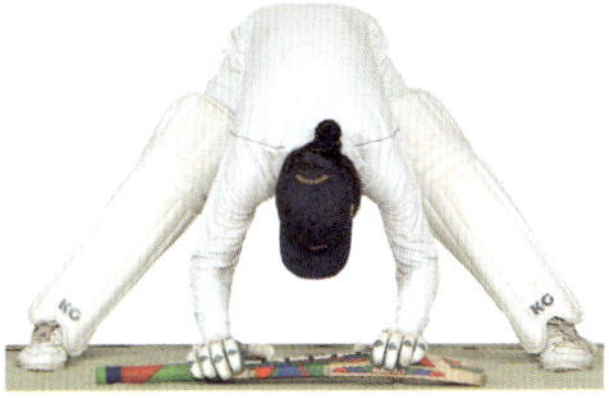

双角式
Prasārita Pādōttānāsana

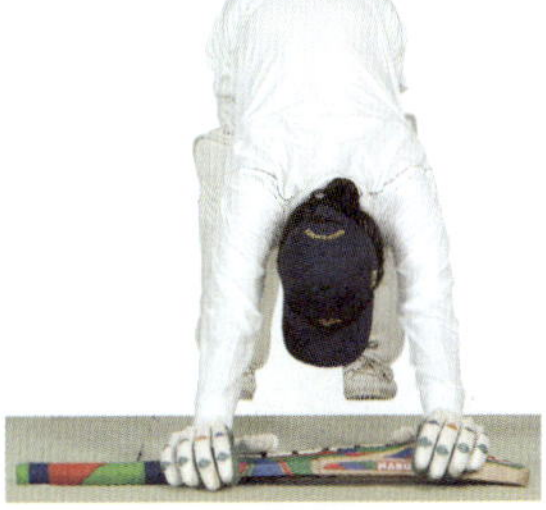

下犬式
Adho Mukha Śvānāsana

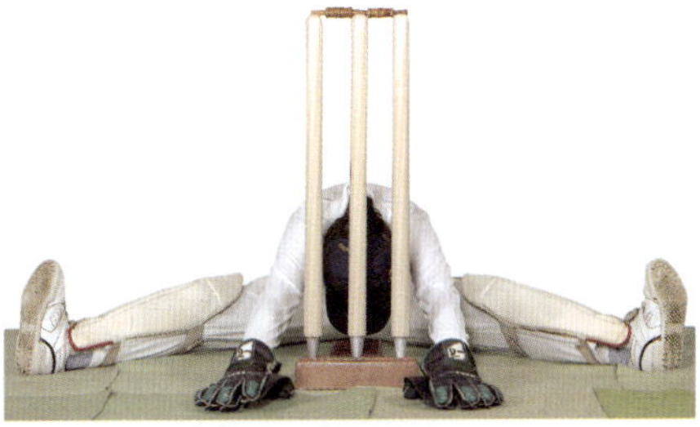

脸朝下坐角式
Adho Mukha Upaviṣṭa Koṇāsana

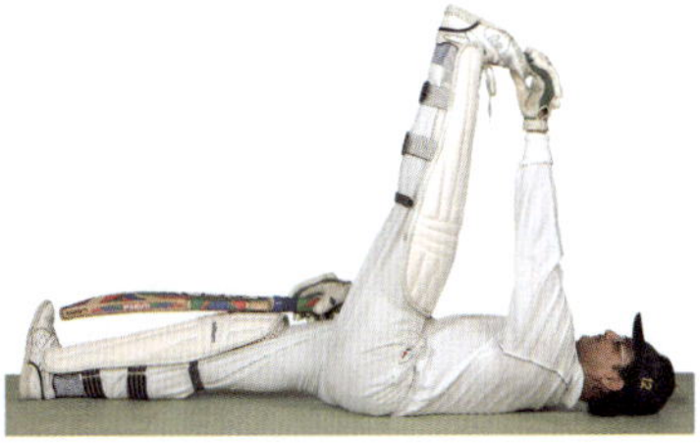

仰卧手抓脚趾腿伸展式
Supta Pādānguṣṭhāsana

克服水肿

如果一个人突然置身于高温下，身体就会出现肿胀，即水肿。通常情况下，外部热量增加，会导致内部热量增加，引起外周血管扩张、水和钠元素滞留。不过，水肿往往只会短暂存在，一旦身体适应了外部温度，水肿就会消失。但它的确会给运动员带来不适，使他们感觉身体倦怠、沉重。双脚肿胀会使行动受限，速度变缓。尽管水肿一般会自行消失，但大多数运动员更希望加快恢复过程，从而进行正常训练，尽快重返赛场。

练习以下体式有助于激发肾功能，从而让身体快速排水，帮助缓解因热引发的水肿。

克服水肿的体式

练习以下体式有助于身体排水，降低因暴露在高温下而导致的水肿。尤其是英雄式和倒箭式可有助于缓解腿部水肿。

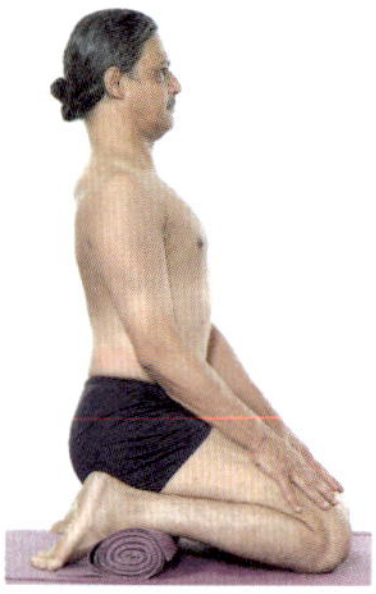

英雄式
Vīrāsana

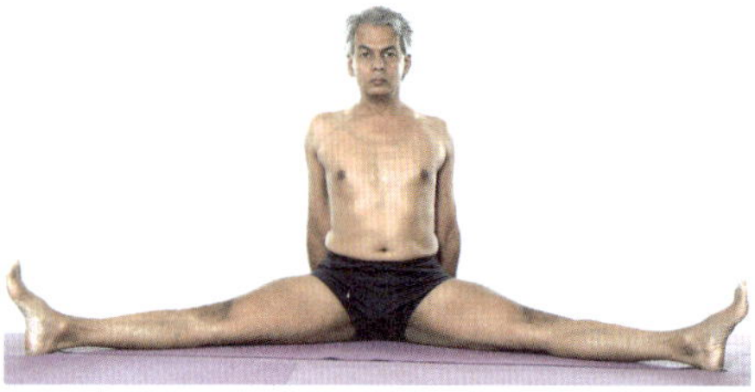

坐角式
Upaviṣṭa Koṇāsana

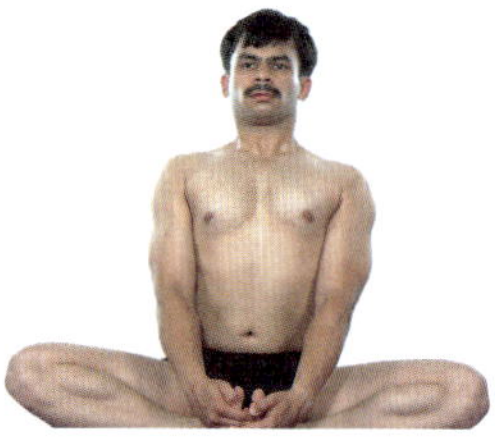

束角式
Baddha Koṇāsana

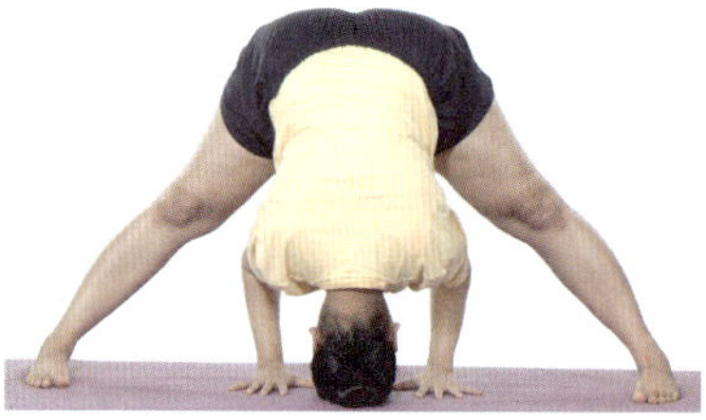

双角式
Prasārita Pādōttānāsana

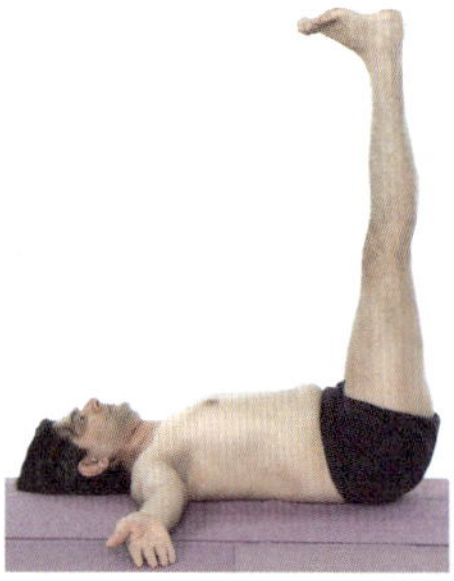

上伸腿式
Ūrdhva Prasārita Pādāsana

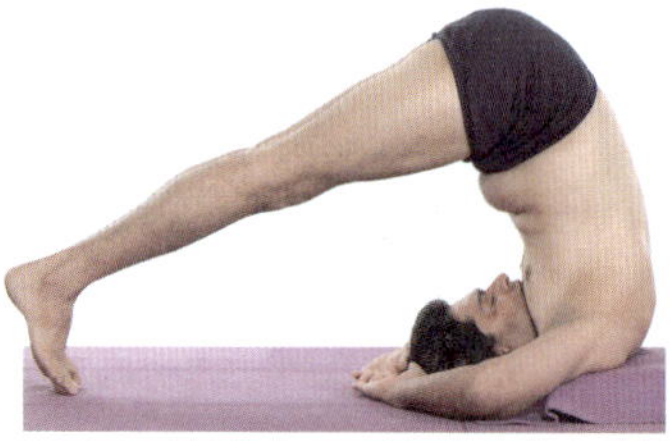

犁式
Halāsana

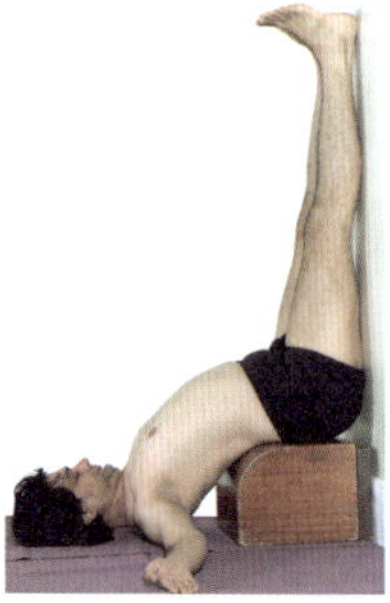

倒箭式
Viparīta Karaṇī

预防热产生的疾病

如之前提到的，瑜伽的预防作用和治疗作用一样重要。与热相关疾病的根本原因，无论是热水肿、肌肉痉挛，或者像中暑、中风这样的医疗紧急情况，都是因为对热不够适应。

适应是一个非常相对的过程。有些运动员，尤其是在温暖、潮湿的地方生活和长大的运动员，比那些在山区、凉爽地方生活和长大的运动员能更快地适应炎热的气候。

运动就会产生热。在炎热天气的阳光下运动则会产生更多的热。对运动员来说，在身体产热达到极限前及时冷却非常重要，可以避免发病。运动员抵达一个潮热环境时首先练习一些体式，会自然冷却身体，也有助于适应环境的炎热，最大限度地降低患上与热相关的疾病。

预防热导致的疾病的体式

练习以下体式时应在前额缠一个绉布绷带，这有助于冷却经历了一天日晒的身体。

这些体式特别有助于身体快速适应炎热的天气。

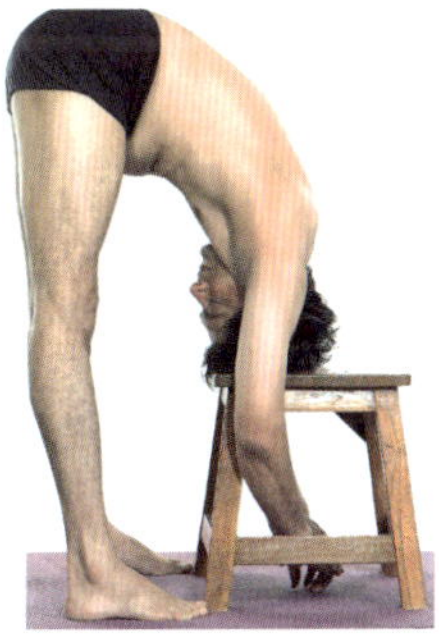

站立前屈式
Uttānāsana

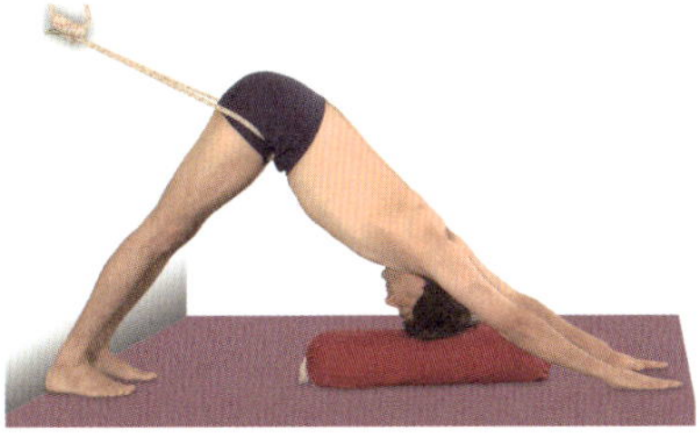

下犬式
Adho Mukha Śvānāsana

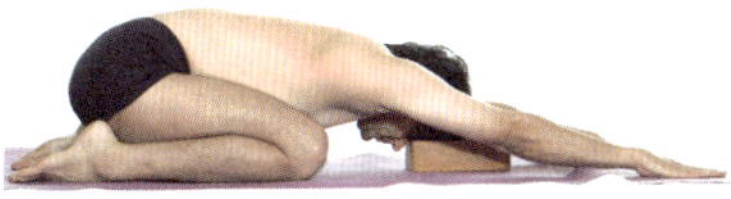

脸朝下英雄式
Adho Mukha Vīrāsana

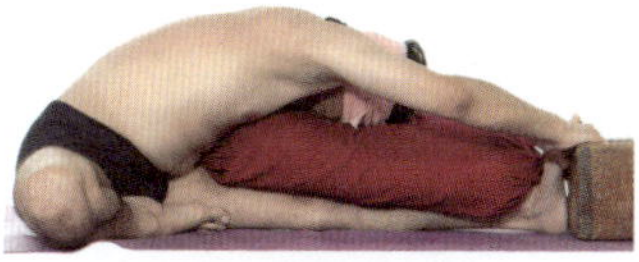

头碰膝前屈伸展式
Jānu Śīrṣasana

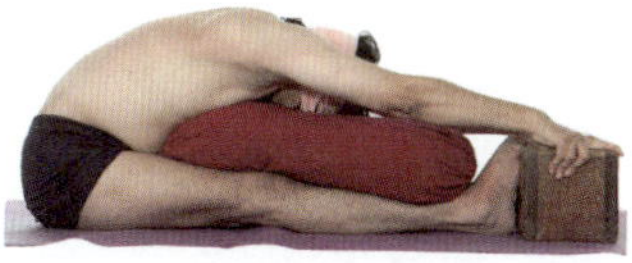

加强背部伸展式
Paścimottānāsana

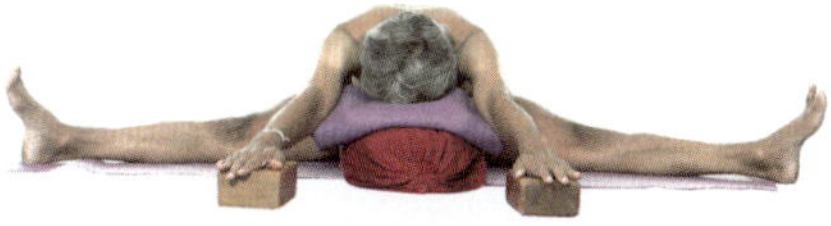

脸朝下坐角式
Adho Mukha Upaviṣṭa Koṇāsana

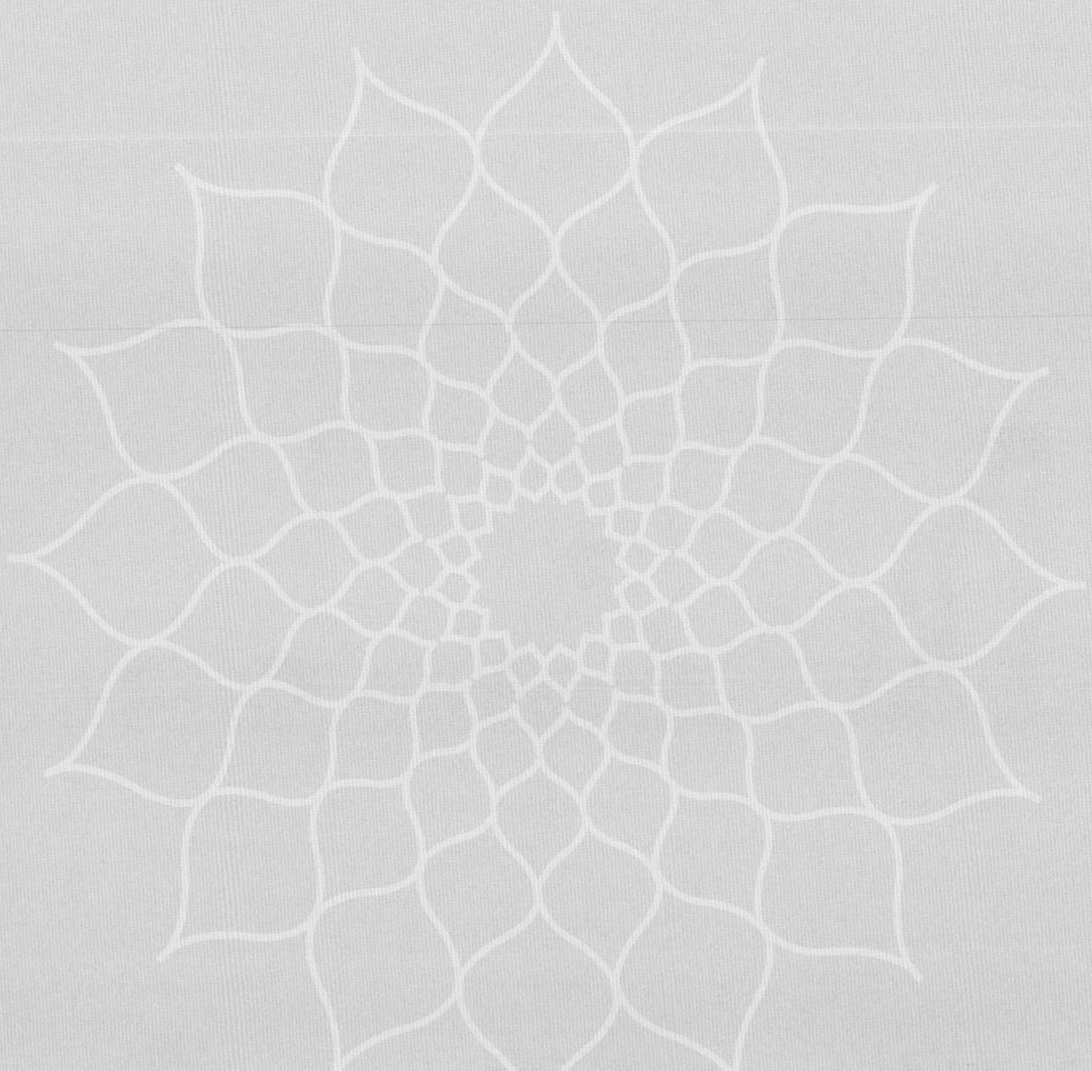

第七章

缓解旅途疲劳的方法

人出生就有随环境变化而自我调节的能力。瑜伽可以帮助并加快对不同环境的适应。

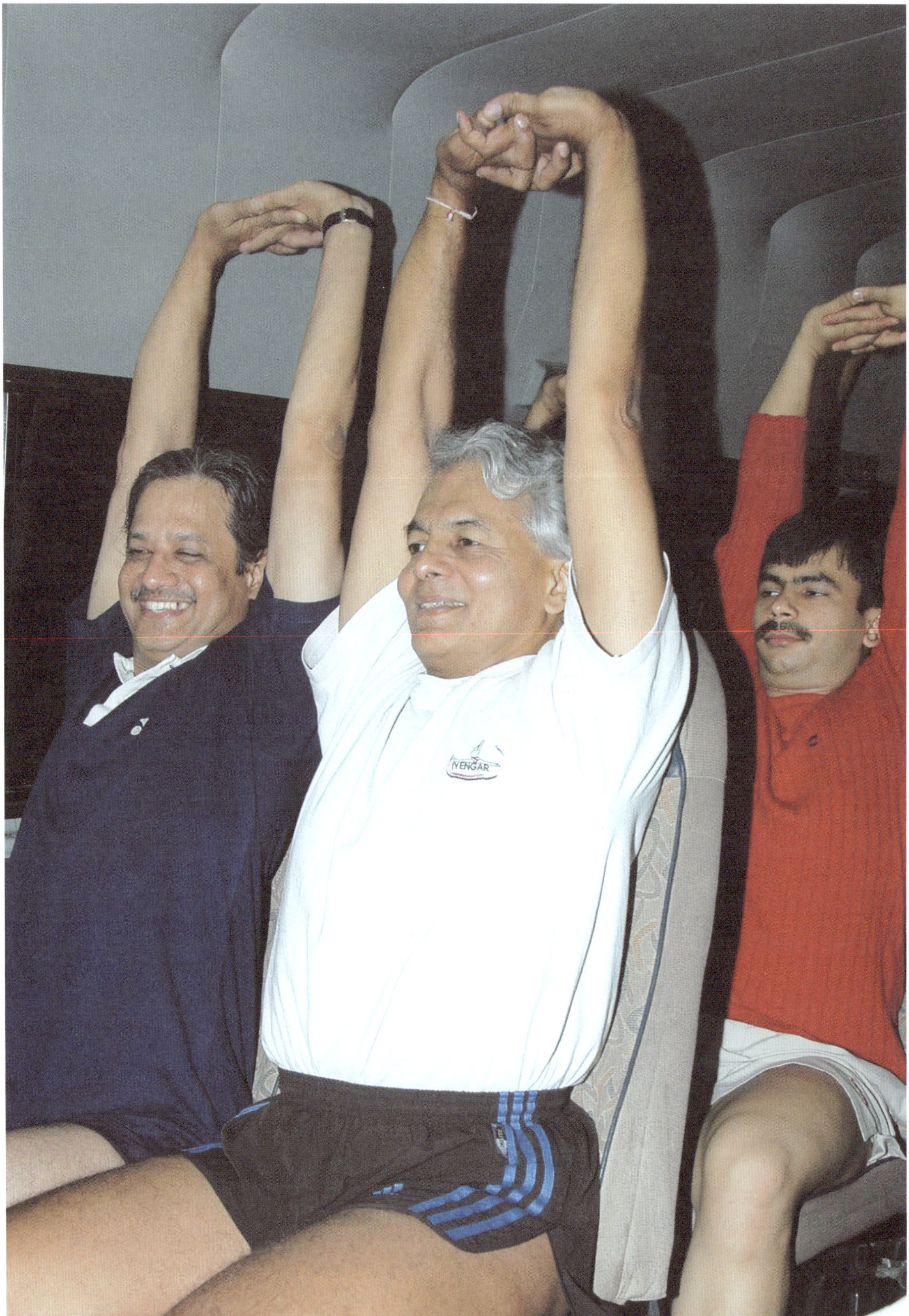
IYENGAR

旅途中

旅行是职业运动员生活中不可缺少的一部分。最初，游览新鲜的地方、认识新鲜的人，都会让人兴奋不已。然而，随着参赛级别从国内俱乐部逐渐上升到国际水平，伴随而来的越来越频繁的旅行对运动员来说就开始成为一种负担。这也是为什么运动员和团队在主场的成绩总是比在客场的好的原因之一。

不管采用什么交通工具，长时间的旅行都会令人感到身体疲惫。这一点对于资历尚浅的年轻运动员来说尤为明显，因为他们不能像资深伙伴那样享受舒适旅行的福利。

在旅途中，因为活动不便，人会感觉身体僵硬，头脑迟钝。运动员不再进行身体已经习惯的日常活动和训练。背部僵硬、腿脚肿胀、肌肉痉挛、关节酸痛都是长途旅行带来的常见问题，尤其是乘坐汽车和飞机。

尽管在旅行中不能完成一个常规的瑜伽体式序列，但是可以做些适当调整。由此运动员也可以学习如何根据环境的情况调整瑜伽的练习。

在旅途中虽然空间有限，但是时间非常充裕，除了用餐、闲聊、阅读、睡觉、看电影等，可做的事情实在是少之又少。运动员可以充分利用这些空余时间来缓解身体的僵硬，促进腿部的血液循环。如今，很多航空公司也会推荐一些预防旅途疲劳的运动。这些运动可以机械地练习，但瑜伽体式的练习需要专注和觉知。

适用于旅途中的体式

下面体式经过调整都非常适合在旅途中练习。

巴拉瓦伽式（Bharadvājāsana）

· 在汽车、火车或飞机上，坐在座椅上，身体直立，保持臀部和膝关节同高。

· 如果臀部低于膝关节，可在臀部下面垫块毛毯。

· 双脚踩实在地面上。

· 脊柱上提，呼气时躯干向右侧扭转。

· 双手握住座椅靠背。保持自然呼吸。呼气时将身体向右侧扭转更多一点。这种扭转就好像是拧衣服。想象脊柱周围的皮肤正被扭干或冲洗。保持几次自然呼吸。

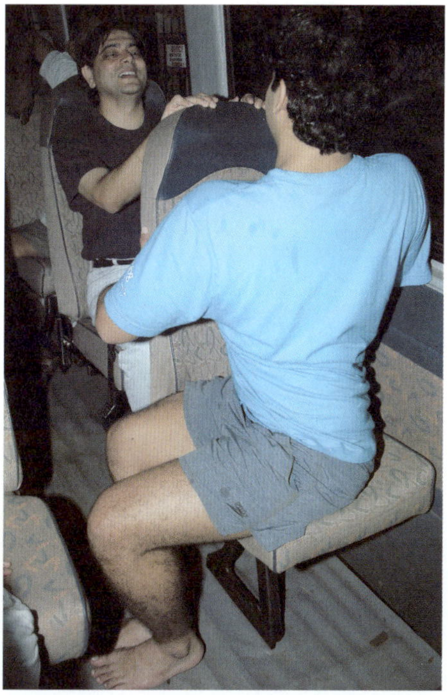

·呼气，颈部和头部自肩胛处开始扭转，视线向后，越过右肩，看向远方。

·在此位置停留几秒钟，保持自然呼吸。

·呼气，双手松开，躯干直立。重复左侧体式。

如果不能握住座椅靠背，你也可以尝试下述体式：

·将左手掌放在右大腿外侧，重复上述动作。

·呼气，手臂放松，身体回正。将右手掌放在左大腿外侧，重复上述动作。

·两侧都要做，不要只做一侧，直到背部的僵硬和酸痛得到缓解。

圣哲玛里奇一式（Marīchyāsana Ⅰ）

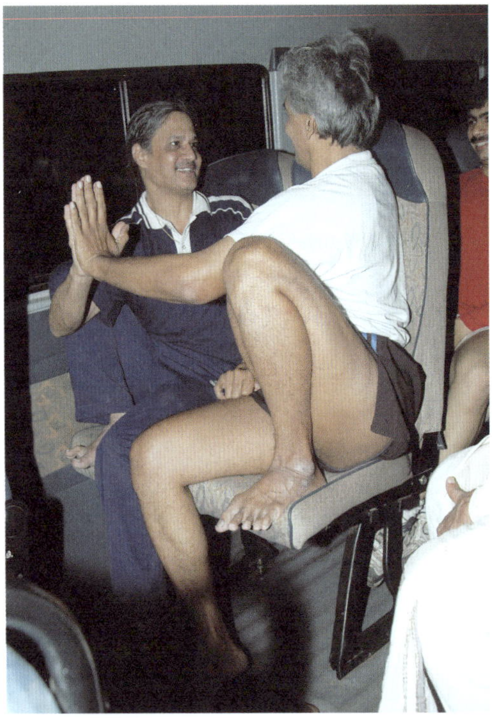

·身体坐直在椅子上，保持臀部和膝关节同高。

·如果臀部低于膝关节，可在臀部下面垫块毛毯。

·双脚踩实在地面上。

·坐直，躯干挺拔向上，左膝弯曲，将左脚放在椅座上。将左脚跟尽量靠近左臀。

·呼气，左臂从肘部弯曲。然后，上臂和肘部向前伸展，将腋窝尽量靠近垂直地面的左大腿。

·前臂和手指向上伸展。一或二次自然呼吸。

·呼气，腹部、胸部和头部向右侧扭转。

·颈部随右肩扭转，视线向后，越过右肩，看向远方。

·在此位置停留几秒钟，保持自然呼吸。

·呼气，身体回正，左腿放下。

·现在，右脚抬起，放在椅座上。重复左侧体式。

·此体式可以在餐前重复练习数次。

巴拉瓦伽式和圣哲玛里奇一式可以有助于：

缓解背部酸痛。

改善全身血液循环。

消除长时间坐立带来的精神倦怠。

坐姿祛风式（Pavana Muktāsana）

·身体坐直在椅子上，双膝双脚分开，双脚踩实在地面上。

·将一个毛毯卷放置在两大腿间的椅座上。吸气，双臂向上伸展。正常呼吸几次。

·呼气，下腹部被动地伸展，上身向前弯曲，腹部落在毛毯卷上。头部下垂。

·将双臂插入两腿间，前臂后侧伸展。

·在此位置保持尽可能长的时间，正常呼吸。

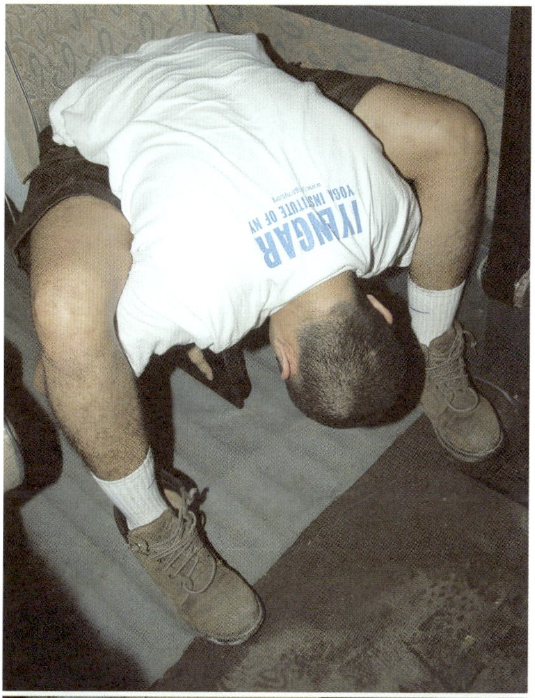

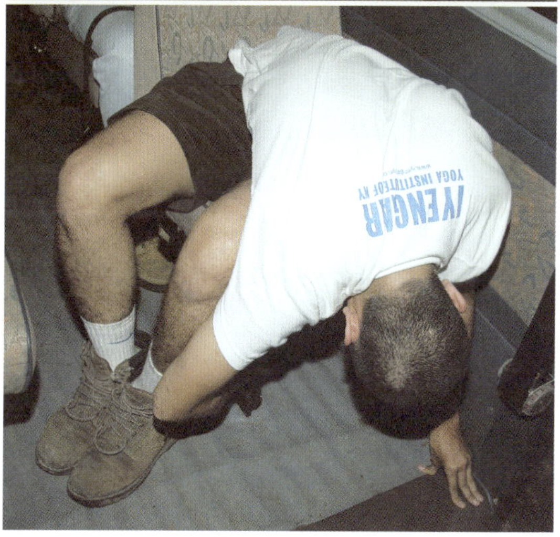

· 在旅途中重复此体式几次。

· 你还可以将上身转向一侧，向下弯曲。

· 双脚可以并拢，也可以分开。

· 两侧都要做，不要只做一侧。

· 此体式不要在餐后立即练习。

练习坐姿锁腿式有助于很好地伸展腰椎，减轻旅途中因久坐给腰部带来的压力。

坐山式（Parvatāsana）

· 身体坐直在椅子上。

· 臀部和膝关节同高，如果臀部低于膝关节，可用毛毯将臀部垫高，双脚踩实在地面上。

· 双手十指交叉，双臂竖直向上举过头顶。掌心朝上，手腕弯曲，手背平行于地面。

· 肘关节锁住，保持双臂竖直向上。

· 从肩胛骨开始，沿胸腔两侧伸展双臂向上。

· 头部向前低下，下巴收向胸骨方向。

· 在此位置保持 1 分钟，保持自然呼吸，或者深呼吸。

手臂回落，变换十指相扣的方向，重复这一体式。

久坐容易肩部下垂、身体懒散，导致头脑迟钝。

坐山式有助于克服肩部下垂，刺激腹腔器官的血液循环。这可使头脑敏锐，消解肩背部僵硬，缓解双臂痉挛，放松颈部肌肉。

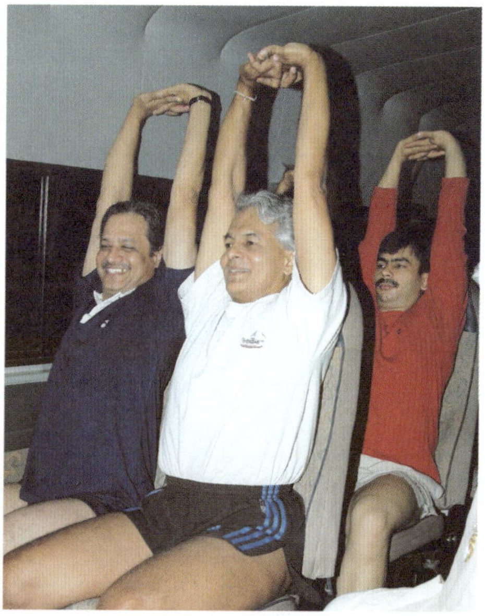

完全船式（Paripūrna Nāvāsana）、直立手抓脚伸展式 (Ubhaya Pādanguṣṭhāsana）

当座位间足够宽裕时可以练习这两个体式。

· 坐在两个椅座的中间位置。

· 呼气，上身向后倾斜，双膝弯曲，双脚或胫骨下端搭在前排座椅靠背上。

· 双腿尽可能伸展，双膝伸直。

· 双手从外侧抓住双脚，呼气，脊柱向双腿的方向伸展。

· 在此位置保持尽可能长的时间，正常呼吸。

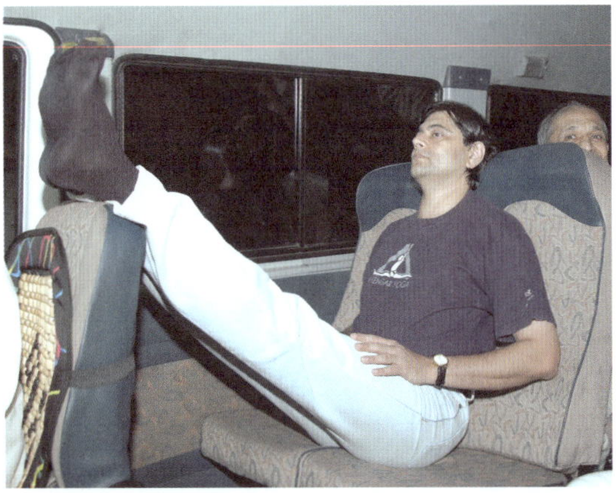

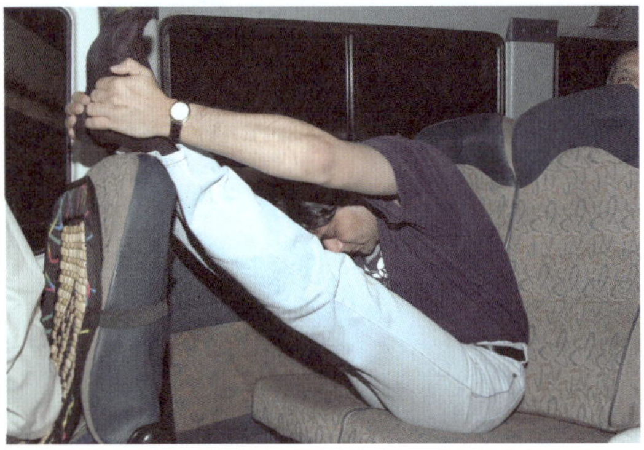

更多适合长途旅行中在椅子上练习的体式

旅途中，还可以在椅子上练习下列体式。它们可以减轻膝关节的紧张，颈部、背部酸痛，以及下肢水肿。

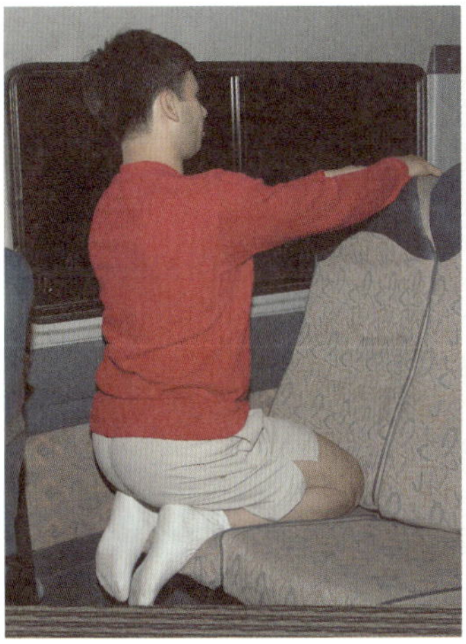

英雄式
Vīrāsana

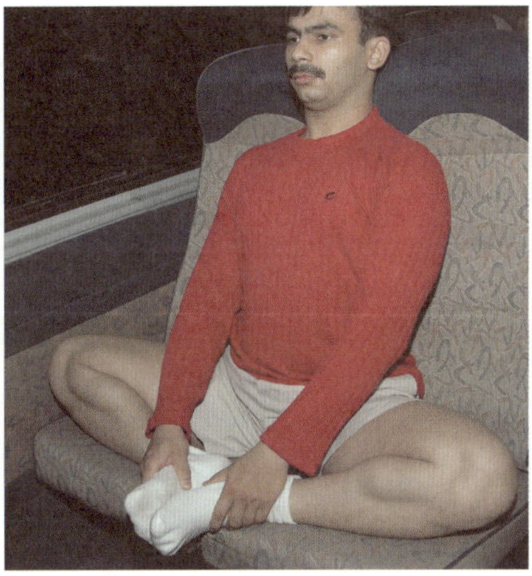

束角式
Baddha Koṇāsana

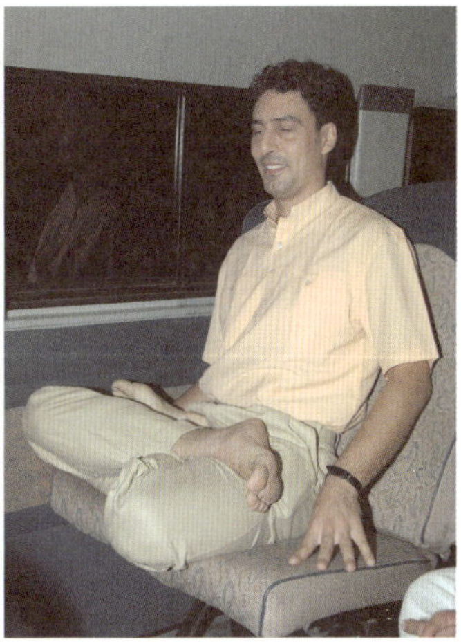

莲花式
Padmāsana

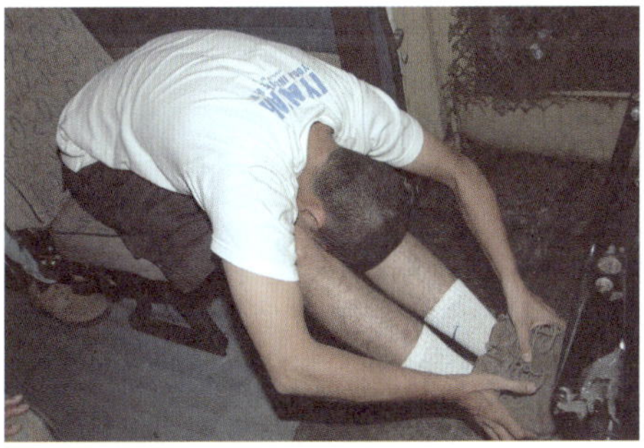

加强背部伸展式
Paścimottānāsana

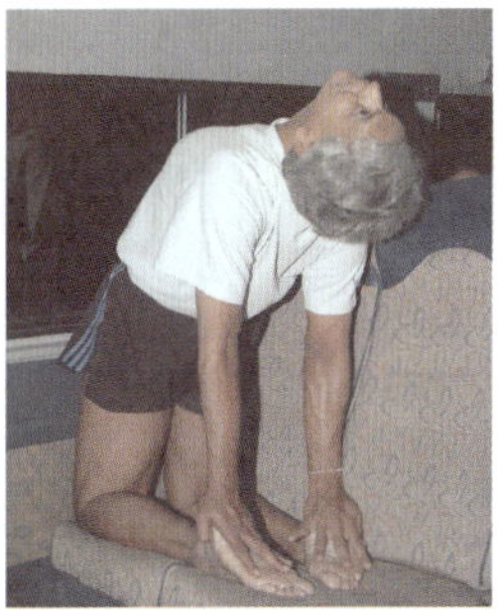

骆驼式
Uṣṭrāsana

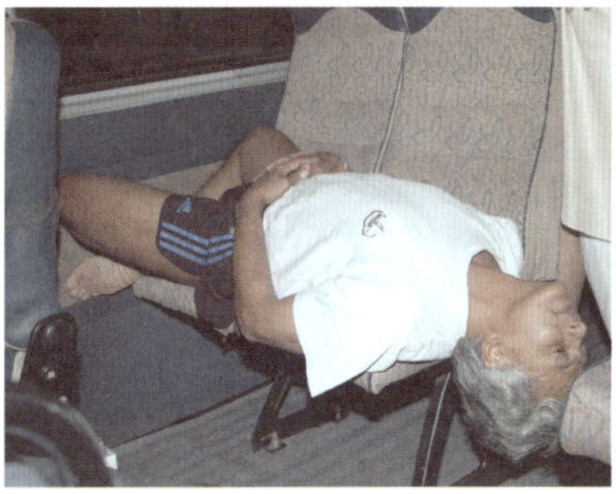

仰卧吉祥式
Supta Svastikāsana

旅行结束后

旅途中，由于活动空间受限，膝关节无法充分伸展而承受了最大的压力。会感觉双膝僵硬。长途旅行，尤其是久坐后，双脚也会肿胀。下列体式为双膝创造更多空间，促进关节处血液循环，帮助膝关节在长途旅行后快速恢复。

适用于旅行结束后的体式

膝关节在旅途中因为活动空间受限无法充分伸展而承受了最大的压力。

这些体式可为双膝创造更多空间，有助于缓解此处的压力。

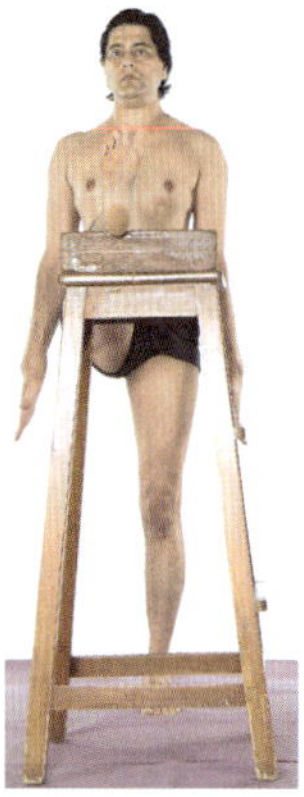

单腿站立伸展式
Utthita Hasta Pādāṅguṣṭhāsana

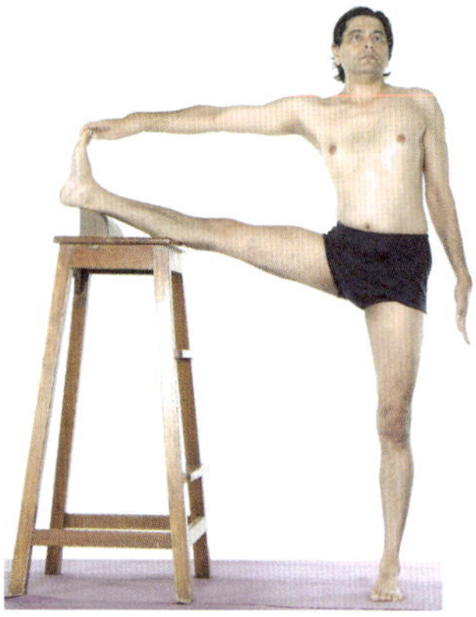

单腿站立手抓脚趾腿侧伸展式
Pārśva Utthita Hasta Pādāṅguṣṭhāsana

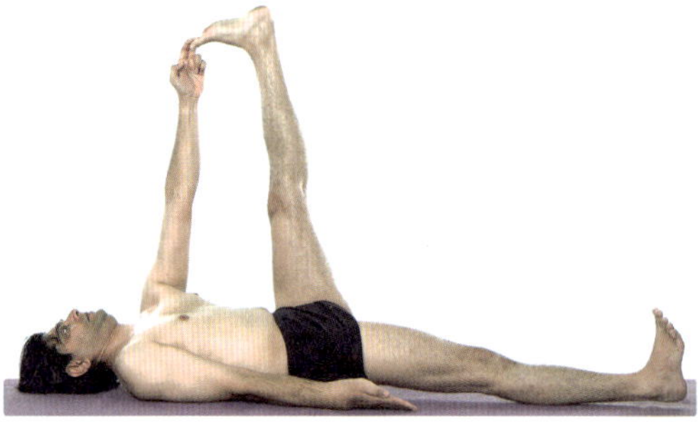

仰卧手抓脚趾腿伸展式
Supta Pādāṅguṣṭhāsana

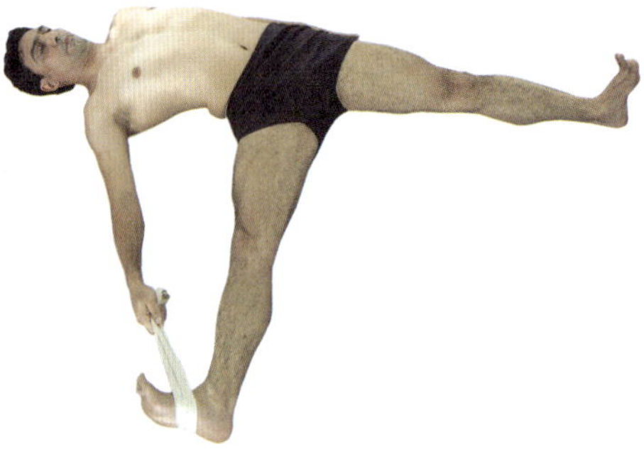

仰卧手抓脚趾腿侧伸展式
Pārśva Supta Pādāṅguṣṭhāsana

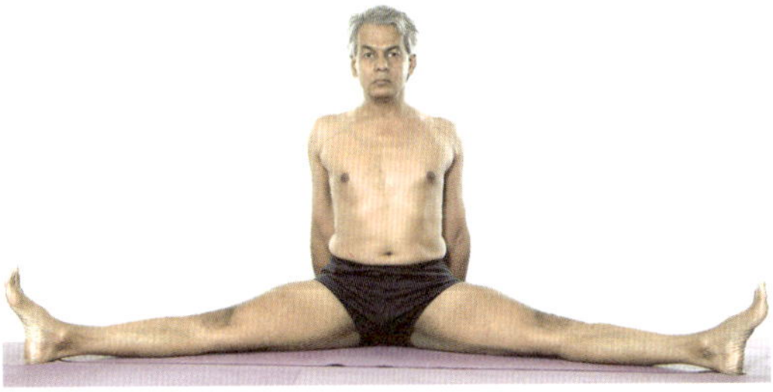

坐角式
Upaviṣṭa Koṇāsana

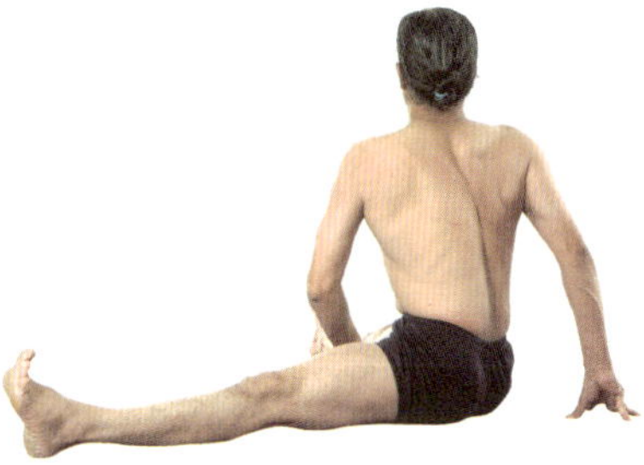

侧坐角式
Pārśva Upaviṣṭa Koṇāsana

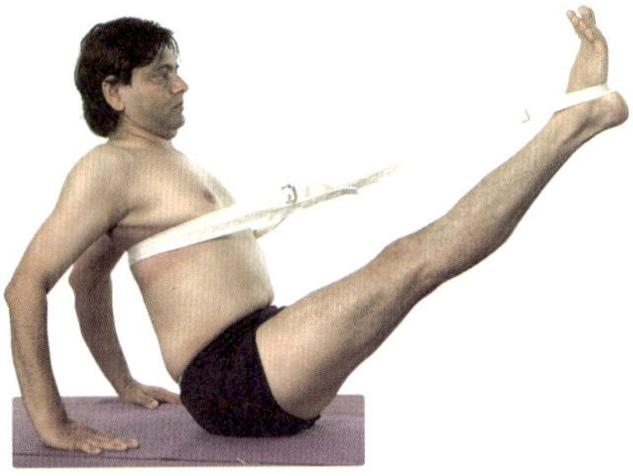

完全船式
Paripūrṇa Nāvāsana

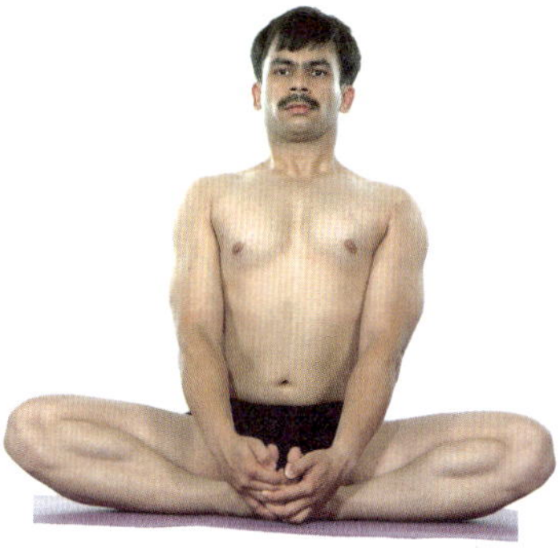

束角式
Baddha Koṇāsana

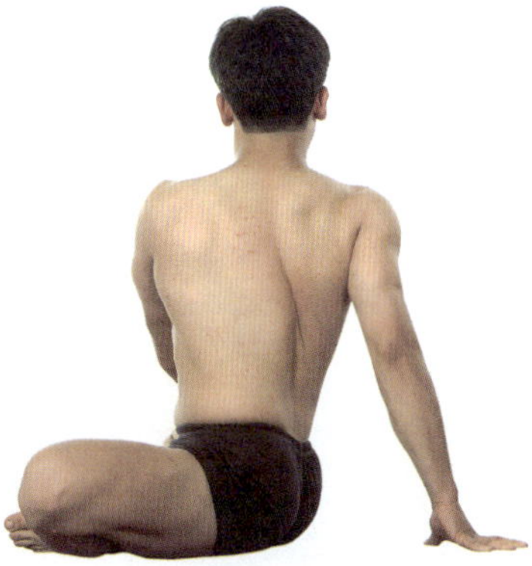

侧束角式
Pārśva Baddha Koṇāsana

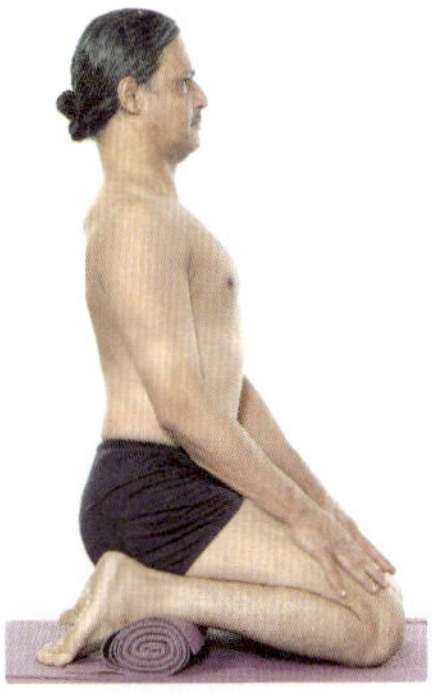

英雄式
Vīrāsana

失眠

长途旅行还会影响睡眠。睡眠是放松神经系统、解除疲劳的自然方式，但是，不幸的是，旅途中转时无法入睡。睡眠可以恢复神经系统的平衡，降低动脉血压、减缓脉搏率、放松肌肉，降低整个身体的新陈代谢率近30%，使得我们的身体得到休息。缺乏睡眠，自然会妨碍身心的恢复。

在拥挤的公交车上打盹，甚至在相对舒适的飞机商务舱里休息，都比不上在家里自己的床铺上好好睡上一觉来的舒服。

长时间缺乏睡眠会使人反应迟钝、心情烦躁。身体和头脑都需要休息。但是，很多人发现自己在新的环境中很难入睡。人们常常会被建议服用肌肉松弛剂、止痛药和安眠药，但会伴随一些副作用。借助药物获得的睡眠效果永远比不上自然睡眠。

在这种情况下，可以尝试在床上使用抱枕支撑头部练习桥式肩倒立式和倒箭式。这些体式有助于头脑平静，并有助于高质量入睡。

仰卧练习乌加依调息也可放松身体、大脑和神经系统，继而自然入睡。正常地吸气，缓慢、柔和、间断地呼气，有助于放松大脑和神经系统。

适用于缓解失眠的体式

以下体式有助于缓解失眠。

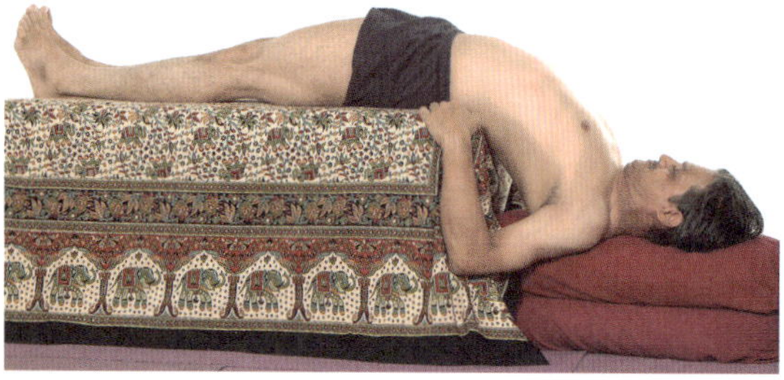

桥式肩倒立式
Setubandha Sarvāṅgāsana

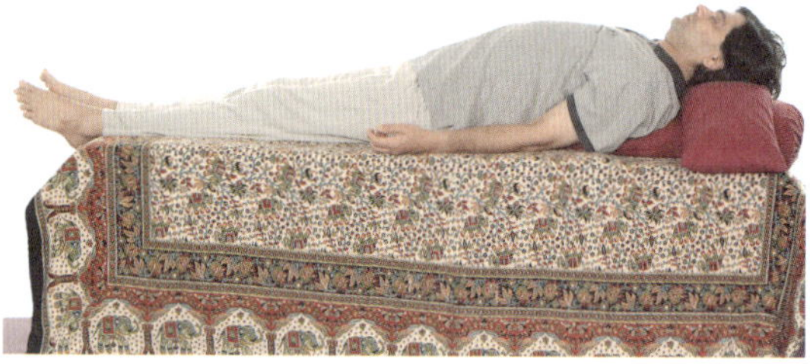

挺尸式
Śavāsana

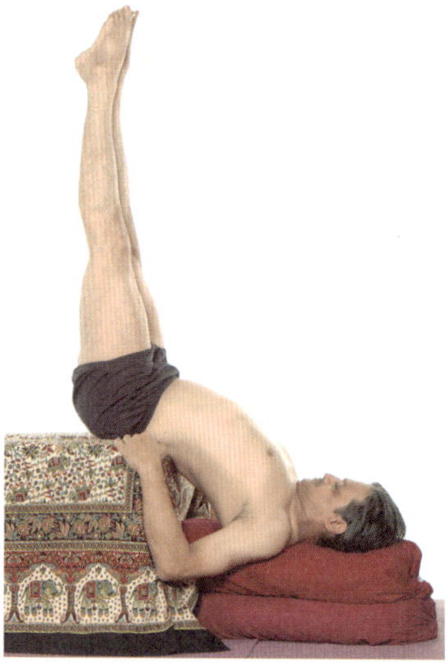

倒箭式
Viparīta Karaṇī

时差

国际旅行会影响人的睡眠模式，因为人体自身的生物钟和旅行地之间的时间存在时差。这使得一个人的睡眠和消化周期待要么提前、要么滞后于当地时间。处理这一问题的最好方法是给身体足够的时间进行调整，以适应新的时区，但对运动员来说时间很宝贵。他们需要快速地调节身体，适应新环境，以便尽快投入到训练中。

有些瑜伽体式有助于身体快速适应环境。它们作用于调节身体时钟的松果体和刺激身体对环境变化做出反应的下丘脑。这两个腺体都被包裹在大脑中。下面推荐的体式有助于促使血液流向这些腺体，使其恢复活力。因而，身体可以迅速适应新的时区、消除时差影响。

大部分与旅行和时差相关的问题都是由于肌肉和大脑的血液循环减少造成的。旅途中，当一个人处于半仰卧或令人难受的坐姿时，大脑的血液供给会减少，从而导致大脑疲劳，始终处于半活跃状态，无法彻底休息。旅程结束后，大脑需要通过增加血液供应来恢复活力。

适用于从时差中恢复的体式

以下体式有助于快速调整生物钟，从时差中恢复过来。

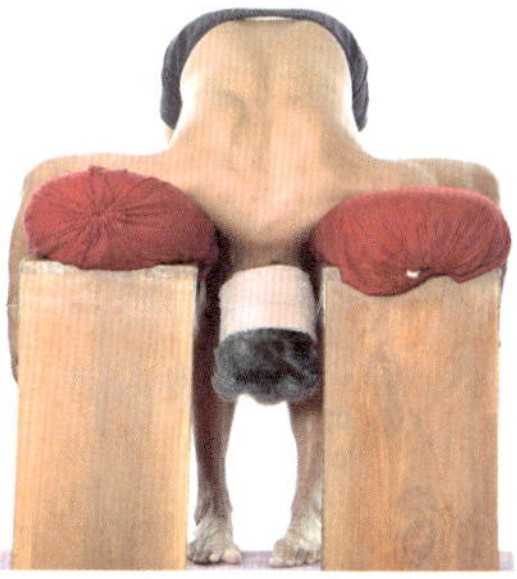

站立前屈式
Uttānāsana

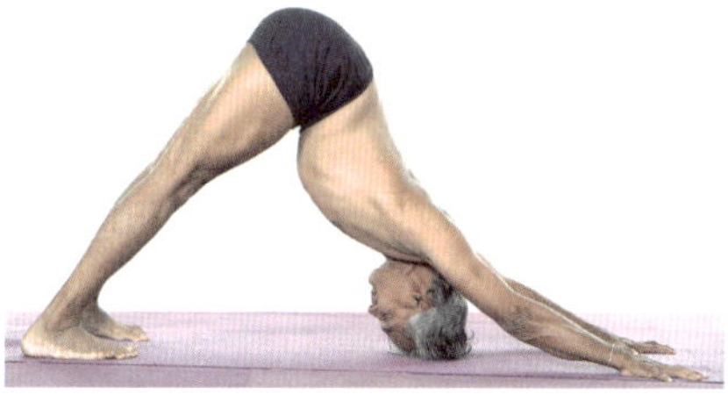

下犬式
Adho Mukha Śvānāsana

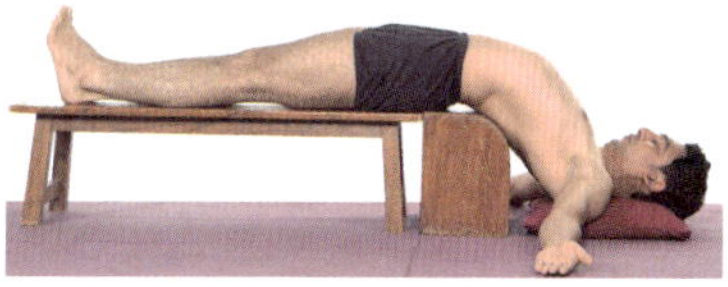

桥式肩倒立式
Setubandha Sarvāṅgāsana

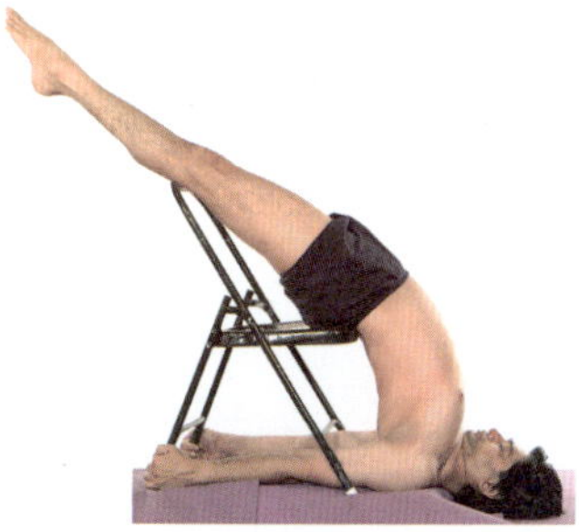

支撑肩倒立式
Sālamba Sarvāṅgāsana

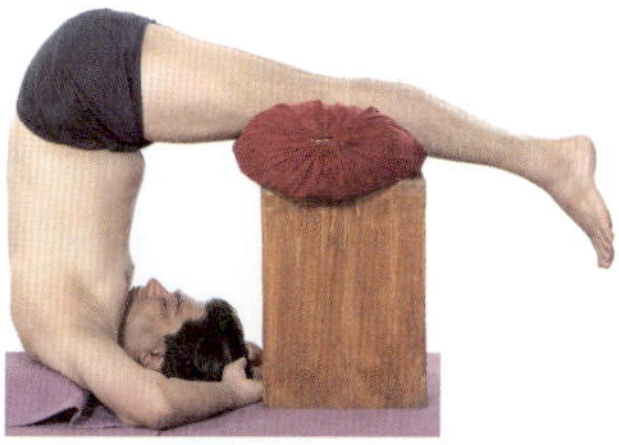

半犁式
Ardha Halāsana

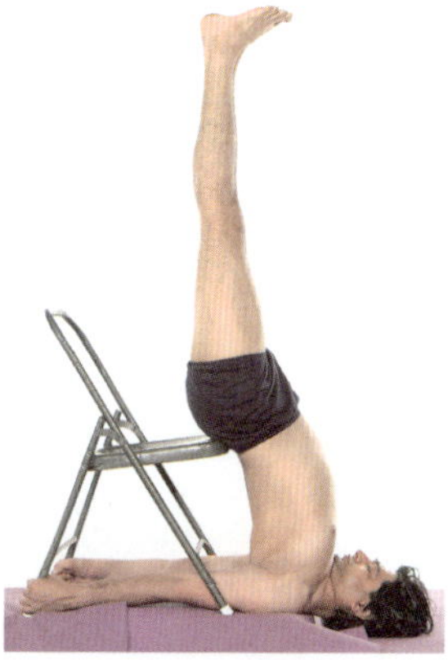

支撑肩倒立倒箭式
Viparīta Karaṇī In Sālamba Sarvāṅgāsana

适应气候变化

人体犹如一种神奇的仪器，它天生具有适应环境变化的能力。它有自身的内在机制来适应天气的变化。如果运动员平常的训练是在非常潮湿、温暖的气候中，例如，季风前的印度南部地区，现在要去冬季的澳大利亚参加比赛，他们就需要很长时间来适应这种变化。同样，来自凉爽气候下的团队去夏天的印度参加比赛也需要时间来适应。身体适应气候的变化需要耗费大量的能量。进行训练或比赛所必需的能量被这种用途占用了。因此，用最少的能量和时间，尽快地适应新的气候，对运动员来说尤为重要。练习不同类型的瑜伽体式可帮助身体适应极热或极冷的气候，从而加快此适应过程。

身体需要被“训练”，在温暖的气候中可以降温，在寒冷的气候中可以升温。在寒冷的环境下，身体远端，特别是四肢，会最早受到影响。帮助身体升温的体式包括倒立体式，如手倒立式、支撑头倒立式、支撑肩倒立式，以及手臂平衡体式，如起重机式、眼镜蛇式、侧板式和其他如下图所示体式。

在温暖的气候中帮助身体降温的体式通常头部需要支撑，这些体式包括站立前屈式、下犬式和前屈体式，如背部伸展式、双脚内收直棍式（用椅子辅助，头部用瑜伽砖支撑）。在温暖的气候中身体容易疲劳，因此，练习这些体式时身体需要被支撑。

适用于温暖气候下的体式

做以下体式时可以在前额缠绕绷带，同时头部要有支撑。练习这些体式可以冷却身体和大脑，帮助练习者快速适应温暖的气候。

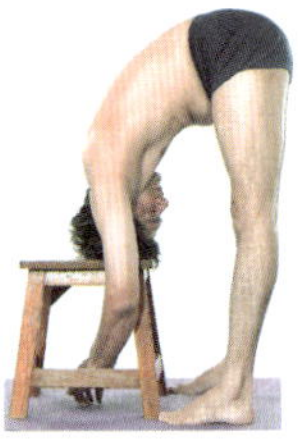

站立前屈式
Uttānāsana

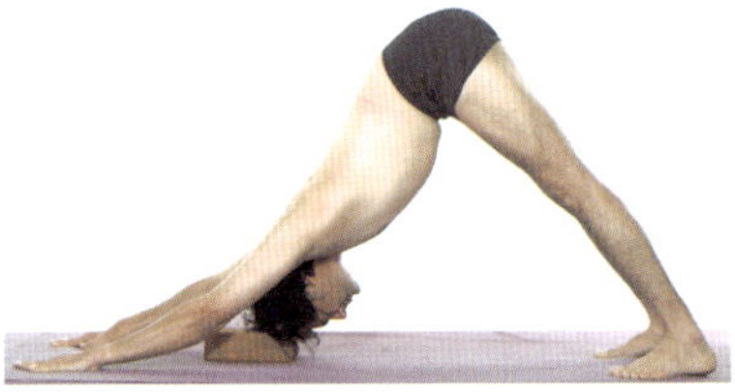

下犬式
Adho Mukha Śvānāsana

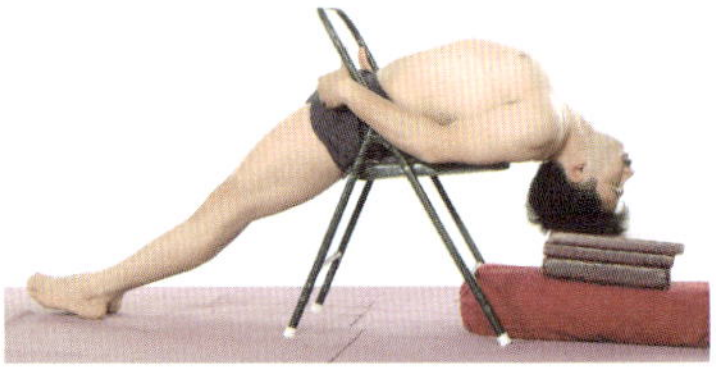

双脚内收直棍式
Dwi Pāda Viparīta Daṇḍāsana

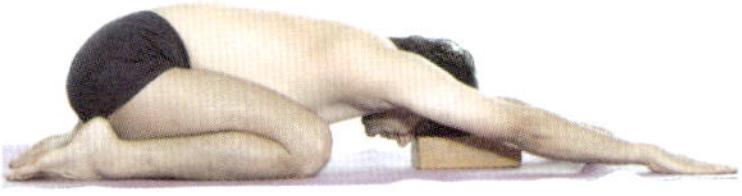

俯英雄式
Adho Mukha Vīrāsana

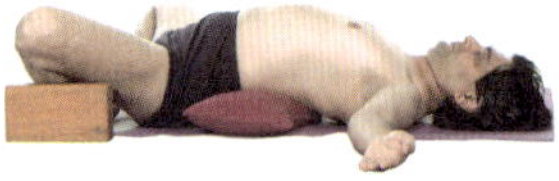

仰卧束角式
Supta Baddha Koṇāsana

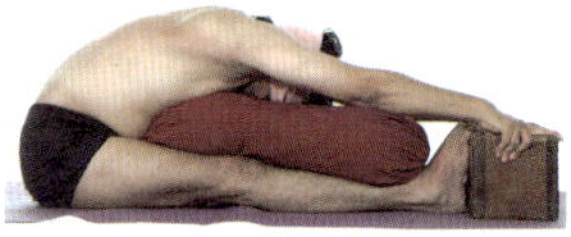

加强背部伸展式
Paścimottānāsana

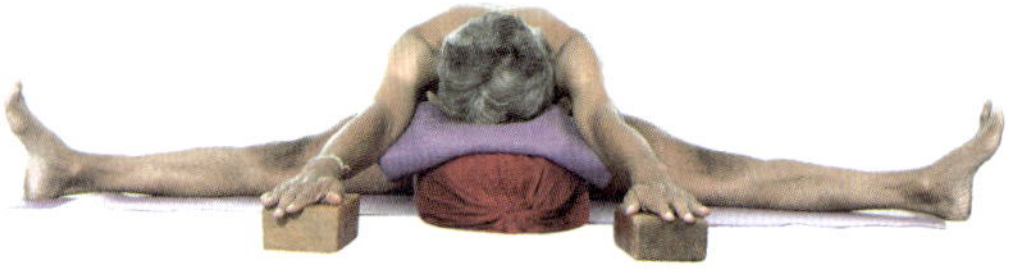

脸朝下坐角式
Adho Mukha Upaviṣṭa Koṇāsana

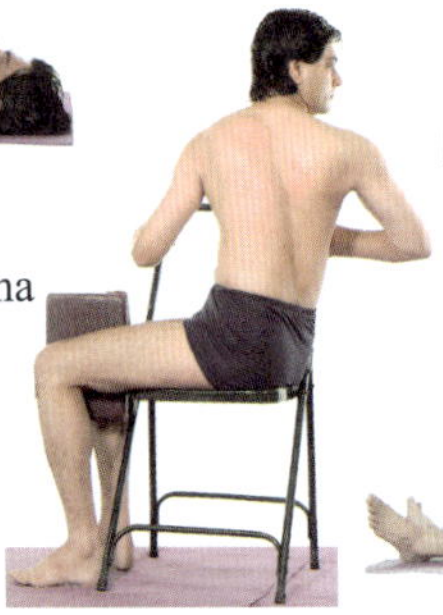

巴拉瓦伽式
Bharadvājāsana

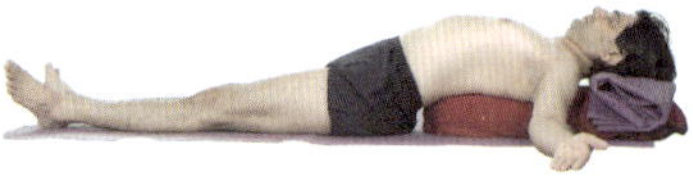

挺尸式
Śavāsana

适用于寒冷气候下的体式

以下体式可以帮助身体快速升温，以适应寒冷气候。

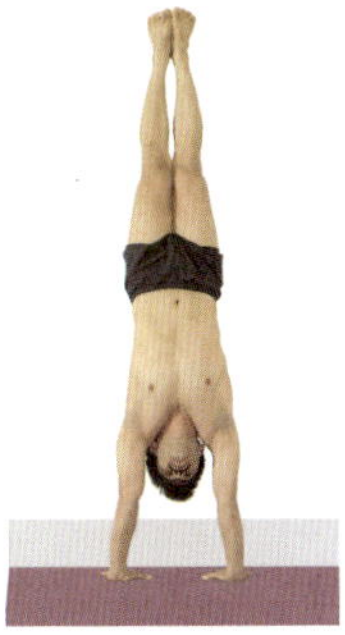

手倒立式
Adho Mukha Vṛkṣāsana

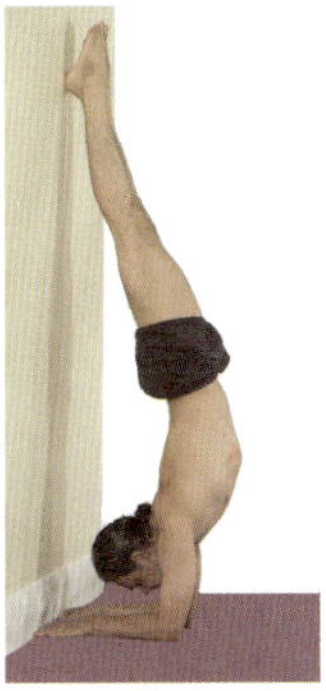

孔雀起舞式
Pīnchā Mayūrāsana

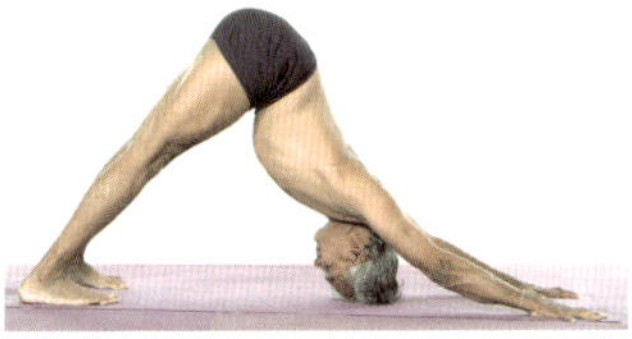

下犬式
Adho Mukha Śvānāsana

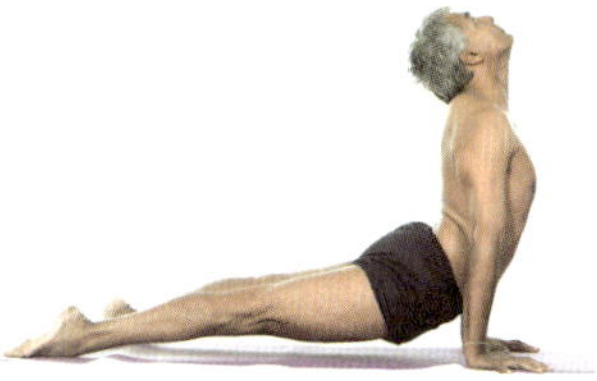

上犬式
Ūrdhva Mukha Śvānāsana

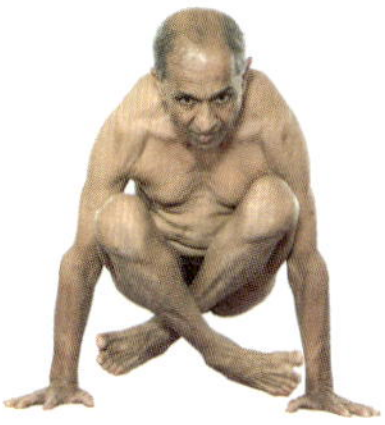

支撑摇摆式
Lolāsana

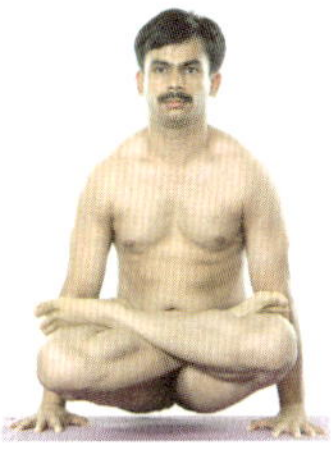

莲花支撑式
Tolāsana

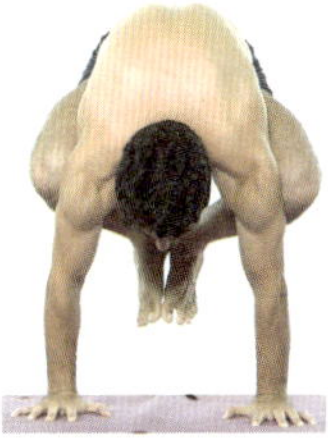

起重机式
Bakāsana

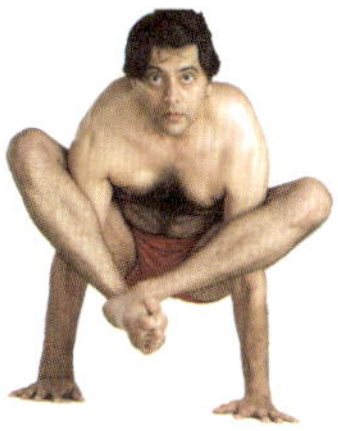

脚交叉双臂支撑式
Bhujapīdāsana

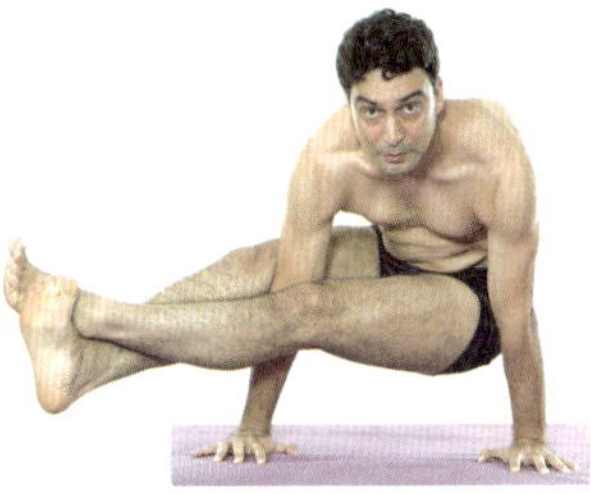

阿斯塔瓦卡茹阿支撑式
Aṣṭāvakrāsana

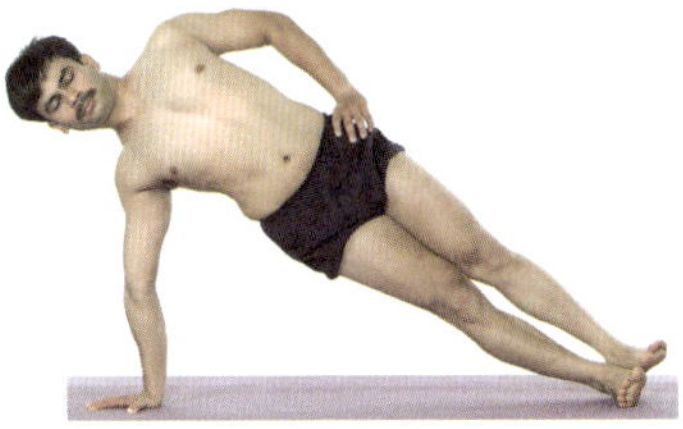

侧板式
Vasiṣṭhāsana

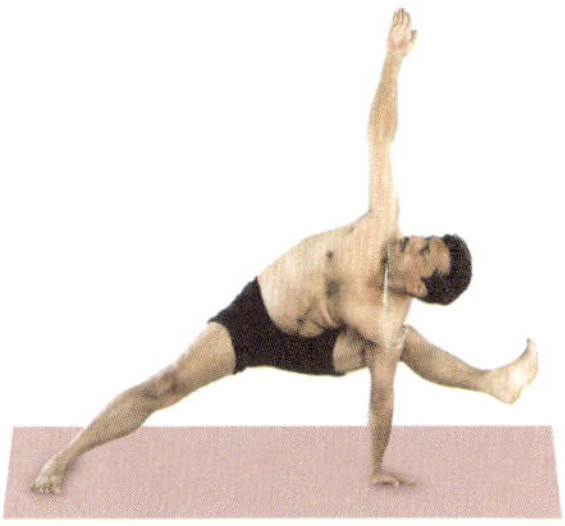

毗奢蜜多罗式
Viśvāmitrāsana

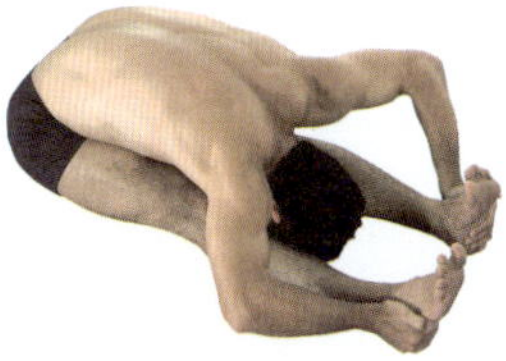

加强背部伸展式
Paścimottānāsana

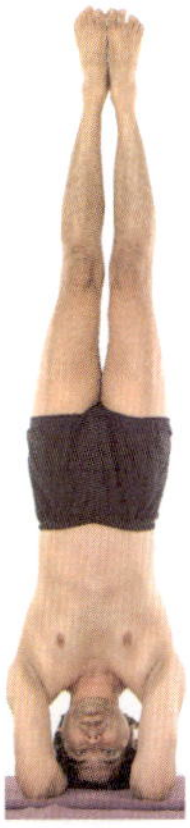

支撑头倒立式
Sālamba Śīrṣāsana

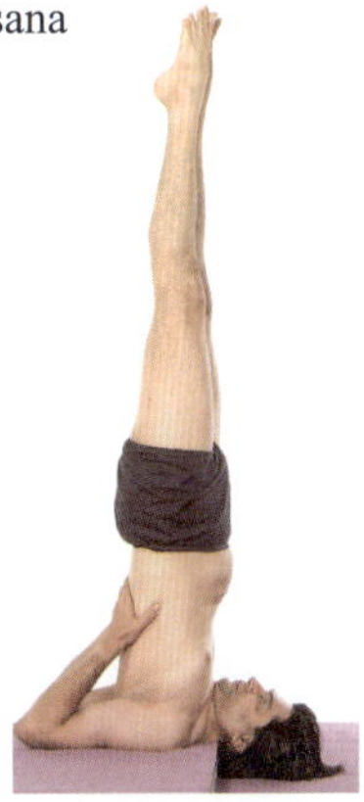

支撑肩倒立式
Sālamba Sarvāṅgāsana

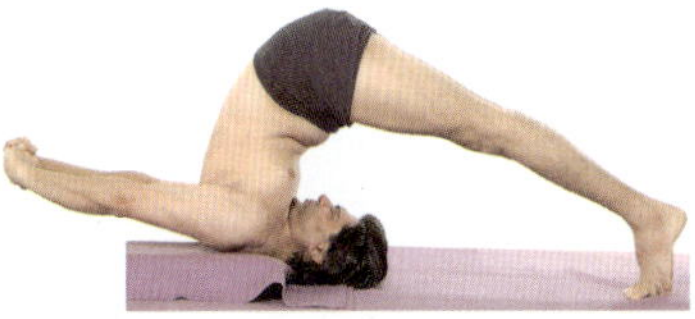

犁式
Halāsana

团队一起练习瑜伽，会使彼此感觉像身处一个家庭一样其乐融融。这种融洽的关系无法靠强制产生，而是通过彼此间的联结产生，瑜伽可以很好地创建这种联结。

承受长期离家的痛苦

长期旅行会令年轻运动员想家，特别是当他们穿着与国旗同色的运动服，在为国家荣誉比拼时。当他们转变为职业运动员时，赛季变得越来越长，在享受职业比赛带来的名气、荣誉和金钱的同时，他们也会更加想念家人、朋友和家乡的美食。

大部分年轻运动员需要把自己的家人、孩子或伴侣留在家里，独自踏上旅途。数月的分离会影响他们的情绪，继而影响比赛的发挥。经常会听到教练员抱怨运动员把大部分自由活动时间花在了和亲人通电话上。

运动员需要把整个团队，包括队员、教练当成他们的家庭的延伸。只是得分后彼此拥抱远远不够，整个旅途中都需要这种归属感。

每个运动员都会在旅途中经历一些情绪波动。还有一些运动员可能会有身体不适、损伤或者来自家庭的压力。对他们来说，生活并不总是一帆风顺。然而，专业运动员的个人生活总是与职业生涯紧密相关。个人方面的情绪波动会影响比赛。一名运动员很难不惦记病中的母亲，或者即将分娩的妻子。有时，长时间的旅行也会使婚姻生活受到影响。

长时间的旅行还有可能使运动员产生无聊和抑郁的感觉，即使是最有才华和热情的运动员也有可能对比赛失去兴趣。在这种情况下，运动员的身心都需要被重新“充电”。

一旦运动员将瑜伽融入日常生活，他们就会保持像孩子们外出郊游般的热情。有人说，吃在一起，住在一起，就是一家人。同样，团队成员一起练习瑜伽，彼此产生联结，就像一家人。这种融洽的关系无法靠强制产生，可以通过联结产生。练习瑜伽可以创造出建立这种联结的氛围。

倒立体式和后弯体式可以提升心脏和情绪中心。借助辅具，可以在体式中停留更长时间。

有助于增强情绪创伤承受力的体式

这些体式可以提升情绪中心，打开胸腔，给练习者带来情绪的稳定和力量，以承受长期离家带来的痛苦。

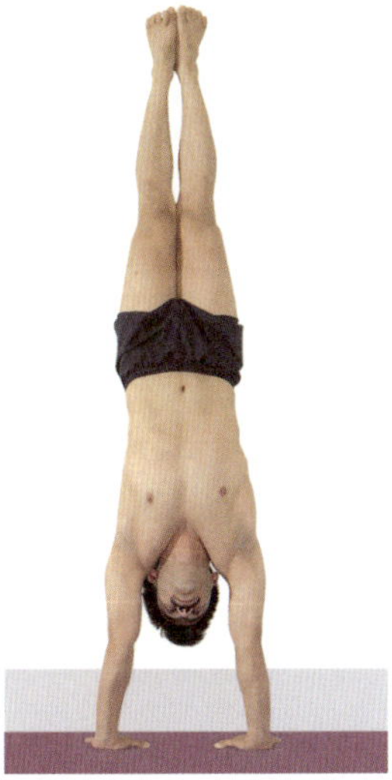

手倒立式
Adho Mukha Vṛkṣāsana

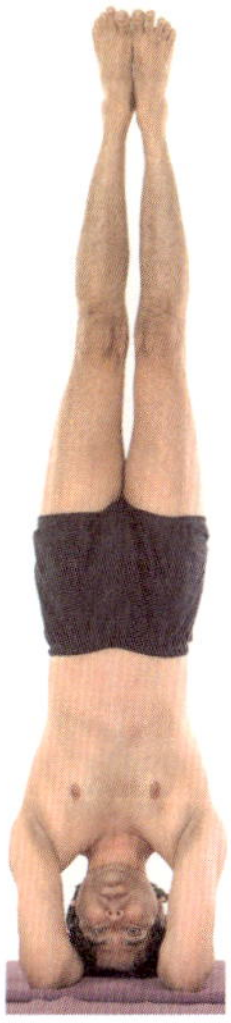

支撑头倒立式
Sālamba Śīrṣāsana

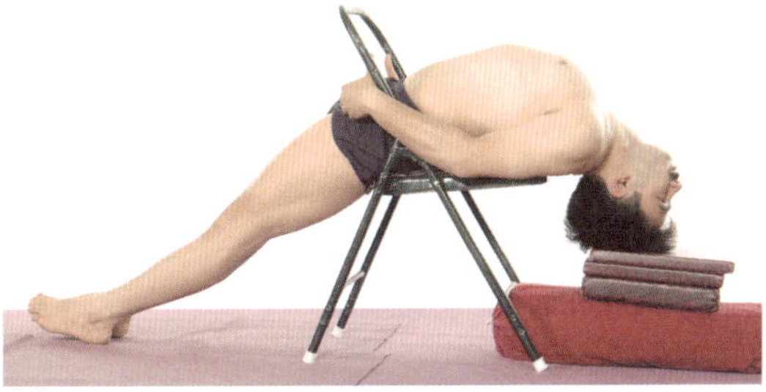

双脚内收直棍式
Dwi Pāda Viparīta Daṇḍāsana

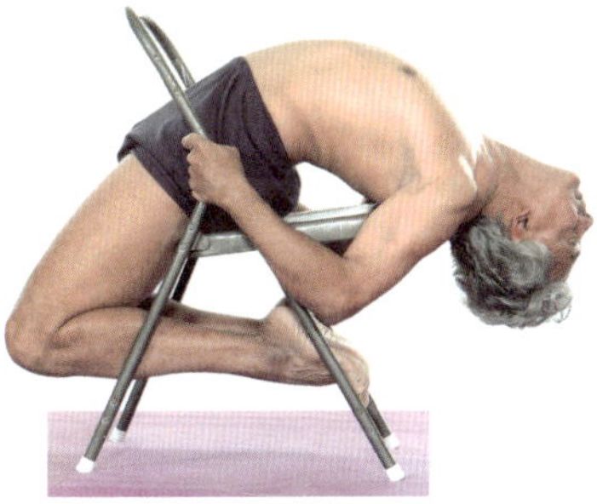

鸽子式
Kapotāsana

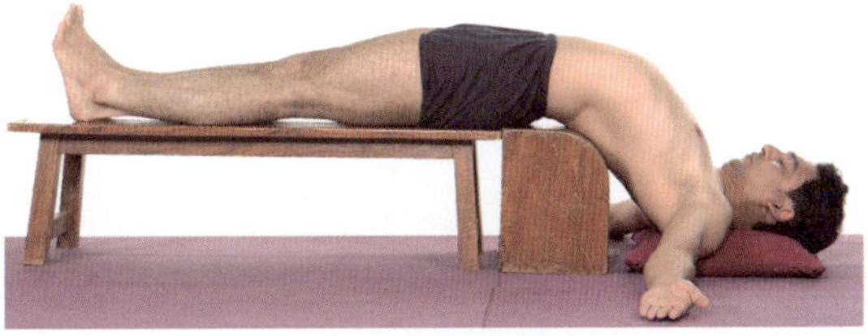

桥式肩倒立式
Setubandha Sarvāṅgāsana

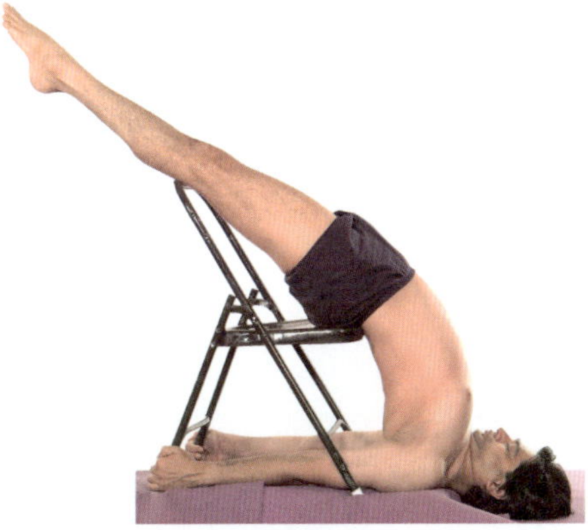

支撑肩倒立式
Sālamba Sarvāṅgāsana

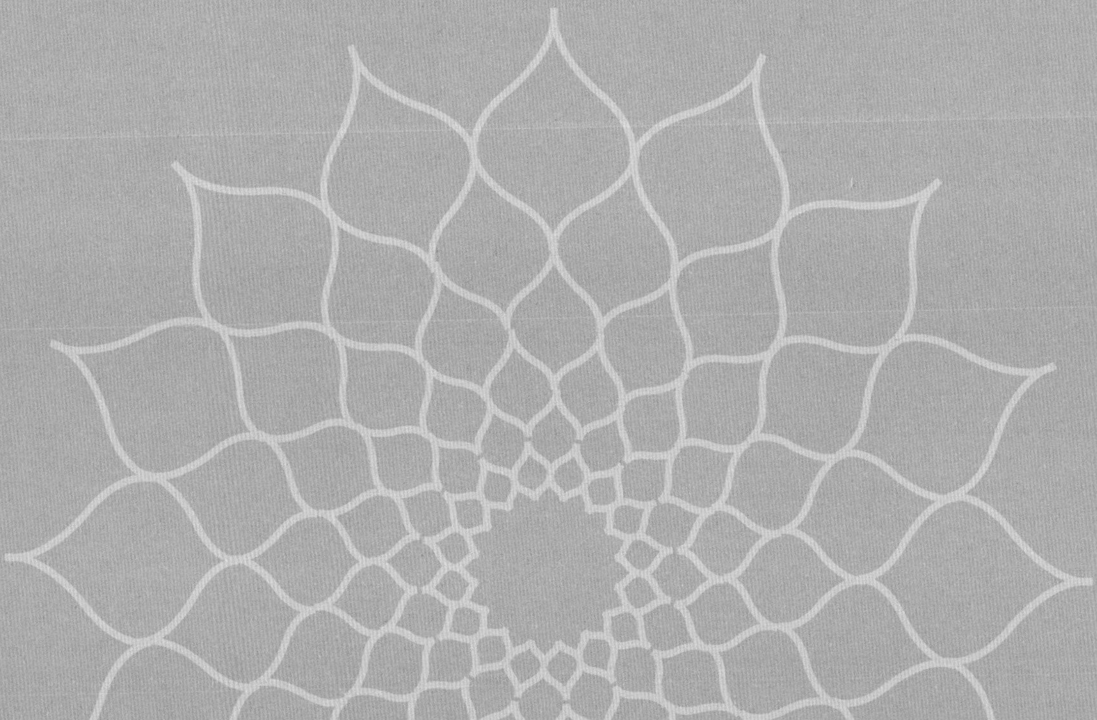

第八章

如何克服过度训练综合征

瑜伽体式消除身体和头脑的二元性，在保持头脑平静、不活跃的同时，放松并恢复身体活力。

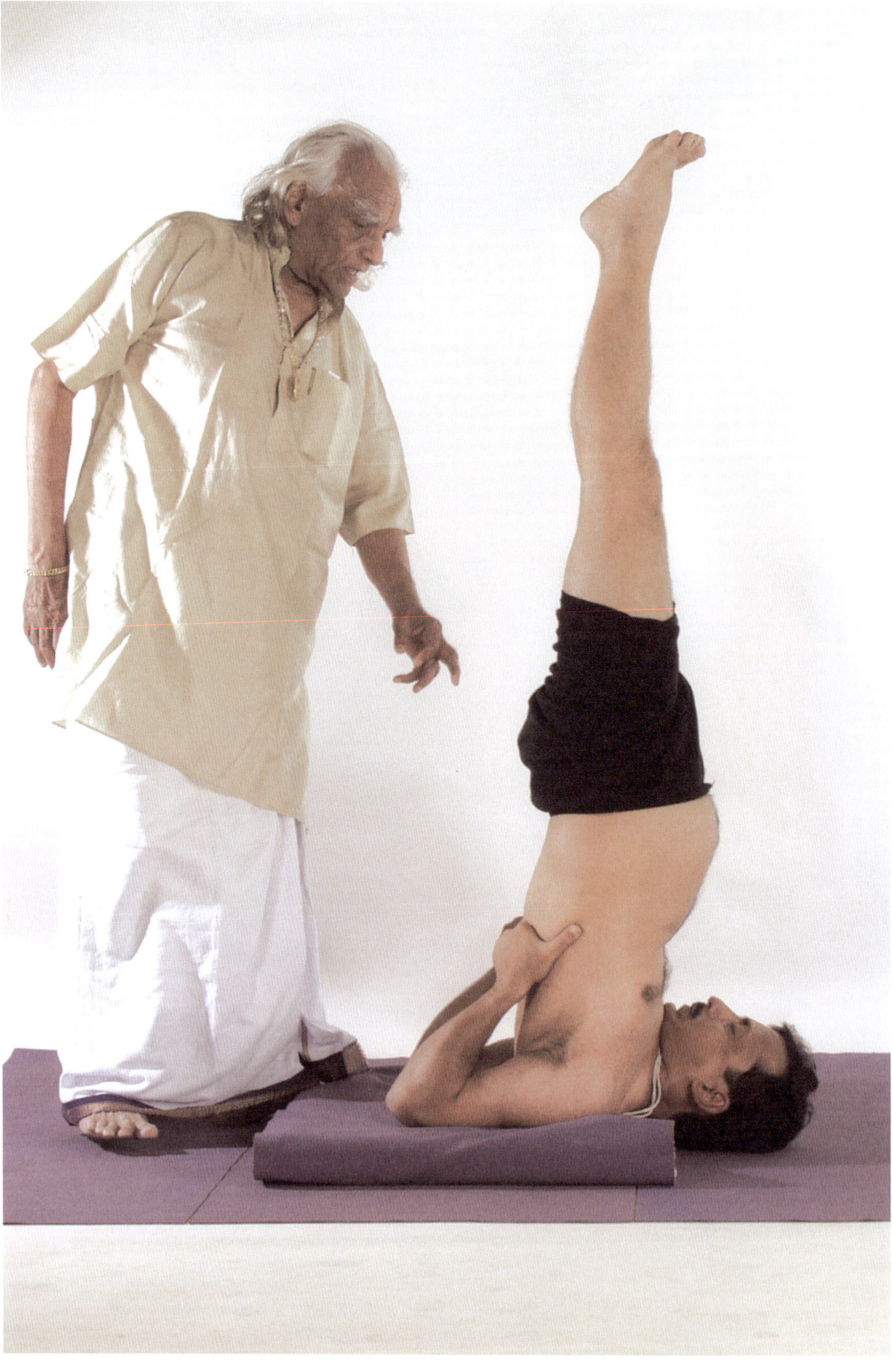

运动生理学家们现在已经认识到，运动员的常规训练并不一定能提高成绩，有时反而会导致成绩退步。这种情况被称作“过度训练综合征”。

每个运动员的运动能力和耐力水平不同，对一名运动员来说属于“正常训练”，对另一名运动员可能就是“过度训练”。因此，当一组运动员共同训练时，尤其参与板球、足球这样的团队运动的运动员，甚至是虽为单人运动项目但仍在一起进行训练的运动员，在某一时刻，其中一些人就很有可能出现“过度训练综合征”。

当一名运动员发现尽管他训练很努力，但表现却在不断退步时，他就可能患有“过度训练综合征”。除了表现不佳，这名运动员还会同时面临以下问题：

· 食欲减退，缺乏活力，抽筋，且经常感觉疲劳。

· 情绪紊乱，且有抑郁倾向。

· 缺乏睡眠，或睡眠质量较差。

· 对轻微感染的易感性增加，如感冒或咳嗽。

运动医学领域的研究人员正在试图了解这种综合征背后的病理生理学原因。他们观察了过度训练的运动员血液和新陈代谢方面的变化情况，但目前还无法确定造成这种情况的原因。当科学家试图理解这种疾病时，对他们来说显而易见的是，患者身体消耗的能量已远远超过了他所拥有的，或可以获得的能量。通常情况下，身体将碳水化合物和脂肪作为能量的主要来源，只有当这两种物质供应不足时才会动用蛋白质。但是，对于过度训练的运动员而言，蛋白质却被当作能量的主要来源。这清晰地表现在患者体内能量平衡的改变。

简单来说，即人体能量的消耗大于供给。因此，毫不奇怪，一名运动员能量供给不足时，就会表现出缺乏活力、疲劳、情绪紊乱等症状，同时免疫系统变得脆弱，容易感染小病。

不仅我们的身体和生理活动需要能量，我们的脑力活动与情绪反应也会消耗能量。即便一名运动员的身体没有过度劳累，但其对比赛成绩的焦虑、紧张、恐惧和缺乏自信也会使他的能量耗竭。

患上“过度训练综合征”的运动员会陷入恶性循环，训练越努力，丧失能量越多。这会导致情绪和精神障碍，从而影响到他的心情、睡眠和饮食习惯。这样的恶性循环必须被打破。

运动生理学家对患上这一综合征的运动员给出的“治疗”方案是彻底静养两周。然而，当运动员执着于通过更努力的训练来提升成绩时，这种“治疗”方案并不会有所帮助，相反地还会因无所事事产生挫败感，从而造成精神创伤。再者，对于一个习惯了持续进行体育活动的竞技性运动员来说，停止训练彻底静养是非常困难的。这样的建议可能会让他感到两难，更努力地训练来克服目前的难关，还是听医生的话彻底休息。纠结中，能量被进一步消耗。瑜伽有助于摆脱这个困境。

体式练习会帮助过度训练的运动员补充能量、重建自信、消除恐惧与焦虑并加速他的康复，使其能够带着全新的热情与自信重回赛场。

瑜伽不建议单纯静养。因为当身体休息时，头脑并不一定在休息。事实上，当运动员无所事事时，他可能会变得更加不安，头脑中充满了各种消极念头。

头脑在与我们玩游戏。当我们企图让它安静，或者清空时，它反而会变得更加散乱。因此，强制休息将使身体迟钝，头脑更加烦乱。头脑缺乏了热情，运动员也将失去激情与勇气。身体与头脑的二元分立日益加剧，运动员将需要更长时间康复，重回赛场。

练习瑜伽体式有助于消除身体与头脑的二元分立。它们可以在放松与修复身体的同时让头脑保持平静而活跃。之所以会有这个效果，是因为体式练习让器官层面的身体保持放松，同时，还会使连接身体与头脑的神经系统保持活跃。因此，瑜伽体式可以在引导身体延展、扩张与放松的过程中自然地让头脑平静下来。体式还有助于调整呼吸的流动，使得呼吸顺畅、轻柔，让处于紧张状态的运动员镇静下来，使其情绪平稳，提升士气。

体式不会像“静养”一样让肌肉“生锈”，反而会使其在没有压力的情况下保持活跃与警觉。因此，体式练习有助于过度训练的运动员补充能量、重建自信、消除恐惧与焦虑、缩短康复时间，使其能够带着饱满的热情与自信重回赛场，而不需要两个星期的强制性静养。

下列体式特别有助于过度训练的运动员的康复。经过几天的规律性练习，运动员就可能感受到体能、心理与情绪状态等各方面的改变。

这些体式应当按照所给定的顺序依次练习，应使用图片中所展示的辅具。这种综合的、精准的练习，能切实改善运动员的身体内在“环境”。练习者可以在每个体式中保持 7～10 分钟。因为使用了辅具，这样的长时间保持是可以实现的。

半加强站立前屈式（Ardha Uttānāsana）

此体式可使腹部肌肉休息，呼吸安静，头脑放松。它有助于缓解不安、恐惧、焦虑和疲劳。在体式中可以闭上眼睛。当大脑和神经放松时，腿部是主动的、充满活力的，因为腿部肌肉通过主动伸展而得到激活，不会感到疲惫。

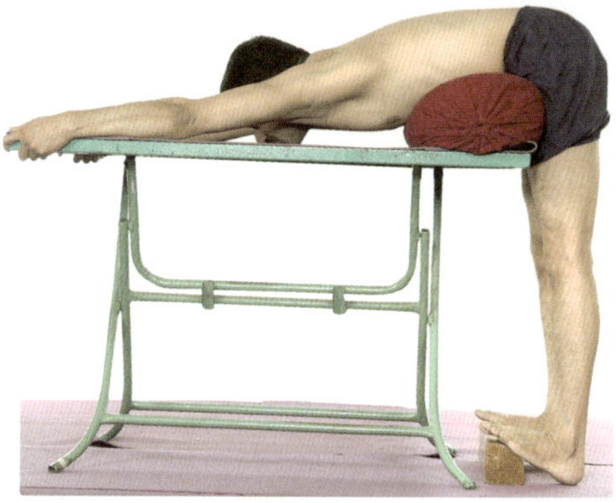

半加强站立前屈式
Ardha Uttānāsana

下犬式（Adho Mukha Śvānāsana）

此练习需要借助墙绳，并将头放松地落在抱枕上。通过释放整个腿后侧，从臀部到脚跟，解除疲劳。头部的支撑有助于冷静头脑，避免头脑一直处于对过去的失败或对未来的担忧之中。由于胸腔两侧被打开，情绪也会恢复稳定。

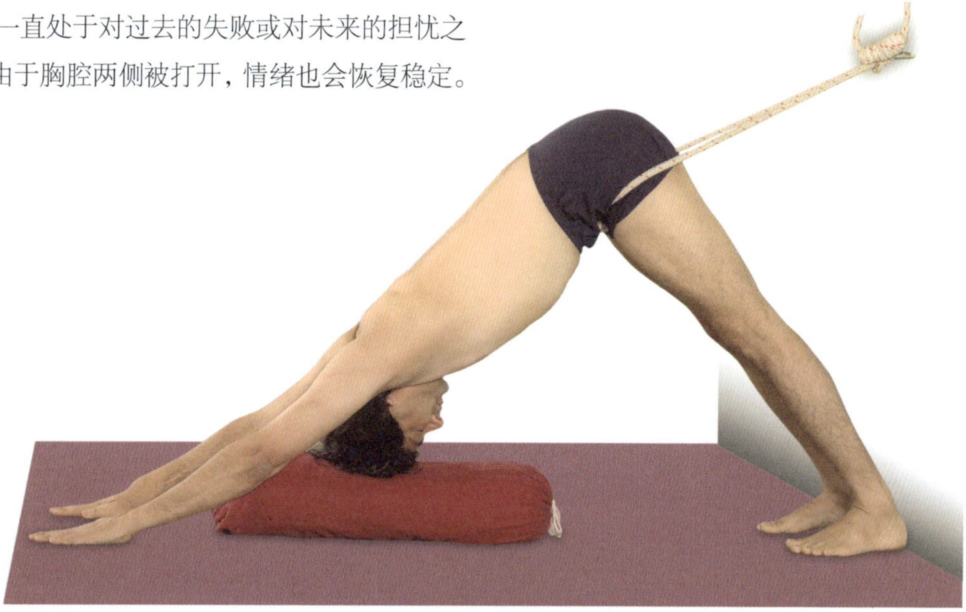

下犬式
Adho Mukha Śvānāsana

此体式可以放松神经系统、消解腹部痉挛、促进食欲，并对抗精力衰退和疲劳。

支撑后仰支架式（Sālamba Pūrvottānāsana）

此体式通过伸展胸部外侧与内侧的肋间肌为胸腔创造出空间。后背有支撑，在体式中不需用力。此体式有助于增加练习者的肺活量。

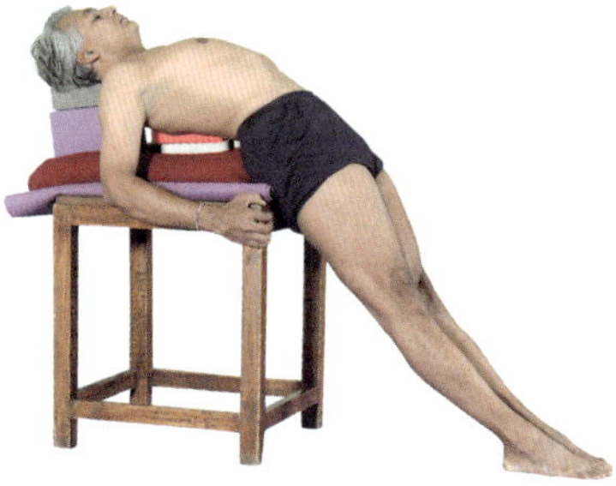

支撑后仰支架式
Sālamba Pūrvottānāsana

仰卧英雄式（Supta Vīrāsana）/仰卧吉祥式（Supta Svastikāsana）/仰卧束角式（Supta Baddha Koṇāsana）

在这些仰卧体式中，腹腔被伸展，呼吸过程被放缓。焦虑会逐渐转化为平静。

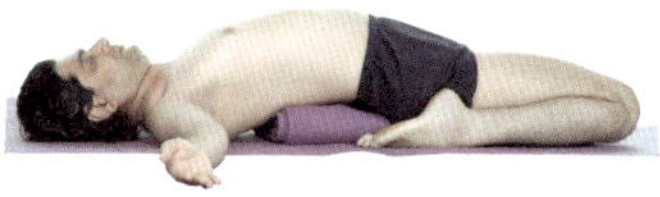

仰卧英雄式
Supta Vīrāsana

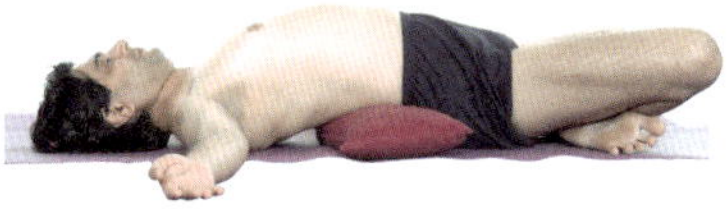

仰卧吉祥式
Supta Svastikāsana

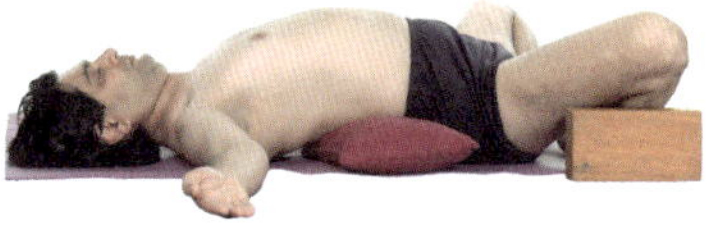

仰卧束角式
Supta Baddha Koṇāsana

墙绳辅助头倒立式（Rope Śīrṣāsana）

此体式有助于伸展器官层面的身体，为各大器官创造出接收能量的空间，而没有任何压力。它有助于大脑冷静，减少思维过程，为头脑带来清新感，并消除抑郁与疲劳。如果感到恐惧，应当对头部予以支撑。

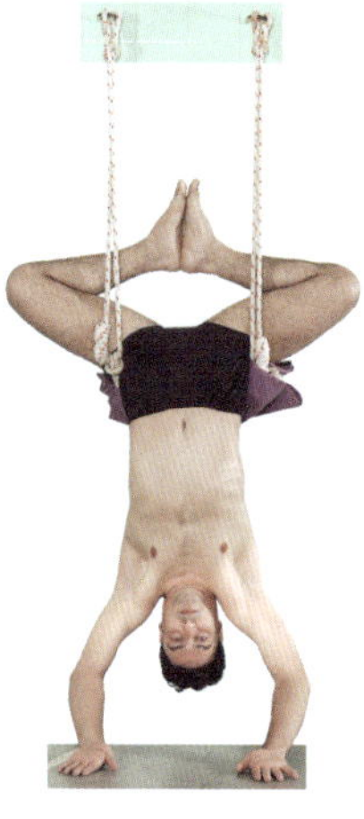

墙绳辅助头倒立式
Rope Śīrṣāsana

双脚内收直棍式（Dwi Pāda Viparīta Daṇḍāsana）

当一个人感到沮丧时，通常会肩部下垂，胸腔内收。双脚内收直棍式可以打开凹陷的胸腔，抬起下垂的双肩。在椅子上练习时，身体后侧从斜方肌到脚跟都得到了伸展，与沮丧时的身体状态完全相反。此练习有助于迅速消解抑郁，练习者在情绪与意识层面都感到愉悦。

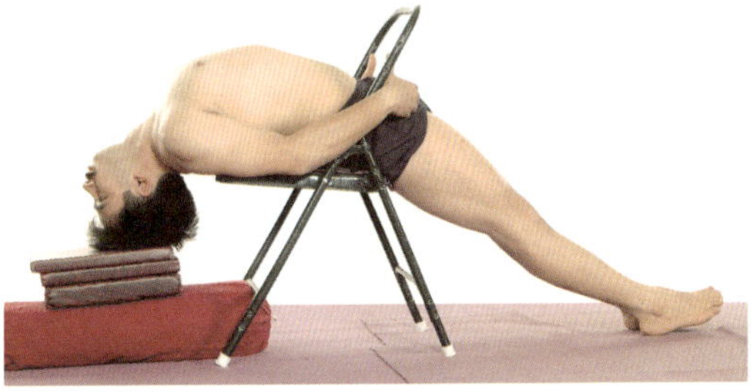

双脚内收直棍式
Dwi Pāda Viparīta Daṇḍāsana

支撑肩倒立式（Sālamba Sarvāṅgāsana）

当有椅子支撑练习此体式时，有助于消解肌肉的僵硬感，放松整个神经系统。由此，身体变得轻盈，头脑变得平静而稳定。也有助于消解过度训练综合征引发的挫折感与烦躁情绪，取而代之的是稳定而镇静的精神状态。

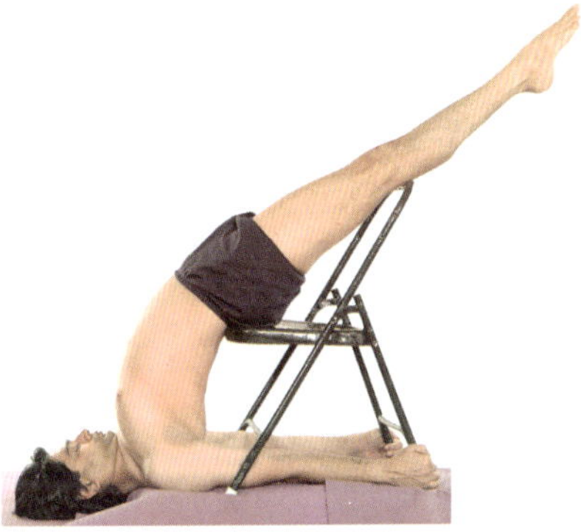

支撑肩倒立式
Sālamba Sarvāṅgāsana

支撑肩倒立倒箭式（Viparīta Karaṇī In Sālamba Sarvāṅgāsana）

练习者可以从椅子上的支撑肩倒立式直接进入倒箭式，这会增强肩倒立式所带来的镇静作用。

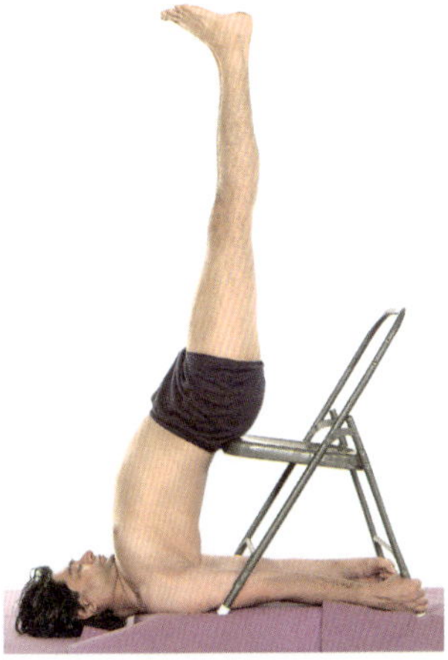

支撑肩倒立倒箭式
Viparīta Karaṇī In Sālamba Sarvāṅgāsana

半犁式（Ardha Halāsana）

此体式有助于消解颓废与悲伤情绪，重获信心。

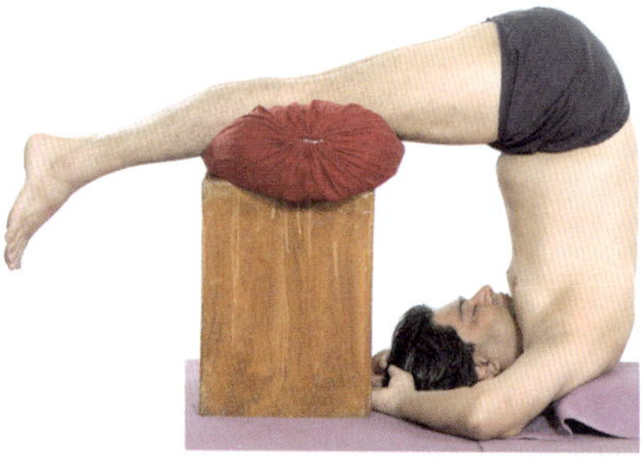

半犁式
Ardha Halāsana

桥式肩倒立式（Setubandha Sarvāṅgāsana）

此体式有助于放松神经系统、消解腹部痉挛、促进食欲，防止能量丢失与疲劳。也有助于练习者摆脱之前表现不佳的影响，恢复活力，重获勇气、自信、希望。

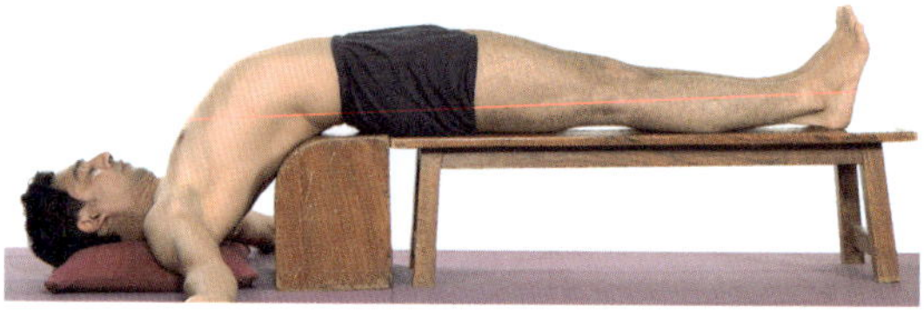

桥式肩倒立式
Setubandha Sarvāṅgāsana

倒箭式（Viparīta Karaṇī）

练习此体式有助于练习者安静身体，冷静大脑，清晰意识，舒缓神经。也可以给练习者补充能量。

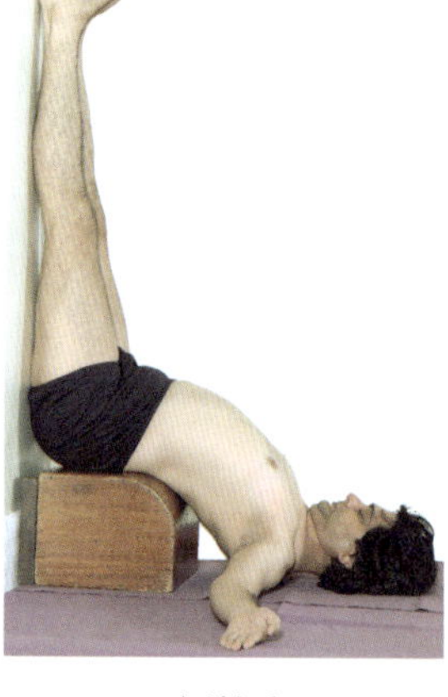

倒箭式
Viparīta Karaṇī

箭床式（Śarapanjarāsana）

此体式中后背的支撑有助于“刺穿”负面感受和情绪，提升运动员的斗志。它有助于增加心脏供血，使运动员以沉着自信的心态重返赛场。

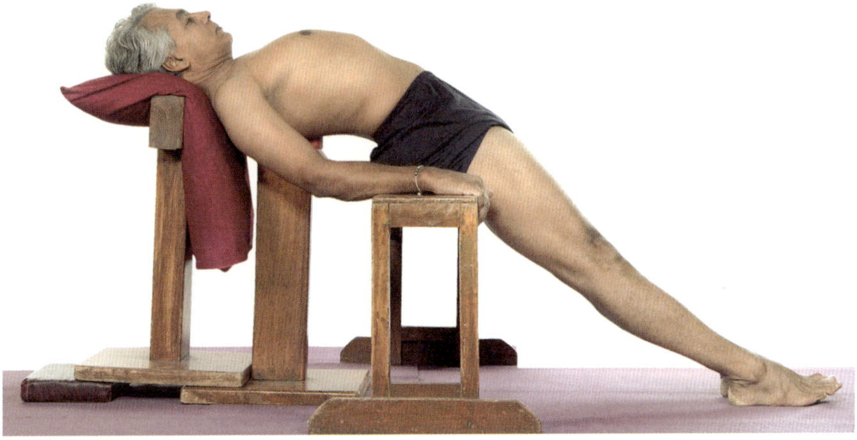

箭床式
Śarapanjarāsana

年轻的优秀运动员的职业生涯可能会因过度训练而受挫。如果这些运动员立即开始练习瑜伽，他们也许无须忍受这一综合征所带来的身体、精神与情绪上的各种不适症状。

第九章

退役后如何保持健康

职业生涯结束之初，运动员即将从忙碌的体育运动生活进入传统修行的第三阶段——退隐阶段，对于他们而言，应该及时管控位于胸腔中部的情绪中心，克服心中的恐惧，从容面对。

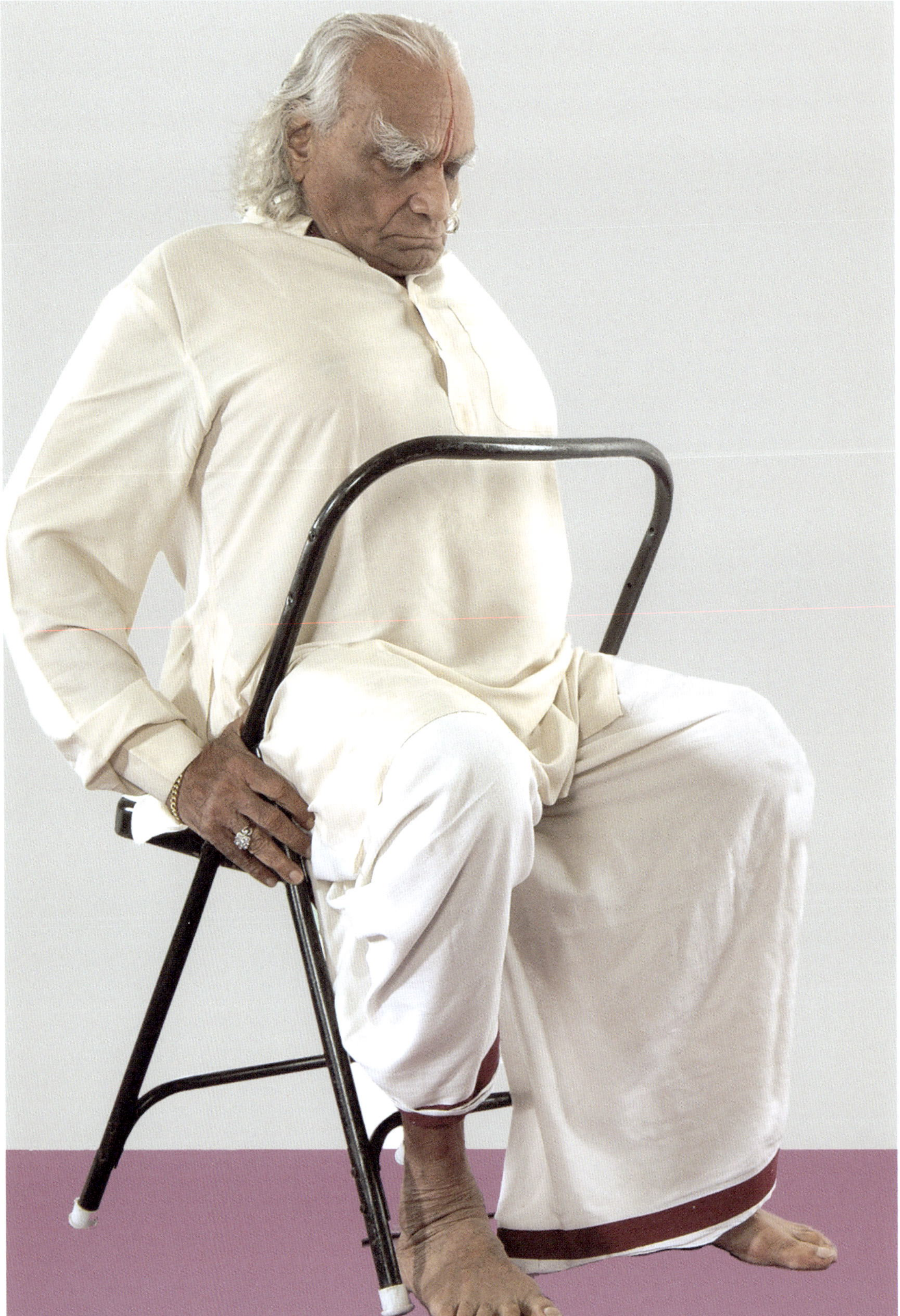

对于任何人来说，特别是对于相对比较年轻的人，从紧张忙碌的工作状态转变为退休状态，不是一件容易的事。

在古印度，人的一生被划分为四个阶段。分别是 brahmacharya（学生生活），gṛhasta（家庭生活），vānaprastha（退隐生活），sanyāsa（完全隐居生活）。

当下，我们仍能看到这种划分的影响。一个人在人生的第一阶段，作为一名学生，认真学习，获取知识。在人生的第二个阶段，他努力谋生，建立家庭，发展职业生涯。在人生的第三阶段，他不再从事忙碌的工作，承担家庭的重担，而是用他的经验来帮助年轻一代成长为家庭和事业的新支柱。在人生的最后一个阶段，他会回归简朴的生活，逐渐放弃对物质的依恋，让自己全身心地放松。

一个人会依序经历人生的各个阶段。然而，对运动员来说，会提前进入下一阶段。例如，作为一名专业运动员，当同龄人还在学校读书时，他就开始赚钱了。当他在 30 岁左右达到职业生涯巅峰时，同龄人还在奔波忙碌发展自己的事业。而当他年近 40 岁将要退役时，他的朋友们才刚刚在各自的工作领域中开创出一片新天地。简而言之，一个专业运动员往往被迫在比其他行业的从业人员年轻得多时退出现役。

当今社会，35～40 岁的人在情感上无法接受退休生活。一个三四十岁的专业运动员还有很长的充满活力的人生。退役后，他需要找一个新的职业，以谋生并让自己的生活更充实。对任何人来说，特别是对于年轻人，从紧张忙碌的工作状态转变为退休状态，都不容易。专业水平下降和年龄增长之间的不同步和二元性也时常困扰着运动员。

退役后，运动员需要找一些事情让自己保持忙碌的状态。他们当中的大部分人会找到和自己的运动相关的工作。一些人成为评论员、裁判员、仲裁员，或者教练，而另一些人则担任行政职务，或找到全新的工作。

在这一阶段，瑜伽练习很有意义，它有助于运动员克服在职业生涯结束时面临的二元性。

从积极的体育活动生活转变为平静的退役生活

每个运动员的生活都是异常忙碌的。他们经受严格训练，以保持健康的体魄，这对他们的职业至关重要。但当他们退役后，训练的节奏会变慢，或者完全终止，因为他们觉得训练已无必要。对于一个多年来习惯于剧烈体育活动的身体来说，这意味着巨大的改变。他们会立即感到生活枯燥乏味。

有规律地锻炼对我们的身体机能十分有益，特别是对消化、呼吸和循环系统。因此，当运动员减少或停止运动时，身体的内部系统将经受考验。生活方式的改变会导致身体僵硬和其他健康问题。随着年龄增长，他们也不可能像年轻时那样的强度和节奏进行锻炼。取而代之，他们必须保持适度地锻炼，瑜伽是满足此需求的最好方式之一。

运动员的身体在职业生涯中一直处于过度紧张的状态。受伤、肌肉劳损和撕裂、组织挫伤、关节超负荷等通常会在运动员以后的生活中产生。因此，运动员一旦从忙碌的体育运动中退役，就需要对他们的肌肉、组织、关节，以及整个身体进行重新教育，进行修复、重新培养。运动员退役后的一大优势就是有充裕的时间。他们可以有效地利用时间重新安排，进行整体的瑜伽练习。

体式练习有助于关节和肌肉不会变得僵硬，即使运动员不再进行高强度的体能训练。他既可以独立练习，也可以使用辅具练习。借助辅具可以在体式中保持更长时间，从而增强练习的效果。按照正确的顺序练习相关体式，有助于焕发活力，头脑清醒，心态年轻。

从激烈的体育运动向平静的退役生活转变过程中的体式练习 I

练习这些体式有助于关节和肌肉不会变得僵硬。

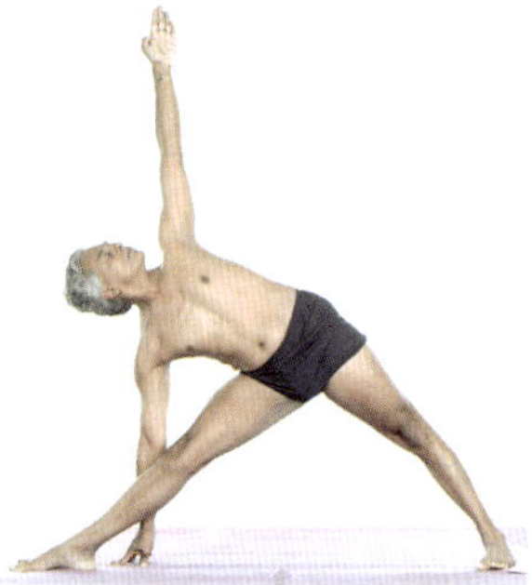

三角伸展式
Utthita Trikoṇāsana

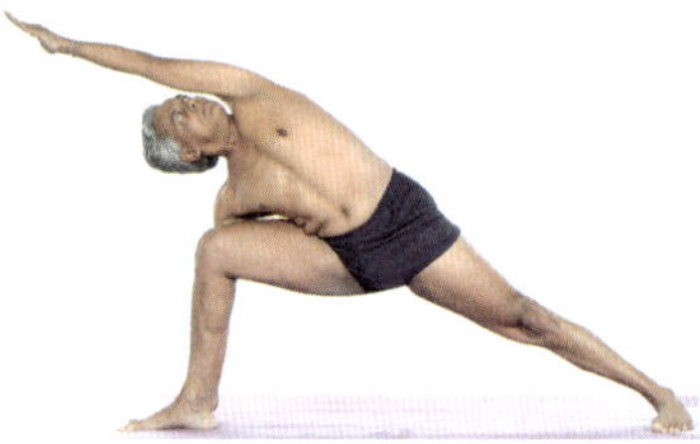

侧角伸展式
Utthita Pārśvakoṇāsana

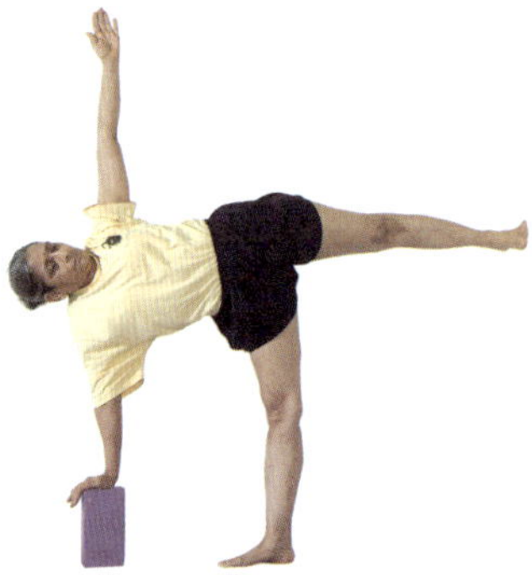

半月式
Ardha Candrāsana

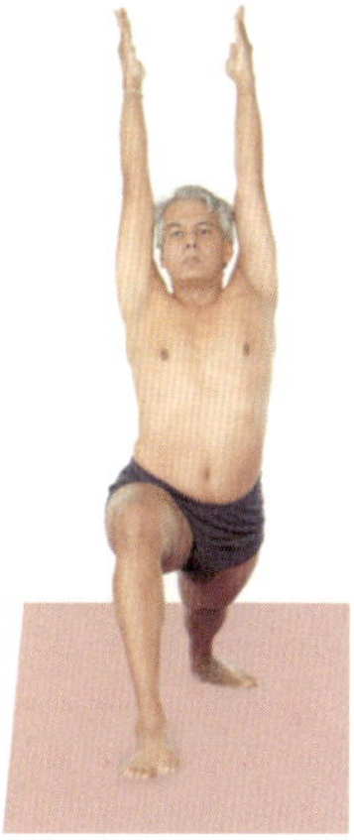

战士一式
Vīrabhadrāsana Ⅰ

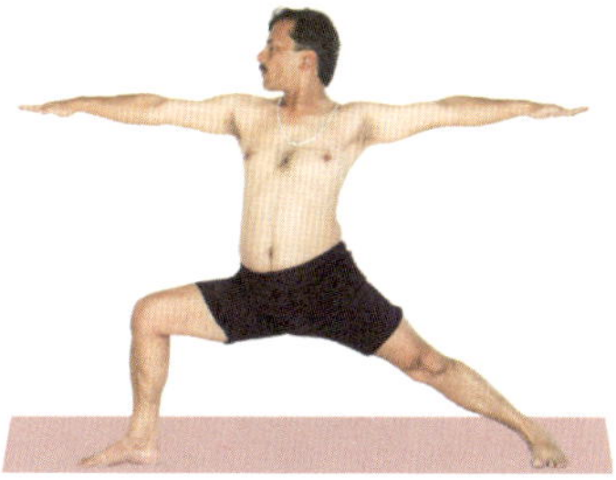

战士二式
Vīrabhadrāsana Ⅱ

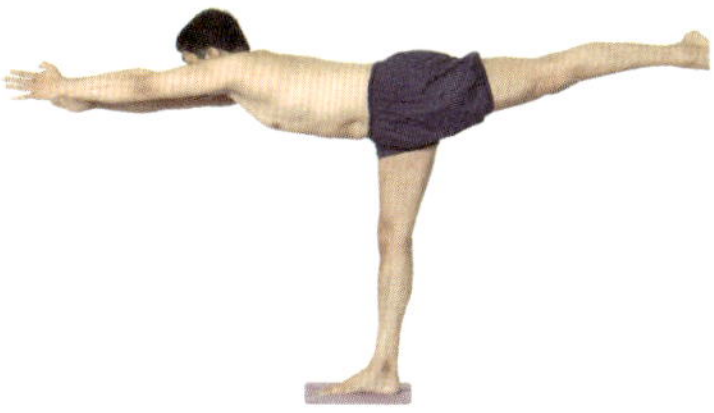

战士三式
Vīrabhadrāsana Ⅲ

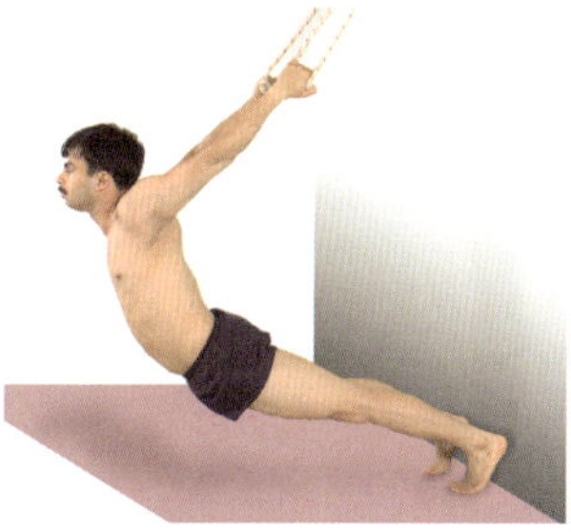

墙绳上犬式
Rope Ūrdhva Mukha Śvānāsana

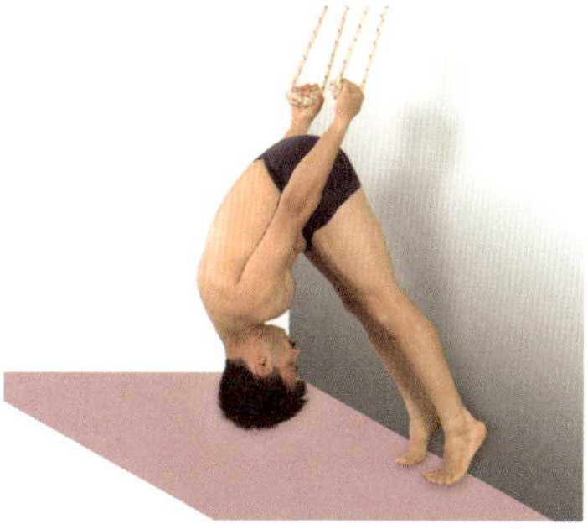

墙绳辅助加强背部伸展式
Rope Paścimottānāsana

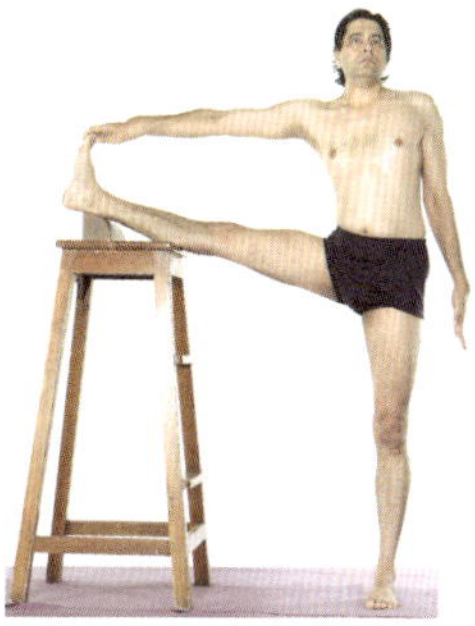

单腿站立手抓脚趾腿侧伸展式
Pārśva Utthita Hasta Pādāngusṭhāsana

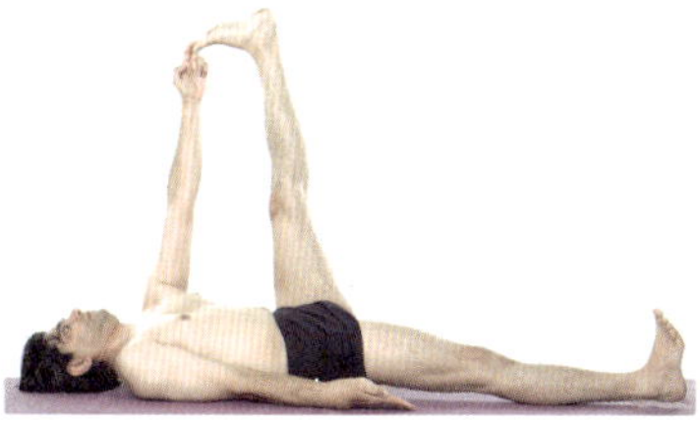

仰卧手抓脚趾腿伸展式
Supta Pādāngusṭhāsana

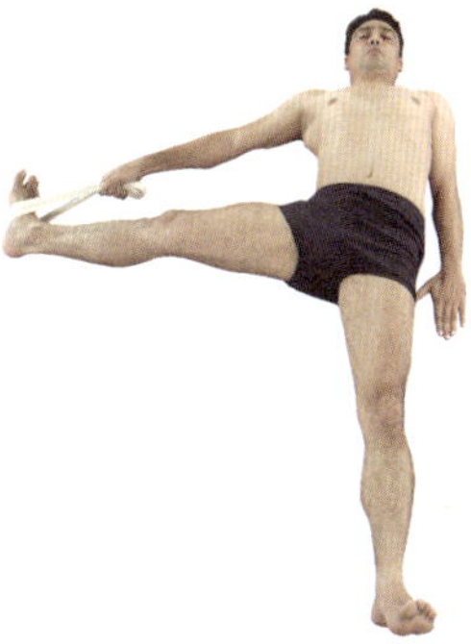

仰卧手抓脚趾腿侧伸展式
Pārśva Supta Pādāngusṭhāsana

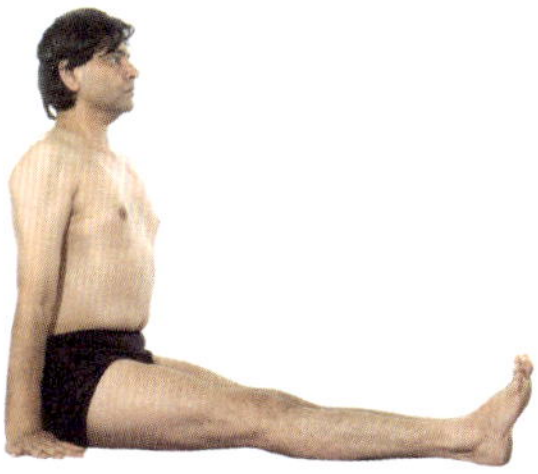

手杖式
Daṇḍāsana

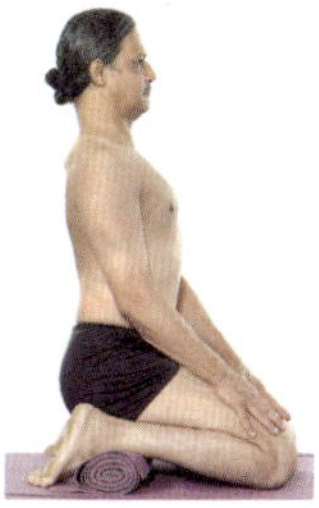

英雄式
Vīrāsana

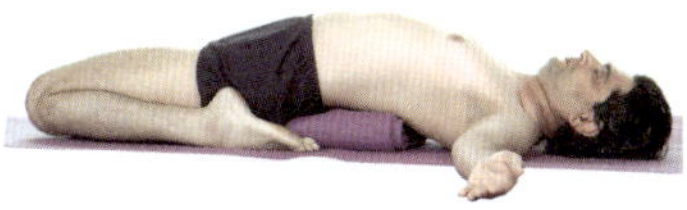

仰卧英雄式
Supta Vīrāsana

从激烈的体育运动向平静的退役生活转变过程中的体式练习 Ⅱ

练习这些体式有助于焕发活力。

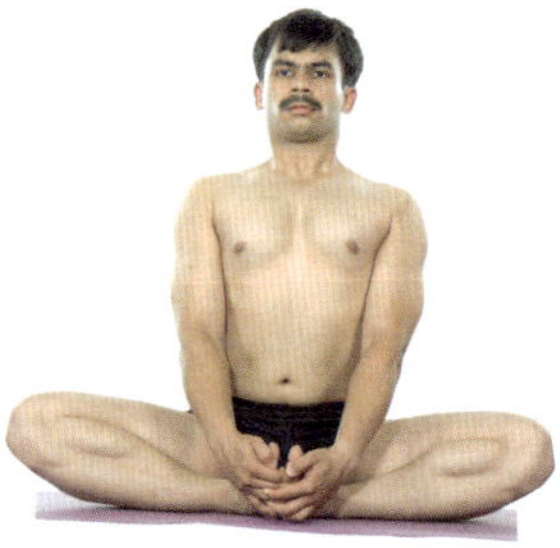

束角式
Baddha Koṇāsana

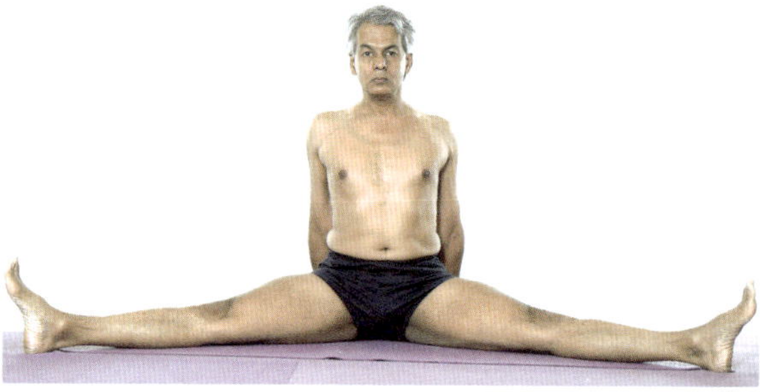

坐角式
Upaviṣṭa Koṇāsana

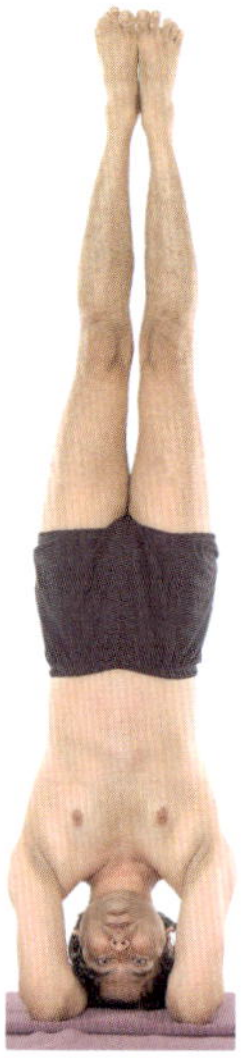

支撑头倒立式
Sālamba Śīrṣāsana

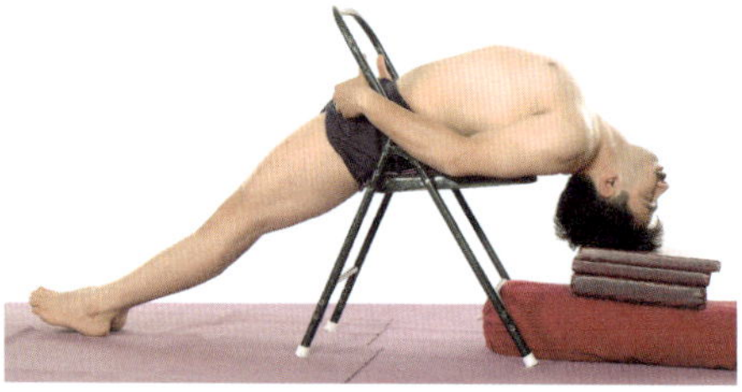

双脚内收直棍式
Dwi Pāda Viparīta Daṇḍāsana

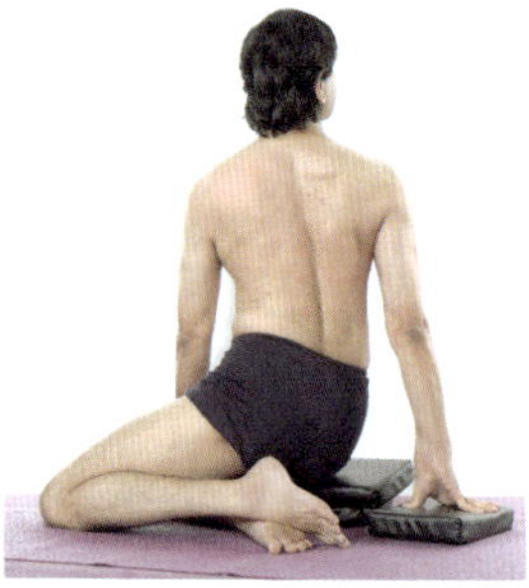

巴拉瓦伽式
Bharadvājāsana

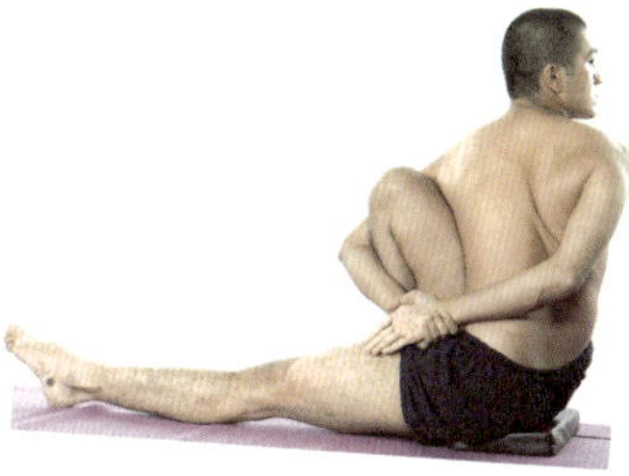

圣哲玛里奇三式
Marīchyāsana Ⅲ

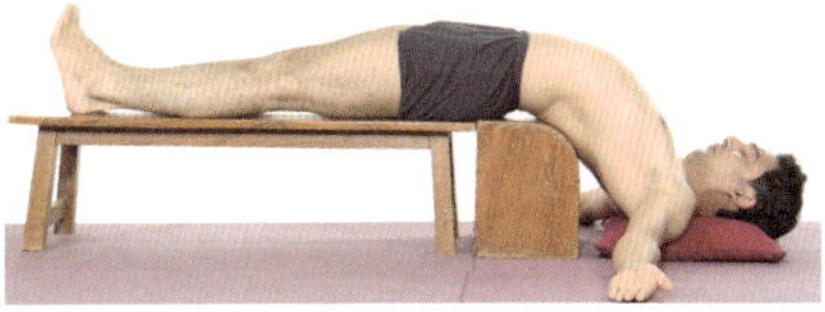

桥式肩倒立式
Setubandha Sarvāṅgāsana

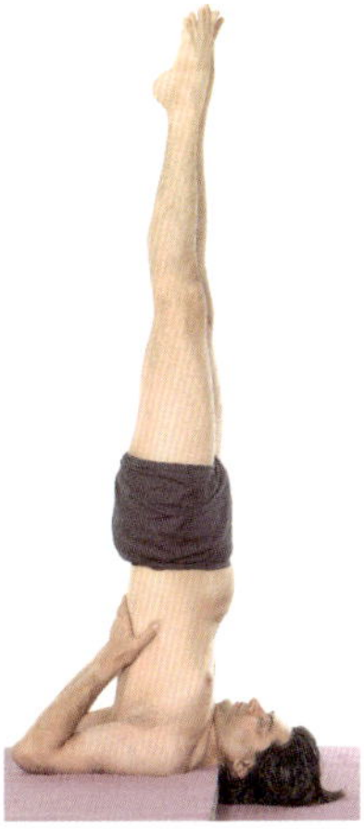

支撑肩倒立式
Sālamba Sarvāṅgāsana

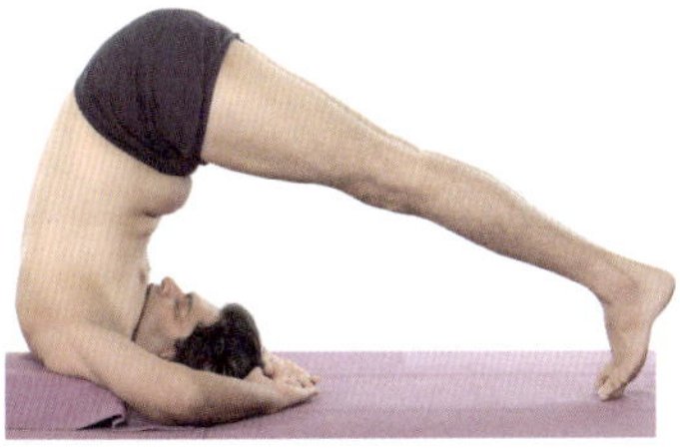

犁式
Halāsana

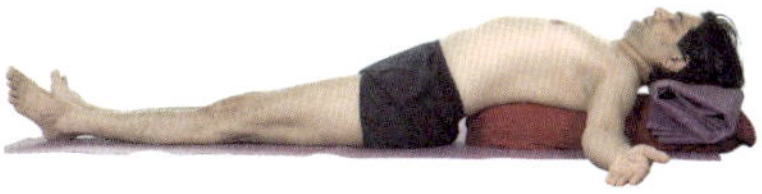

挺尸式
Śavāsana

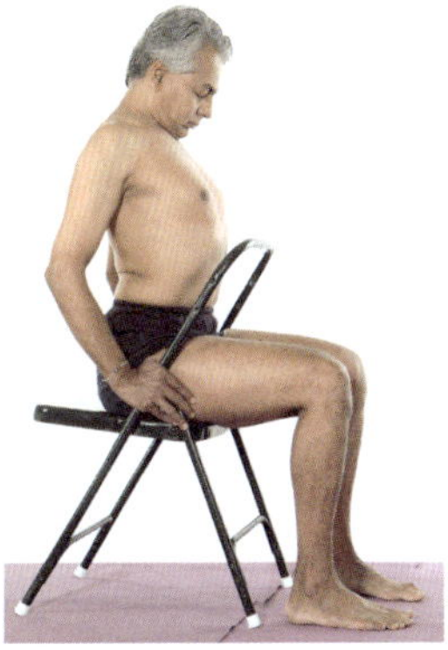

内屏息式乌加依调息
Ujjāyi Prāṇāyāma With Antara Kuṁbhaka

预防和治愈退役后出现的心理危机

一个有着辉煌职业生涯的成功运动员不必为退役后的生计而焦虑。他的焦虑可能来自于从体育明星突然成为普通一员产生的巨大心理落差。

一个多年活跃在聚光灯下的成功运动员可能会怀念曾经的名誉、声望和身边人群簇拥的景象，这是十分正常的。众所周知，名誉和声望是短暂的、转瞬即逝的，但当这些曾经存在的辉煌全部消失时，有的运动员很难淡然处之。

一名运动员取得的成就越大，在退役时的心理落差往往就会越大。正如前面所提到的，运动员退役时往往还很年轻，不得不带着无处释放的大量精力。

瑜伽提供了一套强大的支持系统，有助于预防并治愈退役后可能出现的心理危机。它有助于运动员摆脱对赞美、名誉、荣耀的执念。

职业生涯结束之初，运动员即将告别忙碌的体育运动生活，进入人生的第三阶段。给位于胸腔中部的情绪中心补充能量，有助于运动员克服心中恐惧，从容面对这一转变。练习下面的体式可以很自然地打开胸腔，补充能量，稳定情绪。

预防退役后心理危机的体式练习

以下体式可以每天练习，有助于运动员淡然面对退役后的生活。

借助辅具可在体式中停留更长时间，从而增强练习效果。

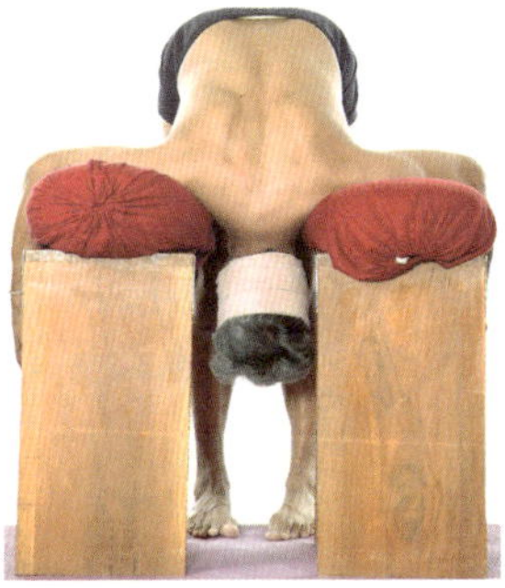

站立前屈式
Uttānāsana

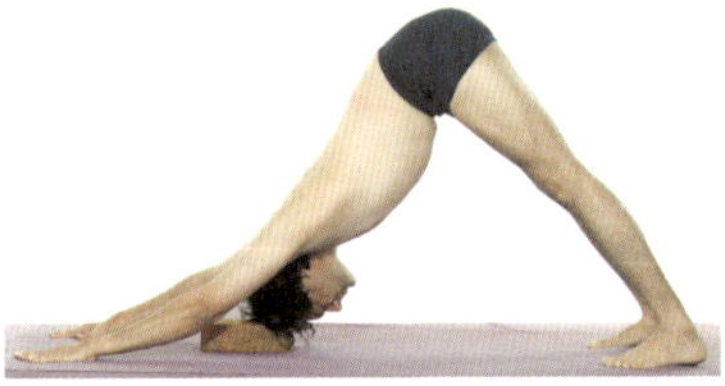

下犬式
Adho Mukha Śvānāsana

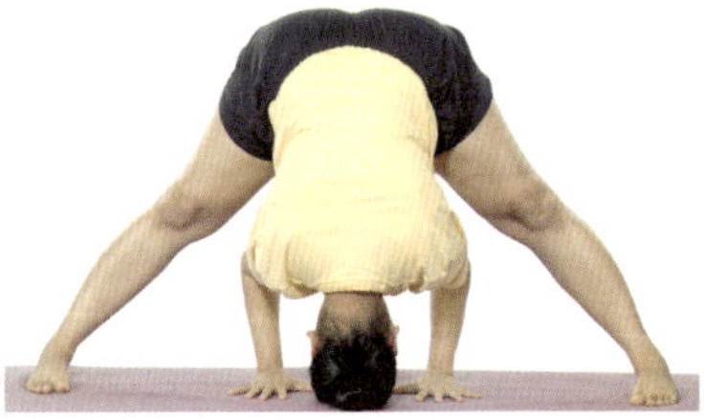

双角式
Prasārita Pādōttānāsana

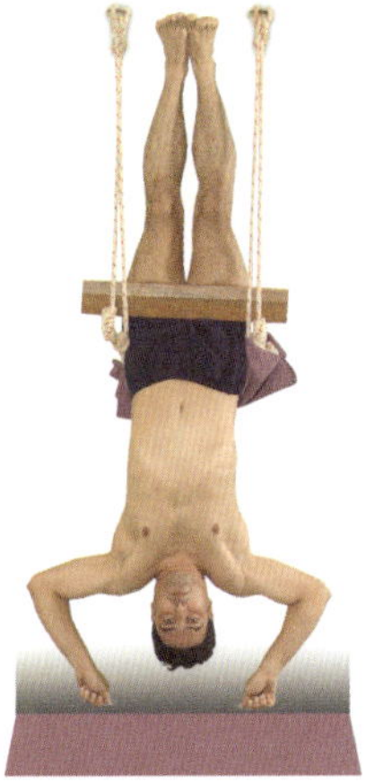

墙绳头倒立式
Rope Śīrṣāsana

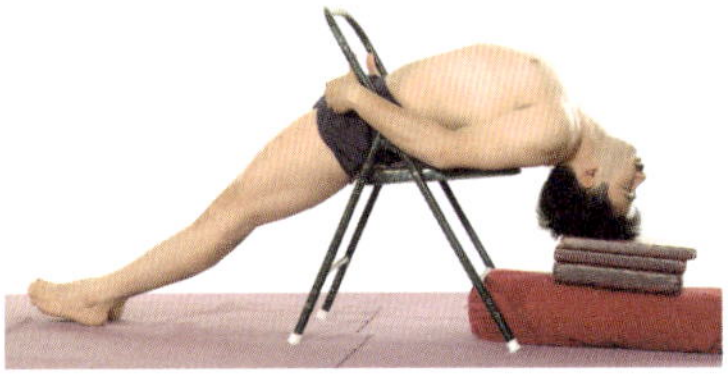

双脚内收直棍式
Dwi Pāda Viparīta Daṇḍāsana

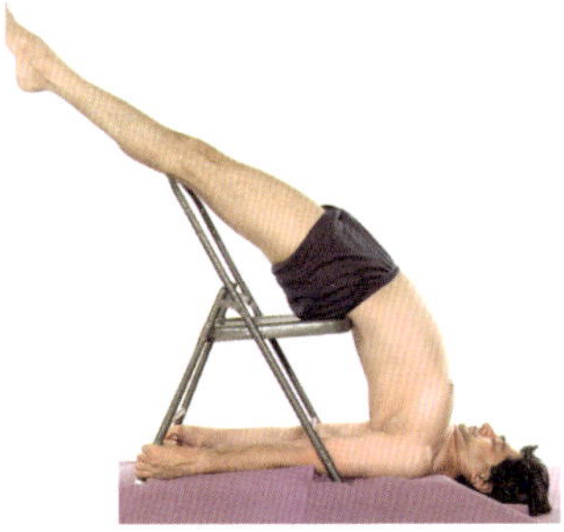

支撑肩倒立式
Sālamba Sarvāṅgāsana

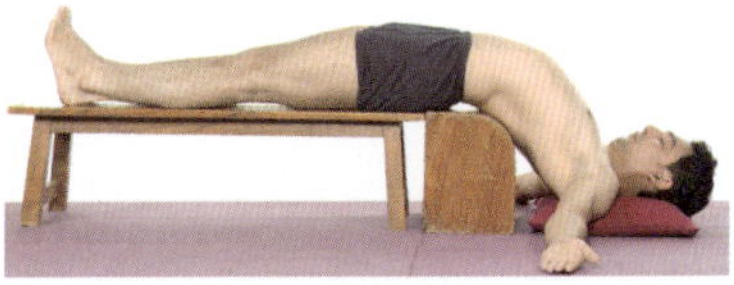

桥式肩倒立式
Setubandha Sarvāṅgāsana

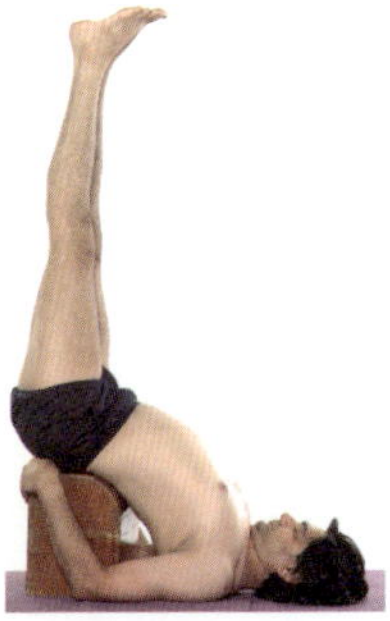

倒箭式
Viparīta Karaṇī

第十章
给女性运动员的特别提示

在古希腊的第一届奥林匹克运动会上，禁止女子参赛，历史上第一次妇女参与体育运动的记录是在 16 世纪，苏格兰女王玛丽一世打高尔夫球。几个世纪以前，人们普遍认为妇女不能参与竞技体育。

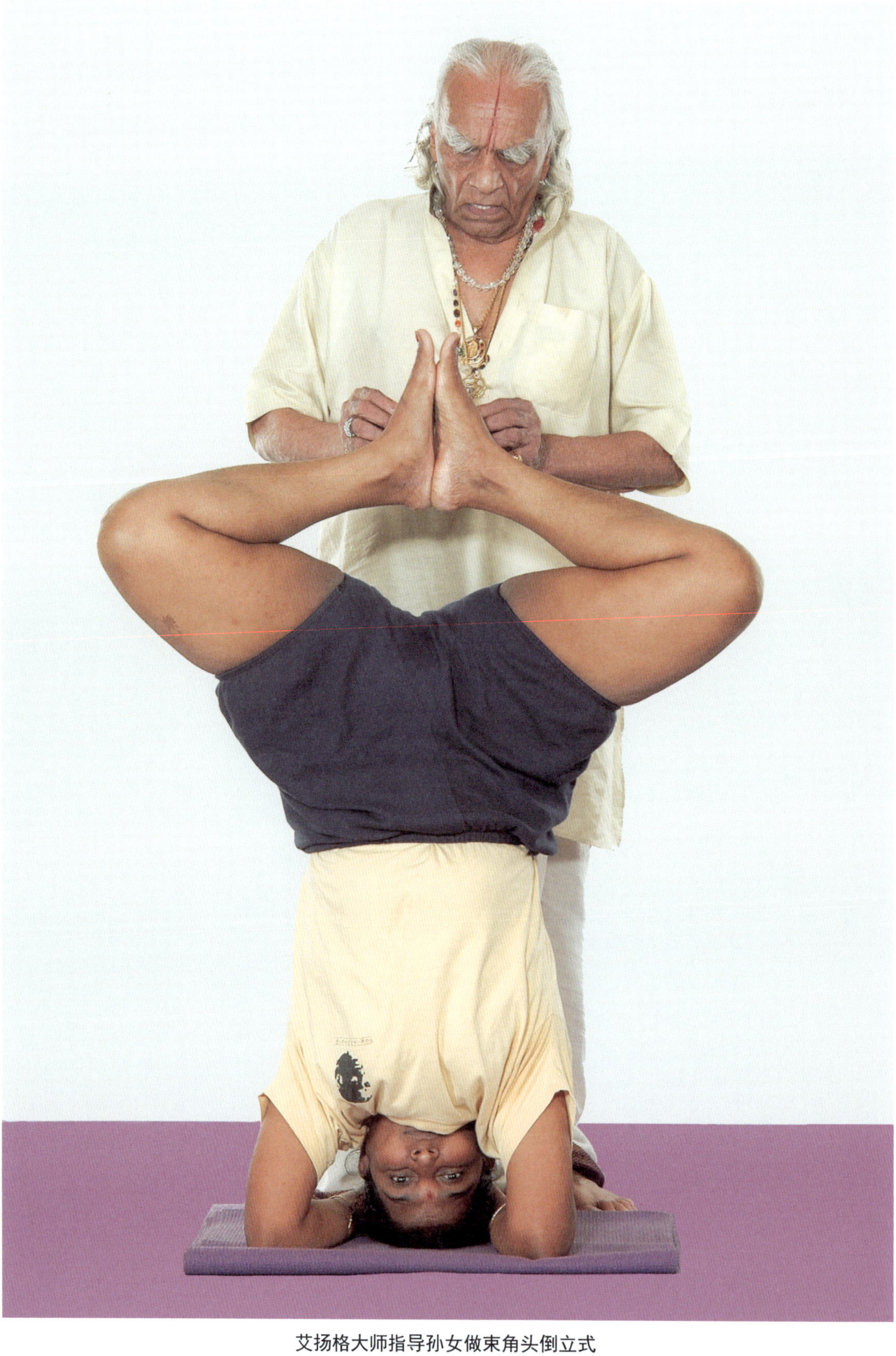

艾扬格大师指导孙女做束角头倒立式

运动员的目标应该是实现身体、心灵和自我之间的协调和整合。

在古希腊的第一届奥林匹克运动会上，女子是被禁止参赛的。历史上妇女第一次参与体育运动的记录是在16世纪，苏格兰女王玛丽一世打高尔夫球。几个世纪以来，人们普遍认为妇女不能参与竞技体育。

女性板球运动的历史可以追溯到1745年。英国当地一家报纸《读者之星》报道说：“姑娘们像大多数男性运动员一样，在这项体育运动中投球、击球、来回奔跑追击。”

如果女性和男性从同一时间开始参与板球运动，技术水平和男性一样好，那么问题就出现了：不分性别是否会让这项运动变得不同？

必须清楚地意识到，尽管项目不变，但是女性的表现与男性会有不同。这种不同主要源于荷尔蒙的差异。因此，很难有一个项目能让女性和男性同场竞技。体育运动的持续时间男女不同。例如，一场网球比赛中，男子打五盘，女子只打三盘。一直以来，板球对抗赛中，女子的赛期只有三天，而男子的却有五天。

女性面临的周期性的荷尔蒙的变化会周期性地影响其生理、心理、情绪、耐力和体力，因此，一名女性运动员在体育运动中的表现会受到自身荷尔蒙变化导致的月经的影响。她的运动项目的选择和运动水平的日常表现的变化与男性运动员的相比差异很大。

经期的体式练习

经期会伴随有疲劳和虚弱的感觉。这种感觉可能会因人而异，也可能因周期而异。有些女性甚至在经期前就会感到疲劳、不适。在运动场上，日光中，再加上剧烈的体能消耗，会加重这种疲劳感，使其筋疲力尽。许多女性在经期中会出现腹部痉挛、下背部疼痛的现象，这会进一步妨碍她的日常活动。

过去，女性会被禁止在经期进行日常劳作，只能休息。然而，女性运动员即使在经期也得参加比赛，当然，除非她完全没有能力参赛。

建议处于经期的女性赛前练习下面的体式。考虑到她可能没有太多时间练习瑜伽，只推荐了几个体式。

经期比赛前的体式练习

这些体式给腹部区域创造了空间，有助于缓解经期的不适。所有体式中身体都被支撑，因而不会有紧张的感觉。

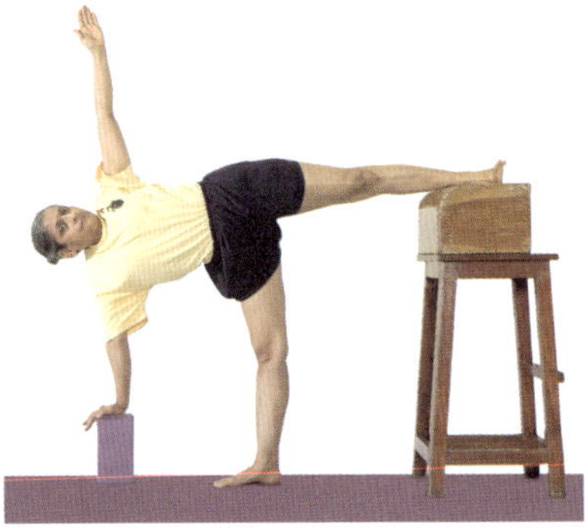
半月式
Ardha Candrāsana

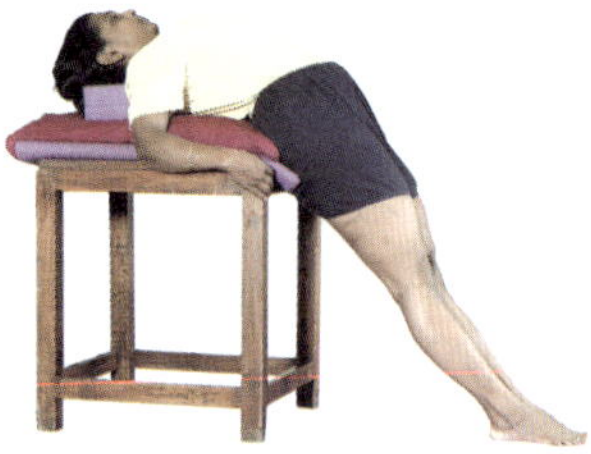
支撑后仰支架式
Sālamba Pūrvottānāsana

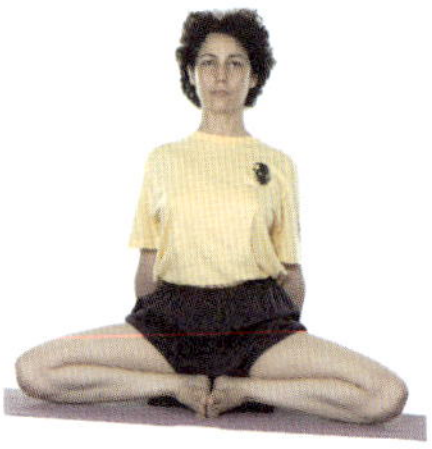
束角式
Baddha Koṇāsana

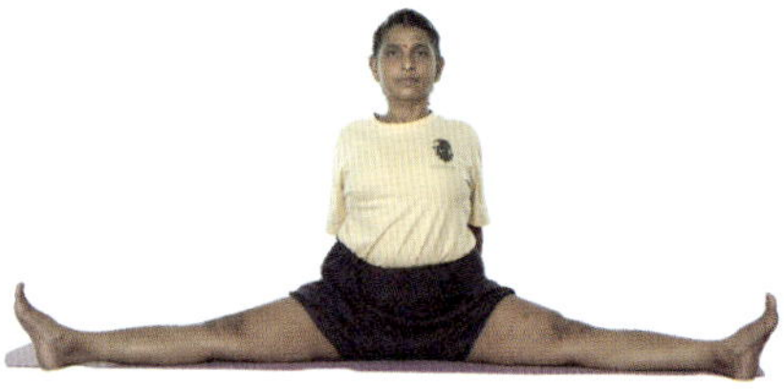
坐角式
Upaviṣṭa Koṇāsana

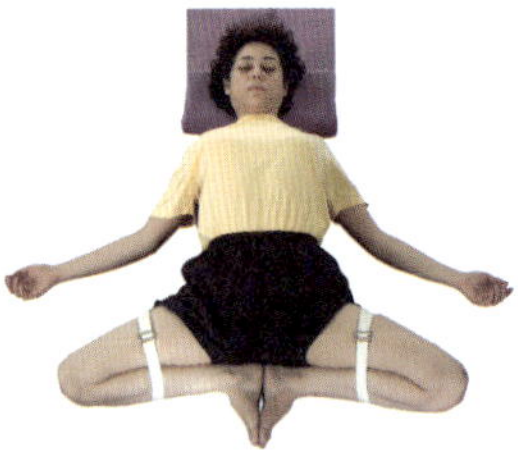
仰卧束角式
Supta Baddha Koṇāsana

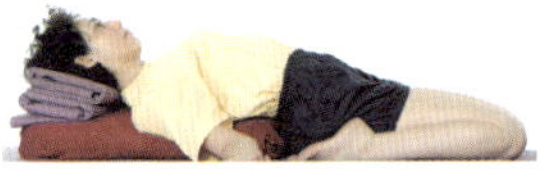
仰卧英雄式
Supta Vīrāsana

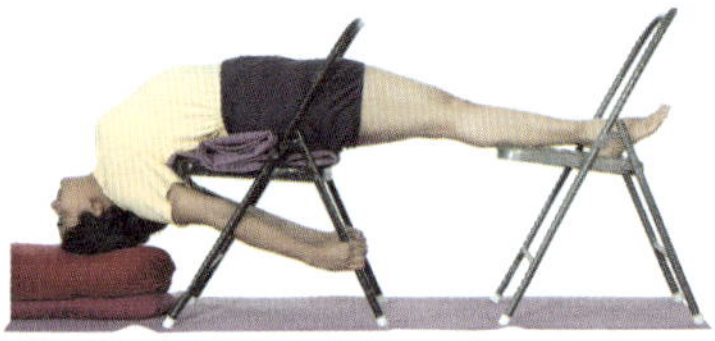
双脚内收直棍式
Dwi Pāda Viparīta Daṇḍāsana

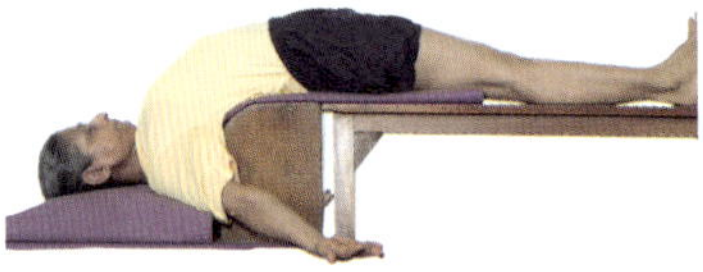
桥式肩倒立式
Setubandha Sarvāṅgāsana

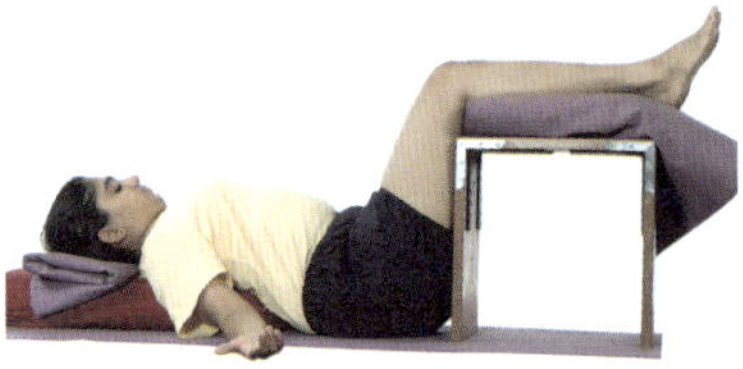
挺尸式
Śavāsana

经期运动一天后的体式练习

在练习这些体式时，前额都要放松。如果感到身体僵硬，头下可以再放几个抱枕，或矮凳。这些体式可以使在阳光下度过一天的身体冷却下来。如果感到疲劳或腹痛，可以先完成上一小节介绍的赛前练习的体式，再按顺序进行以下体式练习。

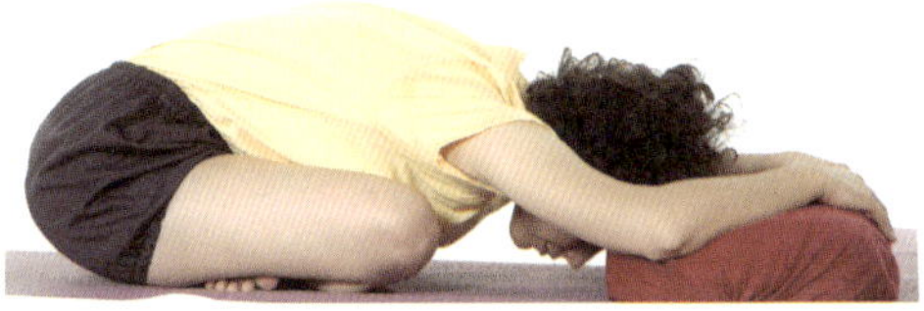

脸朝下吉祥式
Adho Mukha Svastikāsana

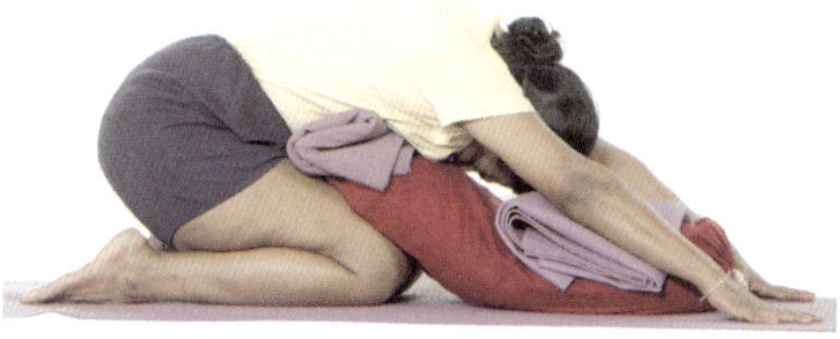

脸朝下英雄式
Adho Mukha Vīrāsana

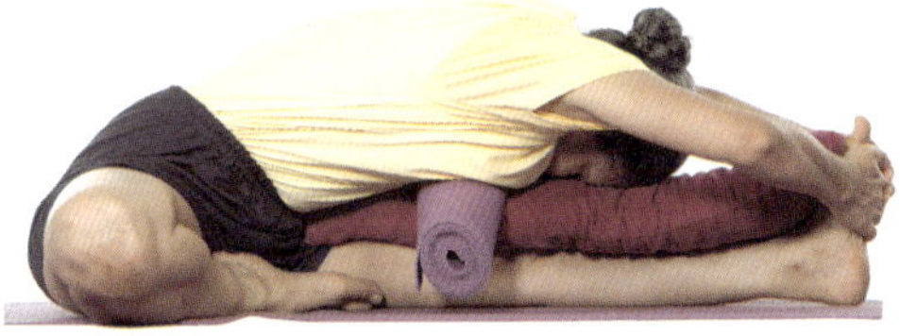

头碰膝前屈伸展式
Jānu Śīrṣāsana

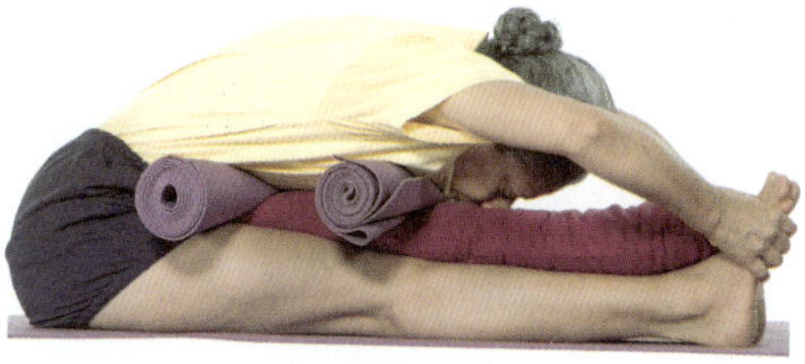

加强背部伸展式
Paścimottānāsana

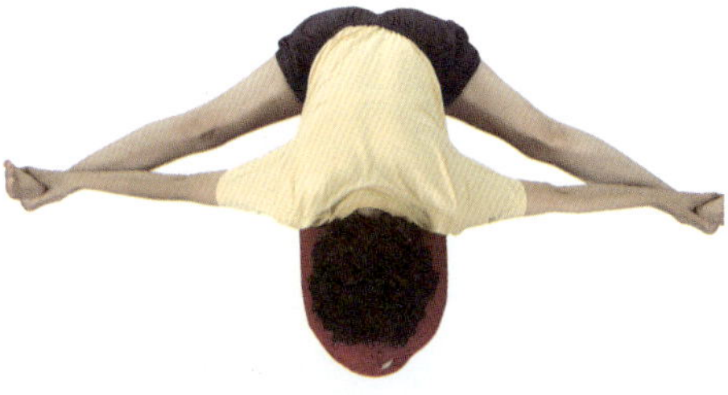

脸朝下坐角式
Adho Mukha Upaviṣṭa Koṇāsana

经期后的瑜伽练习

建议经期的女性不要做像支撑头倒立式和支撑肩倒立式这样的倒立体式。这些体式会刺激脑垂体，不利于调节月经的周期。如果脑垂体功能不正常，整个经期都会受到影响。女性可以在经期结束后恢复日常的瑜伽练习。

不规律的月经周期

女性，特别是女运动员，最常见的月经问题是月经周期不规律和经前期综合征。

许多进行了剧烈的体能训练的女性，每年只有 3 ～ 4 次经期。在某些情况下，还会出现过早停经（闭经）的现象。

荷尔蒙激素的形成需要少量脂肪，身体脂肪过少可能会导致经期不规律。对于从事激烈体育运动的女运动员们，她们体内的大部分脂肪被分解，以提供剧烈运动所需要的能量。长期运动性闭经可能导致不孕不育和过早衰老。瑜伽体式练习既可以“锻炼”身体，又可以避免身体剧烈活动带来的这一弊端。它还有助于调整月经周期，保持荷尔蒙平衡，防止女性运动员未来的生殖孕育受到不良影响。

针对月经周期不规律的体式练习

这些体式能够作用于内分泌系统，有助于调整月经周期。受月经周期无规律这一问题困扰的女性可以规律练习这些瑜伽体式。

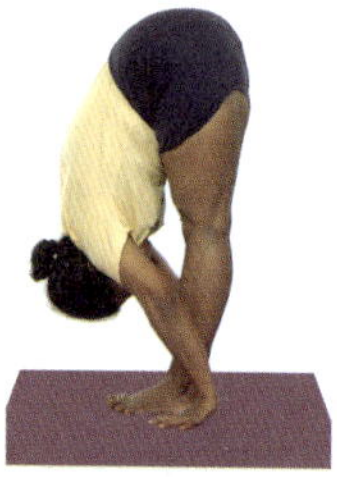

站立前屈式
Uttānāsana

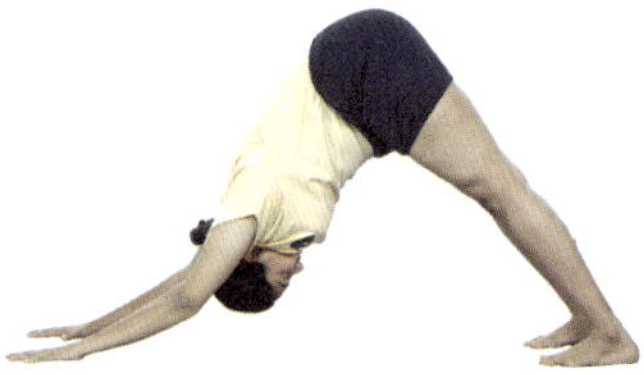

下犬式
Adho Mukha Śvānāsana

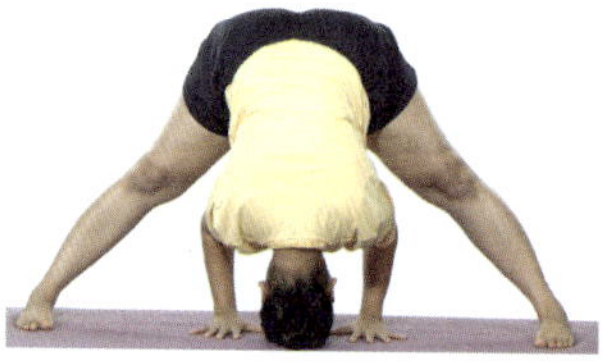

双角式
Prasārita Pādōttānāsana

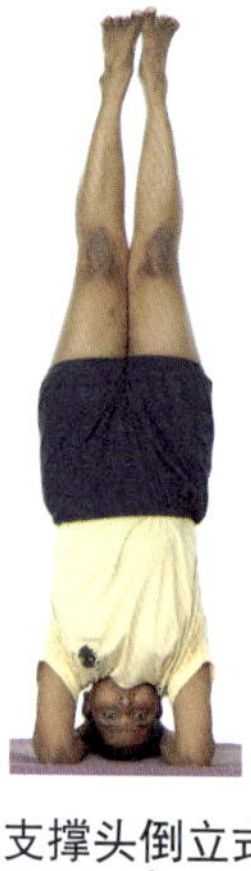

支撑头倒立式
Sālamba Śīrṣāsana

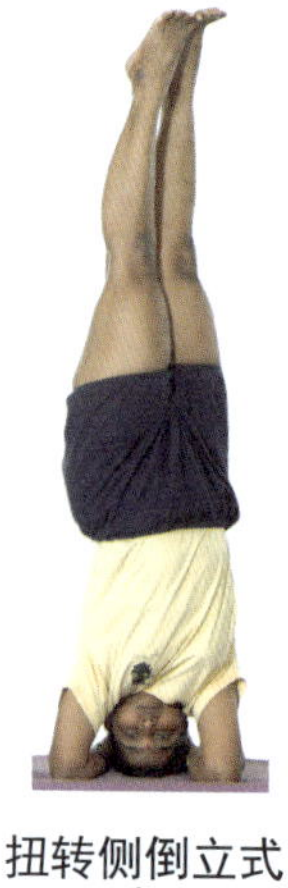

扭转侧倒立式
Pārśva Śīrṣāsana

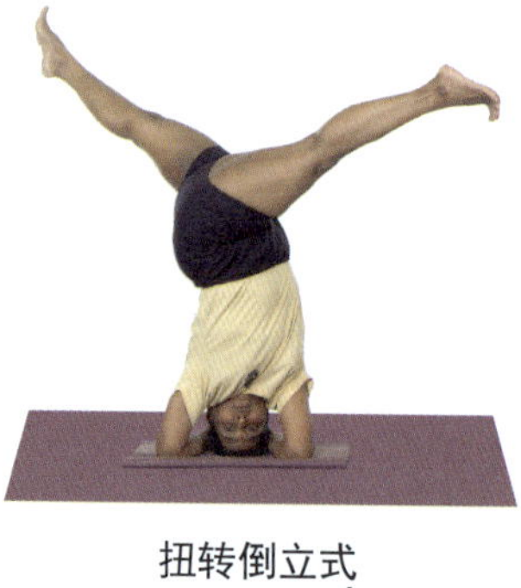

扭转倒立式
Parivṛtta Eka Pāda Śīrṣāsana

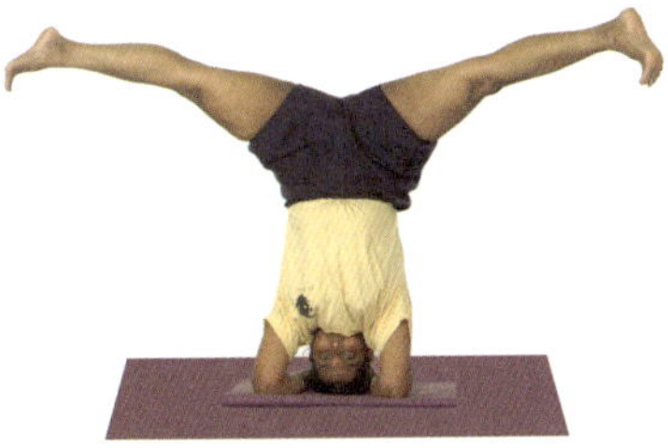

坐角头倒立式
Upaviṣṭa Koṇāsana In Śīrṣāsana

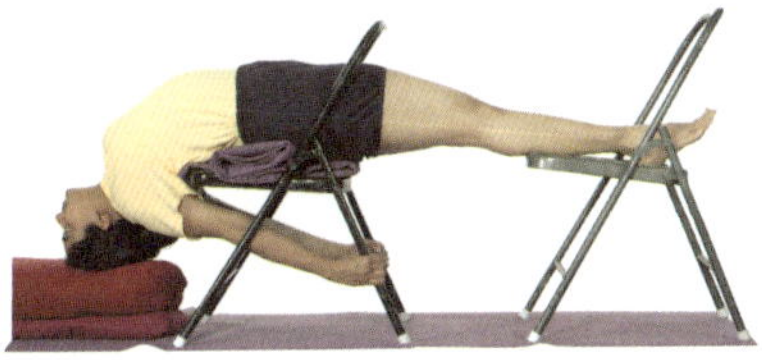

双脚内收直棍式
Dwi Pāda Viparīta Daṇḍāsana

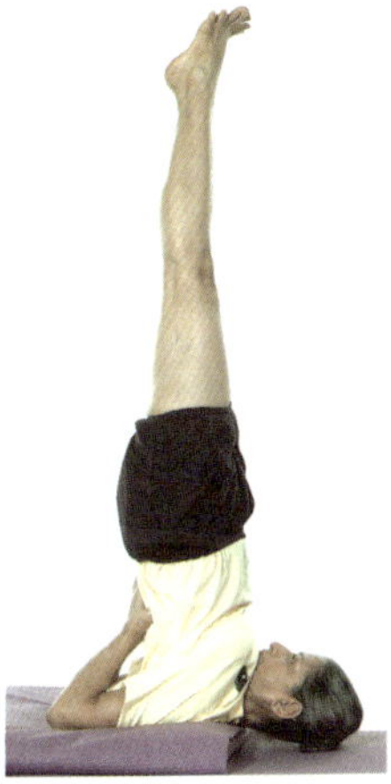

支撑肩倒立式
Sālamba Sarvāṅgāsana

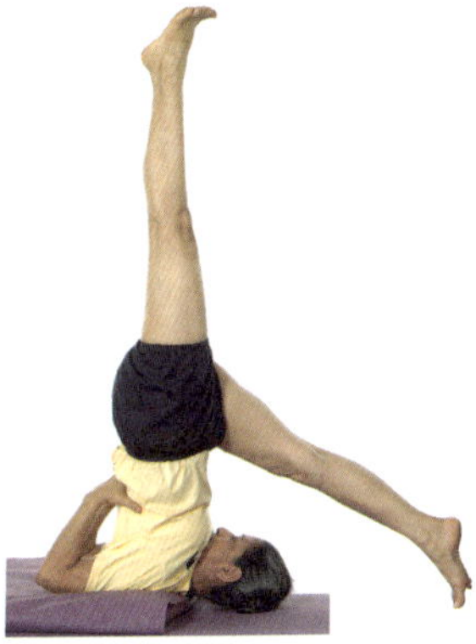

单腿肩倒立式
Eka Pāda Sarvāṅgāsana

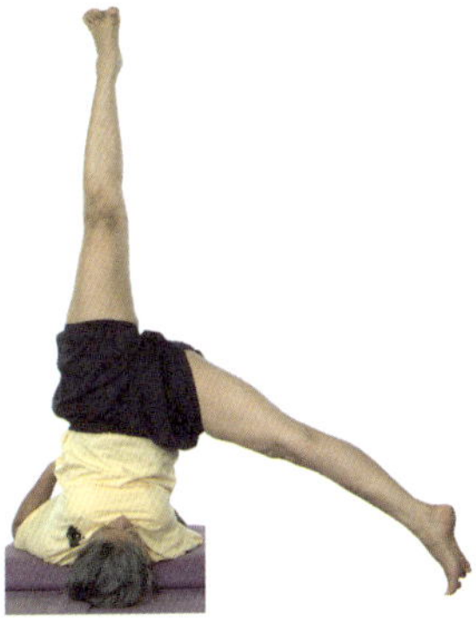

单腿侧着地肩倒立式
Pārśva Eka Pāda Sarvāṅgāsana

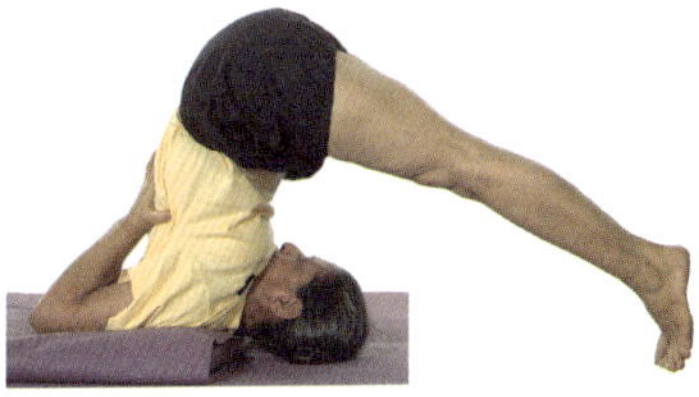

犁式
Halāsana

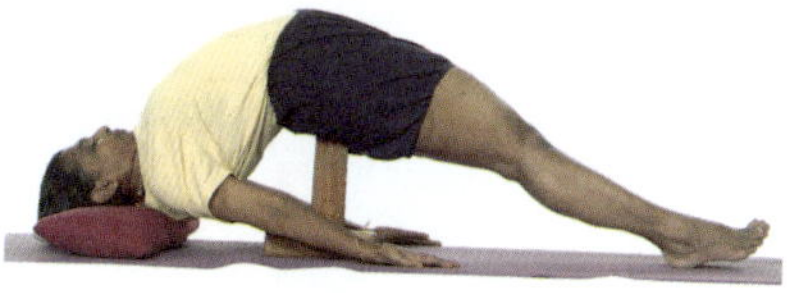

桥式肩倒立式
Setubandha Sarvāṅgāsana

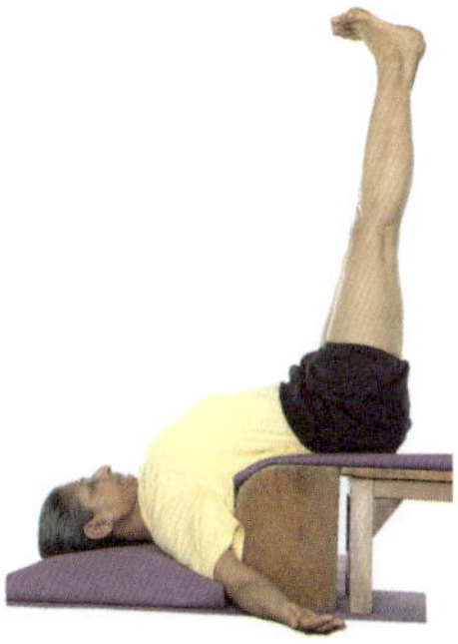

倒箭式
Viparīta Karaṇī

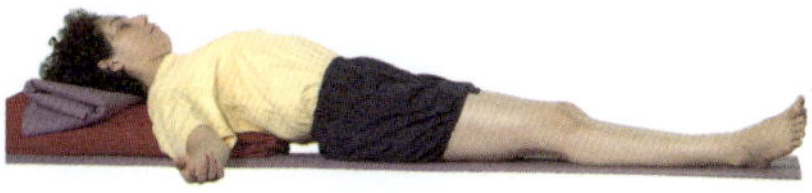

挺尸式
Śavāsana

经前期综合征（PMS）

一些女性在经期来临前几天会感到身体沉重、肿胀、头痛、背痛和腹部坠痛。她们还会感到情绪波动、抑郁不安、焦虑紧张和烦躁易怒。在比赛期间，经前期综合征会对女运动员产生严重的不良影响。一名情绪低落的运动员永远不会有获胜的动机。这些不良的感觉要在影响到其他队友之前给予关注。

有助于缓解经前期综合征症状的瑜伽体式

［如果出现这些症状（+）就练习对应的体式，（–）表明没有这些症状。］

体式	身体沉重 头痛	浮肿	背痛	腹痛
仰卧束角式	+	+	–	+
仰卧英雄式	+	+	–	+
仰卧手抓脚趾腿侧伸展式	–	+	+	+
下犬式（头部放松）	+	+	+	–
站立前屈式（辅具支撑头部，躯干放松）	+	+	+	
双角式（头部放松）	+	+	+	+
半月式	–	+	+	+
下犬式	+	+	+	+
头碰膝前屈伸展式	+	+	+	–
加强背部伸展式	+	+	+	–
坐角式	–	+	+	–
束角式	–	+	+	–
墙绳头倒立式	–	+	+	+
双脚内收直棍式（在椅子或长凳上）	–	+	+	+
支撑肩倒立式（使用椅子）	+	+	+	+
半犁式	+	+	+	+
巴拉瓦伽式（使用椅子）	–	+	+	+
桥式肩倒立式（在长凳上）	+	+	+	+
倒箭式	+	+	+	+

摆脱生理限制提高运动表现

睾酮等雄性激素能促进男性肌肉的增长。因此，女性没有男性那样的肌肉力量。一般而言，女性身体的脂肪含量比男性高，因此，速度和力量方面的表现无法与男性相提并论。然而，女性，特别是女运动员，在生理和心理的耐力方面都略胜男性一筹。

女运动员必须牢记男女之间的这一基本的生理差异。女性的身体无法为自己的运动提供像男性那样的力量。但女性可以运用自己的机智敏锐和随机应变能力来弥补力量上的相对不足。女性需要通过自己的聪明才智克服生理上的局限。

根据瑜伽的说法，我们都有各自不同的力量，来完成一个动作。我们开始时会使用身体的蛮力来完成身体的活动。然后，我们会临场发挥，通过我们的头脑得到改善。意志力能够帮助我们突破身体的极限完成同样的任务。运动员凭借勇气和信心赢得比赛的例子数不胜数。面对一个强大的对手时，运动员也常以“精神至上”这样的格言勉励自己。

智慧的力量往往会超越意念和意志的力量。以板球为例。一些投球手在投球时完全依靠身体的蛮力击中三柱门，而另一些投球手则运用智慧，每次投球时根据情况改变球路的长度和路径，实现相同的效果。与纯粹使用体力的投球手相比，使用智慧的投球手的职业生涯往往更长久一些，他们在场上的表现也更稳定一些。在网球运动中，运动员可以运用手臂的力量击球，但这样会导致手臂迅速疲劳，也可以运用智慧，通过手腕转动的力量削球，对手会疲于奔命。瑜伽练习会帮助我们获得这种智慧的力量，更加高效地完成同样的任务。

长久以来我们拥有一种错误的观念，认为大脑支配着我们的所有行为。我们认为智慧只存在于大脑中。但是，通过瑜伽体式的练习，能够将智慧的力量扩展到全身。通过练习，我们不仅会关注到头脑的智慧，也会关注到全身各处的智慧，从头到脚。我们将受益于此。

《薄伽梵歌》中提道：“瑜伽是履行你的职责，并不为执着所纠缠。”这意味着，瑜伽就是一个人动作中所展现的细腻、敏捷和技巧。瑜伽练习将帮助运动员达成这种完美的动作。

《瑜伽经》中说道：“当所有的努力都放轻松了，心也融入了无限。”就是说，当可以毫不费力地完成体式时，就获得完美了。

这种“毫不费力”，只有用直觉和全心投入地、不断地练习才能达到。

练习者以这种方式进行体式练习，可以获得以较少的努力完成任何任务的能力。完成这些任务就会变成自动自发的事情。这种品质对所有运动员，尤其是女性，都有很大帮助。她们可以利用这些有效的技能来弥补身体条件的限制。只是练习体式无法培养出这样的品质，重要的是如何进行练习。

体式练习中提高动作技巧的几点提示

这里给出一些提示，练习者应当熟记，以确保体式的练习不只是姿势，而是动作技巧。虽然这里只给出几个示例，但是这一原则适用于所有体式的练习。

观察身体部位与地面的接触程度

例如，在山式和其他站立体式中，应观察双脚与地面的接触程度。感受足弓离开地面。比较两足弓的感觉。

在手杖式中，应观察腿部后侧与地面的接触程度。尝试腿部后侧与地面最大限度地接触。

观察身体重量的分布

在山式和其他站立体式中，身体的重量往往集中在脚的前部和大腿的前侧。练习者应有意识地做出调整，把身体的重量均匀分布在双脚的前部和后部。

观察身体的正位

例如，在三角伸展式中，观察转向侧面的腿。脚、小腿、膝关节和大腿是否均匀地转向了侧面。或者只是脚的外侧向外转了，而膝盖是内收的。这种情况需要小心地进行纠正。

观察四肢内侧和外侧的感觉

例如，在下犬式中，手臂和手掌的外侧感觉强烈，手臂和手掌的内侧却没有感觉。双腿前侧的感觉比较强烈，腿部后侧的感觉却不明显。如果手臂两侧和腿两侧的感觉相同，这意味着智慧不再局限在头脑中，也同等地扩展到了四肢。

此类观察有助于发展专注力。它对运动员非常重要。使他们能够及时做出反应并有所行动。在山式中，如果练习者观察到身体的重量在脚的前侧和后侧分布不均，就需要做出调整，使其均匀分布。如果注意力不集中，就无法做出这样的调整。这种做法不仅使练习者自动地提高了专注力，还有助于了解自己身体的局限性，这些局限性会阻碍自己取得好成绩。

观察呼吸

当练习者在体式中停留时，呼吸应该保持顺畅、轻柔、安静、有节奏。身体的方位需要做出精细和微妙的调整。

这些都是最基本、最简单的练习原则，适用于所有瑜伽体式的练习，适用于女性，也适用于男性。

人们可以想象一个人可以在多大程度上向内感知到身体，这超出了长度、宽度、广度的界限。瑜伽的最终目的是达到身心合一、心我合一。

尽管在哲学上瑜伽被定义为个体自我和宇宙自我的融合，但这可能不是运动员的初衷。他们的初衷应该是达到身体、头脑与自我的和谐统一。一旦他们开始遵循这些原则和提示，相信他们将会发挥自己最大的能力，全心全意地投入比赛。

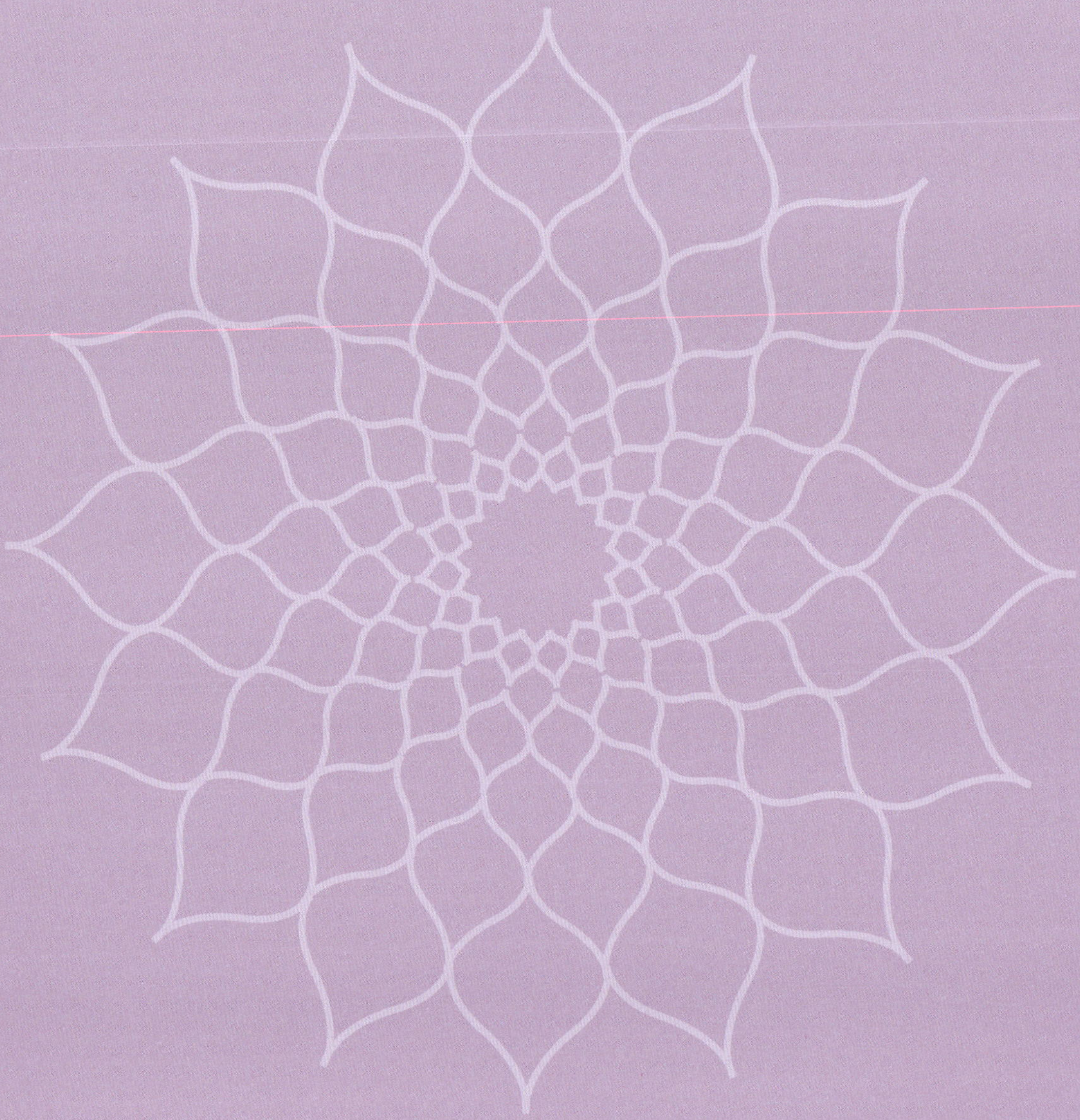

第十一章
体式和呼吸控制法

本书前半部分阐述了运动员为获得各种品质和应对职业生涯的不同境况所应该练习的体式和呼吸控制法，这些体式和呼吸控制法只有以正确的方法进行练习时才能有效，为了达到应有的效果，这些体式和呼吸控制法要以精准细致的方式来练习，正确调整身体姿态，对每个动作都进行思考。接下来的这一部分会对前面提到的体式和呼吸控制法的练习方法进行详细描述，给出各种不同变体，根据个人需要在练习时可以用或不用辅具。

站立体式

山式（Tāḍāsana）

tāda 是山的意思。这个体式有助于练习者培养稳定和坚定的品格。山式是所有站立体式的基础。

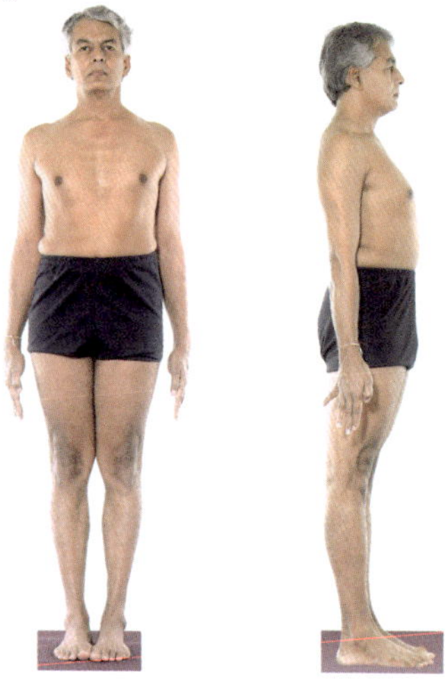

练习方法

1. 直立，两脚并拢。
2. 脚趾伸展，脚趾丘和脚跟压实地面。
3. 将体重平均分配在两脚上。
4. 脚踝外侧内转，脚踝内侧相互靠拢。
5. 股四头肌移向股骨，外侧内旋，髌骨内收、上提。
6. 胃部内收，胸腔打开。
7. 双肩后旋，肩胛骨下移。
8. 手臂向下伸展，手掌心朝向身体两侧。肘部锁紧，手指尖向下伸展。
9. 将头部和胸腔保持在一条直线上。双眼直视前方。
10. 在此位置保持20～30秒，自然呼吸。

益处

- 将注意力快速转移到身体上，并使其警醒。

背后夹棍

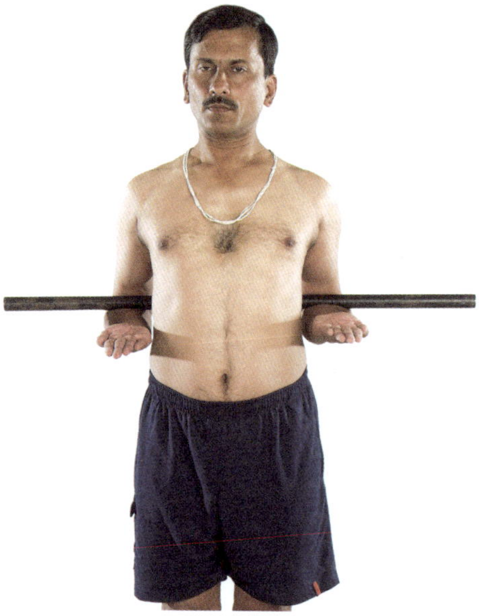

练习方法

1. 山式站立。
2. 将一根木棍或金属棍水平放置在上臂与背部之间。
3. 肘关节弯曲，前臂保持与地面平行，用上臂将木棍或金属棍顶靠于背部。
4. 上臂内侧向下伸展，同时胸腔两侧上提。
5. 将木棍或金属棍均衡地压向脊柱。胸腔不要前移，而是让胸腔与木棍或金属棍拮抗。
6. 在此位置保持30～60秒，自然呼吸。

益处

- 肩部僵硬是很多运动员的常见问题。此体式有助于肩部的打开，并没有受伤的危险。

肩部和手臂捆绑伸展带

这是山式的一种变体。在这个体式中，肩部、肘部和（或）手腕被伸展带绑住。这个变体有助于缓解肩胛骨撞击综合征引起的疼痛或肩胛骨的僵硬。此体式需要他人协助将伸展带环绕在肩部和肘关节上。

练习方法

1. 将伸展带做成环状，伸展带拉紧后比肩部略宽。
2. 山式站立，手臂向下伸展，在胸腔稍后方。
3. 一名助手将做成环状的伸展带套在手臂上，移向腋窝。
4. 将伸展带的上缘移向肩部的最远端。
5. 拉紧伸展带，并使伸展带上缘和下缘相互平行。
6. 调整伸展带的上缘，使肩部外侧从前向后转。
7. 在肘部再绑一条伸展带，拉紧，双臂保持平行。
8. 如果手腕外展，则再用一条伸展带绑住它们，拉紧，使手腕与同侧肩部对齐。

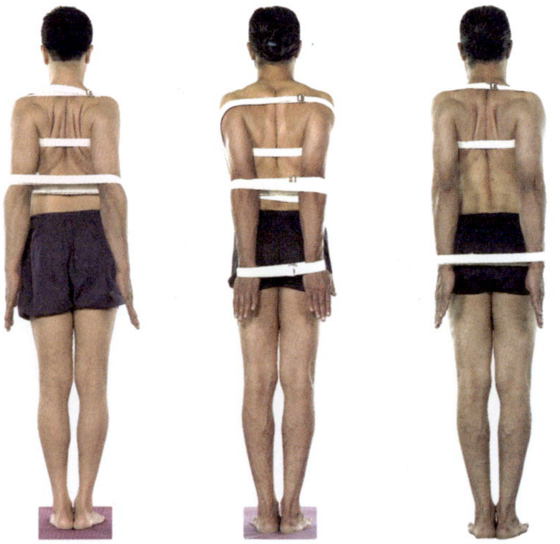

益处

- 拉长肱二头肌。对于运动员来说，肱二头肌往往容易缩短。
- 拉伸肘关节。有助于缓解网球肘。
- 有助于肩胛骨更加靠近，缓解撞击综合征，稳定肩关节。
- 有助于胸腔的打开，改善呼吸能力。
- 稳定背部肌肉——冈上肌、背阔肌、斜肌，有助于防止背部受伤。

使用绳子伸展颈部

许多运动员因为颈部肌肉缩短而导致颈部疼痛。这种疼痛可以通过绳子辅助的山式来缓解。

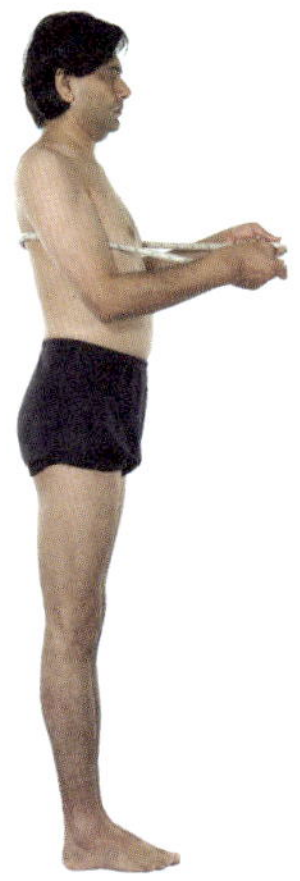

辅具：1条绳子，1.2～1.4米长，打好结。

练习方法

1. 山式站立。
2. 将打结的绳子从头部套入，放在背部中央，贴近胸腔两侧。
3. 让绳子继续贴在背部和胸腔两侧，在身体前侧握住，绳结沿身体中线下垂。
4. 抬手，将绳子甩过肩部。
5. 用右手将绳结穿过绳子和背部的空隙，向下拉。
6. 左手放在背后，将绳子向下拉，用右手引导绳子向下滑。背部保持直立，腹部不要前凸。
7. 借助绳子向下拉的力，颈部肌肉从前往后移。
8. 在此位置保持几分钟，自然呼吸。
9. 双手松开，将绳子从肩膀上取下。

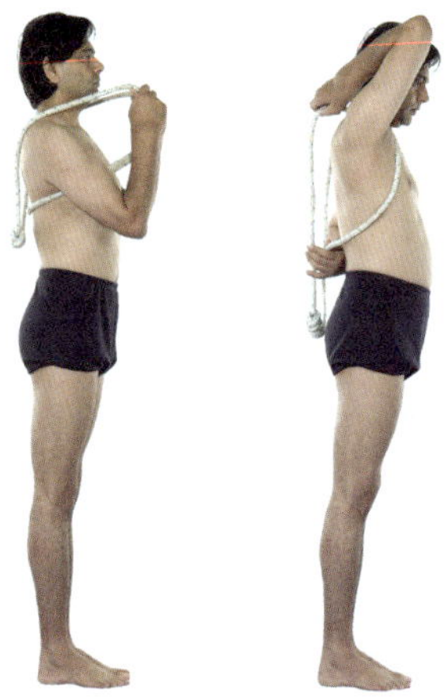

注意：如果你独自调整绳子有困难，可请一名同伴帮忙将绳子缠绕到肩部，调整好。

益处

· 伸展颈部肌肉，缓解颈部和颈椎的压力。

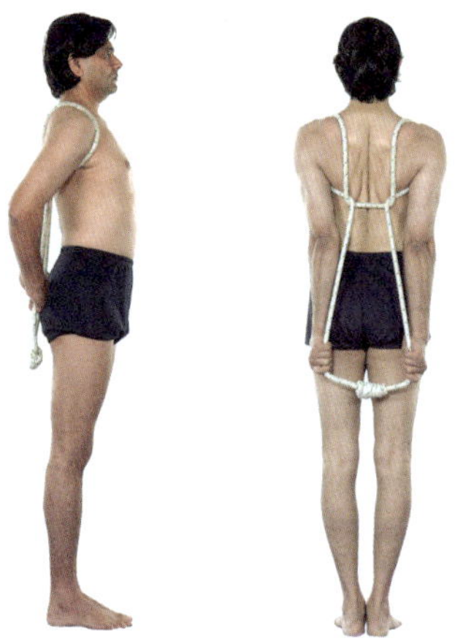

手臂上举一式（Ūrdhva Hastāsana Ⅰ）

ūrdhva，向上；hasta，手。在此体式中，双手向上伸展。

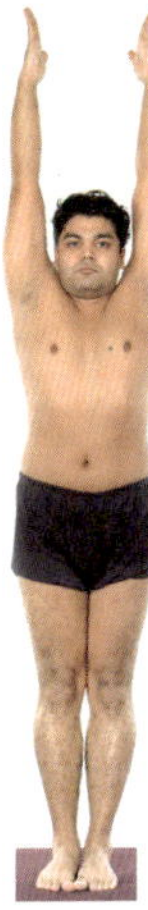

练习方法

1. 山式站立。
2. 呼气，双臂向前伸展，双臂与肩部保持在一条直线上。做几次正常呼吸。吸气，双臂上举过头。上臂保持与耳朵平行，手掌相对。
3. 伸展手臂，伸展肘部、手掌、手腕和手指。自然呼吸。将注意力集中在前臂底端，双臂进一步向上伸展。
4. 向上看，检查两手腕是否平行。然后，直视前方。
5. 腋窝、躯干两侧向上伸展。
6. 在此位置保持20～30秒，自然呼吸。
7. 呼气，双臂回落，返回山式。

益处

- 伸展手臂，不仅是从肩部，而是从躯干两侧开始伸展。这个动作对保龄球、网球和篮球运动员都很有帮助。

手臂上举二式（Ūrdhva Hastāsana Ⅱ）

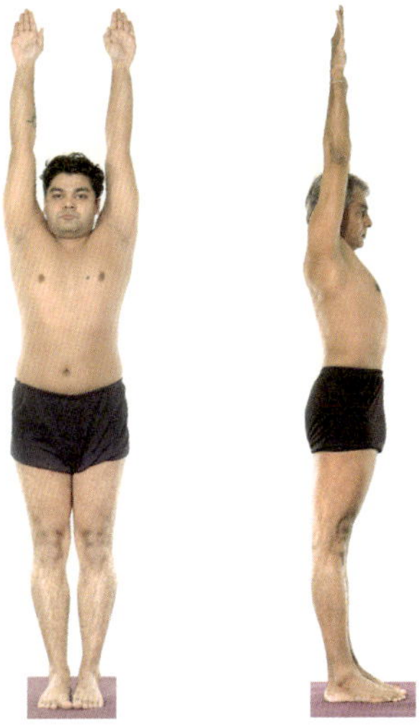

练习方法

1. 双臂上举，手掌向前。
2. 手肘伸直。上臂从其底端、手肘上方开始向上伸展。
3. 斜方肌和肩胛骨内收，双臂进一步向上伸展。拇指向上伸展。
4. 直视前方。在此位置保持20～30秒，自然呼吸。
5. 呼气，双臂缓慢下落至身体两侧。

应避免的常见错误

1. 双肩不要上提，也不要耸肩。
2. 头部不要向前或向后，应与颈部后侧保持在一条直线上。
3. 当双臂上举时，肩部与耳朵的距离应当保持在山式中的距离。
4. 颈部不要收紧。

益处

- 通过在肩关节处创造空间，有助于缓解肩部僵硬。这会给肩部带来自由和稳定。
- 降低肩部受伤的风险。
- 扩展和伸展胸腔，增强呼吸能力。

支撑手掌

这是手臂上举式的一个变体，借助墙壁的支撑完成。

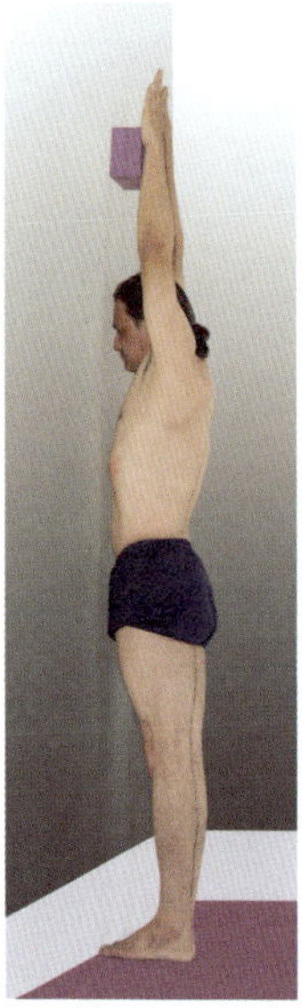

练习方法

1. 面向墙，山式站立。
2. 脚趾、胸部、前额贴墙。
3. 吸气，双臂伸展过头，手掌面向墙壁。
4. 手掌与肩部保持在一条直线上。
5. 请同伴将一块泡沫砖放在前臂和墙面之间，手腕下方。
6. 将泡沫砖向墙的方向压，前臂从肘部开始向手掌方向伸展。
7. 在此位置保持尽可能长的时间，自然呼吸。
8. 双臂回落，重复这一体式 2～3次。

益处

· 缓解肩部和上臂疼痛。
· 在腋窝和肩关节处创造空间。此体式可拉长手臂，帮助运动员在投球时保持很好的线条和长度。
· 降低肩部受伤的风险。

夹棍

这是手臂上举式的又一个变体，借助在颈部后侧和上臂之间放置一根圆棍完成，对舒缓肩部僵硬非常有帮助。

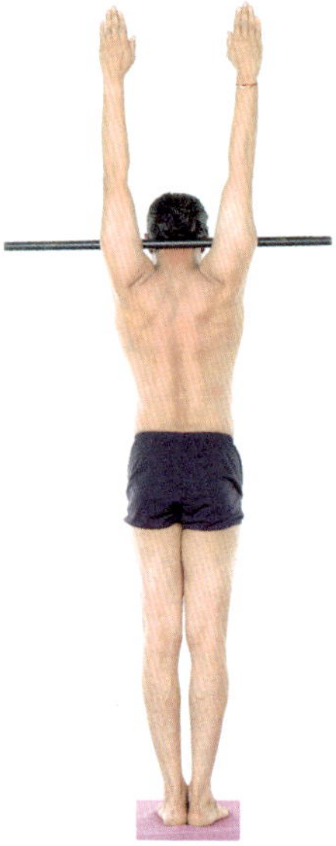

练习方法

1. 山式站立。
2. 吸气，双臂上举，进入手臂上举二式，掌心朝前。
3. 左臂向上伸展。用右手将一根圆棍放在颈部后侧与左上臂之间。
4. 将右上臂放在圆棍后方，右臂向上伸展。
5. 调整圆棍与地面平行。双臂进一步向上伸展。
6. 将圆棍压向上臂，打开胸腔和腋窝。
7. 头部保持直立，目视前方。
8. 开始时，如果自己放置圆棍有困难，可请同伴帮忙。
9. 在此位置保持30～60秒，深深地呼吸。逐渐延长保持时间。
10. 呼气，双肘弯曲，展宽。用一只手握住圆棍，将其拿下。

益处

· 加强手臂上举式的效果。
· 教会练习者不仅要伸直手臂，还要拉长手臂。
· 在肩部创造空间，增强肩部的灵活性。

上举手指交扣式
（Ūrdhva Baddhāṅgulyāsana）

ūrdhva，向上；baddha，关闭，交叉相扣；anguliya，手指。在此体式中，手指交叉相扣，双臂向上伸展。

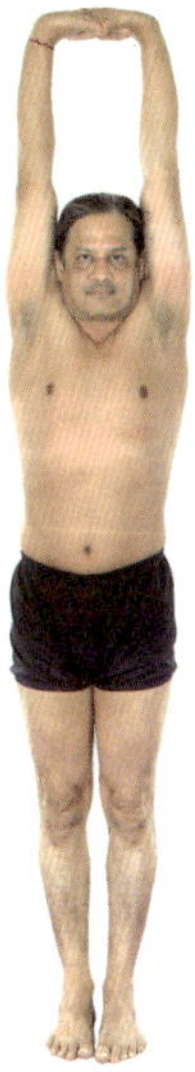

练习方法

1. 山式站立。
2. 双臂向前伸展，与肩部在一条直线上，手掌相对。
3. 手指交叉相扣，伸展所有指关节。
4. 手腕翻转，手掌朝外。
5. 吸气，双臂伸展过头。
6. 双臂从浮肋的两侧开始伸展，肩胛骨内收。
7. 通过锁住肘关节来伸直手臂。
8. 在此位置保持约1分钟，自然呼吸。
9. 呼气，双臂回落，手指松开。
10. 变换手指交叉相扣的方式，重复这一体式。

应避免的常见错误

1. 双臂举起时大腿和腹部不要前凸。将股四头肌移向股骨的方向，以避免前凸的发生。
2. 颈部不要紧张，应放松。

益处

- 加强肘关节和前臂。
- 给肩部更多自由。
- 缓解指关节僵硬。
- 建立指尖的觉知。

背后互抱手肘式
（Paścima Baddha Hastasana）

paścima，西部，即身体的背部；baddha，交叉相扣；hasta，手。此体式如名称所示，双臂在背部扣住。

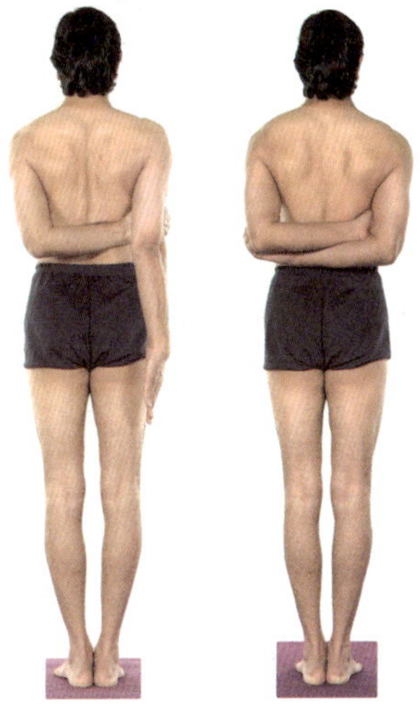

练习方法

1. 山式站立。
2. 呼气，将左臂放在背后，弯曲手肘。
3. 用左手掌从靠近右手肘上方处抓住右上臂。双肩向后转，将弯曲的左肘向右移。
4. 呼气，双肘向下伸展，肩部和斜方肌向下移。
5. 在此位置保持尽可能长的时间，自然呼吸。
6. 呼气，松开抓住右上臂的左手。
7. 重复另一侧。
8. 现在，双肘依次弯曲，手掌握住对侧上臂，完成最终体式。变换抓手肘的方式，重复这一体式。

益处

- 缓解颈部肌肉的僵硬或紧张。大部分运动员的斜方肌会向内卷，导致颈部肌肉和肩部的紧张、僵硬和疼痛。此体式运动员可以在运动的任何空闲时间进行练习。

背后手指交扣式

（Paścima Baddhāṅgulyāsana）

paścima，身体的背部；baddha，十指交叉相扣；anguliya，手指。在此体式中，十指在背后交叉相扣。

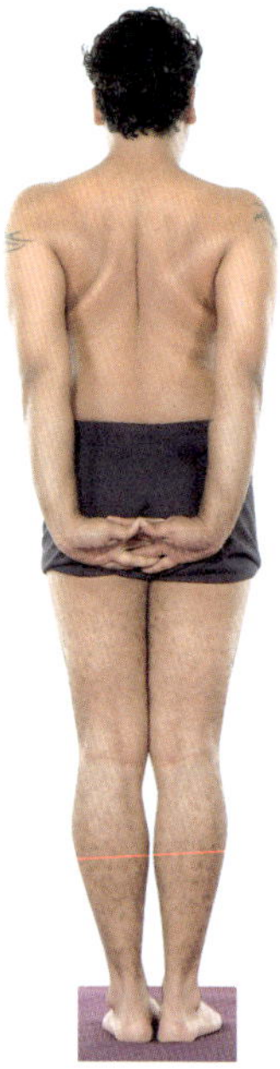

练习方法

1. 山式站立。
2. 呼气，十指在背后交叉相扣。
3. 翻转手腕，掌心面向地面。拇指和小手指分别在一条直线上。
4. 双肩向后转。
5. 手腕向下伸展，两臂彼此靠拢。
6. 在此位置保持几分钟，自然呼吸。
7. 呼气，手指松开，改变手指交扣方式，重复这一体式。

益处

- 缓解颈部紧张。
- 增强肩部和上臂力量。强壮的肩部对每个运动员都很重要，特别是棒球、板球、足球、网球和壁球运动员。

背后祈祷式

（Paścima Namaskārāsana）

paścima，身体的背部；namaskār，合掌，印度人的一个手势，表示尊重。在此体式中，手掌在背后合十。

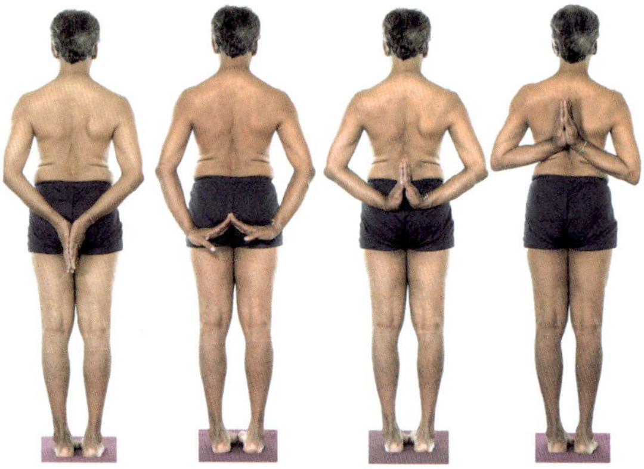

练习方法

1. 山式站立。
2. 深呼吸，手掌在背后合拢。
3. 手指向下，双手指尖彼此紧压。
4. 手肘和肩部后移。
5. 呼气，手腕翻转，手指指向背后，再指向上方。
6. 手掌向上移，放在肩胛骨之间。
7. 两手掌对推。
8. 指关节朝指尖方向伸展。
9. 上臂前侧由内向外转，双肩向后移。
10. 在此位置保持约1分钟，深深地呼吸。
11. 呼气，手掌滑落，双手松开。

益处

- 给手腕和肩部带来灵活性。此体式可释放手腕肌腱的巨大压力，这对投球手和各类投球运动员都很有帮助，例如网球、羽毛球或壁球等。
- 有助于缓解斜方肌和背阔肌的压力。

牛面式
（Gomukhāsana）（手部动作）

go，牛；mukha，面。此体式类似于牛面。

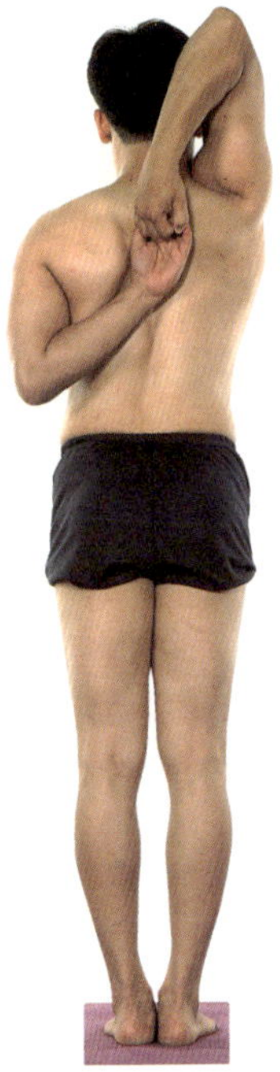

练习方法

1. 山式站立。
2. 吸气，右臂上举过头，在手肘处弯曲。前臂向回收，放在颈后和两肩胛骨之间。
3. 右臂的三角肌靠近躯干，右肘顶端抬高。
4. 左臂向下伸展，在手肘处弯曲。
5. 左前臂上举至肩胛骨处，放在两肩胛骨之间，左臂的肱二头肌远离躯干。
6. 两手掌在肩胛骨之间扣住。
7. 保持头部和颈部直立。目视前方。在此位置保持30～60秒，自然呼吸。
8. 松开手掌。
9. 在左侧重复这一体式。

注意：如果两手掌很难扣住：

1. 可用右手抓住一条毛巾（伸展带或绳子），然后用左手抓住毛巾的下端。
2. 右手顺着毛巾慢慢向下滑，左手则顺着毛巾向上挪。规律练习，有助于两手掌最终扣住。
3. 上面的手臂比较容易移动，但下面的手臂则很难移动。因此，首先学会将上面的右手掌放在肩胛骨之间，即使左手不能上提。

益处

- 通过在手臂的所有关节处创造空间使其可以自由活动，包括肩部、肘部和腕部。
- 有助于缓解肩部的僵硬。
- 肩部区域的“打开”有助于运动员完成保龄球、板球等运动中所需要的控制手臂的活动。

鸟王式（Garuḍāsana）（手部运动）

此体式以 garuḍa（鹰）命名。

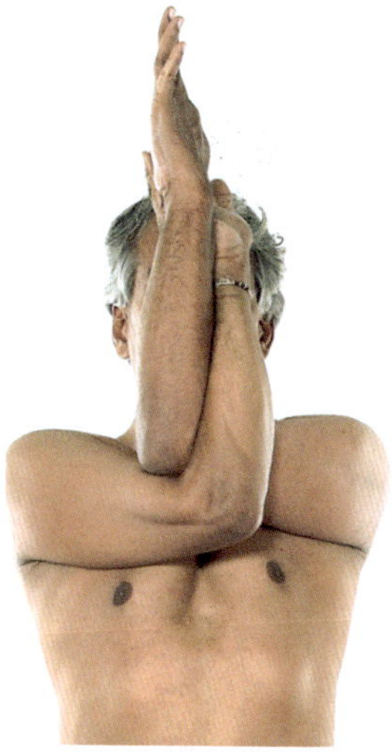

练习方法

1. 山式站立。
2. 吸气，双臂体前伸展，与肩部在一条直线上。
3. 呼气，屈肘，保持前臂与上臂垂直。
4. 将左肘放在右上臂上，靠近肘关节。
5. 左手稍向后移，右手向前移，合掌，右臂像绳子或蛇一样缠绕左臂。
6. 在此位置保持几秒钟，深深地呼吸。
7. 双臂松开。将右肘放在左上臂上，重复这一体式。

益处

- 缓解肩部疼痛，缓解肩部僵硬。
- 收紧、加强胸肌。举重、板球、足球、棒球和篮球运动员都需要有强壮的胸肌，这有助于他们在这些运动中正确地移动手臂和肩部。

幻椅式（Utkaṭāsana）

utkata，有力的，猛烈的。此体式有助于加强身体的力量。此体式类似于坐在一张想象的椅子上。

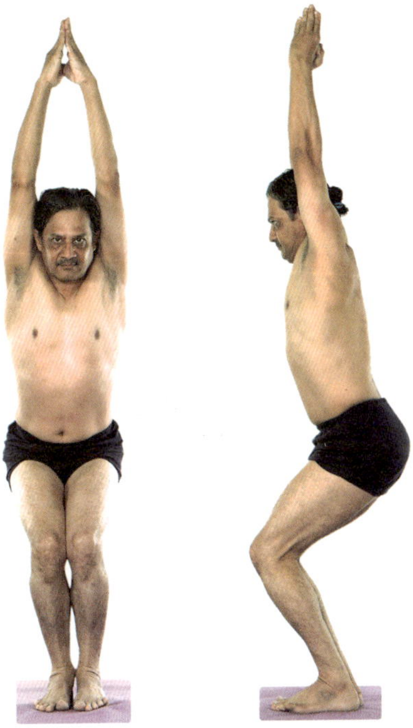

练习方法

1. 山式站立。
2. 吸气，双臂伸展过头，合掌。
3. 呼气，大腿后侧伸展。屈膝，臀部和大腿下落，靠向地面。在此位置保持几秒钟，或者尽可能长的时间，自然呼吸。
4. 吸气，双腿伸直，返回山式。

应避免的常见错误

1. 头部不要向前移，而要与上臂保持在一条直线上。
2. 当屈膝时，腰部区域不要向前推，而要从骶骨处向前移。

强化脊柱和双腿

板球运动中的守门员和近场球员、曲棍球的守门员都需以类似幻椅式的姿势长时间站立，这会给他们的大腿和膝关节施加压力。下面的调整可以缓解这个问题。

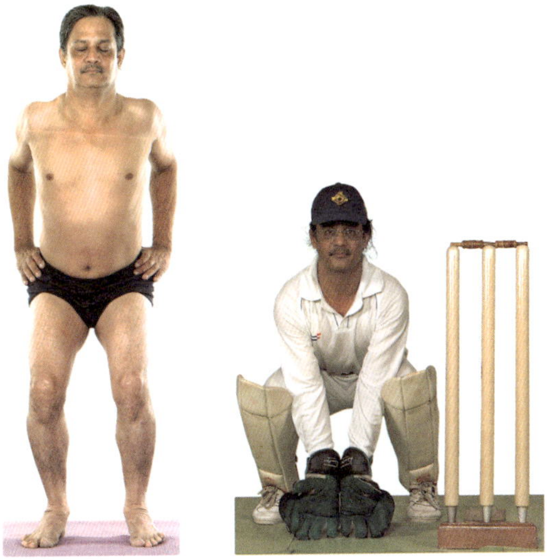

练习方法

1. 双脚分开一脚的距离，脚趾朝前。
2. 两手叉腰，而不是举过头顶，大拇指放在背后。
3. 呼气，屈膝。
4. 大腿肌肉、股四头肌和腘绳肌向大腿骨方向沉降，腹股沟下移。
5. 感觉臀部承受的身体的重量，身体不要向前摆动。
6. 头部和肩部向后移，胸部向上提。

益处

- 加强腘绳肌和脚踝。
- 快速热身。此体式可在赛前的早晨练习。

三角伸展式（Utthita Trikoṇāsana）

utthita，伸展；trikoṇa，三角。

练习方法

1. 山式站立。
2. 深吸气，双脚跳开1.2～1.4米。
3. 同时双臂侧平举，与肩部保持在一条直线上。这是海星式。
4. 呼气，左脚稍向内转，右腿外转90°。
5. 保持两腿伸直，膝关节绷紧。
6. 臀部两侧保持在一条直线上。
7. 呼气，右臂伸展，躯干向右侧弯曲，将右手手掌下落，放在右脚踝外侧的地面上。
8. 右手与右肩保持在一条直线上。
9. 吸气，左臂向上伸展，与右肩保持在一条直线上。
10. 腿后侧、躯干和臀部保持在一条直线上。自然呼吸1次。
11. 转头，眼睛看向伸展的左手的大拇指。
12. 在此位置保持30秒，自然呼吸。
13. 吸气，躯干、右臂抬起，返回海星式。
14. 在左侧重复这一体式。

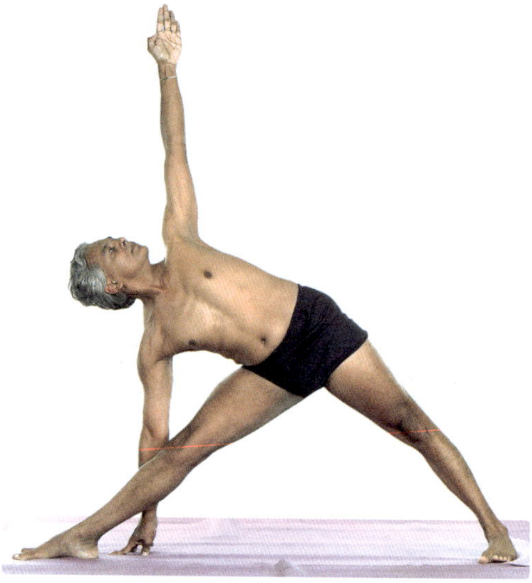

益处

- 伸展膝关节后侧和腘绳肌。
- 保持膝关节健康。
- 调理腿部肌肉，缓解腿部和臀部的僵硬。
- 释放腰椎和颈椎的压力。
- 增加整个身体的灵活性。
- 改善身体的反应能力和灵活性。
- 对腹部器官和消化系统很有帮助。

下方手放在砖上

如果身体太紧，无法将下方手放在地面上，可在手下放一块砖。

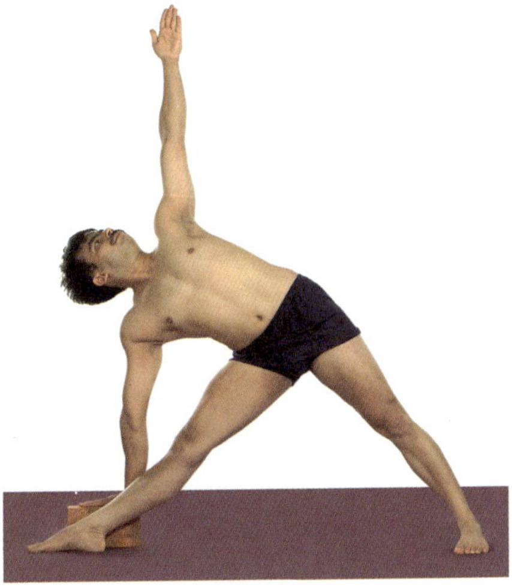

靠墙支撑

身体特别疲乏之时可以靠墙练习这个体式。墙壁会给你方向感，引导你正确地完成此体式。利用支撑可以缓解疲劳。

练习方法

1. 靠墙山式站立。
2. 吸气，双脚分开1.2～1.4米，进入海星式。
3. 脚后跟、躯干和头部的后侧靠在墙上。
4. 呼气，左脚稍微向内转，右腿向体侧转90° 。通过膝盖内收、上提保持腿部的伸直。自然呼吸1次。
5. 呼气，右手向下伸展并将手掌放在砖上。如果手不太容易放下，可用另一块砖垫高。
6. 右手掌与肩部保持在一条直线上。
7. 双肩均靠在墙上。左臂向上伸展，远离身体，与地面垂直。
8. 转头，头部左侧靠在墙上。
9. 在此位置保持尽可量长的时间，自然呼吸。
10. 吸气，返回到海星式。在左侧重复这一体式。

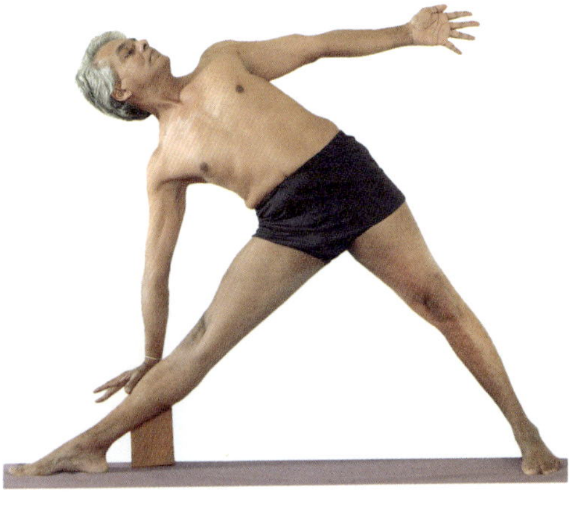

木马支撑

练习三角伸展式时，可以用木马代替墙面支撑背部。

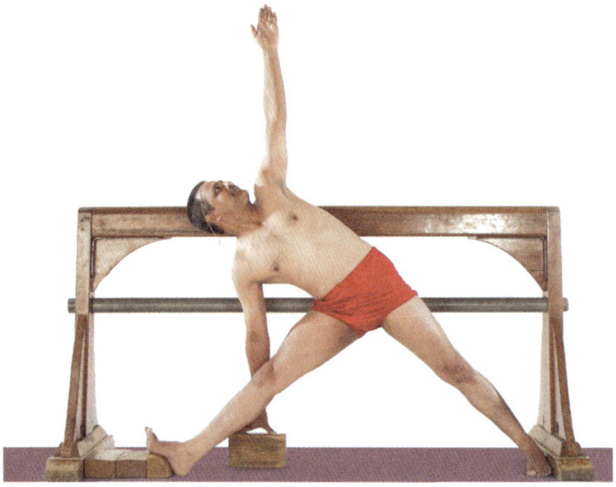

练习方法

1. 在木马两腿内侧各放一块砖，在其右侧放一块圆砖。
2. 吸气，双脚分开，进入海星式。
3. 双脚外侧各抵住一块砖。
4. 右腿外转，右脚抬起，将足弓放在圆砖上。然后，如前所述进入三角伸展式。
5. 肩胛骨左侧、头左侧靠在木马上。
6. 吸气，返回到海星式。在左侧重复这一体式。

益处

- 没有任何压力地伸展整个身体，特别是膝关节。

木马支撑，肩颈疼痛时

木马支撑的三角伸展式有助于缓解肩颈疼痛。这里，对上一体式做细微变化，左臂不是向上，而是向左侧伸展，转肩向后，左手抓住木马横梁的下侧。

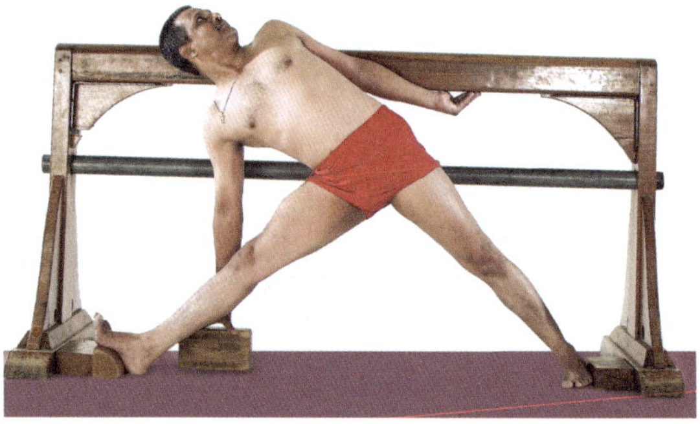

益处

- 减轻颈部肌肉和肩胛骨的压力。
- 可以缓解运动员经常抱怨的肩部挤压的感觉。

侧角伸展式（Utthita Pārśvakoṇāsana）

pārśva，侧面；koṇā，角。

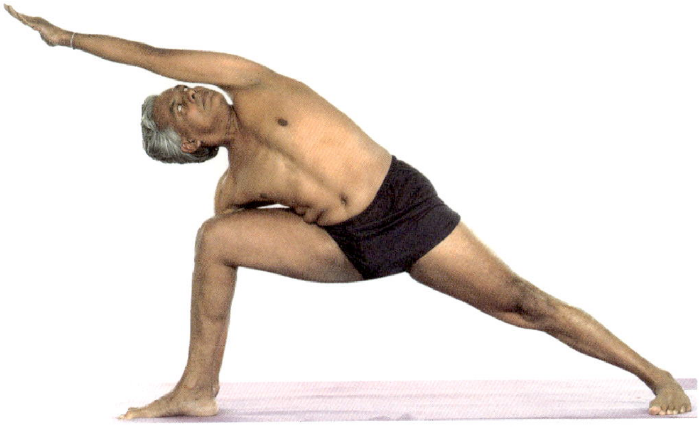

练习方法

1. 山式站立。
2. 深吸气，两脚跳开1.2～1.4米。双脚外侧压向地面。
3. 双臂向两侧伸展，双臂与肩部保持在一条直线上。
4. 呼气，左脚略微向内转，右腿向体侧转90°。自然呼吸1次。
5. 呼气，从膝关节处右腿弯曲，直到大腿与小腿成直角，与地面平行。保持膝关节和脚踝在同一条直线上。正常呼吸1次。
6. 呼气，将右手掌落在右脚外侧的地面上，移动右腋窝和胸部右侧，使其贴近右膝和右大腿。
7. 左臂向上伸展，与肩部保持在一条直线上。保持手肘的稳定，手指向上伸展。自然呼吸几次。
8. 呼气，左臂伸展过头，与左耳在一条直线上。
9. 转头向上。
10. 保持胸部、臀部和腿的两侧分别对齐。充分伸展和拉长脊柱以及肋骨。
11. 在此位置保持30秒，深呼吸。
12. 吸气，左臂落下，右掌抬离地面，右腿伸直，起身。
13. 转脚向内，跳回，双脚并拢。
14. 现在，转右脚向内，左腿向外，在左侧重复这一体式。

益处

- 有助于为身体两侧和膝关节带来自由，提高身体的灵活度。
- 练习这个体式和其他站立体式，有助于使人灵巧和轻盈。
- 有助于给腿部带来稳定和力量。
- 有助于让人健壮，在赛场上坚持更长时间，不易疲劳。
- 缓解消化不良引发的恶心和呕吐。

木马支撑，肩部有问题时

在很多运动中都会有肩关节压力和受伤的情况发生，特别是游泳和过头的投掷运动，例如棒球、板球。很多运动员因此做过多次手术。木马支撑的侧角伸展式可以缓解肩关节压力，防止肩关节周围肌肉受伤。

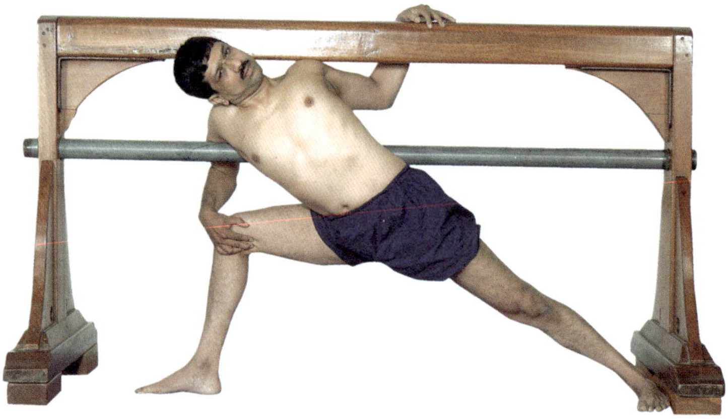

练习方法

1. 在木马前山式站立。
2. 双脚分开1.2～1.4米，右脚外转90°，左脚外侧压向木马腿。
3. 呼气，右腿弯曲，膝关节呈直角。
4. 躯干向右侧伸展。
5. 将右臂放在木马平行杠后方，右手掌抓住右膝。
6. 用左肩外侧勾住木马的木杠下侧。
7. 在此位置保持尽可能长的时间，自然呼吸。

益处

- 给肩部和肩胛骨带来自由。
- 释放肩部的僵硬，降低肩关节受伤的风险。

木马支撑，下背部疼痛时

很多运动员抱怨，当他们过分伸展躯干的一侧时，下背部会疼痛。这主要是由于背部肌肉缩短引起的，特别是摔跤、跑步和自行车运动员。

按照前面描述练习这个体式

· 左臂伸展过头，左手抓住木马的木杠。

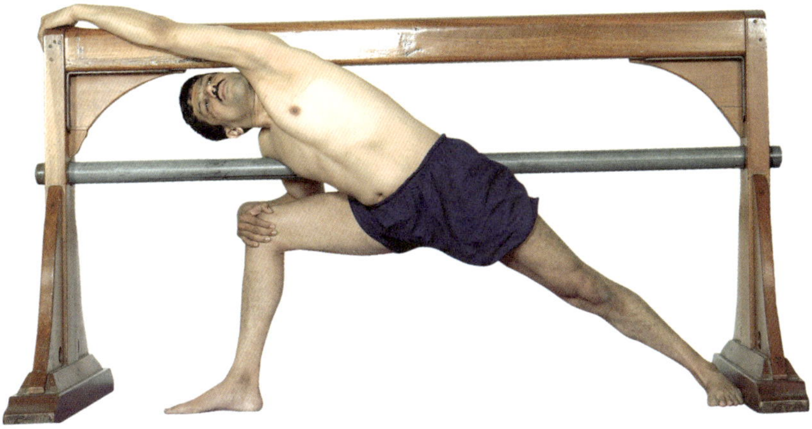

益处

· 伸展背部两侧，放松下背部肌肉。

半月式（Ardha Candrāsana）

ardha，一半；candra，月亮。这个体式形状类似于半月，因此而得名。在这个体式的经典版本中，上方手臂放在身体侧面。不过，如果上方手臂向上伸展对运动员会更加有益，因此，这里给出手臂向上伸展的版本。

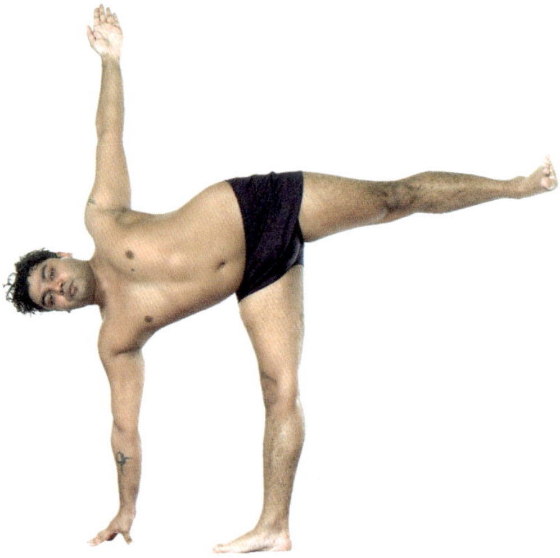

练习方法

1. 山式站立，按前所述，进入右侧的三角伸展式。
2. 左手放在腰上。
3. 呼气，从膝关节处右腿弯曲，将右手掌放在右脚正前方30～50厘米处，与右脚在一条直线上。
4. 身体向右手方向前倾，左脚靠近右脚。呼气，左脚抬离地面。
5. 正常呼吸几次，双腿伸直。
6. 左腿保持平行于地面，脚趾伸展。保持右腿垂直于地面。呼吸1～2次。
7. 呼气，躯干从右向左转，胸部展开，转向正前方。保持身体的平衡。
8. 吸气，左臂垂直向上伸展，左肩和右臂保持在一条直线上。
9. 头部和臀部保持在一条直线上。
10. 在此位置保持几秒钟，均匀地、深深地呼吸。
11. 呼气，右腿从膝关节处弯曲，左腿回落至地面，返回三角伸展式。
12. 在左侧重复这一体式。

益处

- 给腿部带来力量和稳定。
- 伸展腘绳肌，改善灵活度，带来敏捷性。
- 增加平衡感。
- 振奋精神，缓解压力。

支撑头部和腿部，难以保持平衡时

如果在此体式中难以保持平衡，练习时可以用凳子支持头部和上方腿。

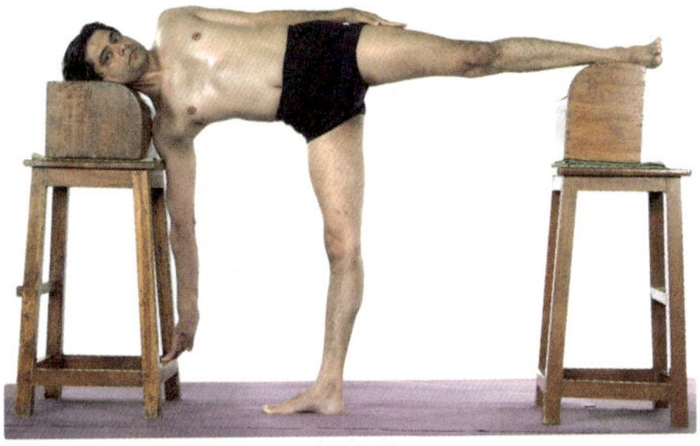

练习方法

1. 准备两个75～90厘米高的凳子。凳子的高度保证进入此体式时躯干及上抬腿应与地面平行即可。
2. 将头部右侧和左脚内侧分别放在两个凳子上。

益处

- 头部和腿部有支撑，可以在体式中保持更长时间。
- 加强腿部，而没有给背部带来任何压力。
- 加强腹部。
- 缓解恶心。

木马支撑，颈部、下背部疼痛时

如果你正在承受颈部和下背部疼痛的困扰，可以用木马支撑练习此体式。如果没有木马，也可以用窗台替代。

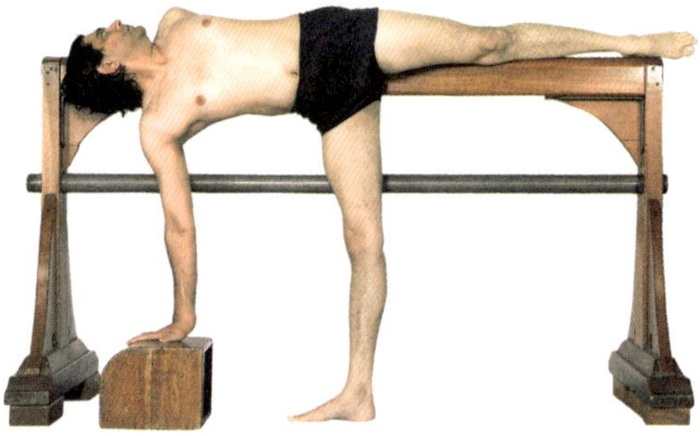

练习方法

1. 在木马前山式站立。
2. 呼气，进入右侧的半月式。
3. 呼气，从膝关节处右腿弯曲，右手放在约30厘米高的砖上，同时左腿向上抬起，将左腿内侧放在木马上。
4. 右手压砖，左手沿躯干左侧伸展，抓住木马上缘。
5. 左肩绕过木马木杆，左肩胛骨压向木马。头部、颈部向左转。
6. 在此位置保持尽可能长的时间，自然呼吸。
7. 呼气，左腿落下。在左侧重复这一体式。

益处

- 缓解颈部肌肉的紧张，创造下背部的伸展，缓解颈部和背部疼痛。
- 缓解臀部紧张，使臀部坚实。
- 因为有支撑，可以在没有任何紧张的情况下在体式中保持更长时间。
- 加强腘绳肌，运动员在跑步时的步伐可以更大，最大限度地减少腘绳肌损伤。
- 让投球运动更舒适，减少胃部的沉重感。
- 有助于缓解女性经期的腹部痉挛。

战士一式（Vīrabhadrāsana Ⅰ）

这个体式的姿势像一名战士一样，健壮，有力。

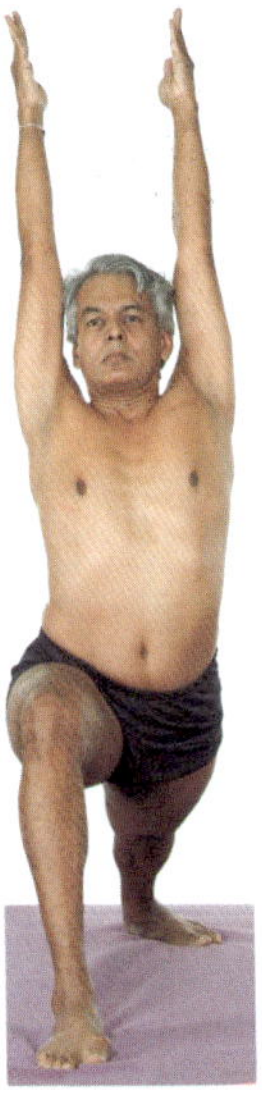

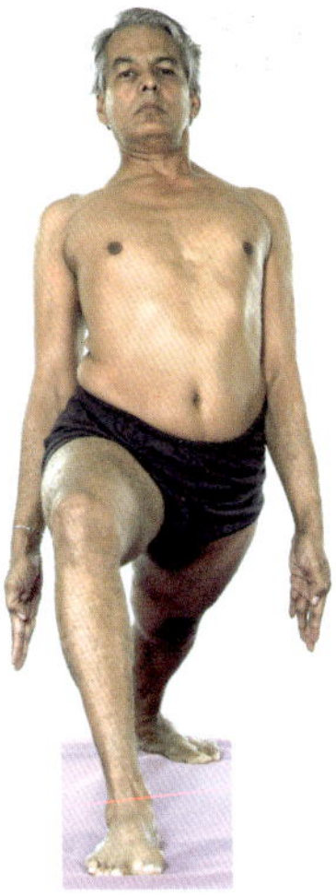

练习方法

1. 山式站立。
2. 深吸气，两脚跳开1.2～1.4米，在此位置保持几秒钟，自然呼吸。
3. 吸气，双臂上举过头，进入手臂伸展二式，两臂保持平行，与耳朵后侧在一条直线上。
4. 呼气，右腿右转90°，左脚内扣 60°，自然呼吸1次。
5. 呼气，骨盆、躯干和肩部向右转。保持盆骨两侧平行。自然呼吸1次。
6. 呼气，从膝关节处右腿弯曲，直到右大腿与地面平行，右小腿与地面垂直。
7. 左腿和左膝关节保持伸直、绷紧。
8. 在此位置保持30～60秒，自然呼吸。
9. 吸气，右腿伸直。双脚和躯干转向前方。
10. 在左侧重复这一体式。

上臂可以沿体侧向下伸展，以进一步强化上臂的动作。这会给双臂带来力量，放松颈椎及颈部肌肉。

益处

- 像所有站立体式一样，加强腿部，给尾骨和臀部带来自由。
- 活动时动作更灵活、速度更快。
- 保持膝关节的健康。
- 伸展腘绳肌。有助于受伤的腘绳肌快速恢复。
- 为肩关节带来自由。
- 胸部得到充分扩展，使呼吸更深入。

战士二式（Vīrabhadrāsana Ⅱ）

这个体式是以一位传奇的武士维拉巴德纳（Virabhadra）来命名的。有规律地习练这个体式有助于培养力量和耐力。

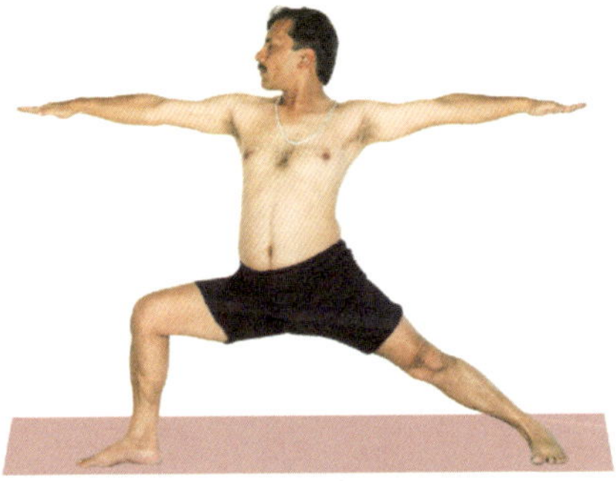

练习方法

1. 山式站立。
2. 深吸气，两脚跳开1.2～1.4米。
3. 双臂向两侧伸展，与肩部保持在一条直线上，掌心向下。
4. 保持肘部的稳定。现在，双臂用力向两侧伸展，就好像有股力量将其向外拉。
5. 呼气，左脚微微内扣，右腿外转90°。
6. 从膝关节处右腿弯曲，直到大腿与地面平行，小腿与地面垂直。右大腿肌肉向股骨方向沉降。
7. 伸展左腿的腘绳肌，保持左腿的伸直，呼吸1～2次。
8. 转头，看向伸展的右手。
9. 在此位置保持20～30秒，自然呼吸。
10. 吸气，伸直右腿，右脚向前转。转左腿，在另一侧重复这一体式。

益处

- 拉长和加强大腿肌肉。
- 为膝关节和脚踝带来灵活性。
- 缓解抽筋。
- 快速缓解腘绳肌拉伤和撕裂的疼痛。

战士三式（Vīrabhadrāsana Ⅲ）

这是一个加强体式，是战士一式的接续体式。

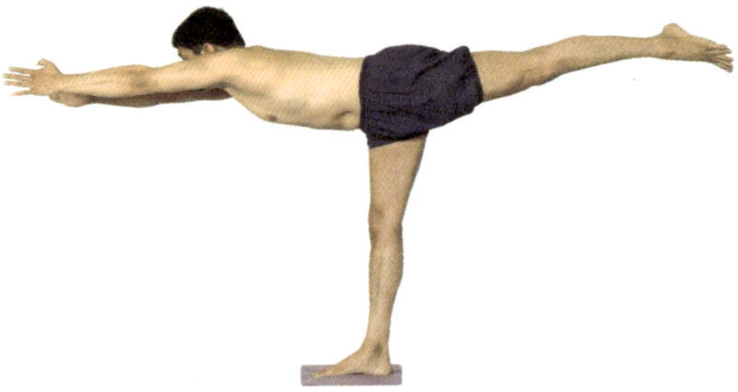

练习方法

1. 山式站立。
2. 深吸气，两脚跳开1.2～1.4米。
3. 做右侧的战士一式。
4. 呼气，躯干向前伸展，将胸部放在右大腿上。
5. 双臂保持伸直，手掌相互平行。
6. 自然呼吸几次。
7. 呼气，躯干和双臂向前伸展，左腿抬起，直到与地面平行。
8. 左臀外侧和大腿向下，使左大腿面向地面。
9. 在此位置保持20～30秒。均匀地深呼吸。
10. 呼气，左腿落下，进入战士一式。
11. 在左侧重复这一体式。

保持平衡的几点提示

1. 将注意力放在前臂下部。从手肘到手腕、从手腕到小指伸展前臂。
2. 通过将大腿肌肉向上移向股骨，来保持左腿的伸直及稳定。
3. 双臂向上方腿的反方向伸展，就好像有股力量把它们向两边拉。

支撑手和腿

战士三式有助于臀部的正位，缓解臀部的抓握感。为了使其有效，练习时需在体式中保持更长时间。借助支撑，可以延长在体式中的停留时间。

辅具：准备2个 80～90厘米高的凳子，3 个抱枕。将一个凳子放在身体的前方，另一个凳子放在身体的后方。调整两凳间距离，进入战士三式时，小腿能放在后面的凳子上，上臂和手肘能放在前面的凳子上。用抱枕调整凳子的高度，进入战士三式时，使手臂、躯干和腿与地面平行。

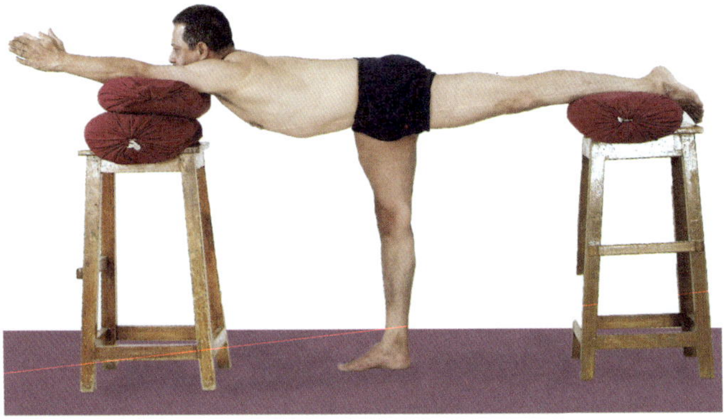

练习方法

1. 山式站立在两凳间，一个凳子在身体前方，另一个凳子在身体后方。
2. 吸气，双臂举起，进入海星式，手掌相对。
3. 呼气，手臂向前伸展，躯干向前弯。
4. 将手肘、上臂和下巴放在前面凳子的抱枕上。自然呼吸1～2次。
5. 呼气，左脚抬离地面。左腿弯曲，将左小腿胫骨的底端放在后面的凳子或抱枕上。
6. 左腿伸直。双膝保持稳固。
7. 左髋外侧和左大腿向地面方向转，使左大腿面向地面。
8. 臀部保持在一条直线上，左脚脚趾面向地面。在此位置保持尽可能长的时间，自然呼吸。
9. 左腿落下。在另一侧重复这一体式。

益处

- 无支撑完成此体式时，可以加强腿部肌肉，带来敏捷性。
- 增强平衡感。
- 很多投球运动员都有站立侧髋部疼痛问题。规律练习有支撑的战士三式可以缓解这一问题。
- 练习有支撑的战士三式可以缓解因疲劳和脱水带来的肌肉抽筋。

加强侧伸展式（Pārśvottānāsana）

pārśva，侧面；uttāna，加强的伸展或拉伸。此体式可给胸部两侧带来强有力的伸展。此体式分两个阶段。第一阶段，胸部保持与地面平行，背部凹陷，这可给躯干的两侧带来强有力的拉伸。第二阶段，下巴落在胫骨上，躯干向下伸展。

背部凹陷，第一阶段

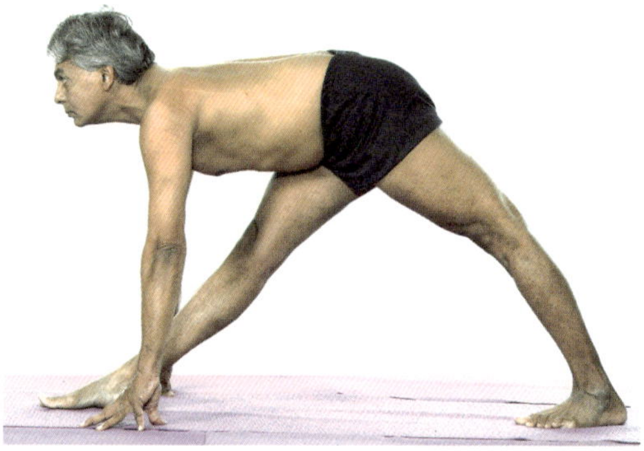

练习方法

1. 山式站立。
2. 深吸气，两脚跳开 90～100厘米。
3. 双手放在腰部。
4. 呼气，右腿右转90°，左脚内扣75°～80°。
5. 吸气，躯干向右转。
6. 通过膝关节上提伸直双腿。
7. 吸气，腹部伸展，胸部、胸骨上提。
8. 转肩向后。
9. 现在，颈部弯曲，头部抬起，尽可能地向上、向远看。深呼吸几次。
10. 呼气，躯干向前伸展，与地面保持平行，与头部、颈部在一条直线上。
11. 双手从腰部松开，两手指尖分别放在右脚两侧。
12. 手臂保持伸直，与地面垂直，骨盆和躯干与地面平行。
13. 吸气，背部凹陷，头向上抬起。
14. 在此位置保持20～30秒，自然呼吸。
15. 吸气，提起躯干。
16. 躯干和左腿向左转，在左侧重复这一体式。

加强侧伸展，第二阶段

练习方法

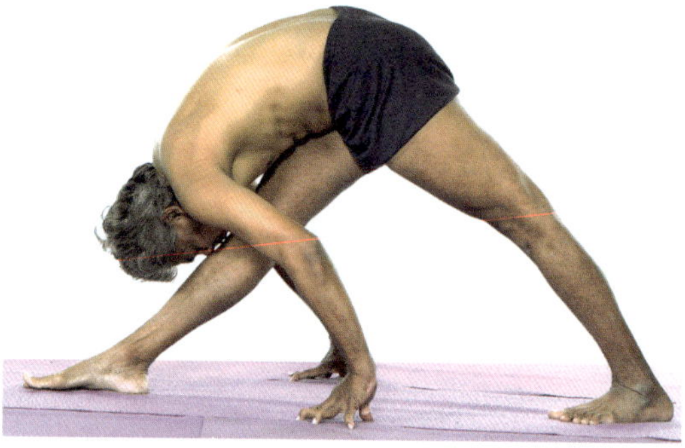

1. 进入右侧加强侧伸展式，背部凹陷。
2. 呼气，躯干向下伸展，腹部移向大腿。
3. 双手后移，放在两脚之间。
4. 腹部拉长，将前额、下巴依次放在右胫骨上，双手进一步后移。
5. 在此位置保持20～30秒，自然呼吸。
6. 吸气，抬起头部和躯干，双手抬离地面，将其放在腰部。右脚和躯干向前转。
7. 在左侧重复这一体式。

益处

- 伸展小腿肌肉。缓解腿部和臀部肌肉的疼痛或僵硬，为投球手、足球和橄榄球运动员带来此处的放松感。
- 为髋部、膝关节和脊柱带来自由，使其保持健康。
- 加强腘绳肌，运动员在跑步时的步伐可以更大，最大限度地减少腘绳肌损伤，使其受伤后可以更快地恢复。
- 在赛场上运动员感到疲劳，想尽快恢复身体和头脑时可以练习此体式。

扭转三角伸展式（Parivṛtta Trikoṇāsana）

parivṛtta，扭转；trikoṇa，三角。该体式是与三角伸展式相反的体式。

练习方法

1. 山式站立。
2. 深吸气，双脚跳开90～100厘米。
3. 双臂侧展，与肩同高，掌心朝地。
4. 左脚微微内扣，右腿右转90°。
5. 双腿保持伸直，膝关节稳固、收紧。
6. 呼气，躯干，连同左腿一起向右扭转，将左手放在右脚外侧的地面上。
7. 吸气，右臂向上伸展，与左臂在一条直线上。转头，看向右手大拇指。
8. 均匀扩展双肩、两肩胛骨。
9. 在此位置保持30 ～60秒，自然呼吸。
10. 吸气，左手抬离地面，躯干转回到步骤3的位置。
11. 右脚微微内扣，左腿左转90°，在左侧重复这一体式。

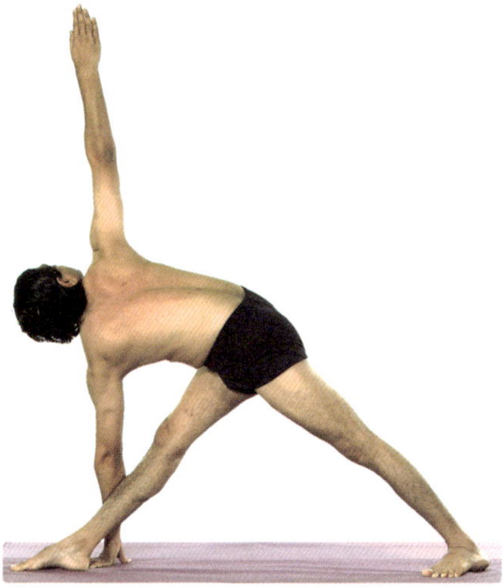

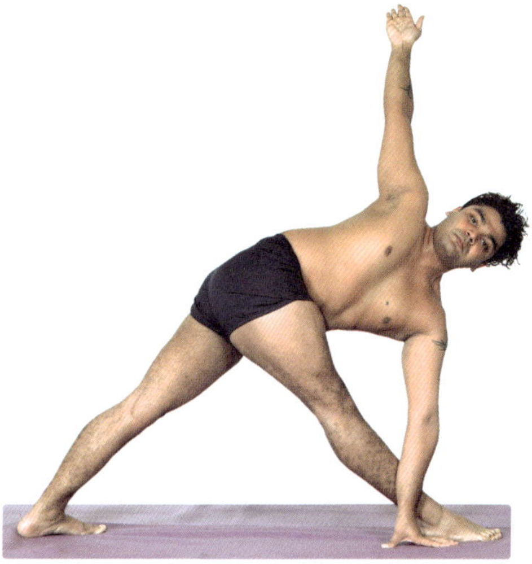

注意：如果身体僵硬，左手掌无法落地，可以用手指尖着地。如果手指尖也无法触地，则可以握住右脚踝或小腿胫骨，或者将手掌放在右脚外侧的砖上。

益处

- 像所有站立体式一样，能调理、增强臀部、腿部和脊柱周围的肌肉。
- 缓解许多运动员背部和臀部的紧张和伤痛。
- 扭转脊柱两侧的肌肉，可缓解下背部疼痛。

木马支撑

如果感到下背部和臀部剧痛，可以练习扭转三角伸展式的这一变体。

练习方法

1. 站在木马前，双脚分开约1米。如果个头高，双脚分开再宽一些。
2. 左脚微微内扣，右腿右转90°。
3. 右脚掌抬起，落在圆砖的弧面上。
4. 双腿保持伸直，膝关节稳固、收紧。
5. 呼气，躯干右转，左臂绕过木马下方的横杆，右手放在木马上方的横杆上，自然呼吸几次。
6. 呼气，躯干右转，双臂抱住木马的横杆。
7. 身体左侧靠近木马，借助右手，使右肩和右胸远离木马。
8. 躯干平行于木马。
9. 在此位置保持尽可能长的时间，自然呼吸。
10. 吸气，双臂松开，躯干回正。
11. 在左侧重复这一体式。

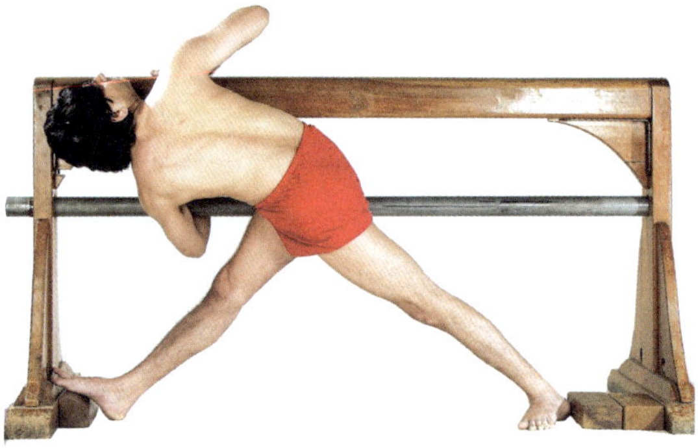

益处

- 消减髋部、肩部和肩胛骨疼痛。
- 增强躯干的扭转，使脊柱回到正位。在许多运动中，脊柱会因身体某个动作而过度劳累而歪斜。
- 借助木马，可以增强脊柱肌肉的灵活性。木马的支撑有助于躯干和髋部的转动，而不必担心失去平衡。

侧角扭转伸展式
（Parivṛtta Pārśvakoṇāsana）

parivṛtta，扭转；pārśva，侧面；koṇa，角。

练习方法

1. 山式站立。
2. 深吸气，双脚跳开1.2～1.4米。
3. 双臂侧展，与肩同高，掌心朝地。
4. 左脚微微内扣，右腿右转90°。双腿保持伸直，膝关节稳固、收紧，自然呼吸2次。
5. 呼气，屈右膝，直到右大腿与地面平行，右小腿与地面垂直。自然呼吸1次。
6. 呼气，躯干扭转，将左上臂放在右大腿外侧。自然呼吸1次。
7. 呼气，把腹部左侧转过右大腿，左腋窝靠近右膝关节。
8. 左臂伸直，将左手掌放在右脚外侧的地面上。
9. 如果手掌够不到地面，可以将其放在右脚外侧的砖上。
10. 呼气，左手掌压向地面或砖，躯干进一步向右扭转。
11. 右臂伸展过右耳，眼睛看向右臂。
12. 左腿一直保持伸直，稳固。
13. 在此位置停留20～30秒，自然呼吸。
14. 吸气，左手抬离地面或砖，躯干回正，右腿伸直，右脚回正。
15. 在左侧重复这一体式。

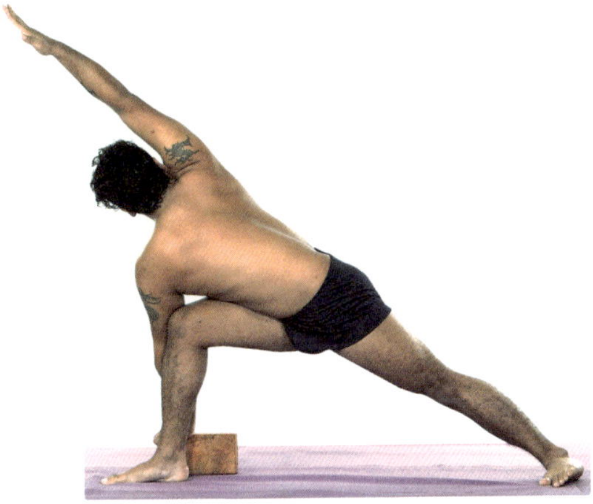

益处

- 增强脊柱的肌肉、髋关节和膝关节的灵活性。
- 减少下背部和坐骨神经痛。

木马支撑

开始时练习者会担心在此体式中失去平衡。因此，可以先学习借助木马或窗台的支撑进行练习。

辅具：木马1个，瑜伽砖4块。在木马两腿内侧各放置2块瑜伽砖。

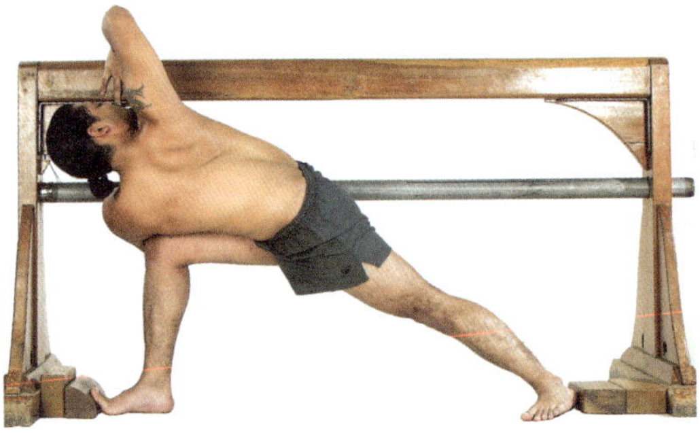

练习方法

1. 山式站立在木马前。
2. 双脚分开1.2～1.4米。双脚外侧抵砖。如果个头较高，可以减少砖的帅数量来加大两脚之间的距离。
3. 右脚外转90°，左脚微微内扣。
4. 右脚趾抬起，踩在砖上。
5. 呼气，右膝弯曲，直至右大腿和右小腿成直角，自然呼吸1次。
6. 呼气，从肘部弯曲左臂，抱住木马下横杠。
7. 用左前臂抵住木马下横杆，躯干向右扭转。
8. 将躯干左侧放在右大腿面上。
9. 右臂弯曲，将右手掌放在木马的上横杆上。
10. 伴随着有力地呼气，躯干左侧靠近木马，右侧远离木马。在此位置停留尽可能长的时间，自然呼吸。
11. 吸气，双臂从木马上松开，躯干、双脚回正。
12. 在左侧重复这一体式。

益处

- 快速缓解下背部和坐骨神经的疼痛，有木马支撑时更有效。
- 按摩腹部，加强腹部器官。
- 与无支撑相比，有木马支撑躯干可以更深入地扭转。

扭转半月式
（Parivṛtta Ardha Candrāsana）

parivṛtta，扭转；ardha，半；candra，月亮。这是扭转半月式，该体式是与半月式相反的体式。

练习方法

1. 山式站立。
2. 深吸气，双脚跳开 1.2～1.4 米。首先进入右侧的扭转三角式，并将左手掌放在右脚外侧的地面上。
3. 呼气，右膝弯曲，将左手放在右脚前方约50厘米处，自然呼吸 2～3次。
4. 呼气，右腿伸直的同时抬起左腿，直到左腿与臀部同高，或与地面平行。
5. 双腿伸直，膝关节保持稳固、收紧。
6. 吸气，右臂向上伸展，与左臂在一条直线上。
7. 转头向上，看向向上伸展的右手。
8. 在此位置停留 20～30秒，自然呼吸。
9. 呼气，左腿缓慢放下，左脚落地，回到扭转三角伸展式。
10. 返回山式。
11. 躯干向左转，抬起右腿，在左侧重复这一体式。

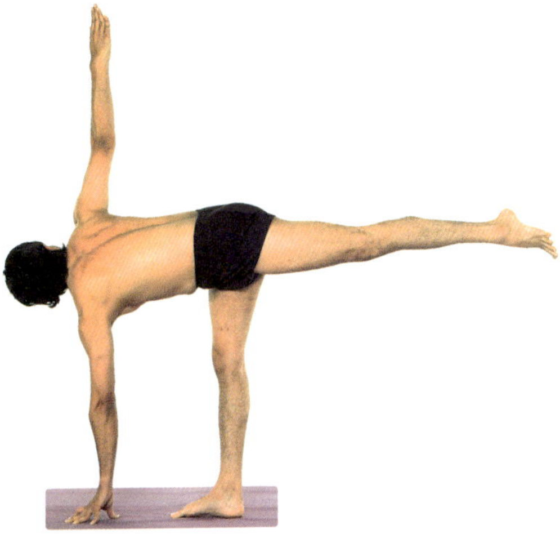

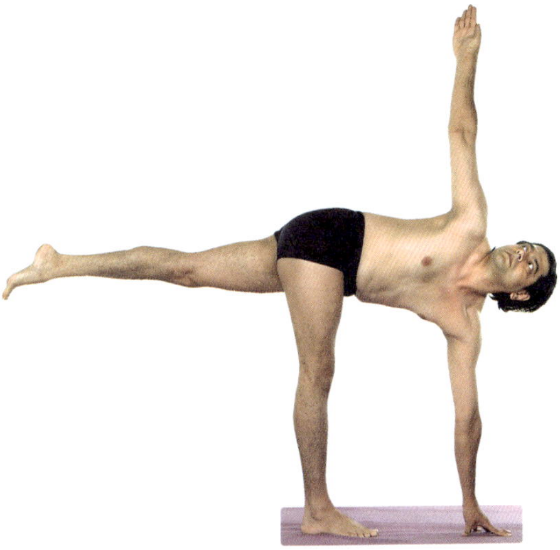

益处

- 缓解背部疼痛。
- 减轻髋臼内的挤压感。
- 特别有益于投球手和足球运动员，他们会经常主诉髋关节疼痛和臀肌僵硬。在体式中停留的时间越长，效果越好。

凳子支撑

如果在扭转半月式中很难保持平衡，可用2个凳子分别支撑头部和后方腿。

练习方法

1. 在两个凳子间山式站立，面向放置了抱枕的凳子。
2. 呼气，躯干向前弯曲，左手抓住凳子底部。
3. 右腿保持伸直。
4. 躯干向左扭转，头部左侧落在抱枕上。
5. 保持头部和胸腔两侧平行于地面。
6. 左腿弯曲，抬起，将左脚跖骨放在另一个凳子（或箱子）上。
7. 保持右小腿垂直于地面，左腿平行于地面，自然呼吸几次。
8. 呼气，头部左侧和左脚下压，脊柱进一步向右扭转。
9. 右臂向上伸展过头，与左臂在一条直线上。
10. 在此位置停留尽可能长的时间，自然呼吸。
11. 呼气，右臂放下，弯曲左膝，放下左腿。
12. 吸气，起身。
13. 右腿抬起，在左侧重复这一体式。

辅具：2个凳子，0.5～0.8米高，相距1.2～1.4米放置。其中一个凳子上放一个抱枕用于支撑头部，另一个凳子上放一个箱子用于支撑腿。

益处

- 缓解下背部和髋部的剧烈疼痛。
- 使用辅具与不使用辅具相比躯干可以更深入地扭转。

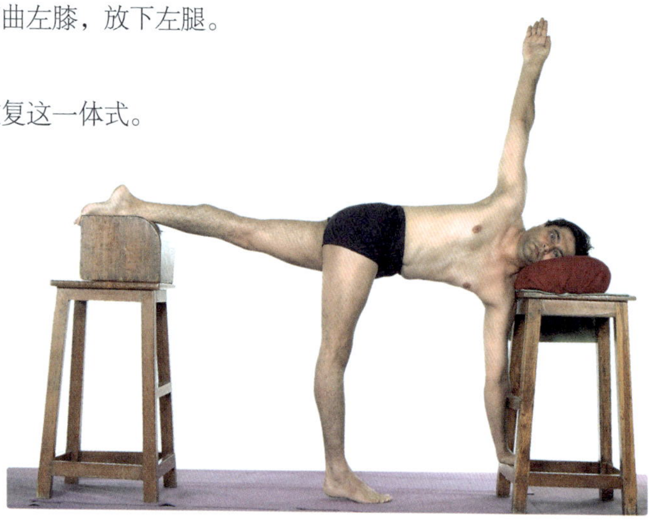

双角式（Prasārita Pādōttānāsana）

prasārita，延伸或扩展；pāda，脚；uttāna，强烈的拉伸。在此体式中，双脚分开，双腿被强烈拉伸。

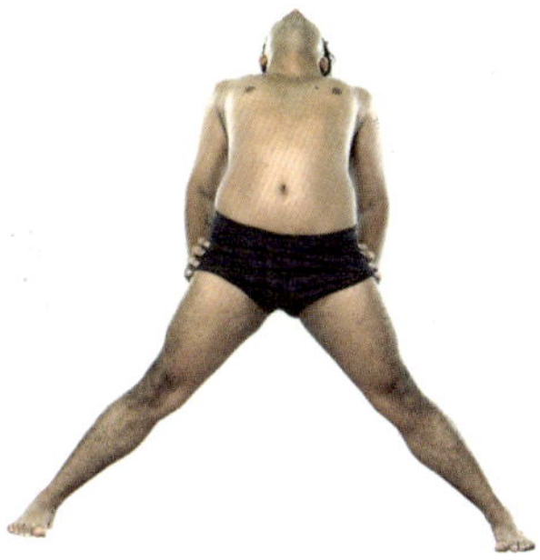

练习方法

1. 山式站立。
2. 双手叉腰。
3. 深吸气，双脚跳开1.2～1.4米。
4. 手肘向后移动，保持双腿伸直，膝关节稳固、收紧，脚趾向前，自然呼吸。
5. 吸气，脊柱前侧上提，头部后仰，眼睛向上看。
6. 在此位置保持30～45秒，深呼吸。

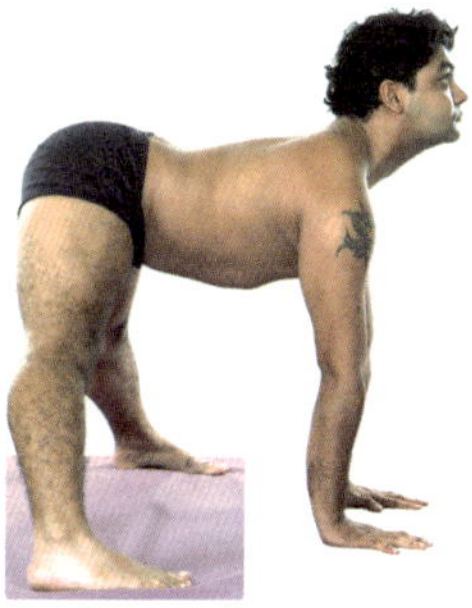

这是双角式的前半部分，甚至可以在球场上练习。它可以快速释放颈部肌肉的压力，提升能量。

7. 呼气，躯干前屈，双腿保持伸直，将手掌放在肩部正下方的地面上。
8. 吸气，抬头，背部保持凹陷。
9. 双手、双脚下压，背部进一步凹陷。
10. 在此位置停留，深呼吸。
11. 呼气，从肘关节处弯曲手臂。
12. 手掌后移至两脚之间，双手下压，肩部上提。
13. 头顶落地，置于两手掌之间。
14. 将身体的重心放在双臂和双腿上，头部不要受力。
15. 在此位置保持1～2分钟，深呼吸。
16. 吸气，抬头向上看，双臂伸直，背部凹陷。
17. 呼气，依次收回手掌、头部、躯干。双脚并拢，山式站立。

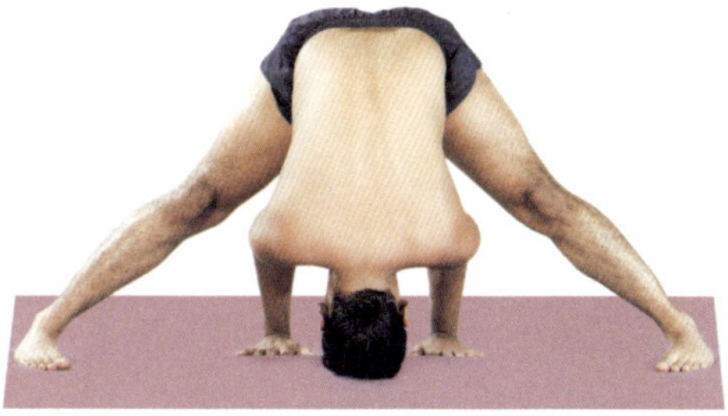

益处

- 冷静头脑，放松眼睛。
- 扩展并加强腘绳肌。
- 背部凹陷，可以释放颈部和脊柱背侧的紧张。
- 帮助从劳累和疲惫中快速恢复。
- 激活肾脏，排出体内毒素。

背部疼痛时，腹部放在凳子上

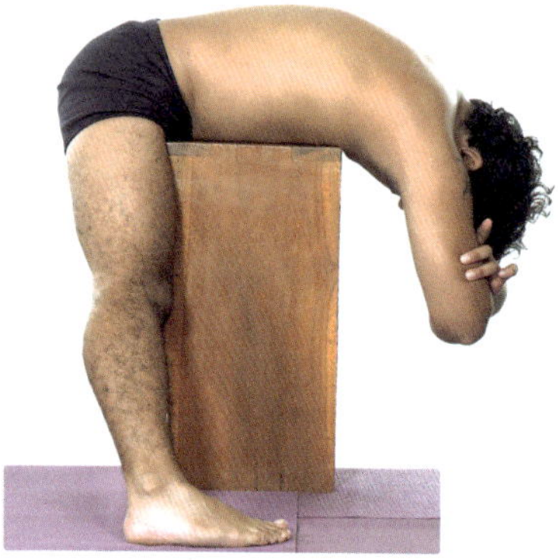

练习方法

1. 在面前放置一个 50～80厘米高的箱子或凳子。
2. 双脚分开 50～80厘米宽，双脚互相平行，并与臀部在一条直线上，腿部保持靠向凳子。
3. 呼气，双手抓住凳子两侧，前屈，腹部放在凳子上。如果腹部难以很好地放在凳子上，可以在凳子上放置一、两条毛毯。
4. 也可以将手臂举过头顶，双臂从肘部弯曲，互抱手肘，右手抓住左上臂底端，左手抓住右上臂底端。
5. 保持颈部的柔软和被动，让头部下垂更多一点。
6. 在此位置保持尽可能长的时间，自然呼吸。
7. 吸气，双臂松开，头部、躯干抬起，将手掌放在凳子上，双脚收回，站直。

益处

- 缓解下背疼痛。
- 放松大脑。
- 冷却身体，防止因热导致的问题，比如长时间暴露于烈日下所引发的恶心和呕吐。

站立前屈式（Uttānāsana）

ut，强烈；tān，拉伸。在此体式中，躯干和双腿被强烈地拉伸。

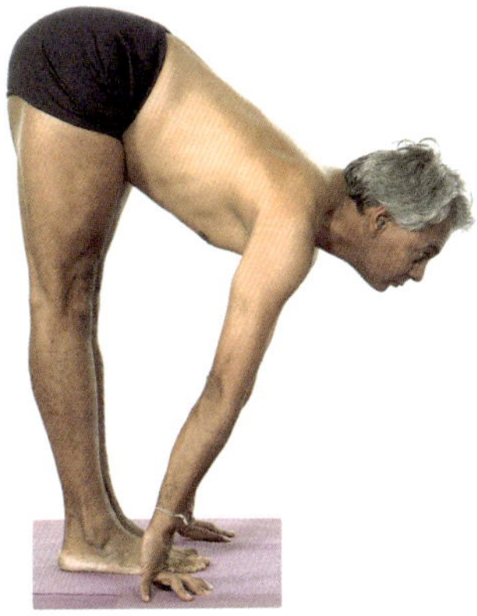
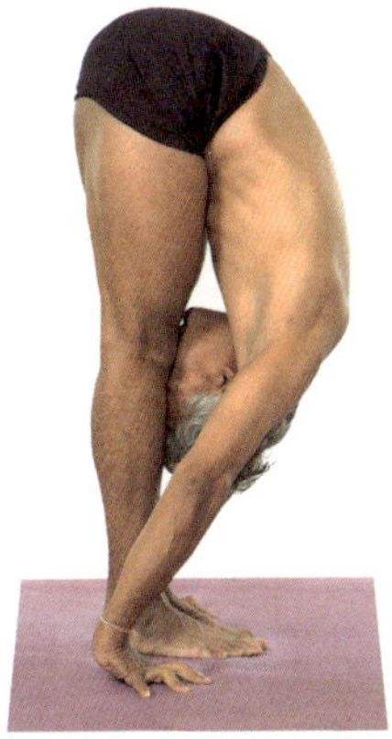

练习方法

1. 山式站立。
2. 呼气，前屈，将双手手指分别放在两脚外侧的地面上。
3. 腿部保持伸直，膝关节稳固、收紧，自然呼吸1次。
4. 呼气，臀部微微向前移动，以保持臀部和双脚在一条直线上。
5. 吸气，伸展脊柱前侧，保持背部凹陷，抬起头部。
6. 在此位置停留，做几次深呼吸。
7. 呼气，将双手手掌分别移向双脚两侧，保持掌跟与脚跟在一条直线上，躯干向腿的方向移动。
8. 手掌下压地面，前额贴靠在膝关节上。
9. 在此位置停留30～40秒，均匀地深呼吸。
10. 吸气，手掌保持在原位，躯干和头部回到步骤5的位置。
11. 自然呼吸 1～2次，双手抬起，深吸气，回到山式站立。

益处

- 拉伸腘绳肌，改善灵活性和敏捷性。
- 增强腿部肌肉的弹性，从而降低腘绳肌拉伤和撕裂的风险。
- 作为拜日式的一部分，与上犬式、下犬式一起快速练习，可以快速热身、消除头脑迟钝。
- 冷静头脑。
- 帮助克服过度暴晒带来的不良反应。

站立前屈式有多种变体，分别有不同的功效。下面介绍其中几种。开始时在每种变体中保持 1 ~ 2 分钟即可，保持自然呼吸。逐渐地，在体式中停留 4 ~ 5 分钟，或者尽可能长的时间。

脚趾抬起

运动员经常会遭受腘绳肌拉伤或撕裂。这大多由腘绳肌过度伸展引起。

把脚趾放在瑜伽砖上练习站立前屈式，可以拉伸和加强腘绳肌。

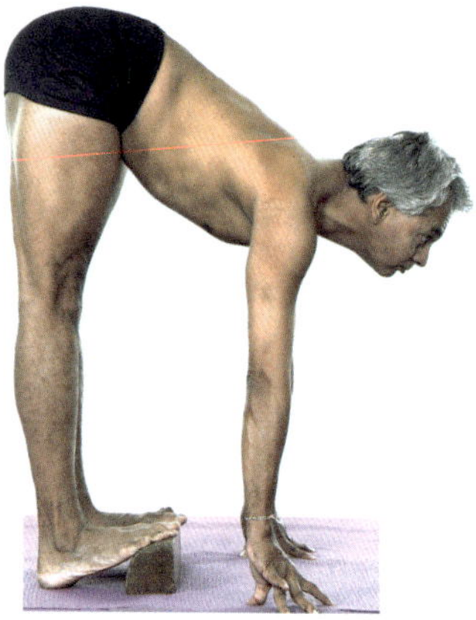

练习方法

1. 双脚分开约15厘米宽，脚趾抬起，放在一块约4厘米高的木砖上。
2. 脚跟压地。
3. 指尖放在双脚正前方的地面上，手臂保持与地面垂直。
4. 臀部微微前移，使其与双脚在一条直线上，坐骨与脚跟保持在一条直线上，自然呼吸 1次。
5. 吸气，拉长躯干和颈部，抬头。

背部凹陷

如果身体僵硬，不屈膝双手就无法触碰地面，可以将手掌放置在 10 厘米高的盒子上，也可以根据需要调节盒子的高度。

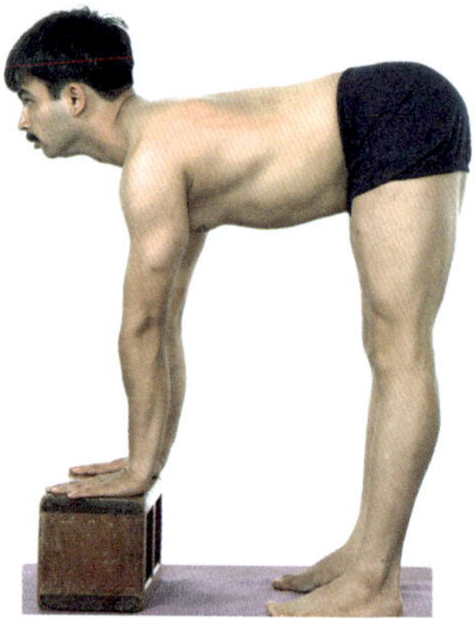

练习方法

1. 在脚趾前方30 ~ 50厘米处放置一个盒子。
2. 手掌放在盒子上，保持手掌在肩部正下方，与肩部在一条直线上。
3. 坐骨与脚跟后侧对齐。
4. 手掌下压盒子，躯干向前伸展，头部尽可能地抬起，保持背部凹陷。

益处

- 拉伸脊柱，带来背部肌肉的灵活性。
- 缓解颈部肌肉紧张。

腹部放在凳子上

如果下背部疼痛或者疲惫，难以练习经典的站立前屈式，可以把腹部放在凳子上。

辅具：1个约1米高的凳子，几块泡沫砖或瑜伽毯。凳子顶端应与大腿根部同高。如果凳子不够高，可以在凳子上放置泡沫砖或者卷起来的瑜伽毯，放在靠近身体的一侧。

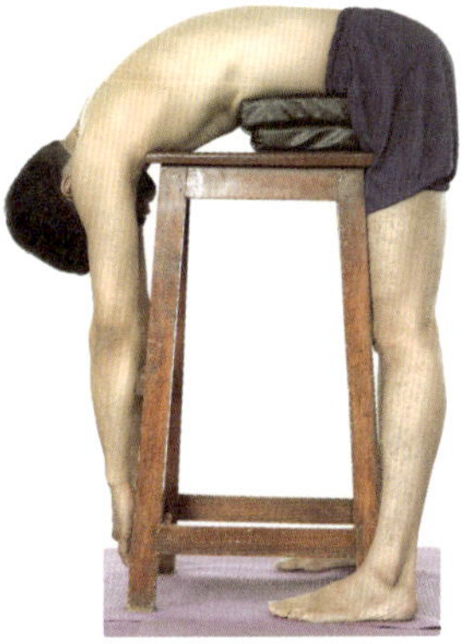

练习方法

1. 站立在凳子后方。
2. 双脚分开，双脚内侧靠近凳子腿的外侧，脚趾向前。
3. 呼气，伸展脊柱前侧，前屈，腹部放在凳子（或凳子上的泡沫砖、瑜伽毯）上。如果腹部感觉不适，可通过泡沫砖或瑜伽毯调整凳子的高度。
4. 双臂向下伸展，保持手肘伸直，双手抓住凳子的前腿或下部横杆。
5. 保持头部松弛，颈部放松。
6. 在此位置保持尽可能长的时间，自然呼吸。

益处

- 缓解下背部的剧烈疼痛。

腹部和手臂放在两个凳子上

背部肌肉缩短、灵活性丧失都会导致下背部疼痛，在站立前屈式的这个变体中腹部有支撑，下背部可以在没有任何压力的情况下得到伸展。

辅具：2个约1米高的凳子，凳子间距约50厘米。如前所述，凳子的顶端应与大腿根部同高。如果练习者较高，可以在凳子上放置泡沫砖或瑜伽毯来增加高度。

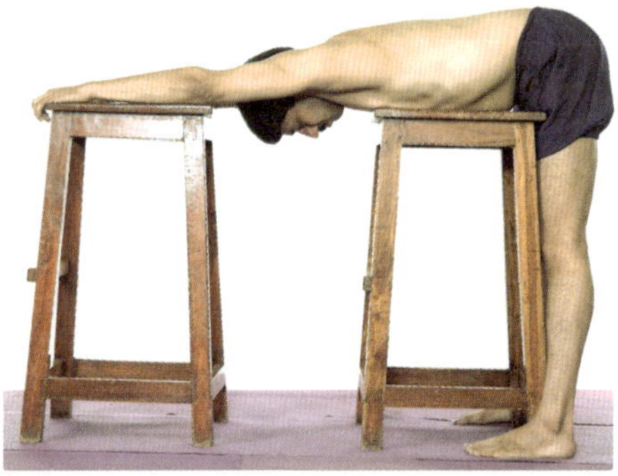

练习方法

1. 面对两个凳子站立。
2. 双脚分开，双脚内侧靠近一个凳子腿的外侧，脚趾向前。
3. 呼气，前屈，抓住远离身体的凳子的边缘，自然呼吸1次。
4. 呼气，脊柱伸展，下腹部放在靠近身体的凳子上，自然呼吸几次。
5. 双臂伸直，双手抓住远离身体的凳子的最远边，头部与躯干保持在一条直线上，处于两个凳子中间。
6. 在此位置保持尽可能长的时间，自然呼吸。

益处

- 伸展和放松下背部，缓解下背部的剧烈疼痛。

腹部放在桌子上

如果没有凳子，也可以借助桌子完成此体式。

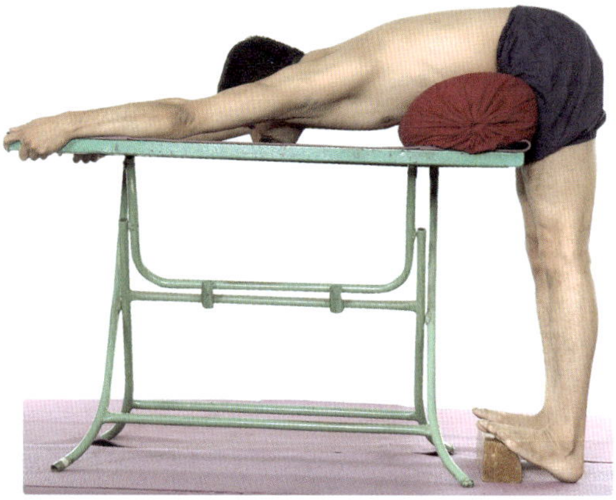

练习方法

1. 面向桌子站立。
2. 双脚分开约30厘米，脚趾向前。
3. 在桌子边缘靠近身体处放置一个或多个抱枕或瑜伽毯。
4. 保持臀部和双脚在一条直线上。
5. 呼气，前屈，躯干、腹部向前伸展，下腹部放在抱枕上，自然呼吸1次。
6. 双臂向前伸展，双手抓住桌子的边缘。
7. 伸展脊柱和胸腔的两侧，把下巴放在桌子上。
8. 在此位置保持尽可能长的时间，自然呼吸。
9. 脚底抬起，踩在砖上，以加强腘绳肌的拉伸。

益处

- 缓解下背部疼痛。
- 缓解颈部紧张。
- 拉伸腘绳肌。
- 减轻腹部压力，放松心肌。

下巴放在凳子上

颈部疼痛者可以练习这个变体。

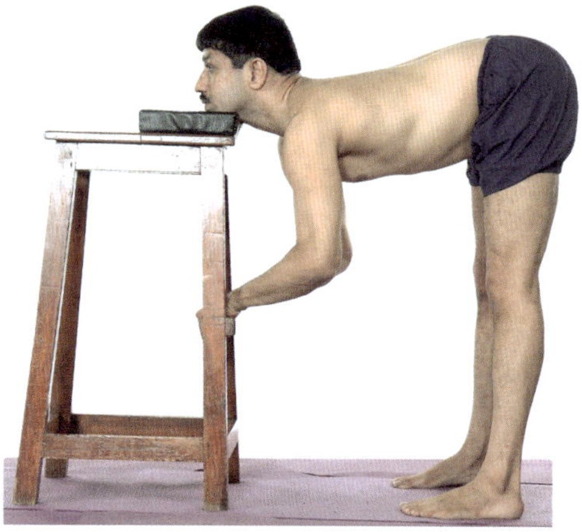

练习方法

1. 面向凳子，距离凳子约60厘米处站立。
2. 双脚分开约30厘米，脚趾向前。
3. 呼气，前屈，直到躯干垂直于双腿。
4. 伸展脊柱前侧，抬起头部，将下巴放在凳子上，保持背部凹陷。
5. 保持下巴和臀部在一条直线上。如果凳子不够高，可在凳子上放一块泡沫砖或瑜伽毯以增加高度。
6. 自然呼吸几次。
7. 双手抓住凳子腿，下巴下压，脊柱背侧向地面方向压以伸展下巴。
8. 在此位置保持1～2分钟，自然呼吸。
9. 吸气，抬头，站立。

益处

- 放松颈部和颈椎。
- 缓解颈部疼痛。
- 增强背部的背侧区域。
- 打开胸腔，改善呼吸能力。

前臂放在凳子上

肩关节僵硬并伴有颈部疼痛是运动员的常见主诉。站立前屈式的这个变体会给肩部和颈部带来自由。

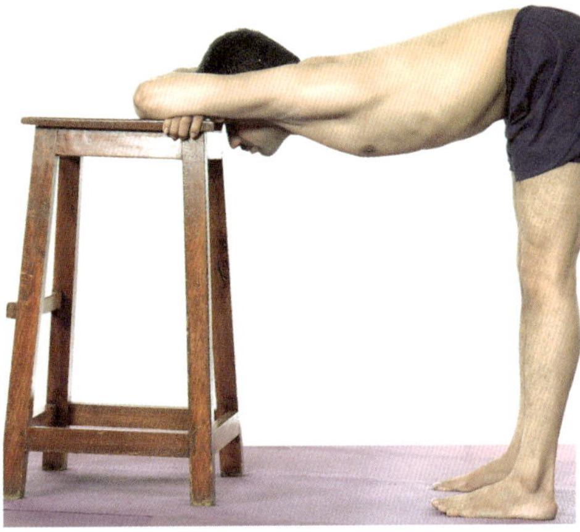

练习方法

1. 距离凳子 60～75厘米站立，凳子约1米高。
2. 双脚分开30厘米宽，脚趾向前。
3. 吸气，双臂高举过头，手肘弯曲，互抱双肘，自然呼吸几次。
4. 呼气，前屈，将前额和上臂放在凳子上。
5. 保持胸腔平行于地面，双腿垂直于地面。双脚前后挪动，直至臀部与脚在一条直线上。
6. 在此位置保持尽可能长的时间，自然呼吸。

益处

- 缓解颈部肌肉紧张。
- 给肩关节带来自由。
- 冷静头脑，放松眼部。

前额放在凳子上，双肩向背后转

运动员经常会遭受肩关节受伤或肩部错位导致的疼痛，甚至不得不接受手术治疗。练习这一变体有助于改善肩部的活动，从这些伤痛中恢复。

辅具：1个凳子，高约60厘米；1根木棒或金属棒，直径约2.5厘米。

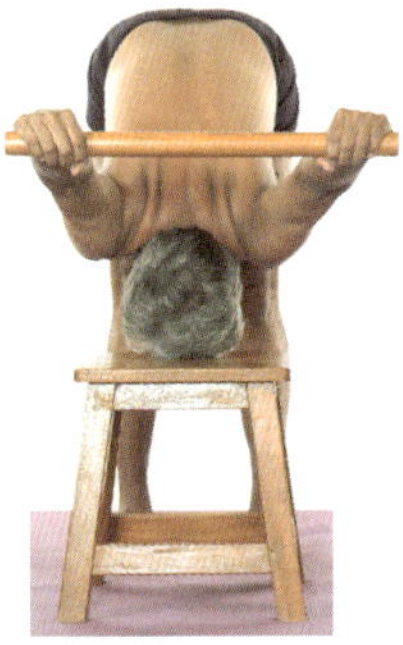

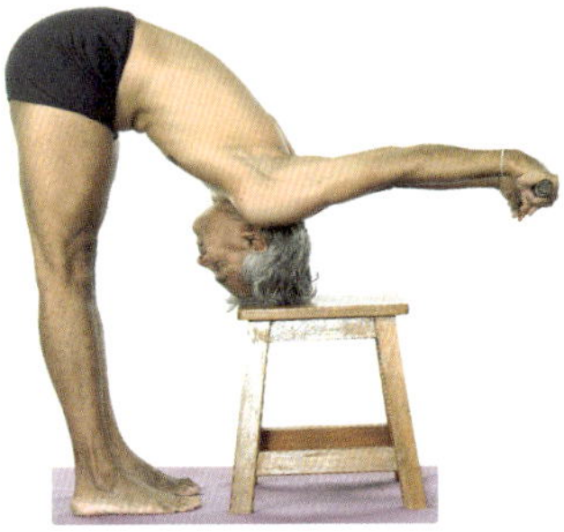

练习方法

1. 面对凳子站立，双脚分开约30厘米。
2. 将木棒或金属棒置于身后，双手握住，手指尖指向背部。
3. 保持肩部稳固，双臂伸直。
4. 呼气，双臂伸展，脊柱拉长，躯干前屈，如图所示将双臂连同木棒或金属棒向下移。
5. 将前额放在凳子的边缘，双手进一步向下移动，远离后背，手肘、手臂稳固、伸直。
6. 在此位置保持20～30秒，自然呼吸。
7. 呼气，从背后拿掉木棒或金属棒，头部抬离凳子，站直。
8. 重复这一体式 2～3次。

十指交扣

如果肩部有了一些灵活性，可以练习这一变体，双手于身后十指交扣，伸展手臂。

益处

· 消除僵硬，给肩胛骨和肩关节带来自由。

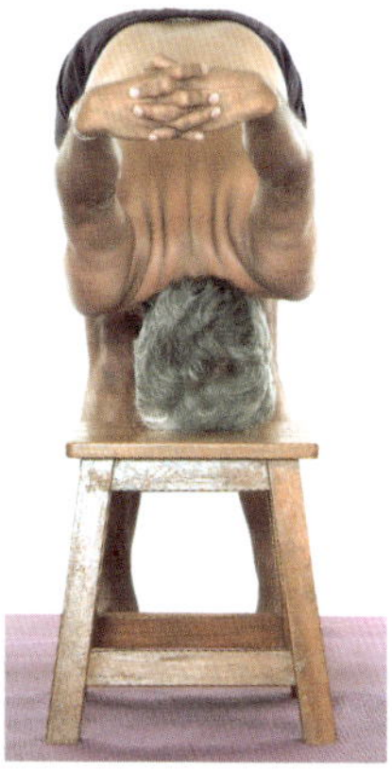

头顶放在椅座上

练习这一变体，头脑会变得冷静。

辅具：1把椅子，高约 60厘米。

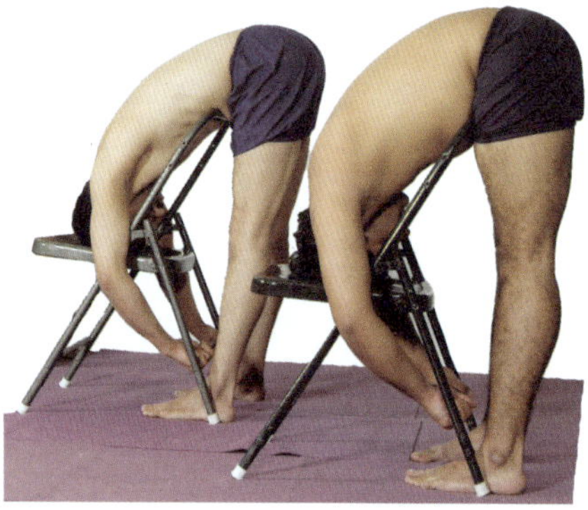

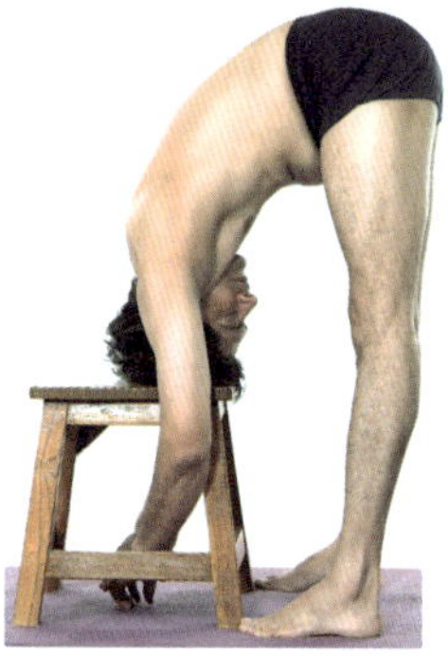

练习方法

1. 站在椅子的后方，双脚靠近椅腿。
2. 双脚分开30厘米，大腿根应与椅背上端同高。如果大腿根高于椅背上端，则将双脚分开得更大一些。
3. 呼气，前屈，将头顶放在椅座上。
4. 双手抓住椅腿。
5. 在此位置保持尽可能长的时间，自然呼吸。
6. 吸气，抬起头部和躯干。

益处

· 快速冷静头脑。

· 快速清醒头脑。可在比赛间歇练习3～5分钟。

· 缓解在赛场上一天活动带来的身体疲劳。

站立前屈式，肩部放在两个凳子间

辅具：2 个凳子，高约60厘米。相距约30厘米放置，每个凳子上放1个抱枕，练习者头部包裹棉质绷带。

练习方法

1. 面向 2 个凳子站立。
2. 双脚分开约15厘米，小脚趾与两个凳子内侧的腿在一条直线上。
3. 呼气，前屈，将肩部和上臂放在抱枕上。如果肩部感到不适，可在抱枕上放置1～2条瑜伽毯。
4. 弯曲手肘，保持前臂与地面垂直。
5. 保持双腿伸直，膝关节稳固、收紧。
6. 颈部放松，头部下垂，头顶朝向地面。
7. 在此位置停留至少 5 分钟，或者更长时间，自然呼吸。
8. 吸气，抬起头部和躯干，山式站立。

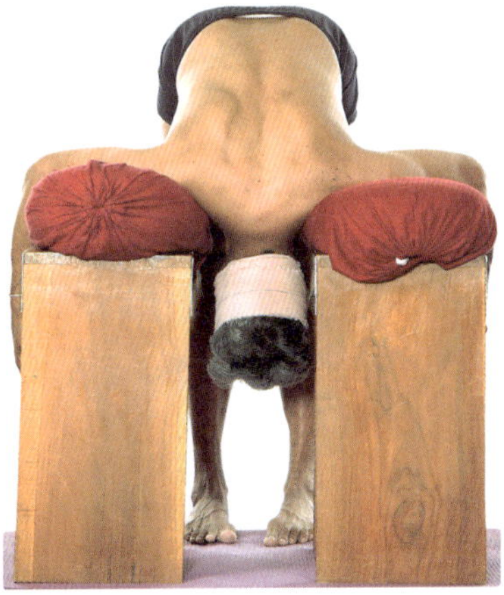

益处

- 冷却头脑。
- 安抚双眼。
- 缓解疲劳。运动员在一天结束后练习几分钟此体式，有助于大脑从疲劳中恢复，让人放松、减压。

下犬式（Adho Mukha Śvānāsana）

adho，向下；mukha，面部，śvāna，狗。此体式像狗的样子，可以拉长脊柱。

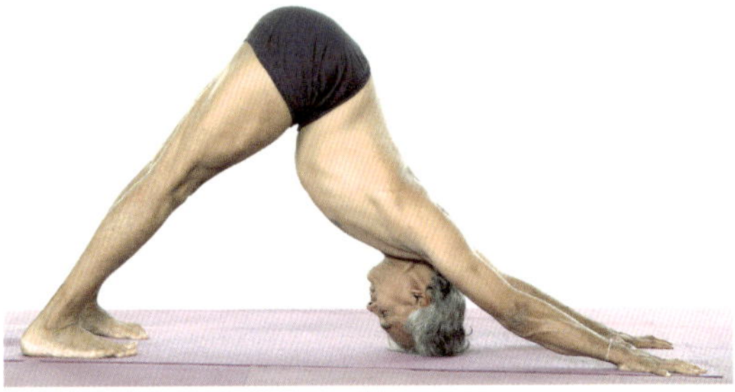

练习方法

1. 俯卧在地面上。
2. 双脚分开约30厘米。
3. 双手手掌向下，分别放在胸腔两侧，手指尖指向正前方。
4. 吸气，双手手掌、双脚脚趾用力压地，抬起躯干，自然呼吸1次。
5. 呼气，臀部向上顶，头部和躯干同时向腿的方向移动。
6. 脚跟落地，双腿伸直，保持膝关节稳固、收紧、上提，脚趾尖指向头部的方向。
7. 双手手掌下压，肩部上提，手臂伸直，保持手肘稳固。
8. 呼气，头部和躯干进一步向腿的方向移动，直至头顶落地。
9. 在此位置保持尽可能长的时间，自然呼吸。
10. 呼气，头部抬起，离地，躯干向前伸展，身体回落地面。

从站立前屈式进入

练习方法

1. 进入站立前屈式。
2. 手掌放在双脚正前方的地面上。
3. 手指大大分开，手掌均匀压向地面。
4. 呼气，双脚依次向后移约1米，自然呼吸几次。
5. 脚跟落地，双腿伸直，保持膝关节稳固、收紧、上提。
6. 手掌下压，肩部抬起，手臂伸直。
7. 呼气，头部和躯干向双腿的方向移动，头顶落地。
8. 在此位置保持尽可能长的时间，自然呼吸。

益处

- 拉伸腿部肌肉。这有助于运动员提高速度，更加轻盈。
- 放松双腿。
- 消除肩胛骨的僵硬，改善肩部的灵活性。一般来说，任何运动都会导致肩胛骨僵硬。因此，此体式对所有运动员都特别适用。
- 缓解上臂上举时的紧张，修复三角肌。
- 使肩袖肌群转动良好，手臂运动轻便，也可释放背阔肌群的压力。
- 释放下背部压力。
- 加强腹部肌肉。
- 提升能量，缓解疲劳。
- 扩展胸腔，改善呼吸能力，增强耐力。
- 活跃脑细胞，消除大脑迟钝。
- 在比赛之前平复情绪。
- 冷却大脑和眼睛。此体式可在赛场上练习。

注意：如果头部不能落地则可保持悬空，不要通过弯曲双腿使头部触到地面。

头部有支撑

如果身体比较僵硬，头部无法落地，可把头部放在砖、折叠的毛毯或抱枕上。当脊柱肌肉得到伸展，身体变得更灵活时，可以逐渐降低支撑物的高度。

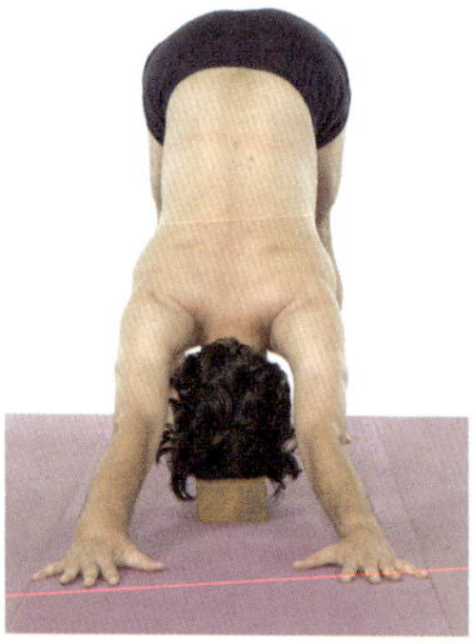

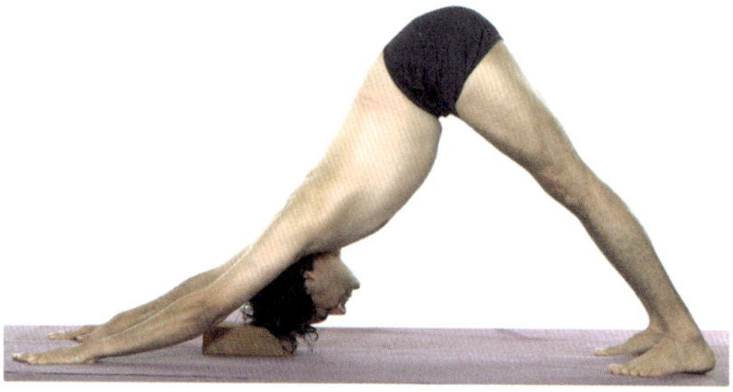

益处

- 冷却大脑，放松眼球。
- 帮助从疲劳和筋疲力尽中恢复。
- 提升能量，在体式中至少保持3～5分钟。不过，当双臂、双腿疲劳时很难坚持这么久，这时，可以用墙绳支撑完成体式。

墙绳辅助

练习方法

1. 准备1条墙绳，穿过中间高度的墙钩做成环状。迈入这个环状的绳圈。
2. 直立，向前挪步，将墙绳放在大腿上端处。
3. 双脚分开约15厘米，脚趾尖指向正前方。
4. 呼气，墙绳保持在大腿上端，头部和躯干前屈，膝关节微屈。
5. 双手手掌落地的同时双脚向墙面的方向移动。
6. 手臂间距保持在30～45厘米，手臂向前伸展，进入下犬式。
7. 将头放在两臂之间竖直放置的抱枕上。
8. 在此位置停留至少 5 分钟，保持自然呼吸。
9. 呼气，双脚依次向前移动，手掌依次移向双脚，靠近双脚，站直。

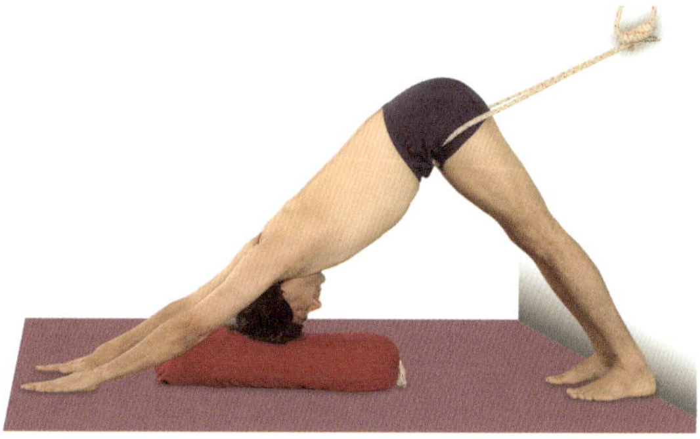

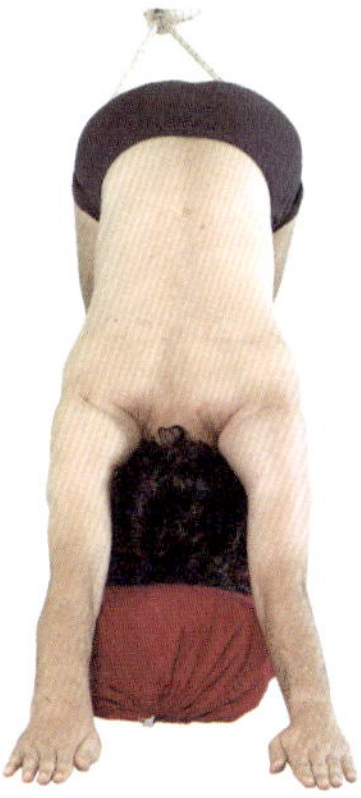

益处

- 肌肉纤维在被动拉伸时可以消除肌肉疲劳。
- 大腿上端有绳子支撑，手臂和腿部不会有压力。
- 使头脑得到休息，回到中立状态。

在下犬式中手掌可放在不同位置，以分别加强手臂、手肘和手腕的练习。

手抵墙

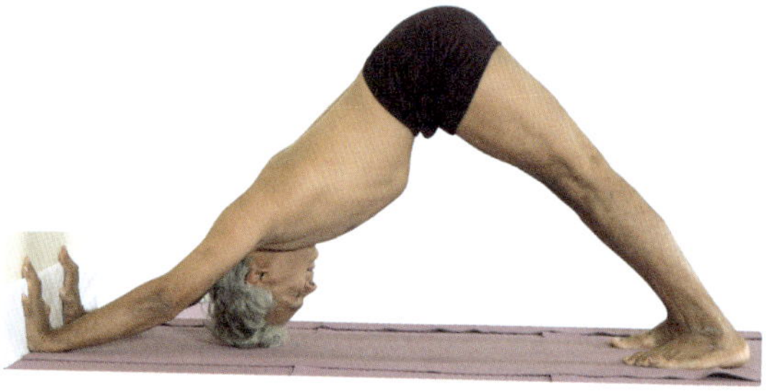

练习方法

1. 双膝跪地，手掌压墙，手指尖向上，手腕底部放在地面上。
2. 双手手掌紧压墙面，肩部上提，双臂伸直。
3. 呼气，膝关节缓慢抬离地面，双腿伸直，保持膝关节稳固、收紧、上提。
4. 在此位置保持尽可能长的时间，深呼吸。

益处

- 伸展腕部肌腱，使之更强壮，不易受伤。
- 带来肩胛骨的稳定性，增强前臂和手腕力量。

腕根抵墙

在此变体中，手指尖指向脚的方向，掌根放在斜木板上，使手腕高于手指。

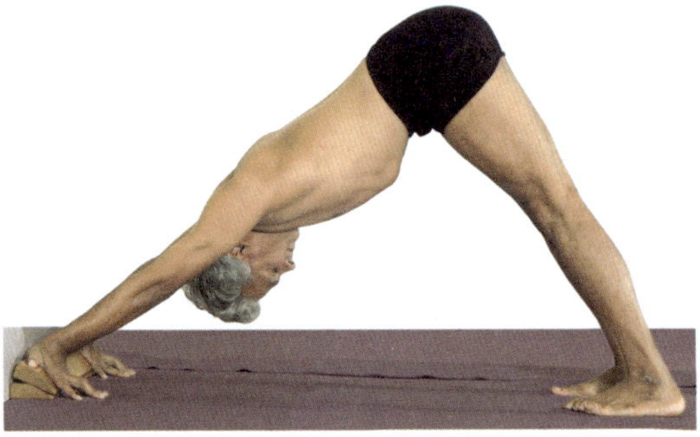

练习方法

1. 将2 块斜木板放在墙角，宽边靠墙。
2. 双膝跪地，将手掌放在斜木板上，手指尖指向脚的方向。
3. 膝关节抬离地面，双腿伸直，保持膝关节稳固、收紧、上提。
4. 头部和躯干向腿的方向移。
5. 在此位置保持尽可能长的时间，深呼吸。

益处

- 拉伸、加强肘关节。长期挥杆、抛球等会对肘关节产生影响，导致肘部肌腱发炎。练习此体式可缓解炎症。
- 减少肘关节僵硬，带来肘关节的稳定。

侧板式（Vasiṣṭhāsana）

婆吒（Vasiṣṭha）是一位著名的圣人，这个体式是献给圣贤婆吒的。

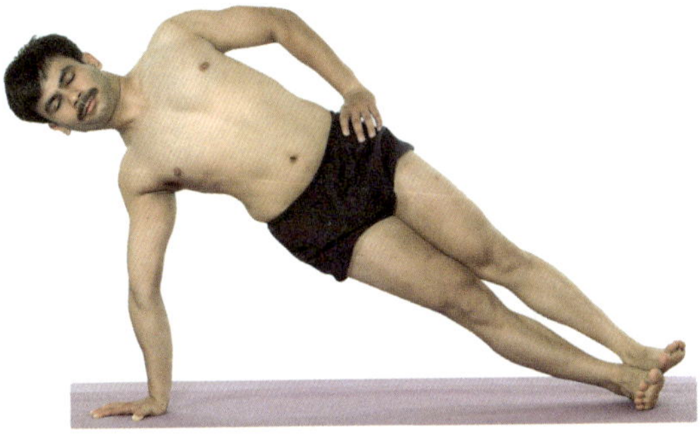

练习方法

1. 山式站立。前屈，手掌放在地上，进入下犬式。
2. 呼气，左手离地、叉腰，整个身体转向左侧。
3. 左脚放在右脚上，右脚外侧边缘紧紧压地。
4. 用右手和右脚外侧边缘保持身体平衡几秒钟，自然呼吸。
5. 呼气，左手放回地面，回到下犬式。
6. 在另一侧重复这一体式。

益处

- 增强手臂力量。
- 锻炼背阔肌，拉长肱三头肌。随着这些肌肉的增强，有助于降低肩部受伤的风险。
- 快速热身，帮助适应寒冷的天气。

毗奢蜜多罗式（Viśvāmitrāsana）

毗奢蜜多罗（Viśvāmitra）是一位著名的圣哲，这个体式是献给毗奢蜜多罗的。

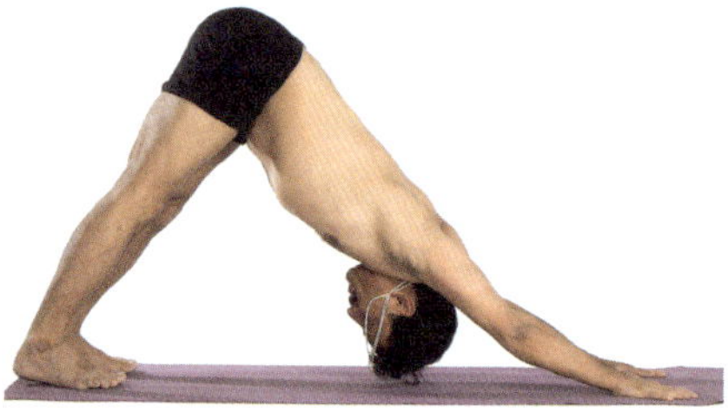

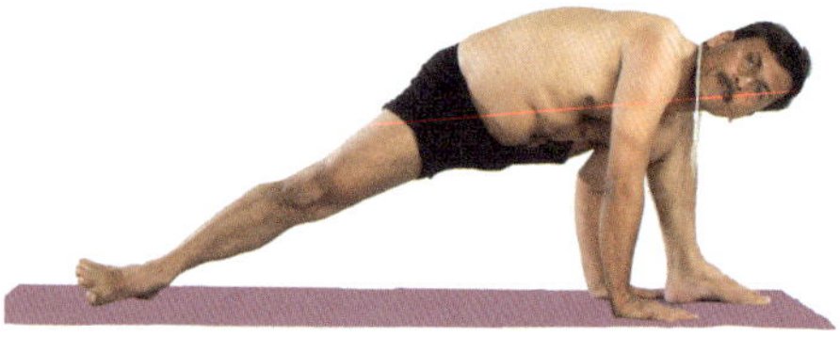

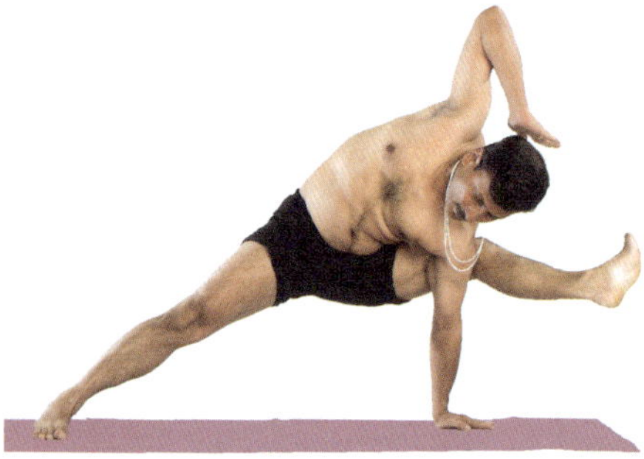

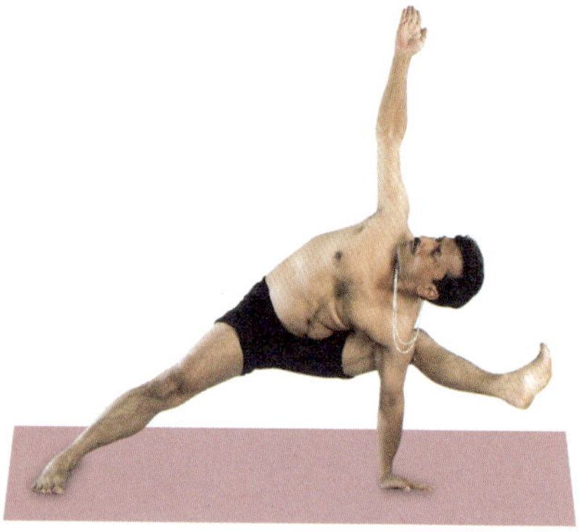

练习方法

1. 山式站立，进入下犬式。
2. 抬起头部，呼气，将左腿移至左上臂上方，左大腿后侧紧紧勾住左上臂。
3. 呼气，右脚向右转，紧紧压住地面。然后，右大腿肌肉和右膝向右转，自然呼吸1~2次。
4. 躯干向右转。呼气，同时将右手抬离地面。
5. 右臂伸展，贴在右大腿上。
6. 在此位置保持平衡，自然呼吸。
7. 左腿抬离地面，向前移动，将左大腿后侧放到左上臂后侧，自然呼吸几次。
8. 呼气，右手上举。右臂从肩部向上伸展，与左肩在一条直线上。转头看向伸展出去的右手掌。
9. 在此位置保持尽可能长的时间，保持自然呼吸。
10. 吸气，右手、左腿落地，回到下犬式。
11. 在右侧重复这一体式。

另一种练习方法

1. 山式站立，双脚分开60～80厘米。
2. 身体前屈，双膝弯曲。
3. 将左上臂放在左腿内侧。左膝后侧靠在左上臂上，尽可能靠近左肩。左腿勾住左上臂。
4. 右手放在距离左手15厘米处，与左手掌在一条直线上。
5. 右脚后撤，右腿从躯干开始伸展，伸直。
6. 将右大腿肌肉和右膝关节转向右侧。
7. 右手抬离地面，右肩向后转，躯干向右转，右臂伸展，贴在右大腿上，自然呼吸几次。
8. 呼气，左肩胛骨内收，左脚抬离地面，脚跟向远伸展，左腿伸直。
9. 保持左臂垂直于地面，右臂向上伸展，与左臂在一条直线上。
10. 转头，看向伸展出去的右手掌。
11. 在此位置保持平衡，保持尽可能长的时间，自然呼吸。
12. 吸气，左脚、右臂落地，左腿放松。
13. 在右侧重复这一体式。

益处

· 增强手臂、腹部内脏器官和大腿肌肉。
· 增强手臂力量。
· 打开腹股沟，给髋关节创造自由，由此可以改善运动员的速度。
· 让身体产生热量，保持身体温暖。

单腿屈膝式
（Utthita Eka Pāda Akunchāsana）

akunchan，收缩、弯曲、屈曲或关闭。在此体式中，一条腿保持伸直，另一条腿屈膝，脚踩在凳子上。

辅具：1个凳子，高60～75厘米；一个织物或毛巾卷成的密实的小卷。

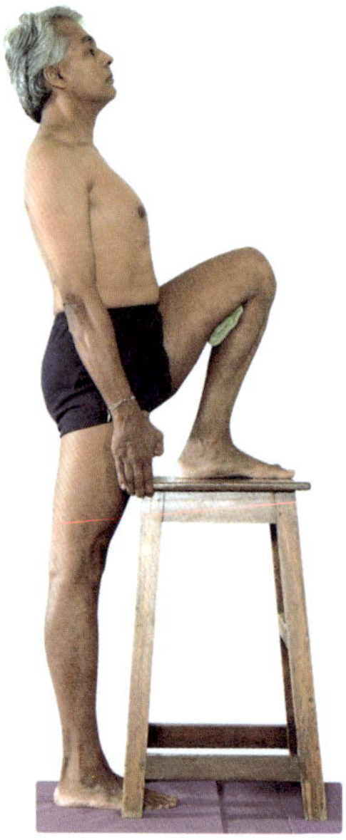

练习方法

1. 在凳子前方山式站立。
2. 呼气，左腿弯曲，左脚放在凳子上，保持膝关节高于臀部。
3. 如果身体较高，可在凳子上放一块砖或几条毛毯以增加高度，再把脚放在上面。
4. 将小卷塞进弯曲的左膝后侧。
5. 将踩在凳子上的左脚向后移动，靠近左、右大腿，自然呼吸1次。
6. 呼气，双臂沿身体两侧向下伸展。
7. 在此位置保持尽可能长的时间，自然呼吸。
8. 左脚抬起，落地。右腿重复这一体式。

注意：

- 如果难以保持平衡，可靠墙练习。
- 如果躯干倾斜，可将后背贴靠墙面，利用墙面的支撑保持躯干的伸直。

益处

- 快速缓解膝关节后侧疼痛，放松大腿和小腿肌肉。

圣哲玛里奇三式站立变体

（Utthita Marīchyāsana Ⅲ）

utthita，拉伸或伸展；Marīchi，一位圣哲的名字。

辅具：1 块圆砖，1 个凳子或桌子，高60～80厘米。将凳子或桌子靠墙放置。

练习方法

1. 站在凳子后侧，身体左侧靠近墙面。
2. 双脚抬起，脚跟踩在圆砖上，脚趾仍在地面上。
3. 左腿弯曲，左脚抬起，踩在凳子上。
4. 头部、臀部、右脚在一条直线上。自然呼吸1次。
5. 吸气，脊柱上提。
6. 呼气，躯干向左转，手掌压墙，躯干进一步向左转，直至胸腔与墙面平行。
7. 在此位置保持几秒钟，自然呼吸。
8. 呼气，双手松开，躯干伸展，左腿放下。
9. 站到凳子另一侧，右脚踩在凳子上，身体向右转，重复这一体式。

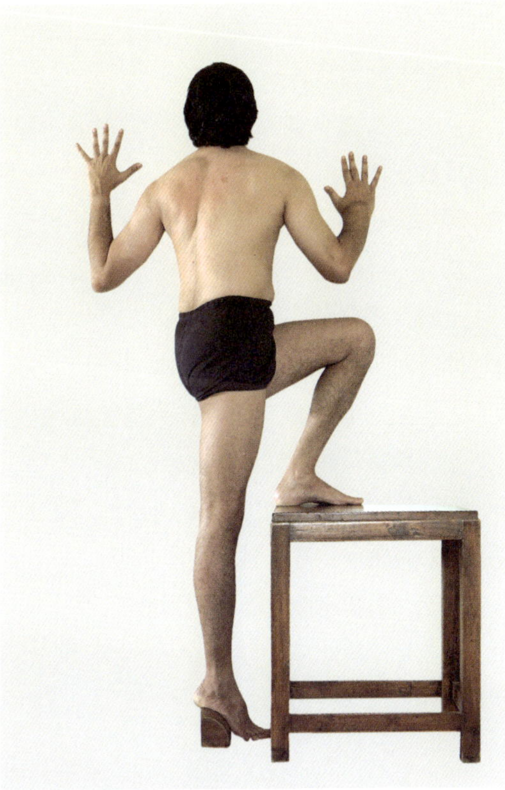

益处

- 预防和缓解髋关节疼痛。
- 增强脊柱肌肉。
- 伸展和加强腘绳肌，减少受伤风险。

单腿站立伸展式
（Utthita Hasta Pādānguṣṭhāsana）

utthita，伸展；hasta，手；pāda，脚；anguṣṭha，脚趾。在此体式中，练习者单腿站立，另一条腿向前伸展并抓住这一侧的大脚趾。下面介绍一个有辅具支撑的简单变体。

辅具：1 个凳子，高1.0～1.2 米。

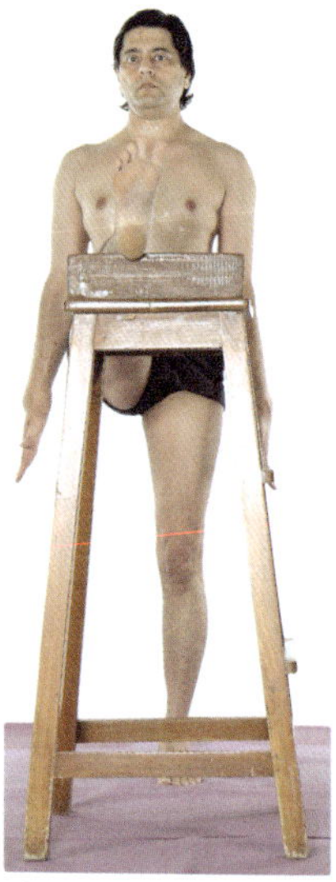

练习方法

1. 在凳子前方站立。
2. 吸气，右腿弯曲、抬起，将脚跟或小腿下段放在凳子上。
3. 脚与大腿同高，或略高于大腿。如果身体较高，可在凳子上放1块砖，再把脚放在砖上面。
4. 保持两腿伸直，膝关节稳固、收紧、上提。
5. 大腿根向髋臼方向移动，大腿肌肉收向骨骼，以免腘绳肌受到压力。
6. 双臂沿躯干两侧向下伸展。
7. 在此位置保持几分钟，自然呼吸。
8. 呼气，右腿弯曲，右脚放回地面。
9. 在左侧重复此体式。
10. 双侧各练习3～4次。

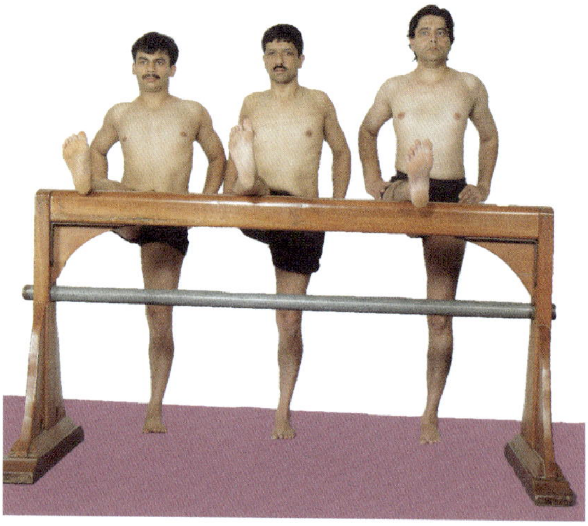

益处

- 柔软腹股沟，伸展和加强腘绳肌。
- 减少膝关节压力，缓解疼痛。
- 增强灵活性，提升速度。
- 可在比赛间歇练习，以消解腿部的疲劳和沉重感。

有负重

如果感到下背部或膝关节疼痛，练习时可在大腿上悬挂适当的重物。

辅具：1 个凳子或箱子，1 个绳圈，悬挂 5～7 千克的物品。

练习方法

1. 在凳子前方站立，进入站立手抓大脚趾式。
2. 保持两腿伸直，膝关节稳固、收紧、上提。
3. 抬起右腿，穿过悬挂了重物的绳圈。如果难以独自完成，可请同伴协助。
4. 调整绳圈，将其移至大腿上端。
5. 保持两腿伸直。重物将右大腿向下拉，可释放腘绳肌的压力。右大腿不要抵抗，顺势下沉即可。
6. 在此位置保持1～2 分钟，自然呼吸。
7. 从膝关节处右腿弯曲，请同伴协助取下重物。
8. 右腿收回。
9. 在左侧重复这一体式。

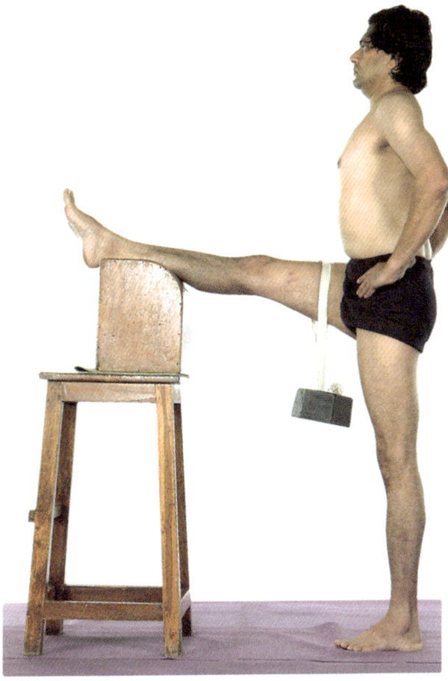

益处

- 增加负重会缓解腿部肌肉的压力。
- 伸展下背部。下背部会因疲劳而下垂，导致此处的紧张。
- 带来身体的稳定性，改善姿态。

单腿站立手抓脚趾腿侧伸展式
（Pārśva Utthita Hasta Pādānguṣṭhāsana）

这是站立手抓脚趾腿伸展式的一个变体。在此体式中，练习者单腿站立，另一条腿向侧方伸展，并抓住同侧的大脚趾。

辅具：1 个凳子，高约1米。

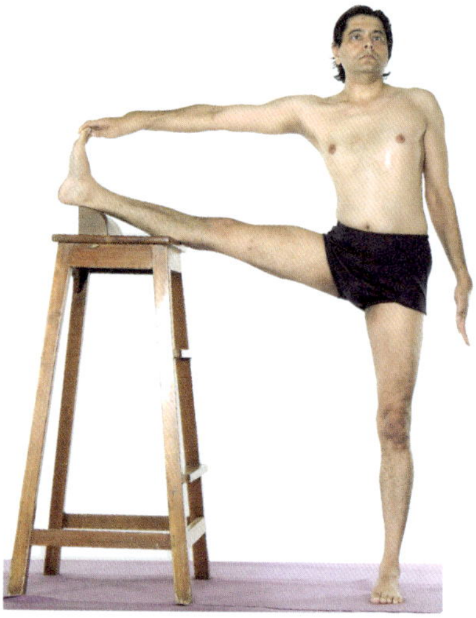

练习方法

1. 山式站立，距离凳子约60厘米。
2. 呼气，右腿弯曲，向身体侧方抬起，脚跟放在凳子上。右腿伸直。
3. 右脚与大腿保持同高，或略高于大腿。
4. 如果身体比较僵硬，可以用一个低一些的凳子。
5. 右脚跟腱伸展。
6. 保持两腿伸直，膝关节稳固、收紧、上提。
7. 右大腿向髋臼方向移动，大腿肌肉收向骨骼，以减少腘绳肌压力，自然呼吸1次。
8. 左臂沿躯干向下伸展。
9. 吸气，右臂侧举，抓住右脚的大脚趾。
10. 在此位置保持1～2 分钟，自然呼吸。
11. 呼气，右腿弯曲，右脚回到地面。
12. 在左侧重复此体式。
13. 双侧各练习3～4次。

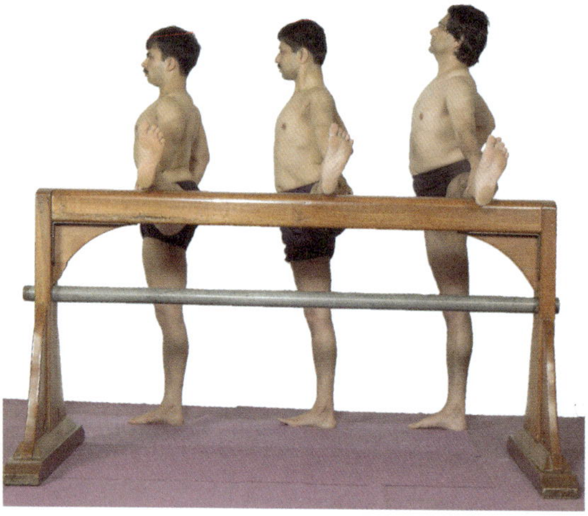

益处

- 伸展和加强腘绳肌。
- 缓解膝关节压力。
- 改善灵活性和速度。
- 消解腹股沟僵硬。
- 可以在比赛间歇练习，以缓解腿部和膝关节的疲劳。

侧扭转手抓脚趾腿伸展式
（Pārśva Parivṛtta Utthita Hasta Pādānguṣṭhāsana）

这是侧手抓脚趾腿伸展式的一个变体。在此体式中，练习者将一条腿放在凳子上，并扭转躯干。

辅具：1 个凳子，高约1米，靠墙放置；1～2 块木砖。

练习方法

1. 距离凳子60厘米站立，身体左侧靠近墙面。
2. 呼气，左腿弯曲、抬起，将左腿下端放在凳子上，伸直腿。
3. 左脚保持与大腿同高。如果身体较高，可在凳子上放置1～2 块木砖，以增加高度；如果身体较矮，可换一个较低的凳子。左腿必须与墙面平行，自然呼吸1次。
4. 双腿，保持膝关节稳固、收紧、上提，自然呼吸1次。
5. 吸气，脊柱向上伸展。
6. 呼气， 躯干转向墙面。
7. 双手推墙，进一步扭转躯干，直到胸腔和腰部平行于墙面。
8. 在此位置保持1 分钟，自然呼吸。
9. 呼气，双手松开，躯干回正，朝向左腿。
10. 左腿弯曲，左脚落回地面。
11. 站到凳子对面，在右侧重复这一体式。

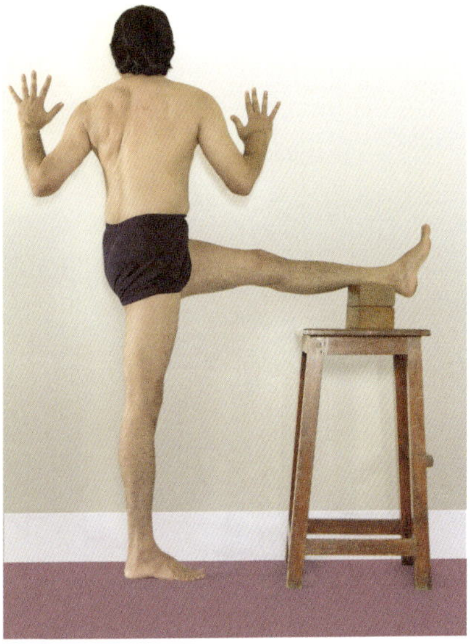

益处

- 快速缓坐骨神经和背部疼痛。
- 消解颈部和后背的僵硬。

站立单腿莲花式（Utthita Ardha Padmāsana）

utthita，伸展；ardha，一半；padma，莲花。

练习方法

1. 背部靠墙山式站立。
2. 呼气，右腿从膝关节处弯曲，右脚抬起，自然呼吸1次。
3. 呼气，前屈，左手抓住右脚，将其放在靠近骨盆处，站直。
4. 躯干伸直。
5. 保持左腿伸直，膝关节稳固、收紧、上提。
6. 右大腿和右膝朝墙的方向移动，并靠近左腿。跖骨不要滑动。
7. 右手压向墙面。
8. 在此位置保持尽可能长的时间，自然呼吸。
9. 右脚松开，右腿伸直。
10. 在左侧重复这一体式。
11. 双侧各练习 2～3次。

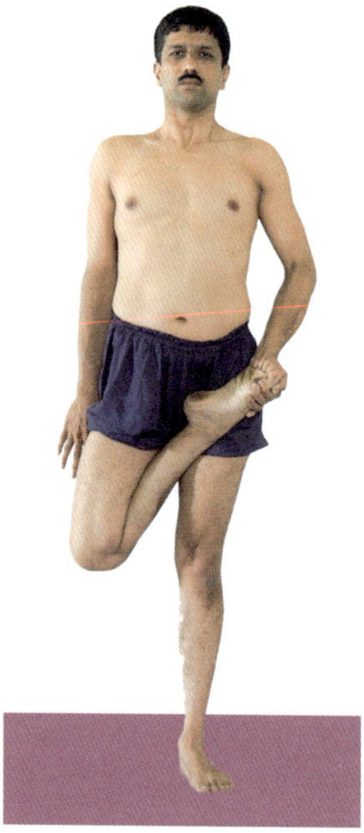

注意：如果屈腿时此侧膝关节感到疼痛，或者膝关节韧带有损伤，则不要把这一侧膝关节向伸直腿的方向移动，而要向相反方向移动。只有在膝关节获得良好的灵活性时才能把膝关节靠近直立腿。

益处

- 带来膝关节、踝关节、髋关节的灵活性。
- 缓解膝关节疼痛，帮助伸展腘绳肌。
- 为学习莲花式做准备。

站立单腿蛙式（Utthita Eka Pāda Bhekāsana）

这是蛙式的一个变体。练习者单腿站立，另一条腿屈膝，脚靠近臀部。

练习方法

1. 面向墙壁，山式站立。
2. 左手掌放在左肩外侧的墙面上。
3. 呼气，右腿从膝关节处弯曲，右手抓住右脚外侧，呼吸1～2次。
4. 右臂从右肘处弯曲，右手掌放在右脚上，呼吸1～2次。
5. 呼气，右手掌翻转，掌根放在右脚趾上，右手大拇指和右脚大脚趾靠近，其余手指依次放在其他脚趾上。自然呼吸1次。
6. 呼气，右手用力，将右脚向右臀方向推，膝关节朝向地面，向下伸展，并远离墙面。
7. 在这个位置保持尽可能长的时间，自然呼吸。
8. 吸气，右腿松开，右脚落回地面。
9. 在另一侧重复这一体式。

注意：如果屈腿时感到膝关节疼痛，可将1条薄毛巾卷成卷，塞到膝关节后侧，这会给膝关节创造空间，拉长膝关节韧带和腘绳肌。

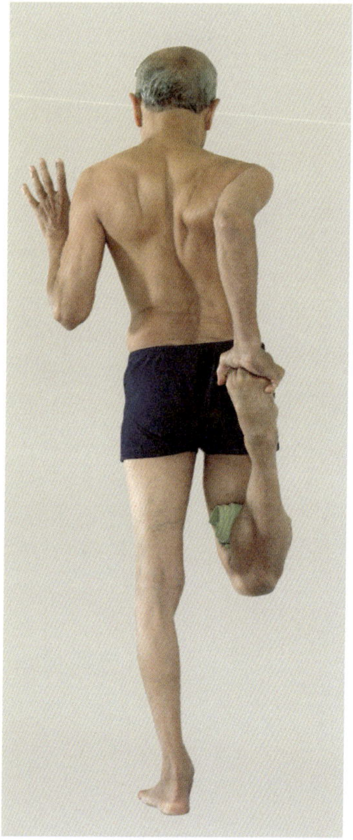

益处

- 伸展腘绳肌。
- 伸展缩短的膝关节韧带，快速缓解膝关节疼痛。
- 放松经常被股四头肌挤压的膝关节外侧。
- 缓解运动员常见的小腿抽筋。在赛场上、下均可练习，预防小腿抽筋的发生。

站立单腿吉祥式（Utthita Eka Pāda Svastikāsana）

这是吉祥式的一个变体。

辅具：1 个凳子，高60～80厘米。

练习方法

1. 面对凳子站立，脚内侧和腹股沟内侧保持在一条直线上。
2. 吸气，脊柱上提。
3. 呼气，右腿从右膝处弯曲，将右小腿外侧放在凳子上，大腿与侧面的墙平行。
4. 如果身材较高，可以在凳子上放几条瑜伽毯，再将腿放在瑜伽毯上。
5. 右膝内侧、脚踝、脚跟保持在一条直线上，右膝外侧、右臀外侧保持在一条直线上，自然呼吸1次。
6. 保持左腿伸直，膝关节稳固、收紧、上提。
7. 双臂向两侧伸展。
8. 在此位置保持2～3 分钟，自然呼吸。
9. 呼气，右腿回落地面。
10. 在左侧重复这一体式。

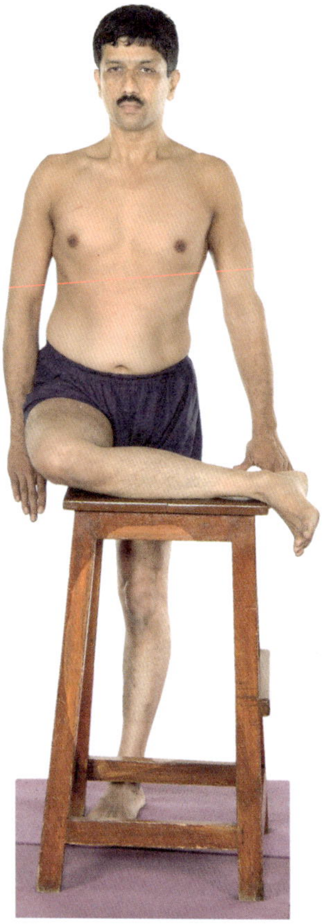

益处

- 促进韧带损伤的修复，缓解膝关节疼痛。
- 有助于脊柱正位，恢复背部的生理弯曲。
- 减轻髋关节、腹股沟和膝关节疼痛。
- 缓解腿部疲劳。

坐姿体式

手杖式（Daṇḍāsana）

daṇḍa，一根直棍。在此体式中，双腿和脊柱要像棍子一样直。

练习方法

1. 坐在地面，双腿向前方伸直。
2. 双手手掌分别放在臀部两侧，指尖朝向双脚。
3. 呼气，手掌压地，臀部微微抬起，向后滑，然后牢牢地坐在地面上，完全坐在坐骨上。
4. 两腿内、外侧平行。
5. 躯干、腰椎上提，保持笔直，自然呼吸。

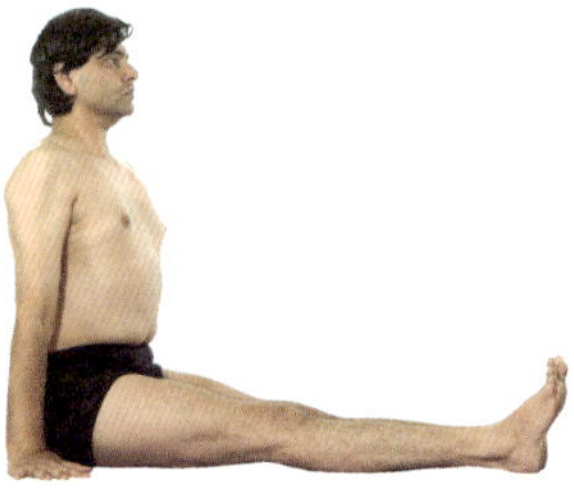

手臂上举手杖式
（Ūrdhva Hastāsana In Daṇḍāsana）

练习方法

1. 手杖式坐立。
2. 将坐骨压向地面。吸气，双臂上举过头，掌心朝前。上身从浮肋开始延展，不要干扰腰部区域。

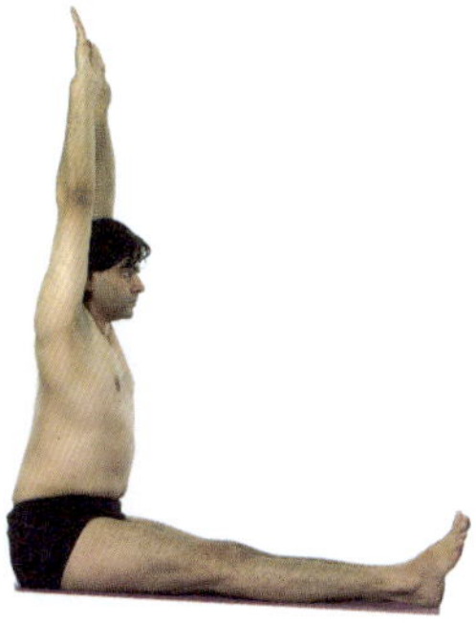

下背部僵硬和疼痛时

如果在手杖式中下背部难以上提，表明这个区域很僵硬，还会导致疼痛。为缓解这种不适，从此体式中获益，可在臀部下垫一条折叠的毛毯，抬高臀部。

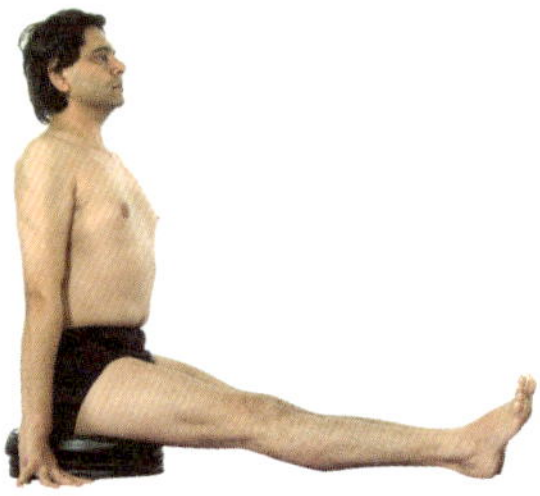

腿部疲劳和痉挛时

腿后侧肌肉缩短会造成腿部疲劳和痉挛，为缓解这一状况，则需要伸展腿后侧的肌肉。

练习方法

1. 手杖式坐立在折叠的毛毯或泡沫砖上，将脚后跟边缘放在另一折叠的毛毯或泡沫砖上。
2. 在膝关节处放置约11千克的物品。这将延展腘绳肌、小腿后侧和膝关节后侧。

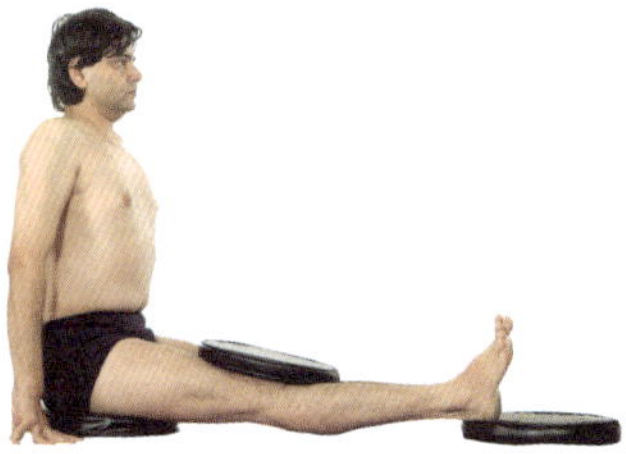

益处

- 伸展腘绳肌，降低肌肉受伤的风险。
- 加强腿部肌肉力量，腿部紧实，有助于运动员长时间待在运动场上。
- 释放膝关节的紧张，保持其灵活性。
- 此体式是所有坐姿和前屈体式的基础，就像山式是所有站立体式的基础一样。

坐角式（Upaviṣṭa Koṇāsana）

upaviṣṭha，牢固地坐立；koṇa，角。在此体式中，练习者坐在地面上，双腿大大地分开。

练习方法

1. 以手杖式坐在地面上。
2. 呼气，将双腿尽可能宽地向两侧展开。
3. 保持膝关节稳固、收紧，双腿伸直，脚趾尖向上，足弓激活。
4. 将双手手掌分别放在臀部两侧，手掌压向地面，脊柱、胸腔上提。
5. 在此位置保持1～2分钟，自然呼吸。
6. 吸气，双腿靠近，并拢。

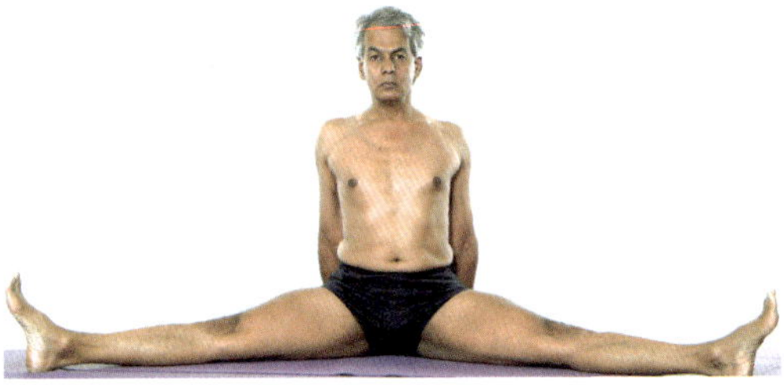

注意：开始练习时，上背部容易后倾，使得双腿难以分开。此时，可借助1个凳子或箱子，帮助脊柱保持直立。

练习方法

1. 以坐角式坐立。
2. 在两腿间靠近躯干处放一个凳子或箱子，双手牢牢抓住凳子或箱子两侧，自然呼吸。
3. 吸气，胸部和躯干上提，移动凳子或箱子靠近身体。
4. 在此位置保持尽可能长的时间，自然呼吸。

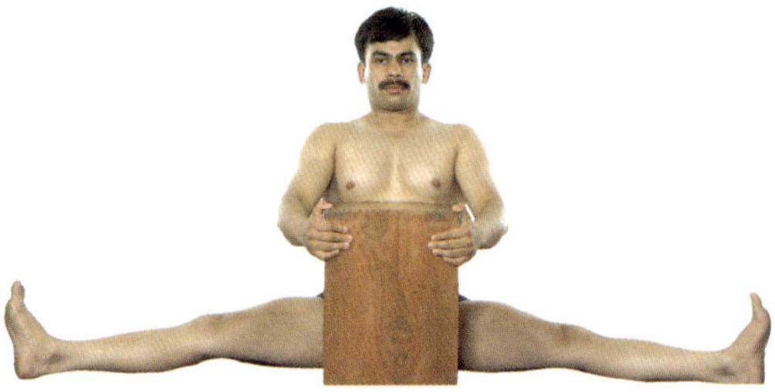

益处

- 伸展膝关节后侧，缓解膝关节疼痛。
- 给腹股沟带来自由。
- 伸展腹股沟，改善其活动能力。此体式即便在运动场上也可以常做。
- 调整腹部肌肉，改善消化功能。
- 缓解生理期的腹部紧张和痉挛。
- 抓住凳子或箱子，可避免腹股沟紧张，强化腹部区域和腿部的练习效果。

侧坐角式（Pārśva Upaviṣṭa Koṇāsana）

这是坐角式的一个变体，躯干转向一侧。

练习方法

1. 以坐角式坐立。
2. 两腿保持伸直，膝关节稳固、收紧，脚后跟伸展，远离小腿，大腿沉向地面。
3. 两手掌分别放在臀部两侧。
4. 吸气，躯干上提。
5. 呼气，将左手掌放在双腿间的地面上，靠近腹部，右手放在臀部后侧，指尖触地，自然呼吸几次。
6. 呼气，将背部肋骨朝前肋移动，保持肩部、胸腔两侧在一条直线上，躯干、头部右转，自然呼吸几次。
7. 呼气，躯干进一步右转。
8. 在此位置保持尽可能长的时间，自然呼吸。
9. 呼气，双手抬离地面，躯干、头部转正。
10. 在左侧重复这一体式。

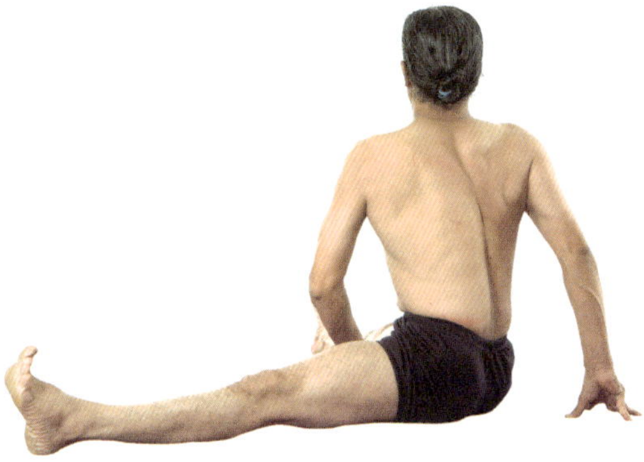

益处

- 伸展腘绳肌。当转向右侧时，释放左侧腘绳肌；当转向左侧时，释放右侧腘绳肌。
- 给腹股沟带来自由。
- 缓解下背部疼痛。
- 赋予脊柱肌肉轻盈感。
- 训练外侧脊柱肌肉与内侧脊柱肌肉平行。

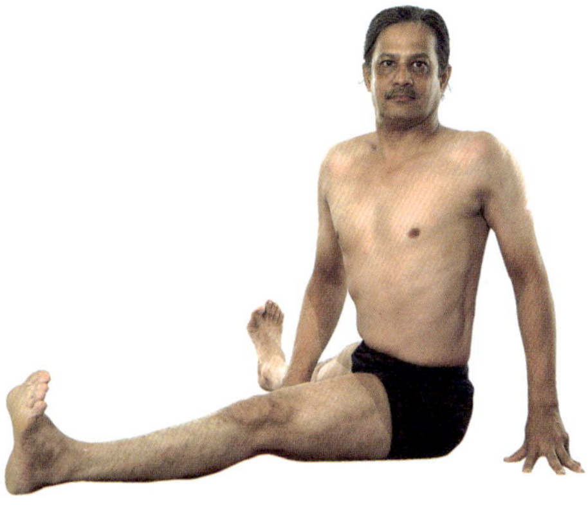

束角式（Baddha Koṇāsana）

baddha，束缚或限制；koṇa，角。在此体式中，脚底彼此贴靠在一起，膝关节压向地面。

练习方法

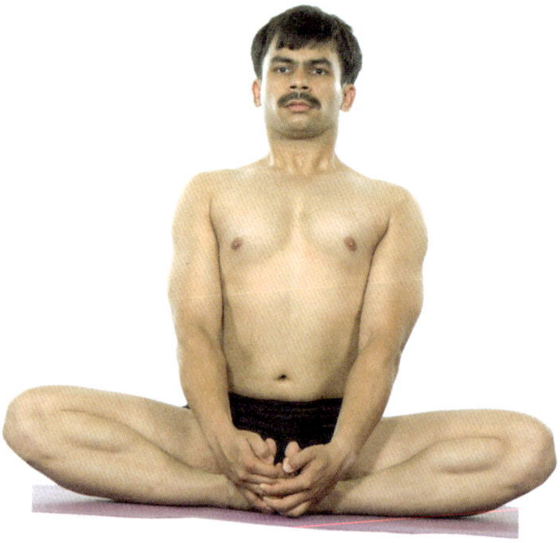

1. 以手杖式坐在地面上。
2. 呼气，双腿从双膝处弯曲，双脚靠向躯干。
3. 将脚底贴靠在一起，双手握住脚趾，将双脚向会阴方向移动，双膝沉向地面，自然呼吸。
4. 吸气，躯干上提。
5. 在此位置保持2～3分钟，自然呼吸。
6. 双手松开，双膝抬离地面，双腿伸直。

注意：如果身体僵硬，双膝关节无法沉向地面，臀部可以坐在折叠的毛毯的边上或砖上。

益处

- 缓解髋部、腹股沟和膝关节的僵硬。在运动场上也很容易练习。
- 伸展双膝韧带，在膝关节内创造空间，带来流动性。
- 缓解大腿和小腿肚的肌肉痉挛。
- 柔软腹部区域，释放其中的所有紧张。
- 缓解长时间旅行造成的背部僵硬。
- 防止双腿和双脚的液体潴留，缓解此处的浮肿或水肿。
- 缓解生理期疼痛，对女性有益。
- 降低男性随年龄增加而产生的前列腺肥大等常见问题的风险。

增加腹股沟灵活性

辅具：1 张折叠的毛毯，或者1 块泡沫砖；2 块木质圆砖（高5厘米，宽5厘米，长15～20厘米）。

练习方法

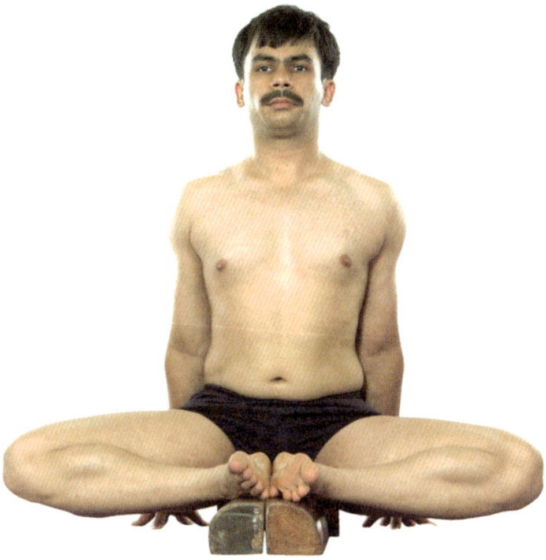

1. 以束脚式坐立，臀部坐在折叠的毛毯或泡沫砖上。
2. 双脚依次抬起，在每只脚外侧边缘下方纵向插入1块木砖。
3. 双手分别放在臀部两侧。吸气，躯干、肚脐上提。
4. 在此位置保持尽可能长的时间，自然呼吸。

益处

- 打开腹股沟。
- 加强脚踝韧带，减少脚踝扭伤或拉伤。
- 释放髋关节的压力，给髋关节带来自由。

脚后跟疼痛时

练习方法

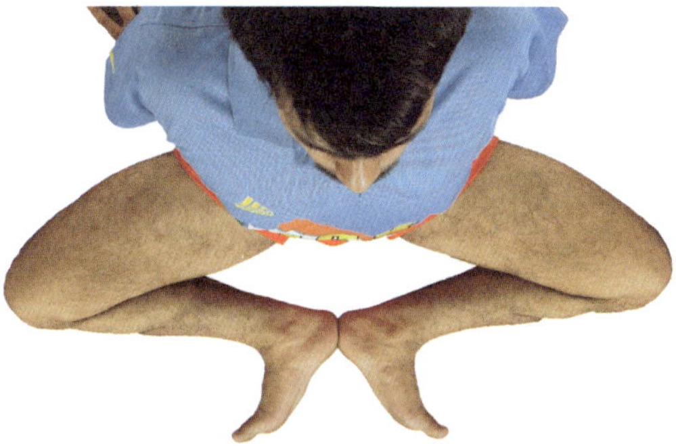

1. 以束脚式坐立。
2. 两脚后跟用力对推，脚趾、脚底彼此分开。
3. 踝骨上提。
4. 在此位置保持几秒钟，自然呼吸。
5. 重复这一体式 2～3次。

益处

- 缓解由踝关节韧带缩短造成的脚后跟疼痛。

膝关节疼痛时

如果正在承受膝关节疼痛，可借助两根绳子完成此体式。

辅具：2 根绳子，直径约16 毫米，长约3米。将绳子绕成两圈。

练习方法

1. 以束脚式坐在一张折叠的毛毯上。
2. 在双膝后侧各塞进一根绳子。用手抓住绳子一端，将其向远离膝关节的方向拉，让双膝后面的那段绳子移向更深的位置。
3. 调整绳子，使其均匀地接触双膝后侧的内外边缘。
4. 在此位置保持2～3 分钟，自然呼吸。

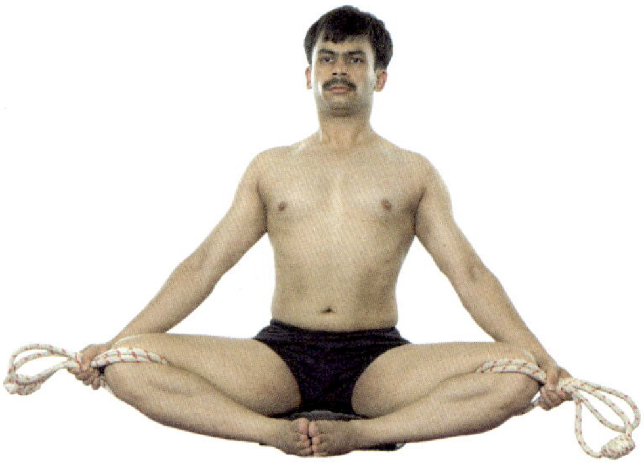

益处

- 缓解膝关节疼痛。
- 延展和柔软容易硬化的膝关节韧带。
- 释放腹股沟和小腿肌肉的紧张。

侧束角式（Pārśva Baddha Koṇāsana）

pārśva，侧向。这是束角式的一个变体，躯干向一侧扭转。

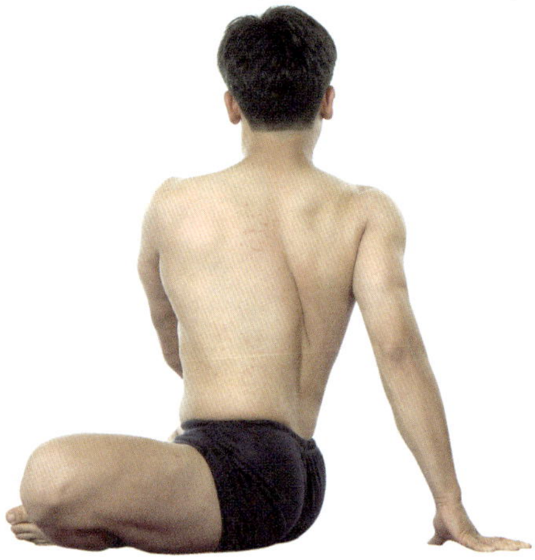

练习方法

1. 以束角式坐立。
2. 呼气，躯干、头部转向右侧，左手放在右膝上，右手放在臀部后方的地面上，自然呼吸。
3. 呼气，左手牢牢地抓住右膝，躯干、头部进一步向右转。
4. 在此位置保持几秒钟，自然呼吸。
5. 呼气，躯干、头部转正。
6. 在左侧重复这一体式。

益处

- 释放下背部紧张。
- 释放肩部。网球、壁球运动员和板球投球手的肩部经常内旋，持续一段时间后，肩部就会受伤。此体式有助于逆转肩部的内旋，抵消紧张，降低肩部受伤的风险。
- 释放下背部。在旅行期间练习非常有益。

英雄式（Vīrāsana）

vīra，英雄，战士。在此体式中，双腿从双膝处弯曲，双脚放在臀部两侧。

练习方法

1. 跪立在瑜伽毯或垫子上，双膝并拢，双脚分开约50厘米，脚趾尖向后，脚指甲贴在地 面上。
2. 双手分别放在同侧小腿肚上，将小腿肌肉由内向外转，自然呼吸。
3. 呼气，臀部慢慢放低，坐在两脚之间的地面上。
4. 保持双脚靠近臀部，小腿内侧与同侧大腿外侧接触。
5. 双手分别放在双脚上，吸气，脊柱向上伸展。这是英雄式。

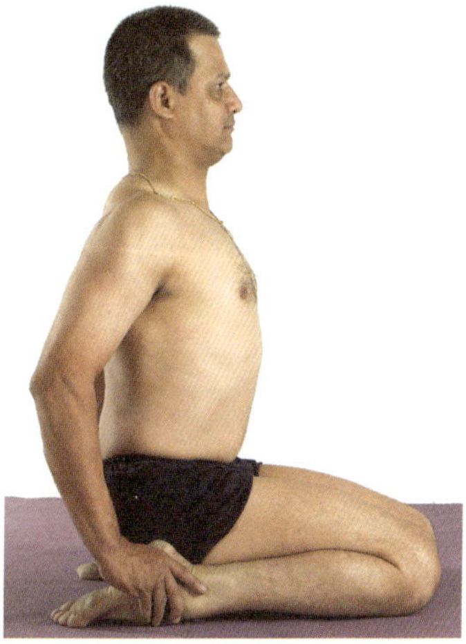

6. 在此位置最少保持3分钟，之后尽可能长时间保持，深入、轻柔地呼吸。
7. 现在，双臂抬起，向前伸展，彼此平行，与同侧肩部在一条直线上，自然呼吸。
8. 吸气，十指交叉，将双臂伸直，上举过头。这是英雄式山式。
9. 在此位置保持1 分钟，深呼吸。
10. 双臂放下。
11. 变换十指交叉的方式，重复这一体式。

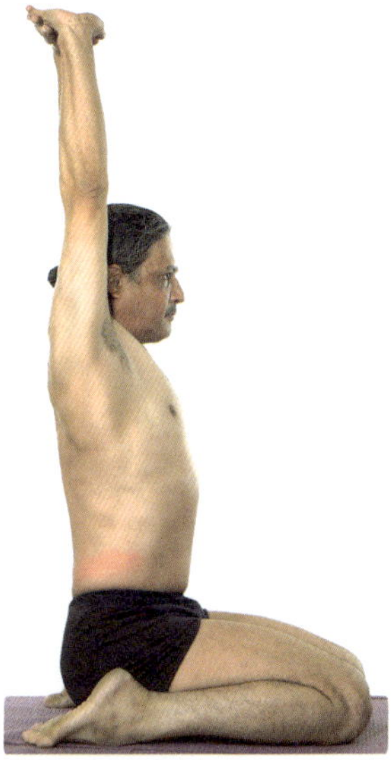

益处

- 给脚踝和膝关节带来自由。
- 缓解膝关节疼痛。
- 按摩腿部，消除疲劳。
- 帮助消化。可以在餐后立即练习。
- 快速消除四肢的紧张和疲劳，可以在比赛间隙练习。

那些脚踝或膝关节僵硬、受伤或不适的人会发现很难在英雄式中保持，这时可以使用辅具对疼痛或不适部位进行支撑，来获得英雄式的益处。

踝关节疼痛时

练习方法

1. 将毛毯或防滑垫子密实地卷成一个卷，直径约5厘米。
2. 将卷好的毛毯或垫放在脚踝下。
3. 如果脚踝还是感到疼痛或不适，则继续加大毛毯卷的直径。

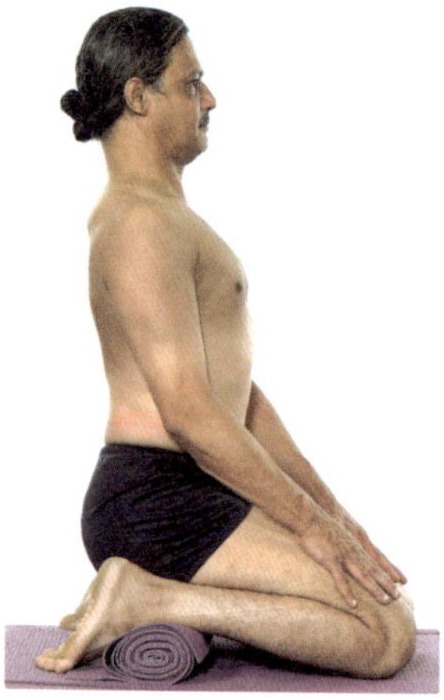

益处

· 放松脚踝，避免脚踝紧张。随着脚踝逐渐变得灵活，可逐步缩小毛毯卷的直径。

脚踝突发性特别僵硬、疼痛或扭伤时

辅具：2 个抱枕，并排摆放；1 条折叠的薄垫或低枕头。

练习方法

1. 跪在抱枕上，双脚在抱枕边缘悬空。
2. 在小腿和大腿间插入一个低枕头或者折叠的薄垫。
3. 臀部下落。

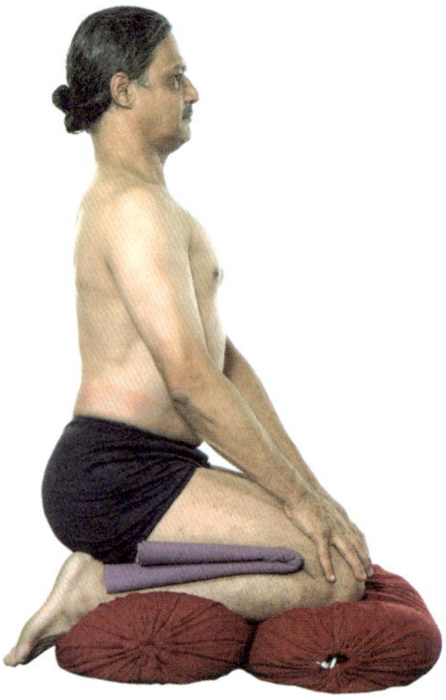

膝关节后侧疼痛时

有些人在做英雄式时，由于膝关节僵硬或紧张，膝关节后侧会疼痛。这主要是由于膝关节韧带缩短、腘绳肌僵硬造成的。

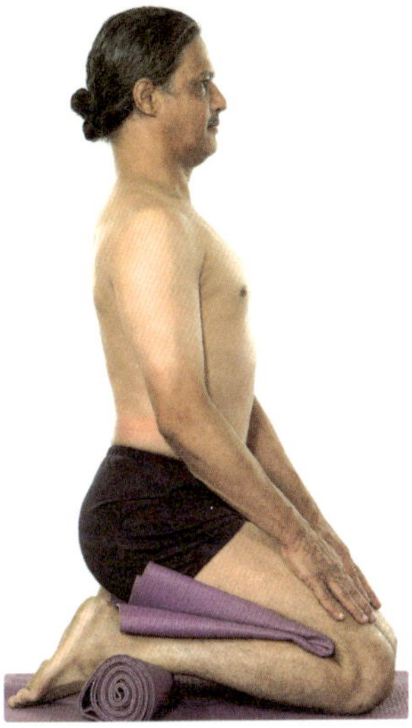

练习方法

1. 将1张折叠的薄垫塞进大腿和小腿间，接触到膝关节后侧。
2. 如果脚踝疼痛，将1条毛毯或垫子按照前面所述方法卷起来，放在脚踝下面。
3. 有时，站立时间过长甚至弯曲腿部都有困难，这时，可将薄垫换成抱枕放在大腿和小腿间，再在脚踝下放1个毛毯卷作为支撑。

膝关节有严重的慢性疼痛时

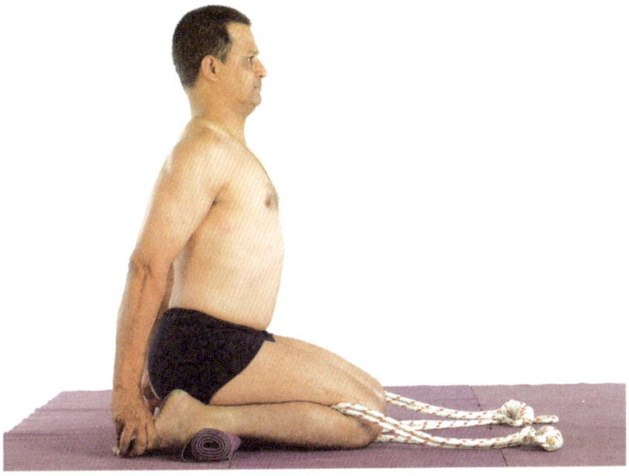

练习方法

1. 跪在地面上。
2. 在双膝后放1条绳子。
3. 将绳子深深地拉入双膝后侧。
4. 不改变绳子的位置，将臀部慢慢落下。
5. 如果臀部无法坐到地面，可在臀部下放1块砖或1个抱枕。
6. 在此位置保持尽可能长的时间，自然呼吸。

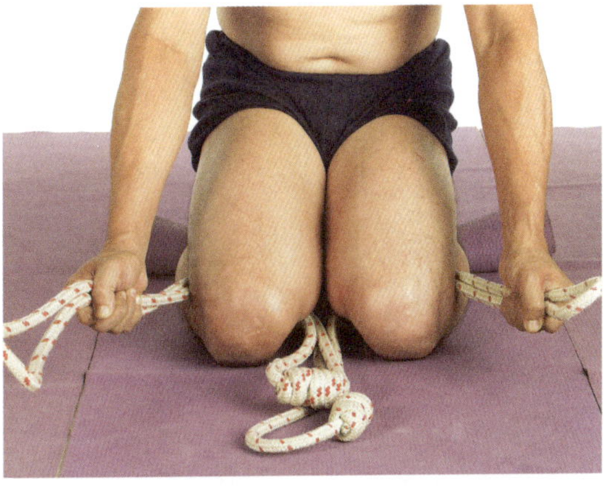

益处

- 随着膝关节韧带和腘绳肌得到拉伸，可快速缓解膝关节疼痛。
- 改善膝关节的弯曲能力。

足部和足弓疼痛时

练习方法

1. 跪在垫子或毛毯上。
2. 双膝并拢。
3. 左脚踝弯曲，左脚趾向右脚踝方向移动。
4. 将右脚跖骨放在左脚足弓和脚后跟上。
5. 将1个4.5~6.8千克的平坦重物放在右脚上。
6. 呼气，臀部向脚的方向下落，坐在重物上。
7. 如果没有合适的重物，则可将臀部坐在折叠的毛毯上。
8. 将臀部压向重物或毛毯。
9. 双手放在双膝上。
10. 在此位置保持尽可能长的时间，自然呼吸。
11. 吸气，将臀部抬起，撤掉重物，变换脚的位置。
12. 重复这一体式。

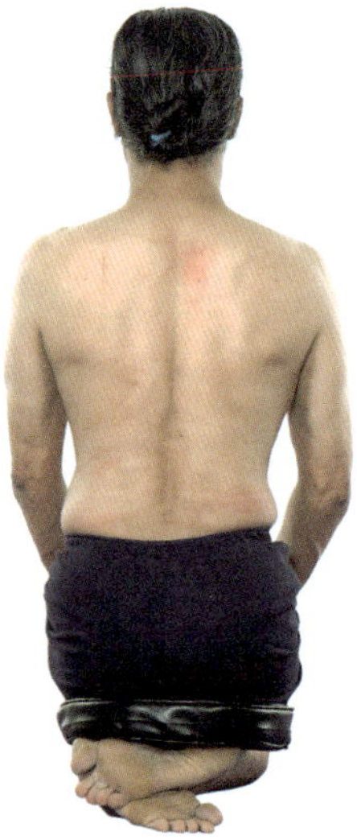

益处

- 伸展足弓，有效作用于对疼痛非常敏感的脚踝内侧。
- 缓解跖骨疼痛。
- 所有这些变体都能提高膝关节、大腿、小腿和足部的灵活性和轻盈感。
- 缓解因长时间站立导致的足部疲劳。

莲花式（Padmāsana）

padma，莲花。此体式能保持头脑的专注和警觉，适合进行呼吸控制法和灵性练习。

练习方法

1. 手杖式坐立。
2. 右腿从右膝处弯曲，双手抓住右脚脚踝和右脚，将右脚拉向躯干下部。

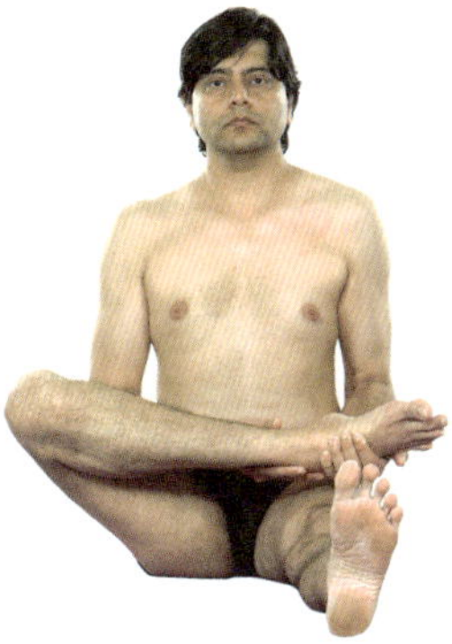
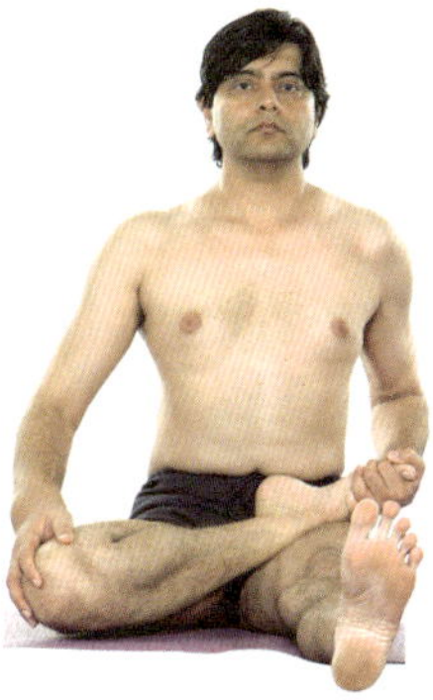
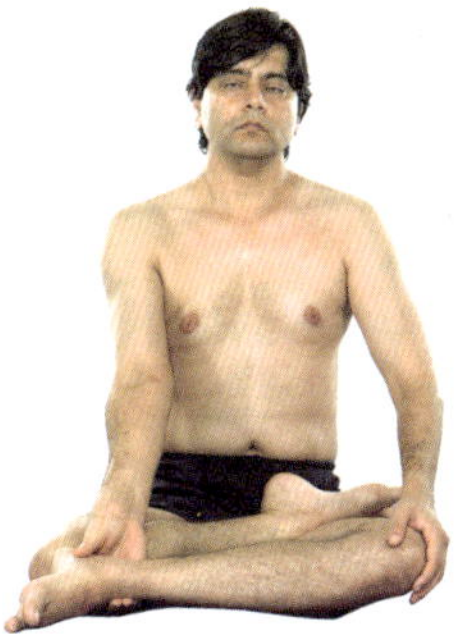
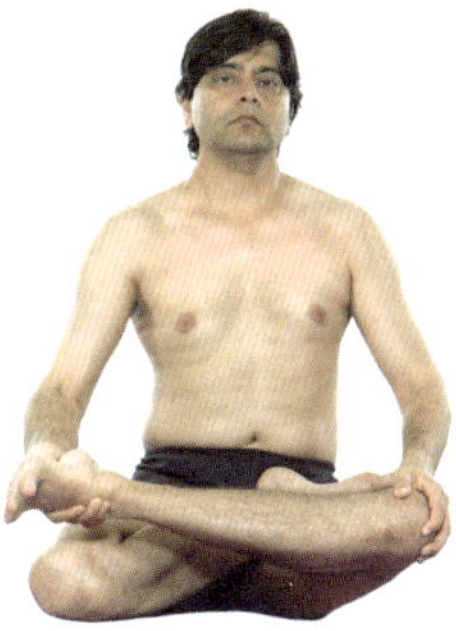

3. 右膝下落，靠近左腿。把右脚放在左大腿上，脚后跟靠近腹部。
4. 左腿从左膝处弯曲。左手从左脚下方抓住左脚踝。
5. 保持左膝靠近地面，同时靠向右膝。
6. 把左脚放在右大腿上，左脚后跟靠近躯干。
7. 双手手掌分别放在臀部两侧，胸部上提，肩胛骨内收，双肩后移。
8. 在此位置保持几秒钟，自然呼吸。
9. 呼气，依次松开双腿。
10. 重复这一体式，这次先弯曲左腿，然后弯曲右腿。
11. 随着身体逐渐熟悉此体式，可逐步增加在体式中的保持时间。

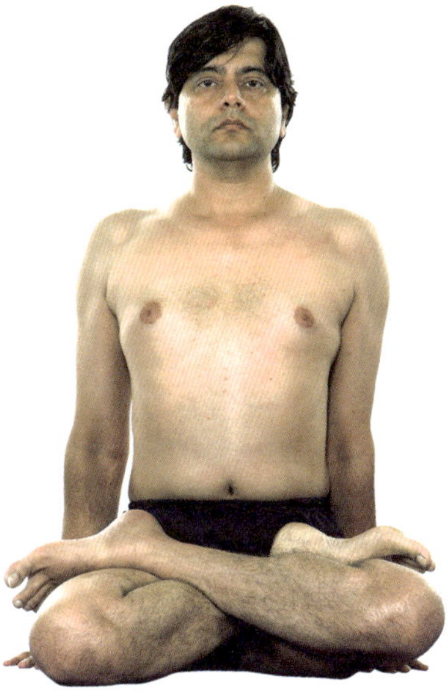

益处

- 保持双膝健康，改善其灵活性，强化双膝韧带，以避免损伤。大部分运动员膝部都有过度劳损，有规律地练习此体式有助于承受此处的紧张。
- 有助于双膝的转动。
- 强化尾骨区域。由于大脑的根基在尾骨处，因此可以让头脑专注和警觉。

单腿并拢根式（Eka Pāda Mūlabandhāsana）

eka，单；pāda，脚、腿；mūla，根基；bandha，纽带。在此体式中，一只脚在脚踝处向下转，放在臀部下，肛门（根基）到肚脐收向脊柱，上提。

练习方法

1. 以束角式坐在折叠的毛毯或砖上。
2. 右脚稍稍离开耻骨区。
3. 左手穿过左大腿和左小腿间，抓住左腿胫骨底部。
4. 用左手将左脚跟抬离地面。将左脚跟、左脚踝进一步抬高，远离耻骨区，脚趾落地。
5. 用左手将左脚跟、左脚踝进一步向外转，使左脚垂直于地面，把脚趾压向地面。
6. 如果向外转很困难，可将左膝微微抬起，这样转动会容易一些。
7. 右手放在右臀旁，左手抓着左脚。
8. 在此位置保持几秒钟，自然呼吸。
9. 左脚跟向内转，松开左脚脚趾。将左脚侧放在地面，回到束角式。
10. 在右侧重复此体式。

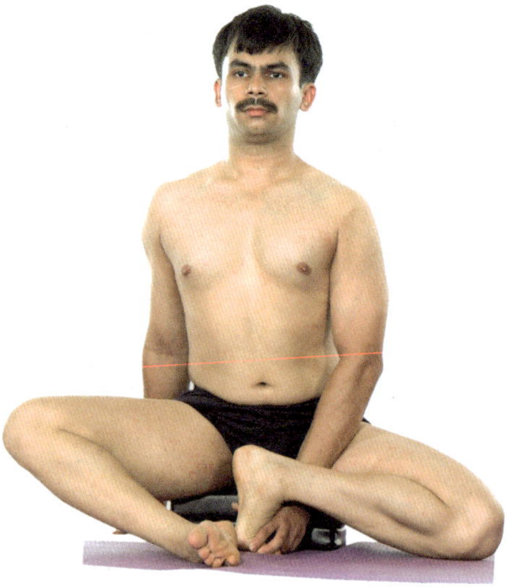

注意：要学习逐步转动足部。初次尝试时不要一次到位。

双腿并拢根式（Dwi Pāda Mūlabandhāsana）

单腿并拢根式练习到一定程度后，可以尝试双腿并拢根式。

练习方法

1. 以束角式坐在折叠的毛毯或砖上。
2. 将左手从左大腿和左小腿间穿过，右手从右大腿和右小腿间穿过。
3. 两手分别抓住各自一侧的胫骨底部。
4. 将两脚底和脚跟贴在一起。
5. 呼气，用两手将两脚跟抬离地面，移动脚踝和脚跟远离耻骨，双脚垂直于地面。如果做起来很困难，可将双膝稍微抬离地面，尝试着转动脚踝和脚跟。
6. 脚趾落地，自然呼吸。
7. 呼气，用两手将两脚拉向耻骨。
8. 两手松开，放在臀部两侧。如果脚趾滑动，可将脚跟贴紧，用脚踝稳住双脚。
9. 在此位置保持几秒钟，自然呼吸。
10. 呼气，躯干上提，脚趾松开，将两脚侧放在地面上，回到束角式。

注意：在能顺利做单腿并拢根式以前，不要尝试此体式。

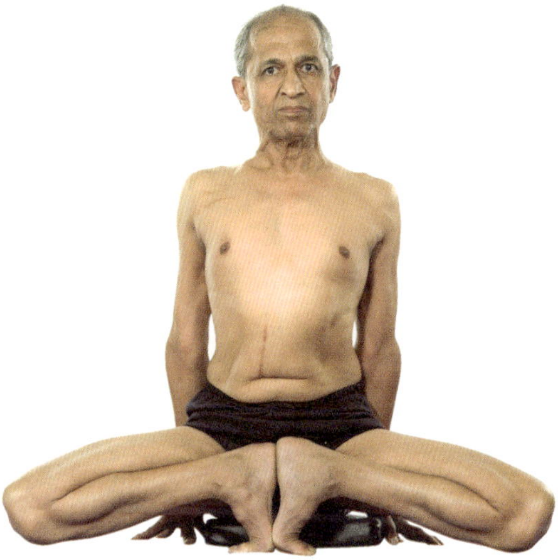

益处

- 大幅度地灵活膝关节和踝关节。
- 拉长膝关节内侧韧带，在膝关节处创造空间。降低此处韧带受伤的风险。
- 强健踝关节，降低脚踝扭伤的风险。
- 极大地延展足弓，缓解足弓疼痛。

前屈体式

花环式（**Mālāsana**）（凳子支撑）

mālā，花环。在此体式中，双臂环绕双腿在背后相扣，像一个花环一样。这里介绍花环式的一个简单变体，主要用于缓解下背部疼痛和腿部肌肉疲劳。

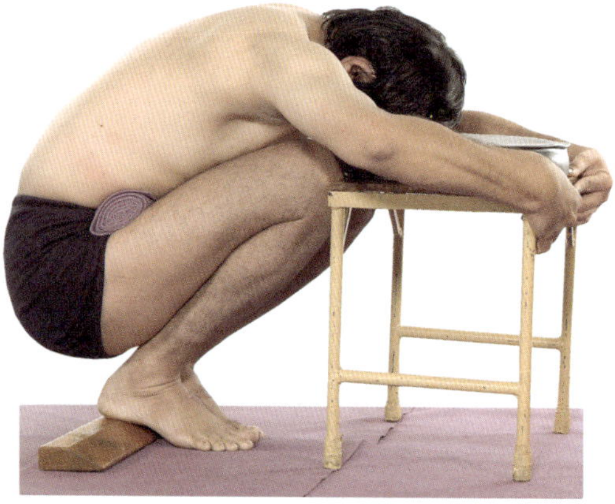

辅具：1 个凳子，高30～45厘米；1 块斜木板；1条毛毯，紧紧卷起。

练习方法

1. 呼气，蹲在凳子后面的地面上。
2. 脚跟抬起，放在斜木板上，自然呼吸1次。
3. 呼气，将毛毯卷塞进大腿上端与腹部凹陷处之间，自然呼吸1次。
4. 呼气，前屈，双手抓住凳子的前端，将前额放在凳子上。
5. 如果前额感到不适，可在凳子上放1条毛毯或1块砖，垫高前额。
6. 在这一位置保持尽可能长的时间，自然呼吸。

益处

- 伸展脊柱，释放脊柱和腿部肌肉的疲劳和紧张。

脸朝下吉祥式
（Adho Mukha Svastikāsana）

adho，朝下；mukha，脸；svastika，吉祥和幸福。在此体式中，练习者双腿交叉盘坐，躯干向前伸展，脸朝下。

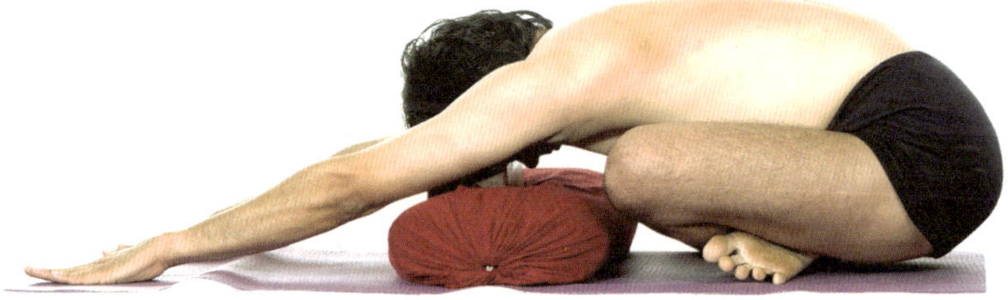

练习方法

1. 手杖式坐立。双腿从双膝处弯曲，将右脚内侧放在左大腿下，左脚内侧放在右大腿下。
2. 双膝彼此靠近。
3. 双手放在臀部两侧，吸气，躯干上提，坐直。
4. 这是吉祥式，双腿胫骨交叉。
5. 吸气，手臂伸展过头，掌心朝前。呼气，慢慢前屈，掌心放在地面上。
6. 腋窝沉降，向前伸展。
7. 双肘保持伸直、稳固。
8. 将前额放在地面上，或身前的抱枕上。
9. 双手向远离臀部的方向挪，同时臀部不要抬离地面，拉长胸部两侧。
10. 在此位置保持几分钟，自然呼吸。
11. 吸气，双手抬离地面，上身抬起，坐直，双腿松开。
12. 呼气，先弯左腿，再弯右腿，重复这一体式。

益处

- 在很多运动中由于单侧运动会导致脊柱扭曲、变形。此体式有助于脊柱的伸展和正位。
- 防止和释放背部痉挛和“纠结”。
- 制造髋关节处的空间，释放腹股沟和臀部的紧张。
- 自动按摩腿部。
- 放松双眼，特别是长时间日晒之后尤其需要。

扭转脸朝下吉祥式
（Parivṛtta Adho Mukha Svastikāsana）

这是吉祥式的变体。parvṛtta，转向一侧。在这里，转动腹部，使整个躯干转向一侧。此体式特别适合背部紧张或疼痛者。

此体式有两种做法：第一种从脸朝下吉祥式进入；第二种从侧吉祥式进入。

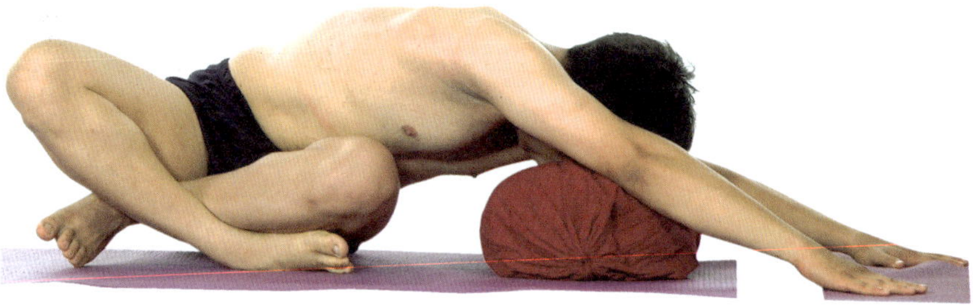

练习方法一

1. 以吉祥式坐立，前屈，进入脸朝下吉祥式。躯干两侧均衡伸展。
2. 呼气，将双手手掌连同躯干、头部向左侧移动，自然呼吸1次。
3. 呼气，腹部从右向左转，将头部移至左膝后一点点，前额放在地面。如果前额够不到地面，可将其放在抱枕上。自然呼吸1次。
4. 呼气，双臂伸展、伸直。
5. 如果右大腿感觉紧张，可用1个抱枕支撑。
6. 在此位置保持至少30秒，自然呼吸。适应后，可保持尽可能长的时间。
7. 吸气，双手手掌在地面挪动，头部、躯干回正，进入脸朝下吉祥式。
8. 呼气，不要抬起躯干，在右侧重复这一体式。

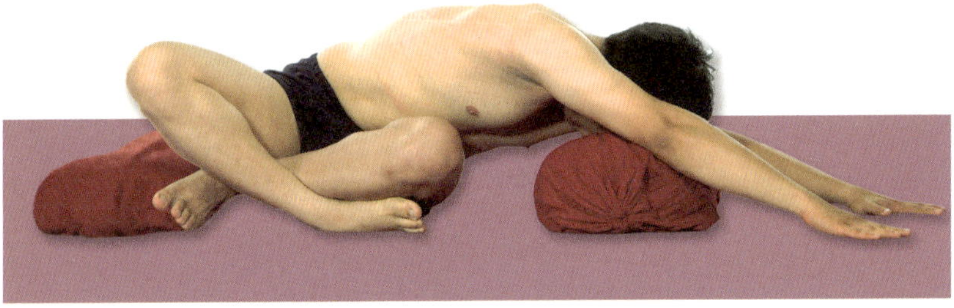

练习方法二

1. 如前所述，进入吉祥式。
2. 呼气，躯干左转，把左手放在左臀后面，右手抵住左大腿。呼气，躯干进一步左转。这是侧吉祥式。
3. 躯干向前伸展，头部落地。
4. 将头移到左膝后面一点处，前额落地。如果前额落地感到不适，可将其落在1个抱枕上。自然呼吸1次。
5. 呼气，双手向前伸展过头，掌心落地。
6. 如果右膝感觉紧张，可用1个毛毯卷或抱枕支撑。
7. 在此位置保持至少30秒，自然呼吸。适应后，可保持尽可能长的时间。
8. 吸气，将前额、双手抬离地面或抱枕，坐直，回到简易式，在右侧重复这一体式。
9. 用两种方法重复这一体式，两边各1次。

益处

- 放松下背部的紧张和疼痛。头部有支撑时，可以在此体式舒服地保持更长时间。
- 运动员可在训练或比赛后规律地练习此体式，即便很疲劳时也可练习，因为它有助于从腿部肌肉的疲劳中快速恢复。
- 加强后背部肌肉，防止背部受伤。
- 缓解下背部坚硬、沉重和疲劳感。
- 舒缓后背的“纠结”，特别是按照练习方法一完成时。

脸朝下英雄式
（Adho Mukha Vīrāsana）

adho，朝下；mukha，脸；vīr，英雄。在此体式中，双腿呈英雄式，躯干和头部前屈，脸朝向地面。

练习方法

1. 以英雄式坐立。
2. 双膝分开15～20厘米。
3. 吸气，双臂伸展过头。
4. 呼气，将躯干前屈，手掌、头部和胸部向地面方向移动。
5. 保持双臂伸直，手肘稳固、收紧。
6. 将手掌压向地面，腋窝向躯干方向拉伸。
7. 前额放在地面上。如果够不到地面，可在其下面放1块砖或毛毯。
8. 将前额压向地面（砖或毛毯），双臂进一步向前伸展，但是腋窝要向后收。
9. 在此位置保持尽可能长的时间，自然呼吸。
10. 吸气，头部、躯干抬起。

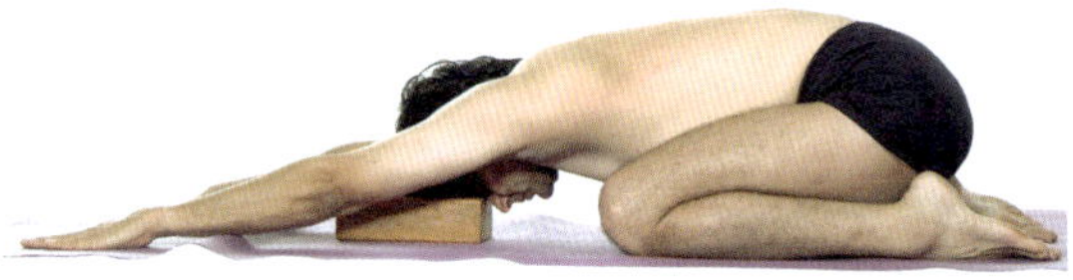

益处

- 镇静双眼，放松大脑。
- 平静头脑。
- 释放髋关节的紧张。

腹部不适时

练习方法

1. 以英雄式坐立。
2. 双膝分开15～20厘米。
3. 将抱枕竖着放在两大腿之间，靠近下腹部。
4. 吸气，双臂伸展过头，躯干上提。
5. 呼气，前屈，将腹部、胸部和头部放在抱枕上。
6. 双臂向前伸展，手肘稳固、收紧。将手腕放在1个毛毯卷上，手指尖朝上。
7. 在此位置保持尽可能长的时间，自然呼吸。

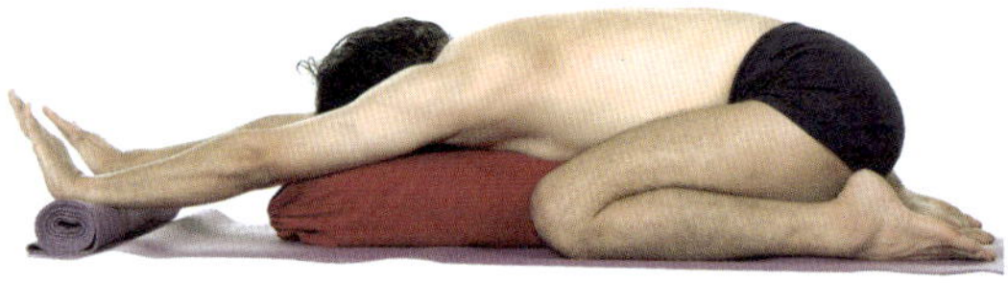

益处

- 给肩关节带来自由。
- 舒缓腹部不适。

头碰膝前屈伸展式（Jānu Śirṣāsana）

jānu，膝；śīrṣā，头。在此体式中，一条腿保持伸直，另一条腿弯曲，双手抓住伸直腿一侧的脚，头放在此腿上。此体式可灵活腘绳肌和脊柱，镇静神经系统。

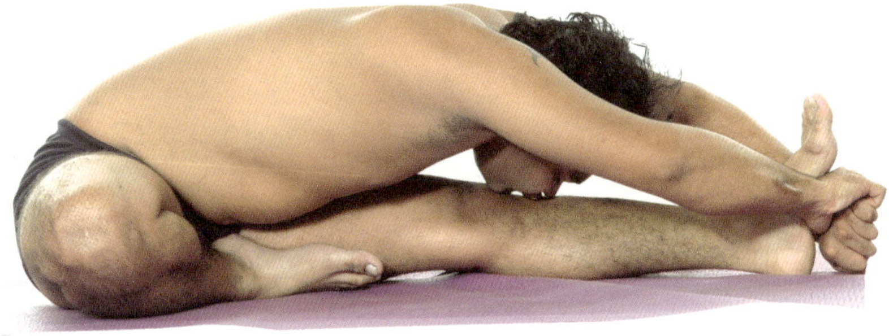

练习方法

1. 手杖式坐立。
2. 右腿从右膝处弯曲，将右脚移向左大腿上部。
3. 右脚跟靠近右腹股沟，伸展右脚大脚趾，让它贴住左大腿内侧。
4. 将右大腿外侧和右小腿压向地面。
5. 将右膝尽可能远地后移，两腿形成一个钝角。
6. 左腿、左膝伸展、稳固、收紧，脚尖朝上。
7. 吸气，双臂抬起，分别与同侧耳朵在一条直线上，肩胛骨内收。
8. 呼气，躯干、头部、双臂向前伸展，用双手抓住伸展的左腿，正常呼吸几次。
9. 呼气，双肘弯曲，彼此远离，躯干进一步向前伸展。
10. 依次将前额、鼻子、下巴，都放在伸展的左腿上。
11. 在此位置保持20～30秒，自然呼吸。
12. 吸气，头部、躯干抬起，双手松开，右腿伸直。
13. 在左侧重复这一体式。

注意：坐在两个坐骨上，防止身体向一侧倾斜。

益处

- 调理和改善双膝、双踝关节的灵活性。
- 防止和缓解膝部疼痛。
- 可放松双眼，冷静头脑。

许多运动员发现很难将下巴甚至前额放在伸展的腿上。他们往往要么屈膝，要么胸部塌陷，这会导致呼吸困难。为避免发生这种情况，可将前额放在抱枕上。

练习方法

1. 将抱枕纵向放置在伸展的腿上，将抱枕的短边靠向腹部。
2. 将胸部放在抱枕上，在抱枕上放1条折叠的毛毯，前额放在毛毯上，头部略高于胸部。
3. 将前额的皮肤移向眼睛方向。
4. 在此位置保持尽可能长的时间，自然呼吸。

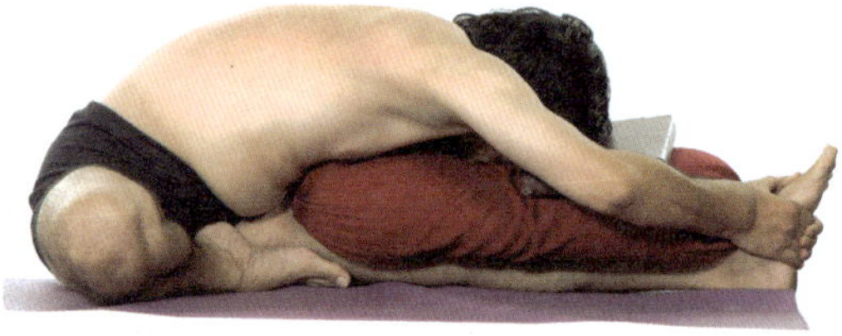

注意：有的人躯干前屈时会背部疼痛。这是因为练习者的腹部肌肉收紧、僵硬。此时，可将上腹部和胸部放在抱枕上，使腹部放松，背部没有紧张感。

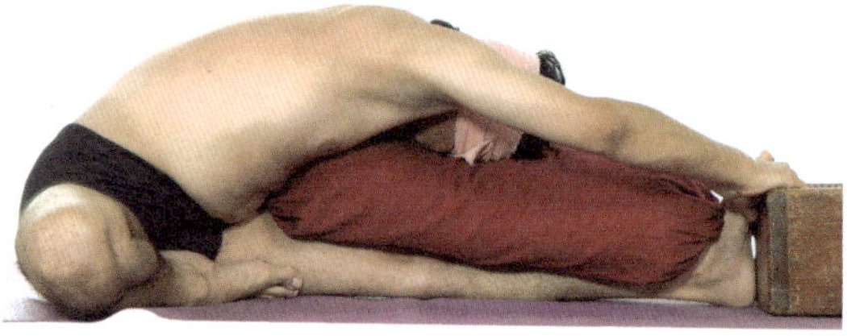

益处

- 放松腹部肌肉。
- 快速冷却双眼，放松大脑。（眼睛被绷带蒙住后做此体式会更有效。）
- 保持身体冷却，减少运动员遭受炎热引发的疾病，如热水肿或中暑等。

镇静眼睛和大脑

辅具：1根绷带；1个4.5～6.8千克的重物。

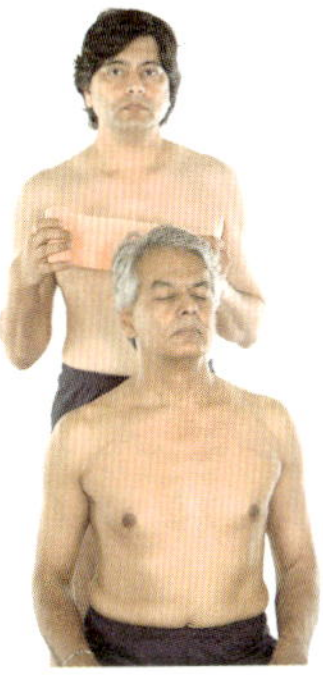

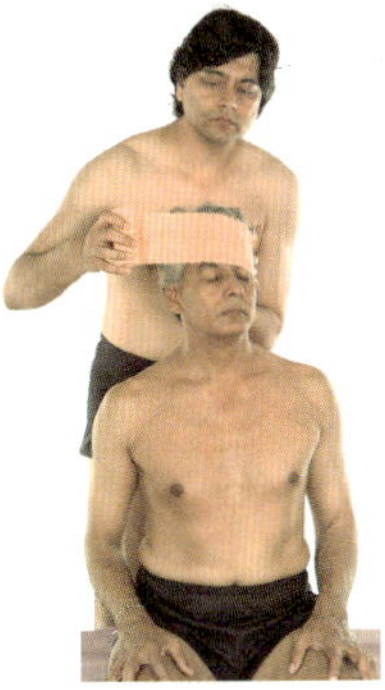

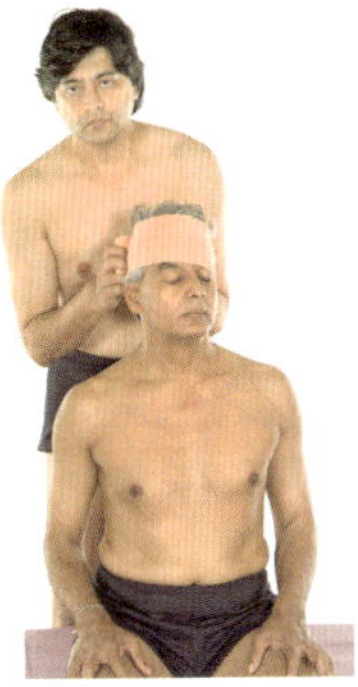

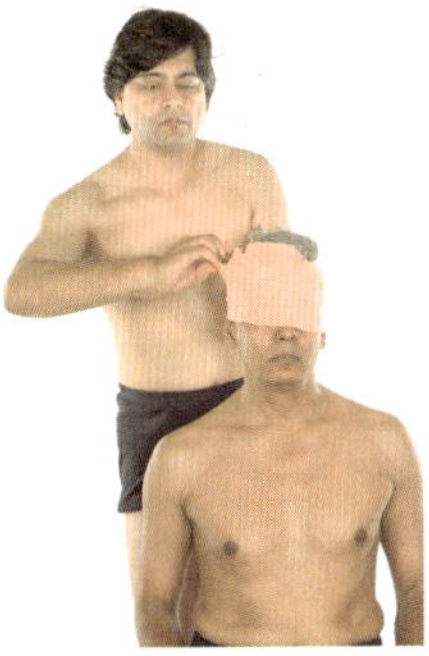

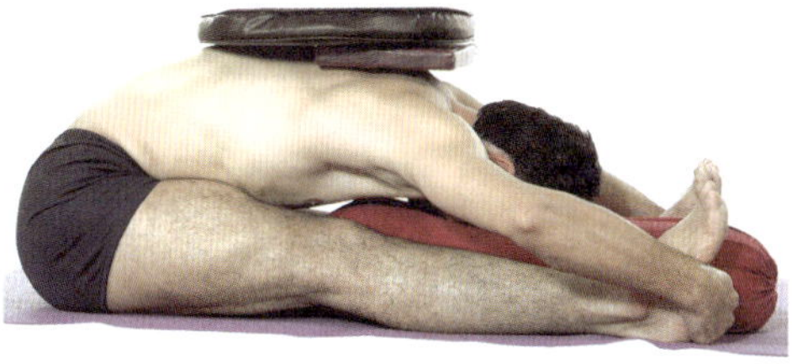

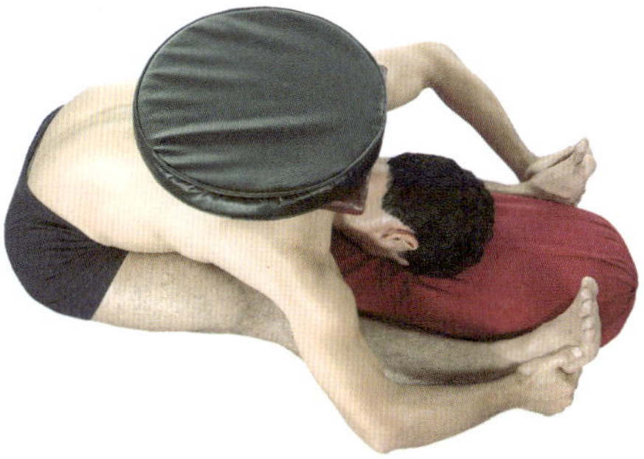

练习方法

1. 手杖式坐立。
2. 双脚分开约15厘米。
3. 在两腿间竖向放1个抱枕。
4. 请同伴按图所示在前额上缠1根绷带。
5. 呼气，进入加强背部伸展式，将前额放在抱枕上，前额的皮肤移向眼睛方向。
6. 请同伴将重物放在背部中上部，重物要平行于地面。如果重物倾斜，则在其下面放1条折叠的毛毯，或者1块薄泡沫砖。
7. 在此位置保持尽可能长的时间，自然呼吸。

益处

· 有助于快速镇静大脑和眼睛。
· 放松脊柱肌肉。
· 长时间运动后恢复能量。
· 适应炎热气候。

脸朝下坐角式
（Adho Mukha Upaviṣṭa Koṇāsana）

这是坐角式的一个变体。在这里，躯干向前伸展，头部或下巴放在地面或抱枕上。

辅具：1个抱枕；1条毛毯。如果身体僵硬，可在抱枕上方放置毛毯。将抱枕放在身前，短边靠近腹部。

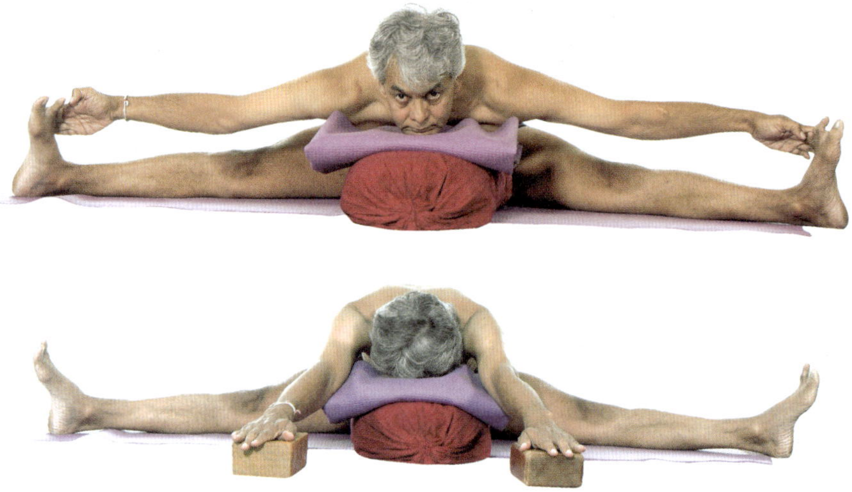

练习方法

1. 以坐角式坐立。
2. 呼气，躯干前屈，双手分别抓住同侧脚的外侧。
3. 脚跟内侧伸展，远离脚踝，双膝后侧压向地面。这有助于双腿的进一步拉伸，而不给腘绳肌施加压力。自然呼吸。
4. 呼气，躯干向前伸展，将腹部和胸部放在抱枕上，下巴放在抱枕上的毛毯上。
5. 在此位置保持2~3分钟，自然呼吸。
6. 吸气，躯干抬起，双手松开。
7. 以坐角式坐立。

如果身体比较僵硬，双手难以抓住双脚，可把两根带子各做成一个圈，套在两脚的足弓处，然后抓着带子。

脸朝下坐角式的另一个变体：双臂向前伸展，双手手掌下各放1块砖，胸部和前额分别放在抱枕和毛毯上。

益处

- 释放腘绳肌和腹股沟。此体式甚至可以在运动场上练习，以缓解腹股沟的僵硬。
- 头部得到支撑，可镇静身体和大脑。
- 有助于放松眼睛。

祛风式（Pavana Muktāsana）

这里介绍祛风式的一个变体。坐在椅子上练习，以释放背部肌肉的紧张，冷静大脑。

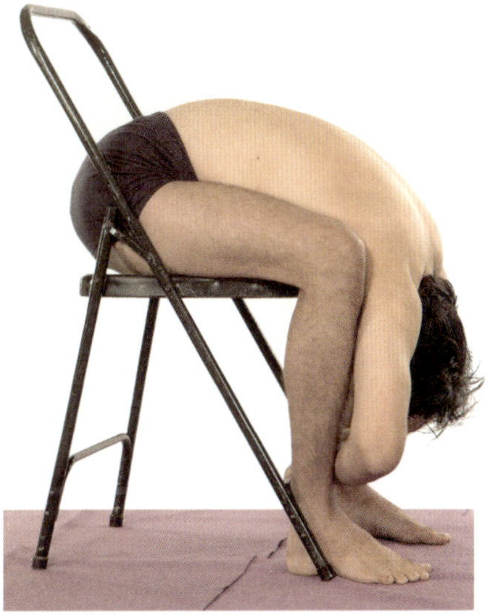

练习方法

1. 坐在一把椅子上。
2. 双手抓住椅座的边缘，臀部抬起，向后移动，正好坐在坐骨上。
3. 双膝、双脚分开，双脚外侧边缘贴靠椅腿。
4. 双膝和双脚保持在一条直线上。
5. 呼气，躯干弯曲，靠向椅座前侧边缘。
6. 手肘弯曲，双手抓住椅腿的横梁，上臂、头部和颈部移向地面方向。
7. 在此位置保持约 2 分钟，自然呼吸。
8. 如果很难保持，则坐起来，重复这一体式 2～3次。

如果下背部非常僵硬，很难弯曲，可把 1 个毛毯卷、抱枕或者枕头放在腹部和大腿之间。

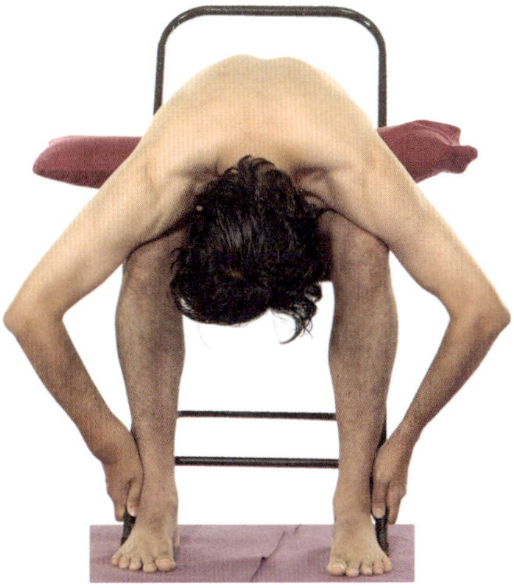

练习方法

1. 双膝和双脚分开，双脚外侧边缘贴靠椅腿。
2. 躯干弯曲，向前伸展，将腹部放在抱枕或毛毯上。
3. 双臂从肘部弯曲，双手抓住椅腿下部。在此位置保持尽可能长的时间，自然呼吸。

注意：如果下背部特别僵硬，可将双腿分开大一些，脚内侧贴靠椅腿外侧。

益处

- 伸展身体后侧，立即释放由于长期站立或练习后弯体式造成的后背肌肉僵硬。（可以在比赛间隙练习，以放松背部。）

侧祛风式（Pārśva Pavana Muktāsana）

这是祛风式的另一个变体。在此体式中身体转向一侧并前屈。

辅具：1把椅子；1个凳子，与椅子同高，或略高于椅子；1个抱枕；1块泡沫砖或1条毛毯。

练习方法

1. 坐在1把椅子上。
2. 双脚打开约40厘米。
3. 在椅子右侧放置1个凳子。
4. 呼气，脊柱转向右侧，自然呼吸几次。
5. 将抱枕放在大腿上端和旁边的凳子上。
6. 呼气，脊柱前侧上提，前屈，把胸部和腹部放在抱枕上。
7. 将泡沫砖或折叠后的毛毯放在抱枕的远端，头转向右侧，左耳和头的左侧放在泡沫砖或毛毯上。
8. 保持头部稍高于胸部。
9. 双臂向前伸展，双手抓住凳子腿。在此位置保持尽可能长的时间，15秒～2 分钟，自然呼吸。
10. 吸气，抬起胸部和头部，在椅子上坐直。
11. 把凳子放在椅子的左侧，在左侧重复这一体式。
12. 如果不能一次停留更长的时间，可在每一侧重复2～3次。

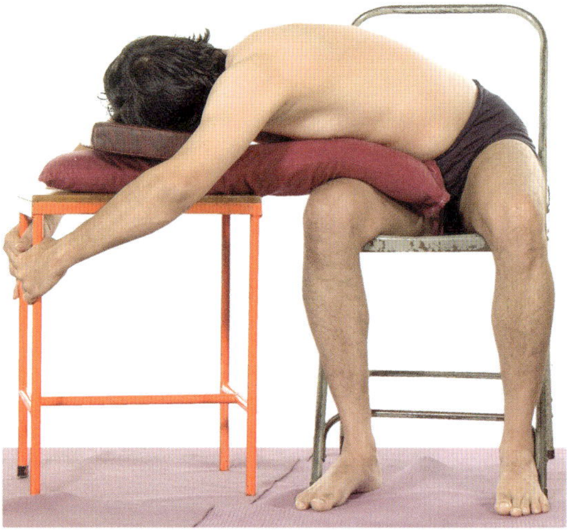

益处

- 很多运动，例如网球、壁球、板球和高尔夫球等，都会导致后背紧张。祛风式的这两个变体都有助于纠正脊柱的不平衡。
- 放松背部肌肉，缓解背部疼痛和僵硬。防止背部受伤。

腹部体式

完全船式（Paripūrṇa Nāvāsana）

paripūrṇa，整体或完全；nāva，船。此体式像有桨的船。

练习方法

1. 手杖式坐立。
2. 双手放在臀部两侧的地面，手指指向前方。
3. 保持脊柱直立。
4. 呼气，躯干微微向后倾斜。
5. 背部肌肉靠向躯干和肋骨，同时双腿抬离地面，直到双脚与头部在一条直线上，或略高于头部。
6. 保持腿部伸直，膝关节稳固、收紧。
7. 双手离地，双臂向前伸展，与地面平行，并与肩部在一条直线上。
8. 双手掌心相对，双腿并拢。
9. 将身体重心稳定在臀部。注意，脊柱的任何部位都不要触碰地面。
10. 在此位置保持约30秒，自然呼吸。
11. 呼气，双手、双腿回落地面。
12. 重复这一体式2～3次。

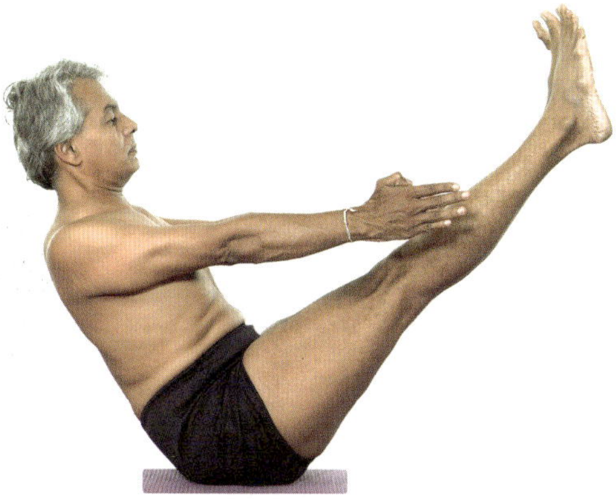

益处

- 锻炼并调理腹部肌肉和腹部内脏器官。
- 改善消化功能。

伸展带辅助

开始练习时要在完全船式中保持平衡可能会比较困难，可以用伸展带辅助。

练习方法

1. 手杖式坐立。
2. 在足弓和中背部绑一条伸展带。
3. 双腿从双膝处微微弯曲，将伸展带拉紧。
4. 双手放在臀部后侧的地面上。
5. 呼气，双臂从肘部微微弯曲，将躯干向后靠。
6. 双腿伸直，离地，保持膝关节稳固、收紧。
7. 在此体式保持尽可能长的时间，自然呼吸。

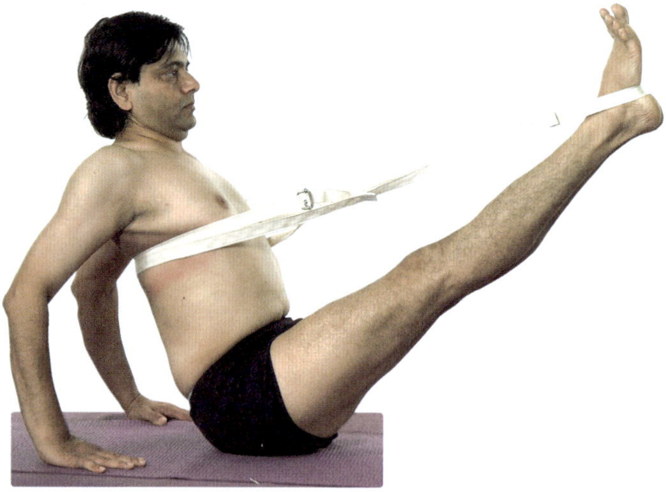

益处

- 打开胸腔，改善呼吸功能。
- 锻炼和调理腹部肌肉和器官。
- 改善消化功能。
- 拉伸腘绳肌。
- 通过在膝关节处创造空间，缓解膝痛。（此体式尤其适合膝部常常处于紧张状态的网球运动员、守门员、板球防守员。）

半船式（Ardha Nāvāsana）

ardha，一半；nāva，船。这个体式仿佛一只船的形状，因此得名。

练习方法

1. 手杖式坐立。
2. 双手十指交扣置于头后，颈部上方。
3. 呼气，躯干后仰，同时双腿抬离地面。
4. 保持双腿伸直，膝关节稳固、收紧，脚趾伸展向上。
5. 保持双脚和头顶在一条直线上。调整头部和脚部，使双腿、背部与地面呈30°～35°。
6. 保持背部肌肉稳固。
7. 身体的重心处于臀部，保持平衡。
8. 在此位置保持尽可能长的时间，自然呼吸。
9. 呼气，双手、双腿回落地面。
10. 重复这一体式3～4次。

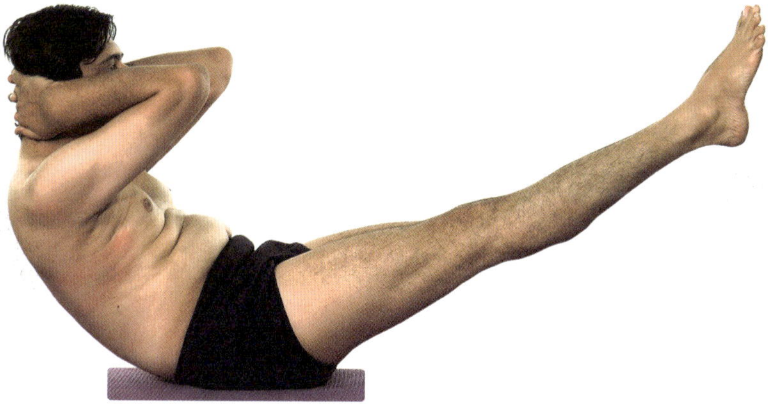

益处

- 加强背部肌肉。
- 刺激腹部器官。
- 改善消化功能。
- 改善肝、胆和脾脏功能。

注意：不要靠吸气后屏息来保持此体式的平衡。

直立手抓脚伸展式
（**Ubhaya Pādānguṣṭhāsana**）

ubhaya，一起；pādā，脚；anguṣtha，大脚趾。在此体式，双手抓住双脚的大脚趾。

练习方法

1. 手杖式坐立。
2. 呼气，双腿从双膝处弯曲，双脚靠近臀部。
3. 双膝分开几厘米，用食指和中指勾住大脚趾。
4. 呼气，双脚抬起，双腿伸直。
5. 保持双膝稳固、收紧，髌骨移向大腿方向。
6. 背部凹陷，自然呼吸。
7. 下背部上提，胸部前移。
8. 双腿伸直，同时，脊柱上提。
9. 保持头部伸直。
10. 在臀部尽可能长时间地保持平衡，自然呼吸。
11. 呼气，双腿弯曲，双脚落地。

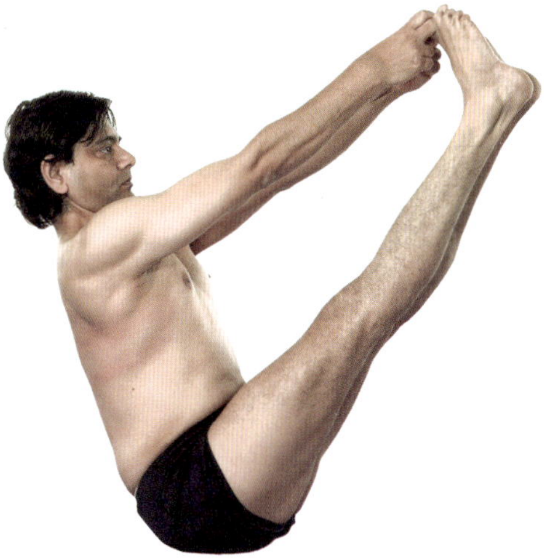

细微调整

开始时，试图伸直双腿时，身体可能会摇摇晃晃向后倒。可以通过以下方式逐渐学会平衡：

- 双腿要慢慢抬起并伸直。
- 将注意力集中在下背部，双腿向上伸展时背部要保持凹陷。
- 下背部、下腹部靠向双腿。
- 躯干上提的同时伸展双腿。
- 在体式中保持稳定后，肚脐贴近双腿，坐在坐骨的前侧。
- 胸部两侧上提。

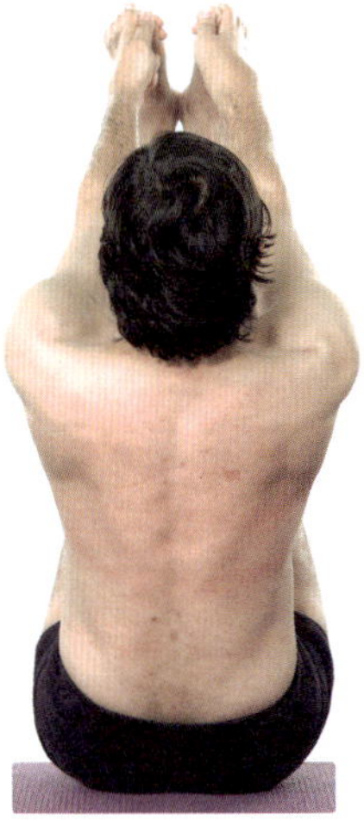

益处

- 调理腹部肌肉及腹部器官。
- 给予大多数运动员一种平衡感。
- 拉伸大腿、膝盖及小腿后侧。

上伸腿式
（Ūrdhva Prasārita Pādāsana）

ūrdhva，向上；prasārita，伸展；pāda，脚。在此体式中，双脚向上伸展，高于躯干。

练习方法

1. 仰卧。
2. 双腿伸展，保持膝关节稳固、收紧。
3. 吸气，双臂伸展过头，手肘锁紧，掌心朝向天花板。
4. 胸腔上提，腰椎贴向地面，向臀部方向伸展、拉长。
5. 自然呼吸几次。
6. 呼气，双腿抬起，伸展，与地面呈90°，双膝保持稳固、收紧。
7. 在此位置保持尽可能长的时间，自然呼吸。
8. 呼气，双腿缓慢落回地面，双膝不要弯曲。双腿向上抬起、向下落回时，要保持稳固、伸直。
9. 开始练习时，双腿抬起时保持伸直可能有困难。这时可以弯曲双膝。但最终要学会双膝稳固、收紧。
10. 重复这一体式3～4次。

细微调整

如果腰部抬起或收紧，将会导致腰腹部紧张。因此，要保持腰椎向臀部方向伸展，并稳固地贴地。

双臂置于体侧

这是上伸腿式的进阶变体。熟练了双臂伸展过头的上伸腿式后，可练习此体式，将双臂置于体侧，与躯干呈 90°。

当双臂置于体侧与躯干呈 90° 时，将双腿抬起会更加困难。但是，胸腔向两侧扩展，会使呼吸更加顺畅。

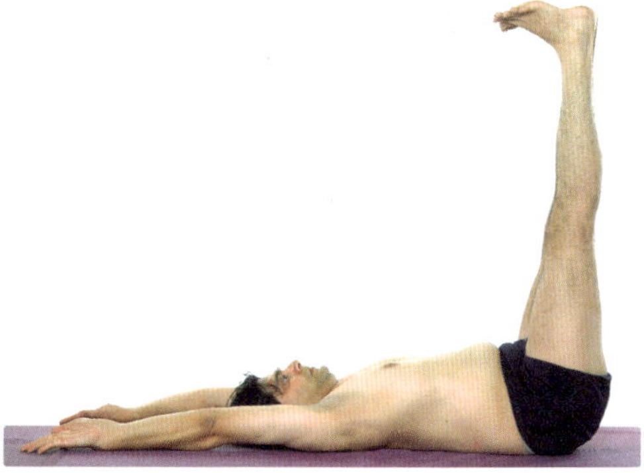

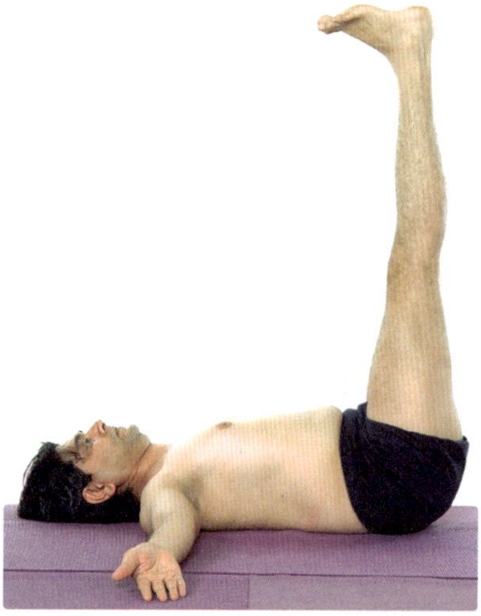

细微调整

- 开始时，双腿保持伸直会有困难，可尝试双腿抬起时弯曲双膝，然后再伸直。为了使双腿保持稳固，可在呼气时将双腿分开约10厘米。双腿从腹股沟内侧到踝关节内侧伸展。这个动作会使双腿稳固。然后，双腿并拢，保持这种稳固的感觉。

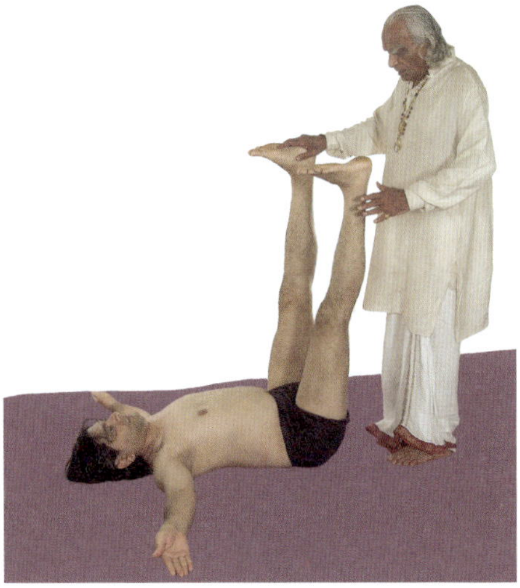

伸展带辅助

如果双腿难以伸直，可以用伸展带辅助。

练习方法

1. 在脚跟前侧一点处放1条伸展带。
2. 双手抓住伸展带两端，向下拉紧。
3. 伸展带有助于放松腹部，伸直双腿，可在体式中保持更长时间。它也有助于臀部向下贴地，从而放松下背部肌肉。

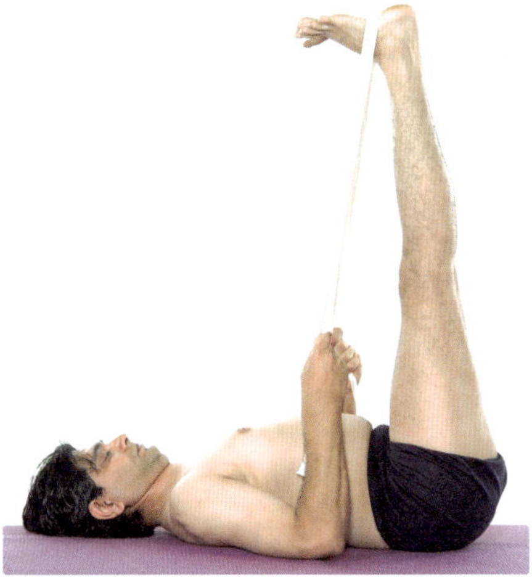

益处

- 强化腰部。
- 强化腹肌，调理腹腔器官，缓解消化不良和肠胃胀气。
- 拉伸腿部后侧，并使双腿更加稳定。
- 缓解可能由于体热或长期站立导致的腿部肿胀。

靠墙

需要用三条伸展带绑住双腿，双腿靠在墙面上。它主要针对膝关节受伤的人群，特别为在运动生涯中膝关节受伤的运动员而设计。

练习方法

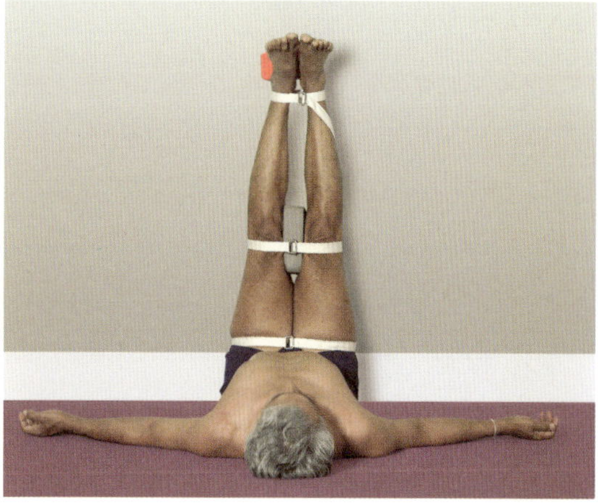

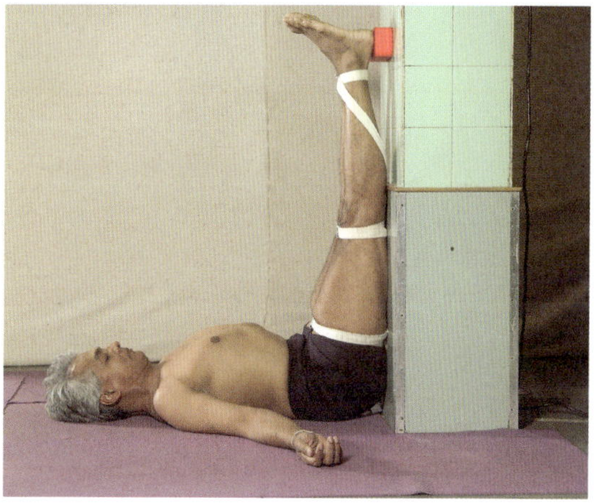

1. 手杖式坐立，双手手掌置于臀部两侧。
2. 呼气，手肘和前臂缓慢落地，背部随之后倾，自然呼吸。
3. 呼气，双腿从双膝处弯曲，将双脚和臀部缓慢靠向墙壁，脊柱缓慢落地。
4. 臀部一点点靠近墙面。双腿保持伸直，脚后跟抵靠墙面。
5. 保持双腿与地面垂直。
6. 为了增强对双膝的动作和功效，可请他人协助将泡沫砖或卷起的毛毯放在双膝之间。
7. 由自己或者他人帮助将3条伸展带分别绑在大腿上端、双膝上方、脚踝处。
8. 将所有伸展带系紧。
9. 脚跟与臀部保持在一条直线上。如果无法将臀部紧贴墙面，可以取1条卷起的毛毯或1块泡沫砖放在脚后跟和墙面之间。
10. 在此位置保持5～8分钟，自然呼吸。
11. 双腿被绑得非常紧且有支撑，从而可以在体式中保持更长时间。

益处

- 通过在膝关节处创造空间来缓解膝部问题。
- 通过伸展腘绳肌来缓解腿部肌肉的疲劳，缓解腿部疼痛。
- 减轻脚部和脚踝肿胀。

卧扭转放松式
（**Jaṭhara Parivartanāsana**）

jaṭhara，胃和腹部；parivartanā，扭转或翻腾。在此体式中，腹部转向身体的一侧，双腿转向另一侧，背部躺在地面上。

练习方法

1. 仰卧在地面上。
2. 双臂向身体两侧伸展，与双肩在一条直线上。
3. 掌心朝向天花板。
4. 呼气，双腿抬起，与地面呈90°。双膝稳固、收紧，进入上伸腿式。
5. 自然呼吸几次。
6. 呼气，同时将双腿落向身体右侧，直到右脚几乎触碰地面。
7. 将腹部转向身体左侧。
8. 双腿尽可能保持与地面平行。
9. 在此位置保持20～30秒，自然呼吸。
10. 呼气，将双腿回正。双腿保持与地面垂直。
11. 自然呼吸几次。现在，将双腿转向身体左侧，腹部移向身体右侧。
12. 在此位置保持20～30秒，自然呼吸。
13. 呼气，将双腿回正，回到上伸腿式。双腿缓慢落回地面。
14. 左右侧各重复这一体式3～4次。

细微调整

· 双腿转向身体两侧时，腰部两侧尽可能保持平行。

· 两大腿内侧移向腹股沟，使双腿保持伸直。

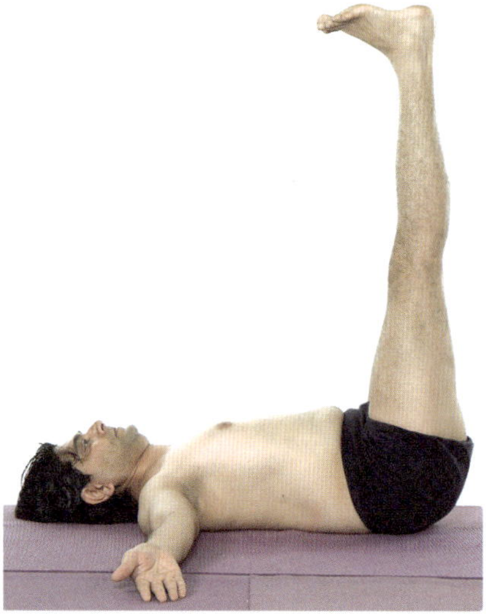

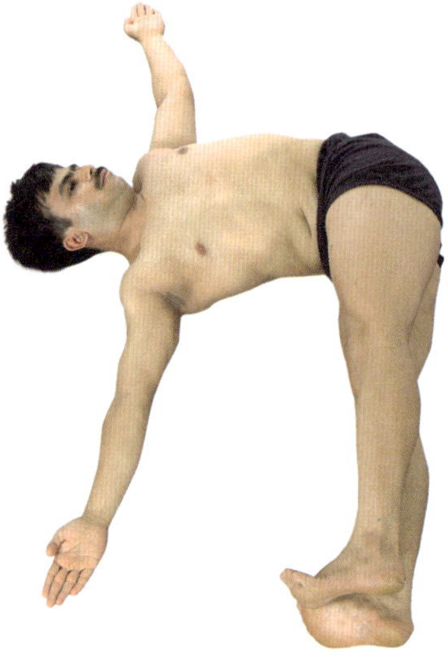

注意：如果在体式中肩部离地，可以将手掌按压地面。

益处

· 锻炼腹部肌肉和腹腔器官，增强消化系统。

· 缓解下背部扭伤或“紧锁”。

双腿从双膝处弯曲

下背部疼痛者会感觉在此体式中双腿难以保持伸直。他们可以将双腿从双膝处弯曲。

练习方法

1. 仰卧在地面上。
2. 双臂向身体两侧伸展，与双肩在一条直线上。掌心朝向天花板。
3. 双腿从双膝处弯曲，脚跟靠近臀部。
4. 呼气，双腿转向身体右侧。
5. 右手按住左膝，腹部转向身体左侧。
6. 在此位置保持20～30秒，自然呼吸。
7. 呼气，松开右手，抬起双膝，自然呼吸几次。
8. 呼气，双腿转向身体左侧。
9. 左手按住右膝，腹部转向身体右侧。
10. 在此位置保持20～30秒，自然呼吸。
11. 松开左手，抬起双膝，双腿缓慢伸直。
12. 在两侧重复这一体式2～3次。

益处

- 按摩背部肌肉，缓解背部疼痛。
- 缓解背部的轻微痉挛，减轻臀部僵硬。
- 腹部的扭转可以改善腹部器官的血液循环，促进新陈代谢。

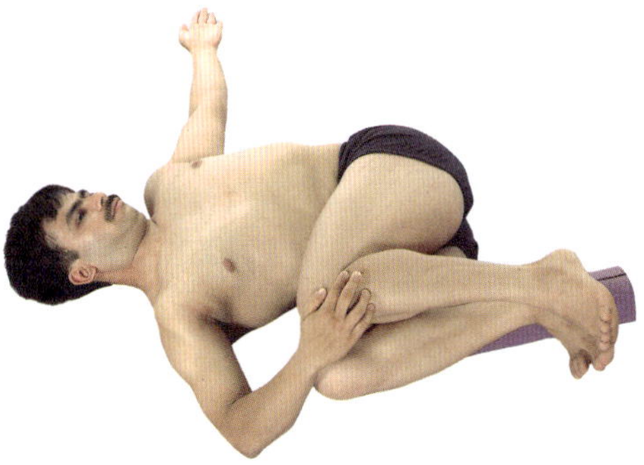

仰卧体式

仰卧吉祥式（Supta Svastikāsana）

这是简易式的仰卧变体。

练习方法

1. 吉祥式坐立（双腿交叉）。
2. 将一条卷起的毛毯或薄枕头横向放在臀部后侧。
3. 呼气，身体后倾，两手肘依次落地。
4. 躯干缓慢向后仰，背部凹陷，放在毛毯或枕头上，上背部和头部落地。
5. 双臂向身体两侧伸展，与双肩在一条直线上。
6. 在此位置保持8～10分钟，自然呼吸。
7. 吸气，双肘撑地，坐起来。
8. 双腿交换交叉方向，重复这一体式。

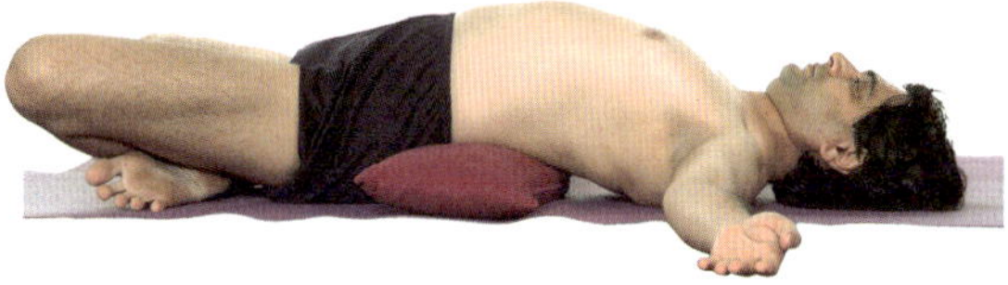

益处

- 缓解由长时间站立、跑步或弯腰引起的下背部疲劳。
- 缓解腹部不适，控制腹泻。
- 缓解腿部疲劳。

注意：当用枕头支撑胸背部脊柱时，有助于胸部的打开，从而重获能量。

仰卧束角式（Supta Baddha Koṇāsana）

supta，躺下或倾斜。在此体式中，双腿呈束角式，背部躺在地面上。

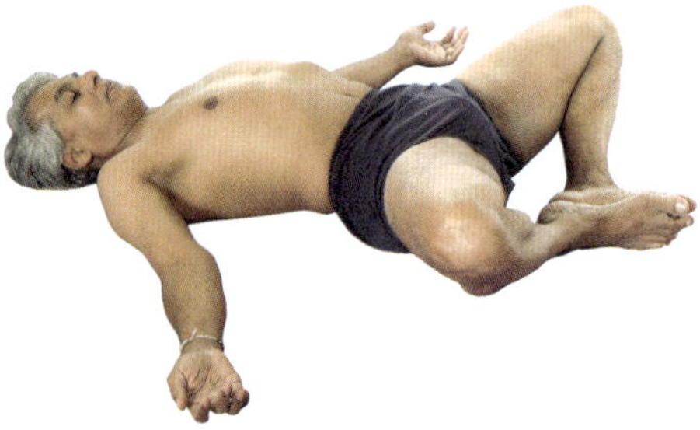

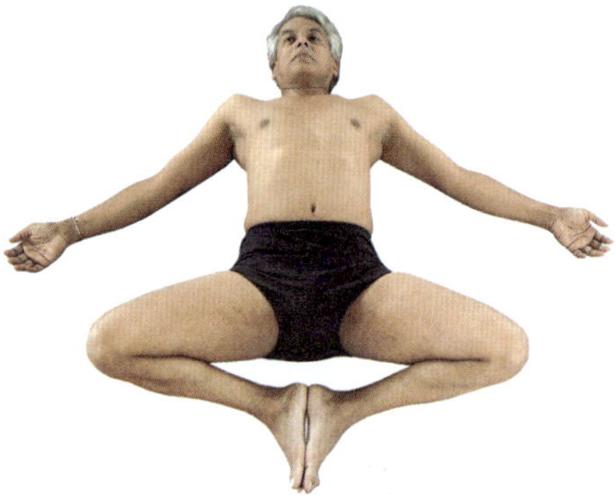

练习方法

1. 以束角式坐立。
2. 双手放到臀部两侧。
3. 双臂从双肘处弯曲，缓慢后倾，依次落地，背部躺在地面上。
4. 双臂向身体两侧伸展，掌心向上。
5. 在此位置保持尽可能长的时间，自然呼吸。

益处

- 深度放松。（保持此体式几分钟可能比睡几小时还要放松身心。）
- 放松的同时恢复体力。
- 调节月经。（女性可在经期做此体式。）

腹股沟和大腿拉伤时

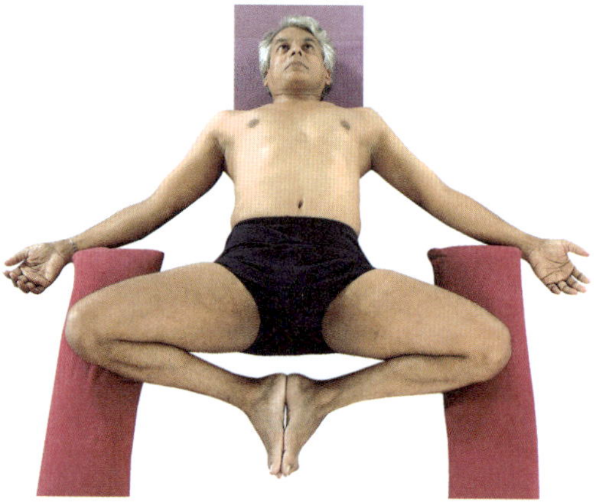

练习方法

1. 以仰卧束角式平躺。
2. 将1个枕头或1块砖置于大腿外侧与地面之间来支撑大腿。
3. 大腿压向枕头，进一步打开腹股沟。

益处

- 腿部支撑有助于放松腹股沟。

膝部不适

如果感到膝部不适，可用 1 条伸展带将两腿的大、小腿分别捆绑起来。

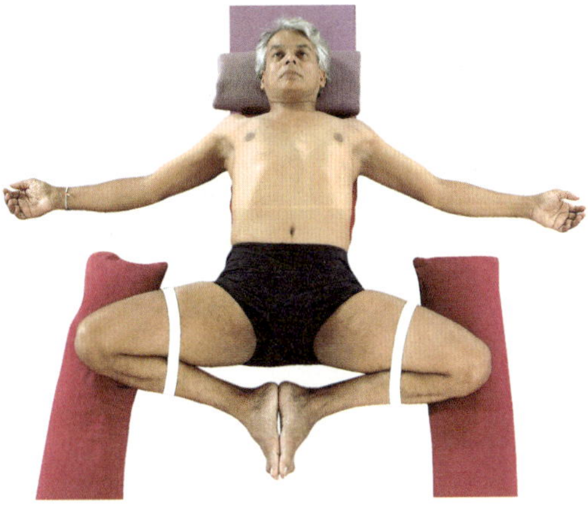

练习方法

1. 以束角式坐立。
2. 用两条伸展带分别环绕两腿的大腿中部和小腿中部，系紧。
3. 躺下，进入仰卧英雄式。
4. 头部后侧用1条折叠的毛毯支撑，使头部略高于胸部。

腰椎紧绷时

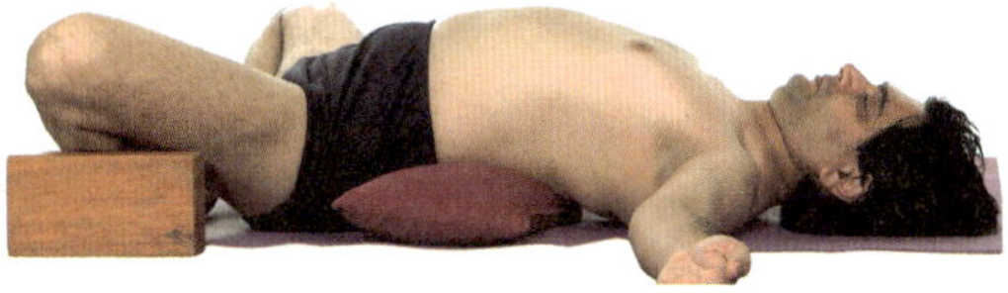

练习方法

1. 将1个薄而长的枕头或卷起的毛毯水平放在腰椎下方来支撑。
2. 以仰卧束角式躺下。
3. 将膝关节放置在木砖上。

益处

- 缓解背痛。
- 减轻因消化不良引起的腹泻。
- 因打开胸部两侧而让练习者恢复体力。
- 减轻疲劳，恢复清醒。

反酸、恶心时

饮食不规律、长途旅行，消化不良，伴随恶心、反酸，是运动员的常见问题。这可能并不需要治疗，但确实会引起运动员的不适，影响其场上发挥。束角式的这一变体可以迅速缓解恶心、反酸现象。

辅具：1个瑜伽桥或短桌子；1个抱枕，几条瑜伽毯；1块泡沫砖。

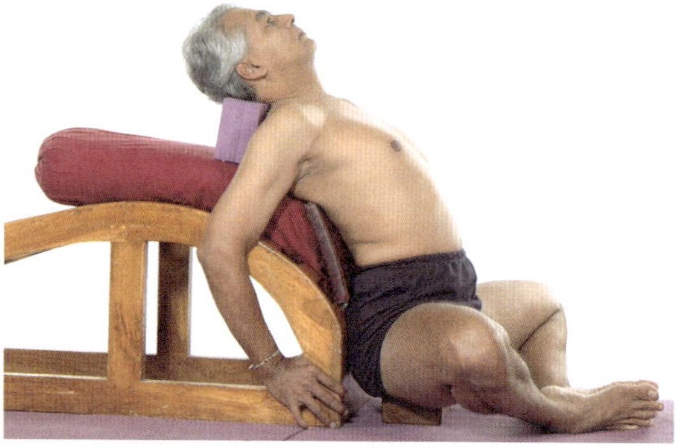

练习方法

1. 以束角式坐在1条折叠的瑜伽毯上，臀部后侧靠近瑜伽桥。
2. 双手放在双腿前方，身体前倾，将臀部进一步向后挪，靠向瑜伽桥。
3. 坐直，双手从瑜伽桥后方抓住桥腿，自然呼吸。
4. 吸气，躯干上提，双肩、头部向后靠。
5. 头部后侧放在泡沫砖或折叠的瑜伽毯上。如果背部接触不到瑜伽桥，则在背后放置1个抱枕。
6. 在此位置保持，自然呼吸，直到恶心和不适感缓解。

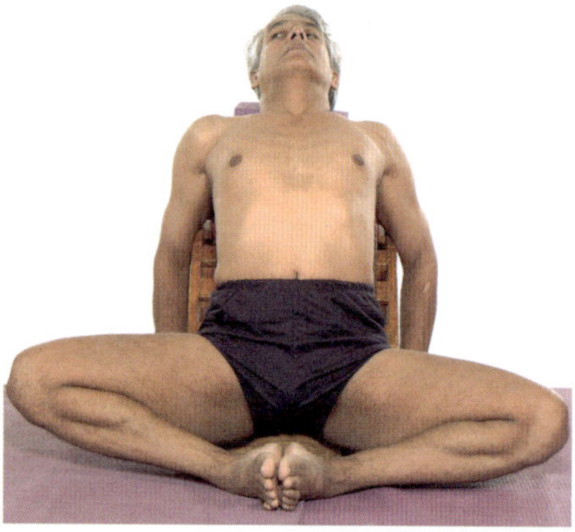

益处

- 伸展胃部和食道区域。头部后仰，可在胃肠道上部创造空间，会减轻胃液逆流以及反酸、恶心的感觉。

仰卧英雄式（Supta Vīrāsana）

supta，仰卧。在此体式中，双腿呈英雄式，背部躺在地面上。

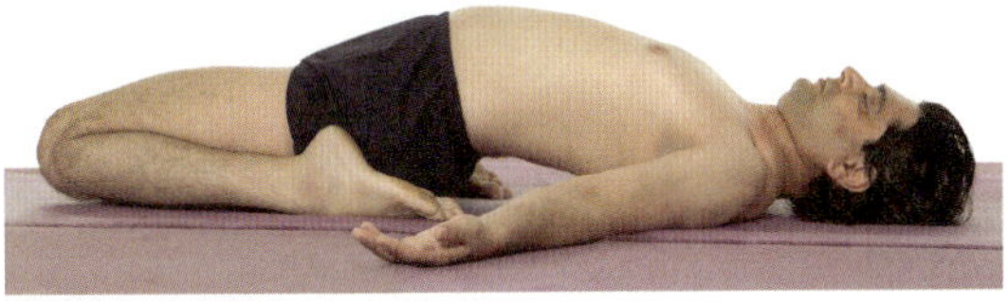

练习方法

1. 以英雄式坐立，双手手掌分别放在双脚两侧，自然呼吸1次。
2. 呼气，双臂从肘部弯曲，缓慢向后倾斜，两手肘依次落地，将头部、躯干慢慢靠近地面。
3. 头顶、头部后侧、后背部依次落地。
4. 双臂放在胸部两侧，双臂后侧伸展。
5. 大臂、掌心外旋。
6. 开始时在此位置保持至少 5 分钟，深呼吸。熟练后，可以在此位置保持可能长的时间。
7. 呼气，双臂弯曲，双手肘撑地，躯干抬起，返回英雄式坐立。

注意：

- 开始时如果双膝难以并拢，则可以稍微分开。
- 开始时大腿肌肉可能会感觉疼痛，但随着在此体式中保持时间的延长，疼痛感会逐渐消失。

益处

- 极大地舒缓腿部肌肉。此体式对长期站立的运动员特别有效。
- 有助于运动员缓解完成日常训练计划后的疲劳和紧张。
- 锻炼腹腔器官，帮助消化。甚至可以在餐后练习。
- 睡前练习几分钟，第二天晨起时会觉得精力充沛。
- 长期坚持练习可以增强机体耐力。
- 退休后练习也特别好，可以保持身心健康。

抱枕支撑

如果身体比较僵硬，无法将背部躺在地面上，可以用抱枕支撑。

辅具：2个抱枕，叠放，上面抱枕的短边与下面抱枕的短边距离2.5～5.0厘米；1条瑜伽毯，折叠，放在上面的抱枕的远端。

练习方法

1. 臀部靠近抱枕的短边，英雄式坐立。
2. 如果双膝僵硬，可以将1个抱枕或1条折叠的瑜伽毯放在两膝下面。
3. 呼气，身体缓慢后倾，躯干放在抱枕上。
4. 头部后侧放在1条叠起的毛毯上，头部略高于胸部。
5. 双臂向身体两侧伸展，将手肘和前臂放在地面上，掌心向上。
6. 在此位置保持尽可能长的时间，深呼吸。

注意：随着身体灵活性增加，可以只用1个抱枕支撑。

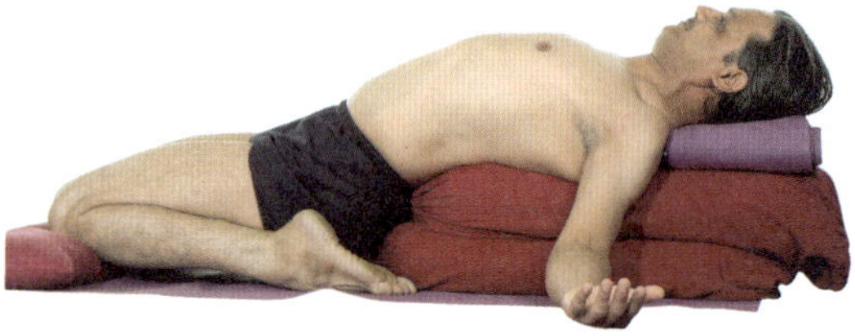

益处

- 放松身体，使人精力充沛。
- 改善呼吸功能，减轻胸部阻塞。如果感冒或鼻子堵塞，开始时呼吸可能会很费劲，但随着保持时间的延长，呼吸会变得容易。保持此体式5分钟，阻塞现象就会得到缓解。

毛毯支撑

如果下背部感觉不适，可以用1条毛毯支撑。

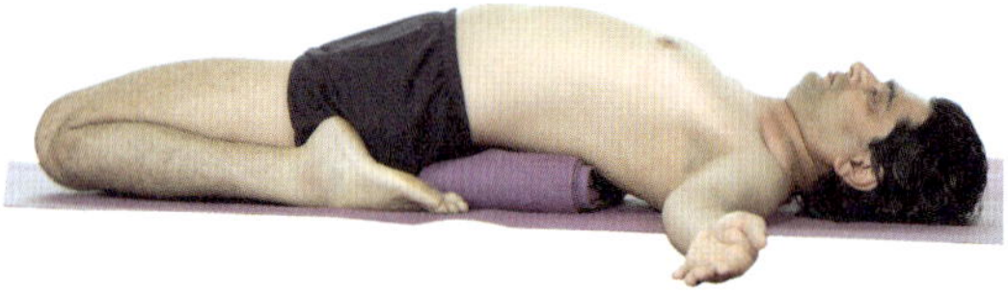

练习方法

1. 英雄式坐立。
2. 将瑜伽毯叠成30厘米宽，靠近臀部放置，身体缓慢后倾，进入仰卧英雄式。
3. 如果双膝僵硬，可以将卷起的瑜伽毯放在双膝下面。

益处

- 对消化不良的人非常有益。

仰卧手抓脚趾腿伸展式（Supta Pādānguṣṭhāsana）

supta，仰卧；pāda，脚；anguṣṭha，大脚趾。在此体式中，练习者仰卧在地面上，单腿向上伸展，用手抓住其大脚趾。

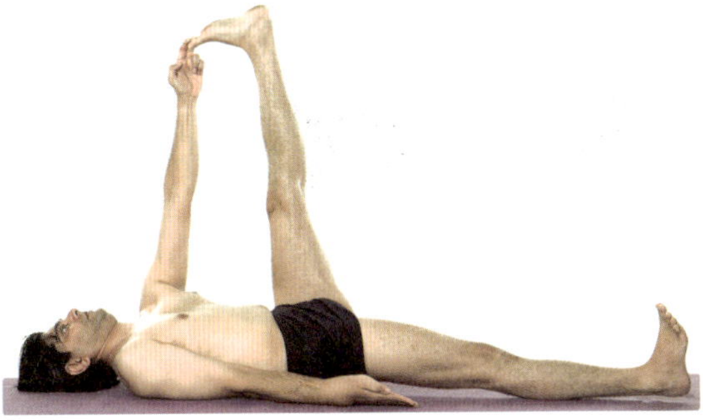

练习方法

1. 平躺在地面上，双臂放在身体两侧。保持双腿伸直，双膝稳固。
2. 呼气，左腿从左膝处弯曲，靠近胸部。左手食指和中指抓住左脚大脚趾。
3. 吸气，左腿伸直，与地面垂直。
4. 左肩、左臀不要抬离地面。
5. 双膝保持稳固，髌骨收紧，自然呼吸几次。
6. 在此位置保持30秒，自然呼吸。
7. 呼气，左腿弯曲，松开大脚趾，左臂、左腿落回地面。
8. 换右脚，重复这一体式。
9. 左右两边各重复3～4次。

细微调整

- 大腿顶部向髋臼移动，大腿肌肉收向腿骨，以防止腘绳肌肌腱紧张。
- 现在，伸展左腿外侧，大腿中部后侧沉向地面，以防止左臀离地。

伸展带辅助

如果身体僵硬，无法抓住大脚趾，或者上抬腿不能伸直，则可用伸展带辅助。将伸展带放在上抬腿的足弓处，用手抓住伸展带的两端。

益处

- 放松下背部。
- 通过伸展膝关节使之放松，并保持膝关节的健康。运动员经常会过度使用膝关节，需要规律练习此体式。
- 缓解腿部疲劳和沉重感，恢复腿部活力。
- 改善腿部血液循环，缓解腿部痉挛。
- 在做此体式时，上抬腿的股四头肌向地面移动，腘绳肌得到伸展，这与运动场上的动作正好相反。
- 伸展、强化腘绳肌，给它们创造自由。运动员的迈步可以更大，从而提高跑动速度。此体式也有助于如果腘绳肌拉伤或受损的康复。

仰卧手抓脚趾腿侧伸展式（Pārśva Supta Pādānguṣṭhāsana）

这是仰卧手抓大脚趾腿伸展式的一个变体，在这里，腿向侧方伸展。

练习方法

1. 仰卧在地面上，抬起右腿，进入仰卧手抓大脚趾式。
2. 头部、躯干和左腿保持不动。呼气，右臂、右腿移向右侧。右脚与臀部在一条直线上。
3. 保持双腿伸直，双膝稳固、收紧。
4. 左臀不要抬离地面。
5. 在此位置保持尽可能长的时间，自然呼吸。
6. 吸气，右臂、右腿返回到仰卧手抓大脚趾式。
7. 呼气，右腿落回地面。
8. 在左侧重复这一体式。

注意：如果手抓着大脚趾伸直腿有困难，则可屈腿，在足弓处放一根伸展带，用右手抓住伸展带，然后向身体侧方伸直手臂和腿，慢慢将其放到地面上。

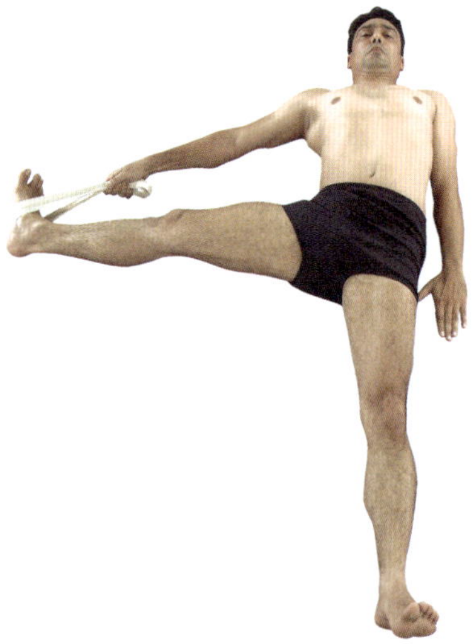

髋关节和腹股沟僵硬时

如果髋关节和腹股沟僵硬，脚难以放在地面上，可以将两脚抬高，分别放在两块砖上。

辅具：2块木砖。

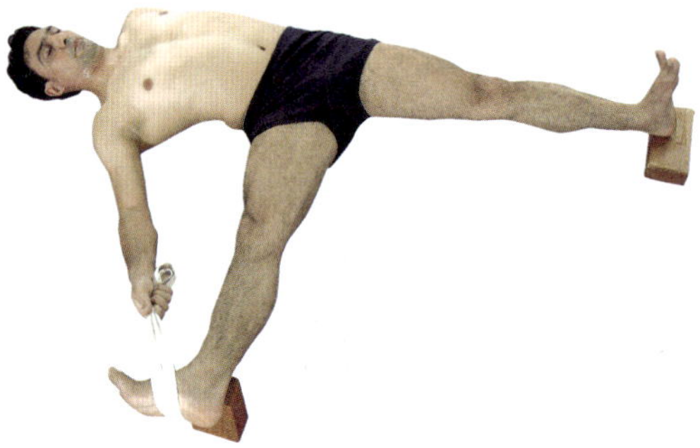

练习方法

1. 在右脚外侧下方放置1块木砖。
2. 右脚压住砖，大腿上部由内向外旋，打开腹股沟。
3. 左脚脚跟下方放置另一块木砖，伸展左腿腘绳肌。

益处

- 像仰卧手抓大脚趾式那样伸展腘绳肌和双膝后侧。
- 给双腿带来稳定，保持双膝健康。
- 缓解臀部、下背部和膝部疼痛，提高髋关节的灵活性。拉伸腘绳肌，从而释放双膝的紧张。
- 释放腹股沟区域的僵紧，提高其灵活性。这一部位在绝大多数运动中都是“紧闭的”，此体式可以将其打开。
- 在腹部创造空间，缓解废气的产生。
- 放松长途旅行后的背部和腿部。

坐骨神经疼痛和髋关节僵硬时

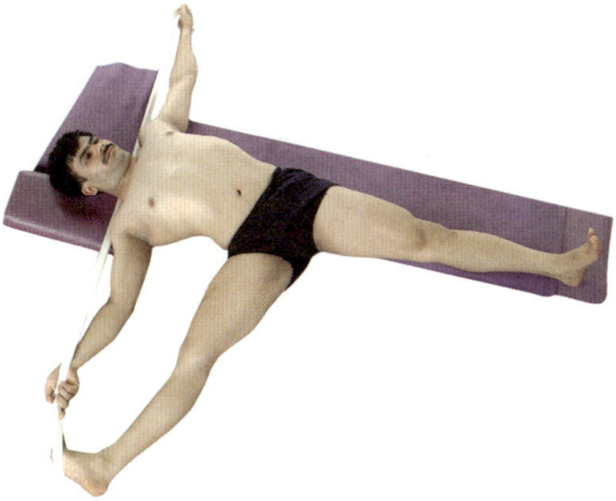

练习方法

1. 准备2～3条垫子，叠放在一起。
2. 仰卧在垫子上。左腿、左臀、躯干左侧和头部放在垫子上。
3. 躯干右侧、右腿、右臀放在地面上。这样，使得身体左边比右边稍高一点。
4. 右脚上套1根伸展带，抬起右腿，进入仰卧手抓大脚趾式。呼气，右手抓住伸展带，右腿移向身体右侧，进入仰卧手抓大脚趾腿侧向伸展式。
5. 将伸展带的自由端穿过颈部下方，用左手将其向左侧拉。
6. 右大腿外旋，压向地面。以此为臀大肌创造空间，使其更易外旋。
7. 保持双腿伸直。
8. 在此位置保持尽可能长的时间，自然呼吸。
9. 吸气，右腿抬起，返回仰卧手抓大脚趾式。呼气，屈右腿，取下伸展带，右腿落回地面。
10. 在左侧重复这一体式。

益处

- 缓解髋关节的疼痛和压力。这几乎是所有运动员的常见主诉。
- 给腹股沟区域带来自由，给双腿带来活力。尤其是能够打开腹股沟，放松髋关节，消解上述部位的僵紧。

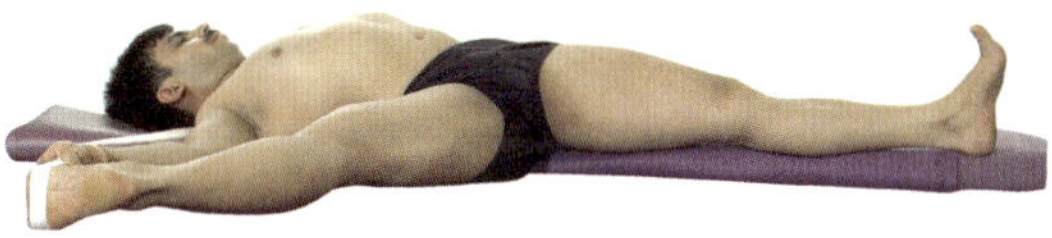

双脚仰卧祛风式
（Dwi Pāda Supta Pavana Muktāsana）

dwi，两个；pāda，腿；supta，躺下；pavana，空气；mukta，放松。此体式有助于排除腹部气体。

辅具：3个薄枕头，其中2个叠放在一起，还有1个放在距离前两个枕头45～60厘米处。

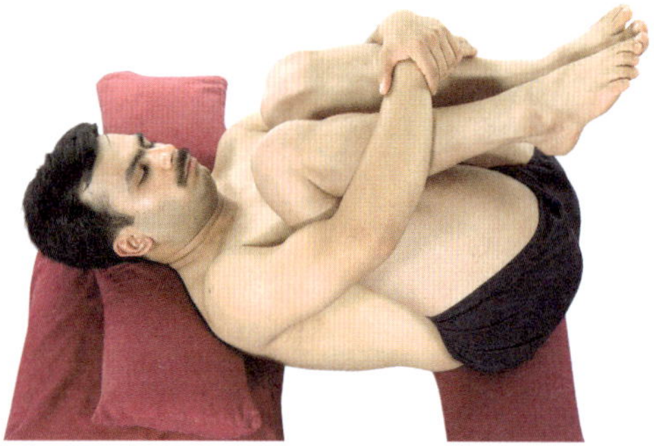

练习方法

1. 平躺，背部放在枕头之间的空当处，头部和颈部后侧放在叠放的枕头上面，臀部放在单独的枕头上面。
2. 呼气，双腿从双膝处弯曲，大腿靠近腹部，自然呼吸1次。
3. 呼气，双臂环抱双腿。
4. 双臂用力将双腿压向腹部。
5. 在此位置保持尽可能长的时间，自然呼吸。

益处

- 释放可能因消化不良积聚在腹部的气体，从而缓解胀气。
- 伸展脊柱，预防和减轻背部疼痛。

俯卧体式

蛙式（Bhekāsana）

bheka，青蛙。此体式像青蛙的姿态。开始时，可以进行单侧练习，用一只手抓住一只脚。熟练后再用双手分别抓住双脚。

单腿蛙式

练习方法

1. 脸朝下，平卧在地面上，下巴着地。
2. 双腿保持伸直、稳固，双臂放在躯干两侧。
3. 呼气，右腿从右膝处弯曲，右脚踝移向右臀。
4. 右手抓住右脚脚背，手指指向右膝方向，呼吸1次。
5. 呼气，将右脚尽可能地压向地面。
6. 自然呼吸几次。
7. 松开右脚，换左腿重复这一体式。

注意：熟练掌握单腿蛙式后，可尝试练习双腿蛙式，双腿同时弯曲，双手抓住脚背。

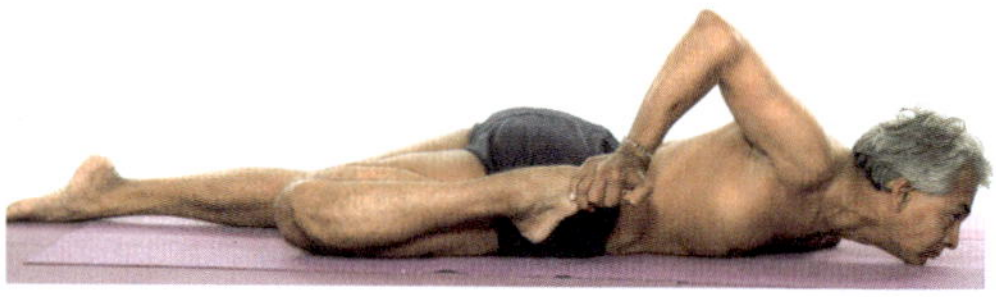

双腿蛙式

练习方法

1. 脸朝下，平卧在地面上，下巴着地。
2. 双臂放在躯干两侧，双臂后侧伸展。
3. 呼气，双腿从双膝处弯曲，双脚脚后跟移向臀部。
4. 双手分别抓住同侧脚的脚背，指尖指向膝部。
5. 自然呼吸几次。
6. 呼气，双臂从双肘处弯曲，双手手掌压住脚背，将脚趾、脚后跟压向地面。
7. 吸气，头部、躯干抬离地面。
8. 在此位置保持几秒钟，自然呼吸。
9. 呼气，双手松开，双腿伸开，放松。

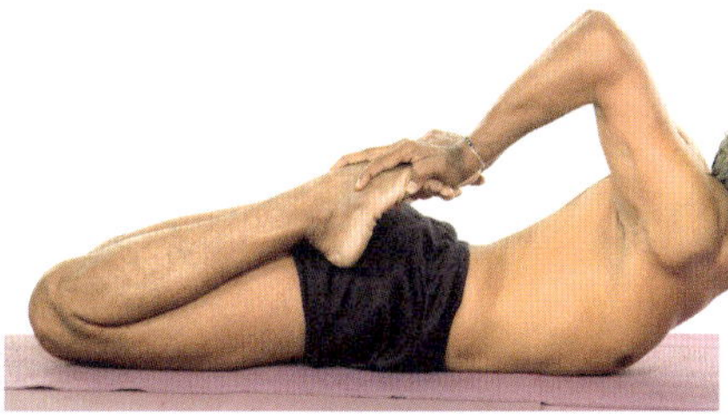

益处

- 缓解膝关节疼痛，稳固膝关节韧带。
- 改善足弓，对扁平足患者特别有益。
- 强健脚踝，有助于脚踝扭伤的康复。
- 减轻脚跟疼痛。

四柱支撑式（Chaturanga Daṇḍāsana）

chatura，4；anga，四肢；daṇḍa，棍，木条。在此体式中，整个身体要像木棍一样伸直、紧绷，用四肢（即两手、两脚）保持身体的平衡。

练习方法

1. 脸朝下，俯卧。
2. 双臂弯曲，双手手掌放在浮肋旁。
3. 双脚分开约30厘米，脚趾回钩，压实地面。
4. 呼气，整个身体离地，用脚趾和手掌保持平衡。
5. 保持双腿伸直，双膝稳固，整个身体，从头到脚跟，保持笔直，与地面平行。
6. 在此位置保持尽可能长的时间，自然呼吸。
7. 呼气，身体回落地面。

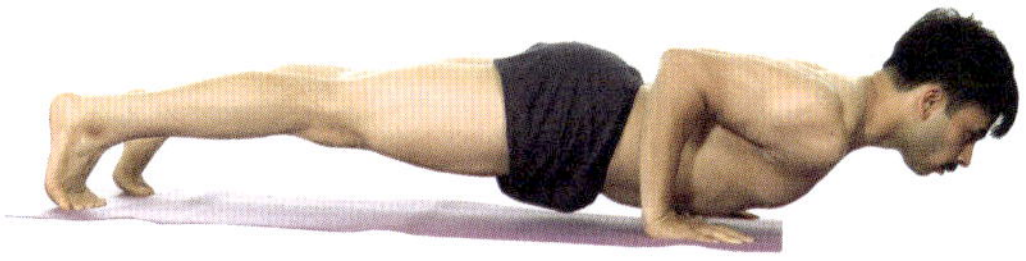

益处

- 强化前臂和腕部，加强此处的力量。
- 是拜日式的组成部分，带来身心的警醒。
- 调理腹部器官。

倒立体式

手倒立式（**Adho Mukha Vṛkṣāsana**）

adho，向下；mukha，脸；vṛkṣa，树。在此体式中，练习者双手撑地，身体倒立，双腿向上伸展。

练习方法

1. 面向墙面站立，距墙约60厘米。
2. 呼气，身体前屈，双手手掌放在地面上，距墙15～20厘米。双手分开，与肩同宽。
3. 十指朝墙，保持双臂伸直，手肘稳固。
4. 移动双脚，距离双手30～45厘米。
5. 右腿从右膝处略微弯曲，左脚后移，远离双手，自然呼吸1次。
6. 呼气，身体前后摆动几次，保持双臂伸直、稳固。自然呼吸1次。
7. 呼气，随着1次摆动，左腿抬起，悠上墙面，右腿紧跟上抬。
8. 也可以先抬右腿，后抬左腿。
9. 双脚脚跟抵墙，双脚并拢。
10. 保持双腿伸直，双膝稳固、收紧、上提。
11. 双手均衡压地，上臂内侧双战，双肩上提。
12. 呼气，抬头，看向地面。
13. 在此位置保持尽可能长的时间，自然呼吸。
14. 呼气，保持双臂伸直，双脚落回地面。
15. 重复这一体式。如果第一次先抬左腿，这一次则先抬右腿。
16. 熟练后，可以尝试双腿同时抬起。

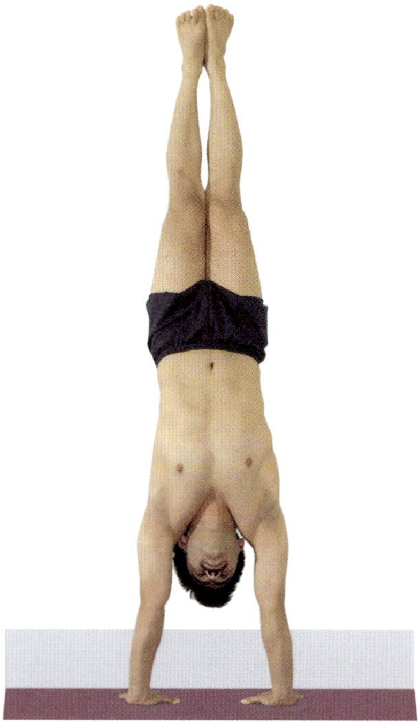

益处

- 加强双臂和手腕的力量。
- 释放双臂的紧张。
- 加强双肘关节的稳固。对需要长时间屈肘、导致双肘紧张的运动员尤其有用。
- 有助于迅速热身、清醒头脑。可在晨间比赛开始前练习几次。
- 加速身体升温，帮助适应寒冷天气。
- 在此体式中，心脏高于头部，会产生情感力量。
- 缓解紧张和恐惧，增强警觉和专注力。

伸展带辅助

如果在上述手倒立式中双臂很难伸直，可以将伸展带做成环状套在双肘处。

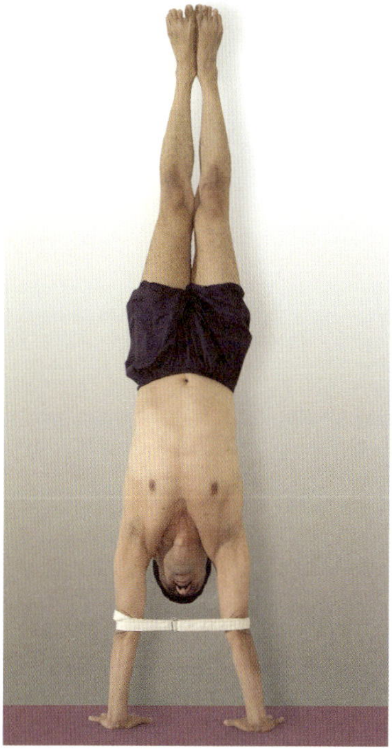

练习方法

1. 站立。
2. 将伸展带做成环状，套在双肘处。
3. 吸气，双臂向前平举，与双肩在一条直线上。调整伸展带，使双肘距离略窄于双肩。
4. 呼气，双手放在地面上，按前所述进入手倒立式。
5. 双肘撑住伸展带。

益处

- 有助于练习者，即使是臂力较弱者，都能轻松地在手倒立式中保持。
- 加强肩部和上臂力量。

在练习手倒立式时，可以调整手掌的位置，可以大大增强肩部、手肘、手腕和指关节的灵活性。

双手支撑木板–1

如果手腕难以承受身体的重量，感到异常挤压，可以在掌根处放一块斜木板，抬起掌跟，以调理手腕肌腱。

辅具：1块斜木板，一边高约5厘米，另一边高约1厘米。

练习方法

1. 将掌跟，靠近手腕处，放在斜木板上，手指下压，指向墙面，按前述方法进入手倒立式。

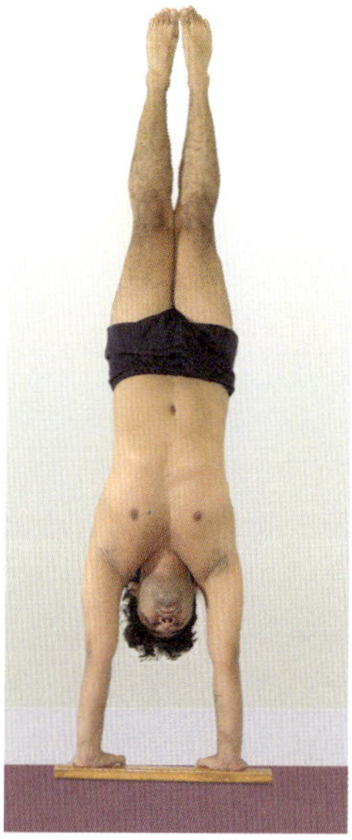

益处

- 缓解手腕压力。
- 充分伸展上臂。
- 在前述经典的手倒立式中肩胛骨内收并不容易。将头向前移，可以强化肩胛骨的内收。然后，保持肩胛骨不动，将头向后移，回到正位。

双手支撑木板-2

辅具：2块斜木板，平行放到地面，相距30厘米，高的一侧相对。

练习方法

1. 手掌转向侧面，指尖向外。
2. 将双手掌跟，靠近手腕处，分别放在两块斜木板上。然后，按前述方法进入手倒立式。

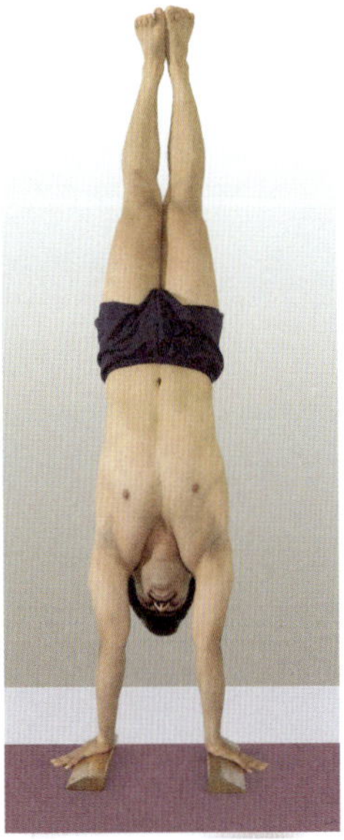

益处

· 上提肩部，加强上臂内侧肌肉。

反手

练习方法

双手手掌放在地面上，手腕朝向墙面，指尖向外，进入手倒立式。

注意：如果手掌难以平放在地面上，可以在掌跟处放1块斜木板，使掌跟，靠近手腕处，抬高，略高于手指。

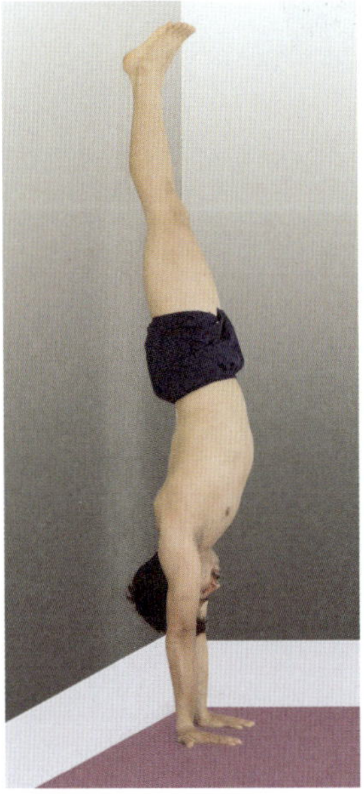

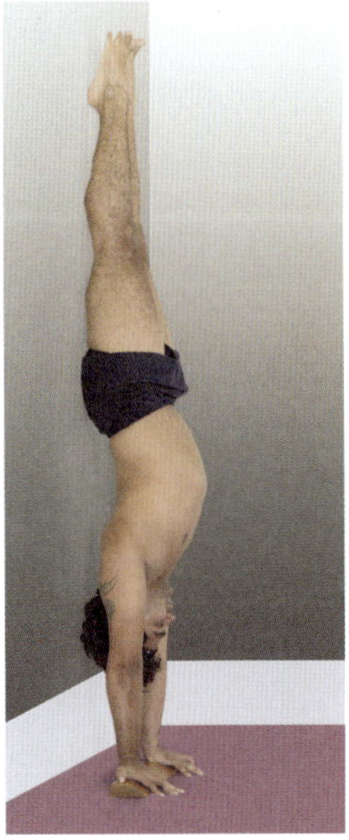

益处

· 增强三角肌的力量。
· 加强上臂肌肉。
· 伸展手肘，有效预防各种手肘损伤。
· 提高手腕灵活性。

孔雀起舞式（Pīnchā Mayūrāsna）

pīncha，尾巴或者羽毛；mayura，孔雀。此体式像展开尾部羽毛的孔雀。

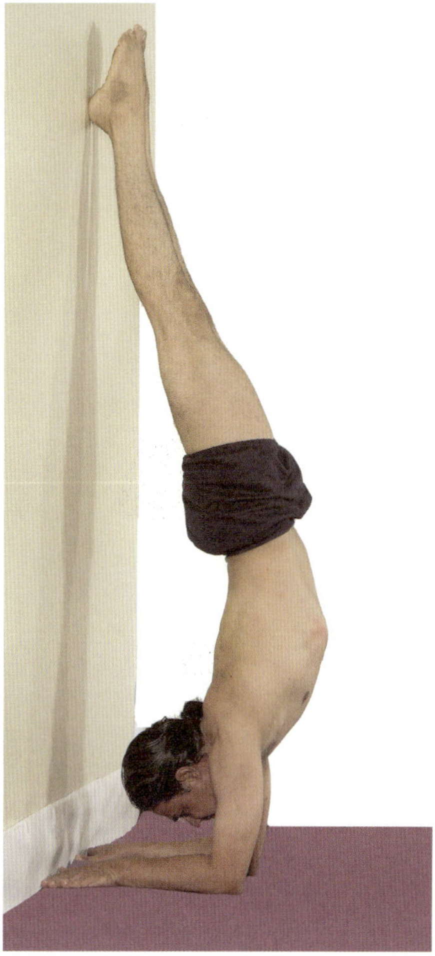

练习方法

1. 面向墙站立，距墙60厘米。
2. 双膝跪地，前屈，手掌、前臂和手肘放在地面上，手指指向墙。双肘和双手与肩同宽。
3. 手掌、前臂和手肘压实地面，双眼向下，看地面。
4. 呼气，双膝抬离地面，右脚微微后撤，摆动，将右腿悠上墙面，左腿紧随其后。
5. 后脚跟靠墙，双脚并拢。
6. 双腿伸直，保持膝关节稳固、收紧。
7. 保持手掌、前臂和手肘压实地面，上臂、肩部和脊柱垂直向上伸展，仰头看向地面。
8. 开始时，在此位置保持20～30秒。随着练习的进行，可以保持尽可能长的时间，自然呼吸。
9. 呼气，保持肩部上提，双腿摆动离墙，双脚依次落回地面。
10. 以左腿先进入的方式重复这一体式。

注意：随着练习的进行，可以尝试将双腿同时抬起，抵墙。

手肘绑带

如果双肘距离展宽、肩部下沉，整个身体的重量都会压到双臂上，从而使得呼吸困难，导致身体收缩。为了防止这种情况发生，可以在上臂近手肘处绑 1 条伸展带。

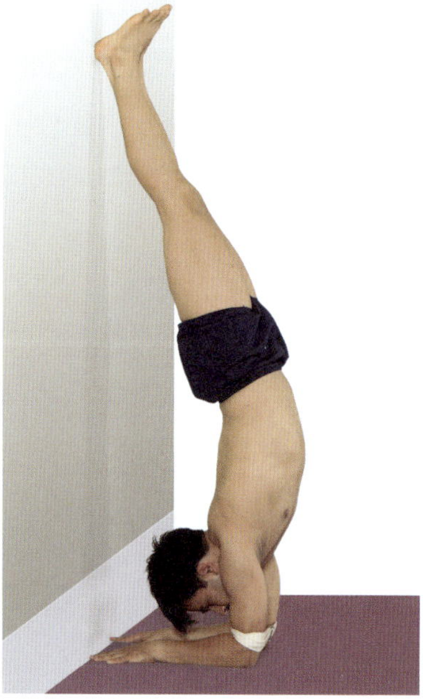

练习方法

1. 站立。
2. 在上臂近手肘处绑1条伸展带。
3. 吸气，双臂向前平举，与双肩在一条直线上。调整伸展带，使双肘距离与肩同宽。
4. 呼气，双膝跪地，手掌、前臂和手肘放在地面上，自然呼吸1次。
5. 呼气，按前述方法进入孔雀起舞式。

手掌隔砖

如果双手距离窄于双肩，会导致肩部下沉，整个身体感到压力。为了避免这种情况发生，可以在双掌间放置 1 块砖，大拇指和食指内侧抵砖。

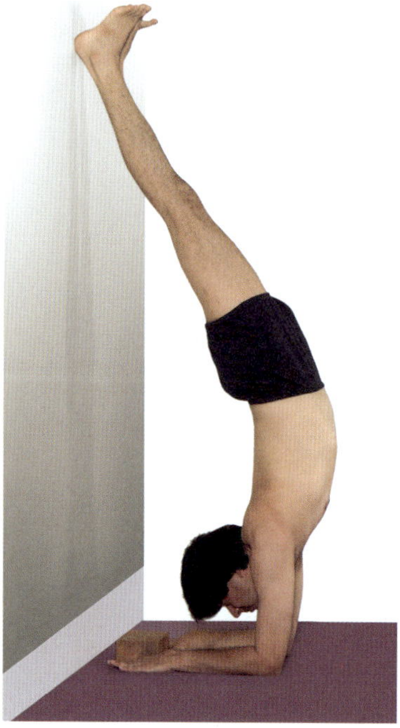

益处

- 加强上臂、肩部和肩胛骨的力量。
- 释放上臂肌肉压力。
- 增强耐力。
- 此体式适合进行热身而几乎不会感到疲劳。此体式适合在练习开始前、气候较冷时，快速重复几次。

支撑头倒立式（Sālamba Śīrṣāsana）

sālamba，支撑；śīrṣā，头。在此体式中，在双臂的辅助下身体在头部保持平衡。

练习方法

1. 将瑜伽毯对折4次，平铺在地面上，跪在瑜伽毯前方。
2. 前屈，双肘、前臂外侧放在瑜伽毯上，手掌相对，双肘距离与肩同宽。
3. 轻轻将手腕和手掌彼此靠拢，十指交叉呈碗状。
4. 手掌和手腕的外侧、手肘的内侧和前臂压实地面。
5. 轻轻抬起臀部，将头放在两掌之间，头顶落在瑜伽毯上，头后侧贴着手掌，自然呼吸1次。
6. 呼气，前臂、手肘压在瑜伽毯上，肩部上提，双膝上提，离开地面。
7. 双脚移向头部，保持肩部的上提，自然呼吸1次。
8. 呼气，轻轻摆动，双脚同时上抬，离开地面，保持双腿从双膝处弯曲，在此位置保持稳定，自然呼吸几次。
9. 呼气，慢慢地抬起双膝，直到髌骨朝向天花板。
10. 双腿伸直，保持双膝稳固、收紧。
11. 保持整个身体，从头到脚，与地面垂直。
12. 在此位置保持尽可能长的时间，开始时1分钟，随着练习的进行延长到15 分钟，自然呼吸。
13. 呼气，保持肩部上提，双腿从双膝处弯曲，双脚慢慢落回地面。
14. 慢慢将双腿放下，确保是双脚触碰地面，而不是双膝。如果双膝触碰地面，则很容易磕碰受伤，这一点必须注意。

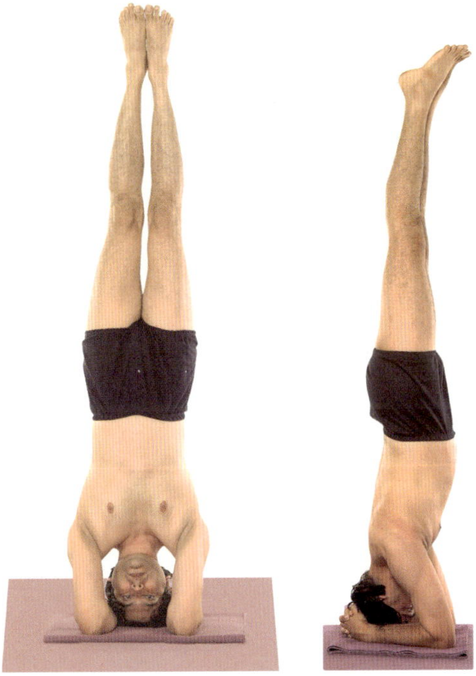

益处

- 对整个身体非常有益，因此被称为“体式之王”。
- 有助于新鲜血液渗入细胞，为脑细胞供氧。
- 提升内部力量，降低对疾病的易感性。
- 增强体力和耐力。
- 稳定情绪。
- 克服、预防疲劳。
- 放松、激活所有腹部器官。

靠墙

开始练习时，在此体式中保持平衡比较困难，可以靠墙练习。

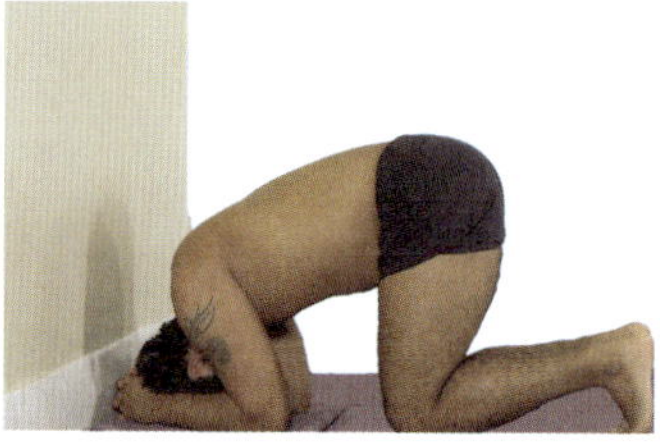

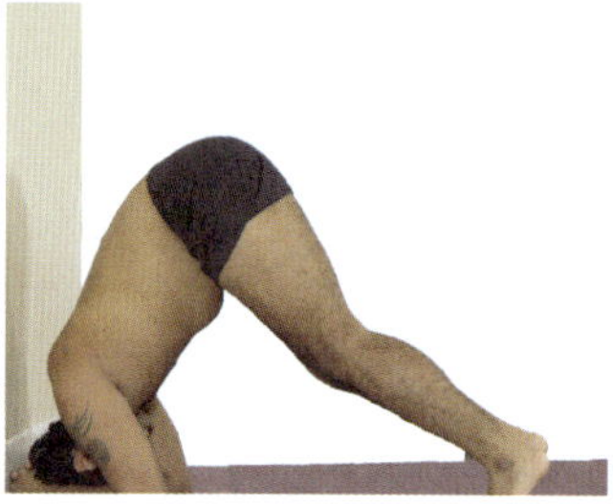

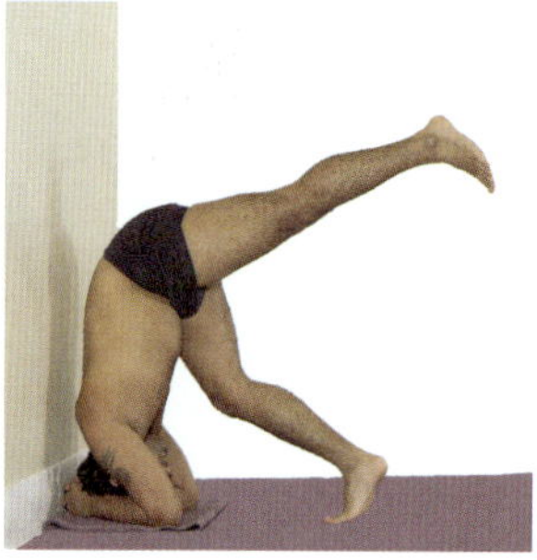

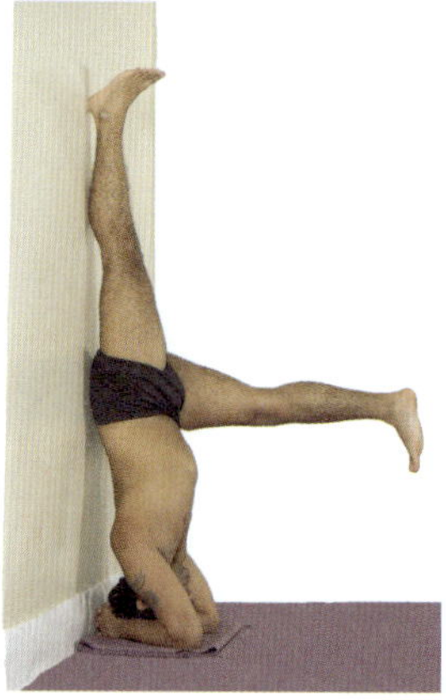

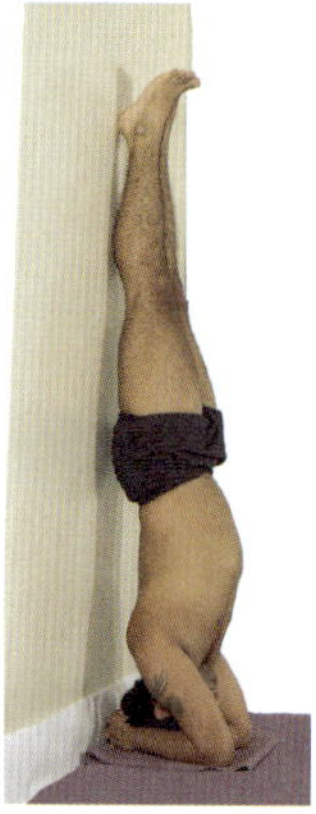

练习方法

1. 将瑜伽毯对折 4次，靠墙摆放。
2. 面向墙面，跪立在瑜伽毯前面的地面上。
3. 按照支撑头倒立式的步骤2～5，前屈，调整手掌、手臂和头部。
4. 手背靠近墙面，自然呼吸1次。
5. 呼气，臀部、双膝抬起，臀部移向墙面方向。
6. 右腿稍微靠向头部，自然呼吸1次。
7. 呼气，左腿抬起，悠到墙面，右腿跟随。
8. 大腿、脚跟后侧抵靠墙面，双脚并拢，保持双腿伸直，膝关节稳固、收紧。
9. 开始时在此位置至少保持1 分钟，之后可延长保持时间，自然呼吸。
10. 呼气，双腿从双膝处弯曲，双脚抵靠墙面。自然呼吸1次，双膝慢慢下落，双脚离开墙面，慢慢落回地面。

益处

· 带来练习该体式的信心，学会调整身体使其正位，而不必费力保持平衡。一旦有了信心就可以离开墙面练习平衡。

靠墙角

靠墙角练习支撑头倒立式有助于培养体式中的正位和平衡。不过，由于没有方向感，这可能会导致双腿向左或向右偏离。

练习方法

1. 双手十指交扣，放在靠近墙角处。
2. 进入支撑头倒立式，双臂、双脚分别靠在墙角 两边。

双肩有支撑

颈部肌肉力量弱或者受过伤的人不能做头倒立式，否则会导致严重的颈部疼痛。有些人肩部力量不够，也不能做此体式。这些情况下，可以用 2 个盒子支撑双肩练习头倒立式。

辅具：2个盒子，高45厘米，相距约45厘米，靠墙放置。在每个盒子上铺1条瑜伽毯。如果没有盒子，可以用2把等高的椅子代替，椅座相对放置。

练习方法

1. 面向墙面，跪在盒子前的地面上。呼气，前屈，将头部放在2个盒子之间，将双肩分别放在2个盒子上。头两侧应非常接近盒子。否则，可调整盒子使之靠近。
2. 双臂弯曲，将上臂放在盒子上，保持前臂与地面垂直，自然呼吸1次。
3. 呼气，臀部和双膝抬起，双腿摇摆，悠向墙面。
4. 双脚并拢，双腿伸直，保持双膝稳固、收紧。
5. 在此位置保持尽可能长的时间，自然呼吸。
6. 呼气，双腿从双膝处弯曲，双脚抵靠墙面，然后落回地面。

注意：如果自己无法将双腿抬起抵靠墙面，可请同伴协助。

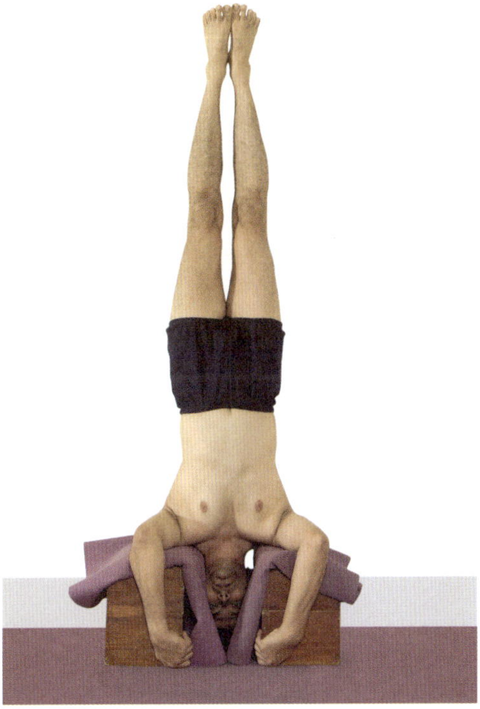

益处

- 拉长颈部肌肉，而不给颈部造成任何压力。缓解颈部疼痛。

扭转侧倒立式（Pārśva Śīrṣāsana）

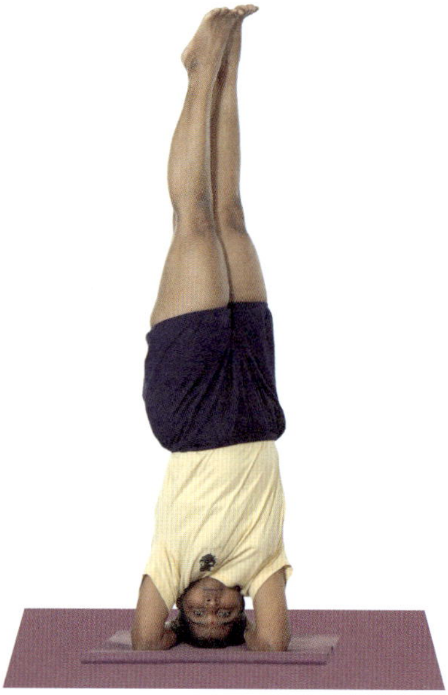

练习方法

1. 进入支撑头倒立式。
2. 呼气，头部、双臂保持原位，躯干、双腿转向右侧。
3. 在此位置保持20～30秒，自然呼吸。
4. 呼气，躯干、双腿回正。
5. 躯干、双腿转向左侧，在此位置保持20～30秒，自然呼吸。
6. 呼气，躯干、双腿转正，自然呼吸1次。
7. 呼气，按照支撑头倒立式中所述方式退出体式，或者继续进入其他头倒立式变体。

益处

· 带来脊柱的灵活性。
· 对内分泌系统特别有好处。

扭转倒立式（Parivṛtta Eka Pāda Śīrṣāsana）

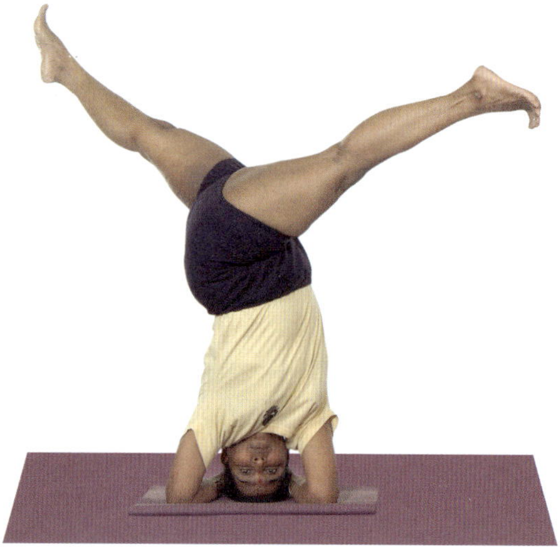

练习方法

1. 进入支撑头倒立式。
2. 呼气，脊柱、双腿转向右侧。
3. 躯干保持原位，右腿向后伸展，左腿向前伸展。
4. 保持双腿伸直，双膝稳固、收紧。
5. 呼气，脊柱进一步扭转。
6. 在此位置保持20～30秒，自然呼吸。
7. 呼气，双腿并拢，回正。
8. 在左侧重复这一体式，左腿向后伸展，右腿向前伸展。

益处

· 伸展腘绳肌，调理腿部。
· 激活肾脏。
· 对内分泌紊乱的女性十分有益。

坐角头倒立式
（Upaviṣṭa Koṇāsana In Śīrṣāsana）

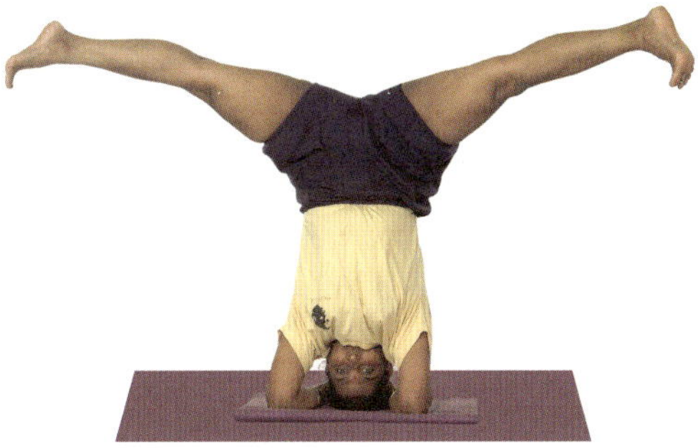

练习方法

1. 进入支撑头倒立式。
2. 呼气，前臂紧压垫子，双腿分开呈坐角式。
3. 保持双腿伸直，双膝稳固、收紧。
4. 在此位置保持20～30秒，自然呼吸。
5. 呼气，双腿收回，并拢。

束角头倒立式
（Baddha Koṇāsana In Śīrṣāsana）

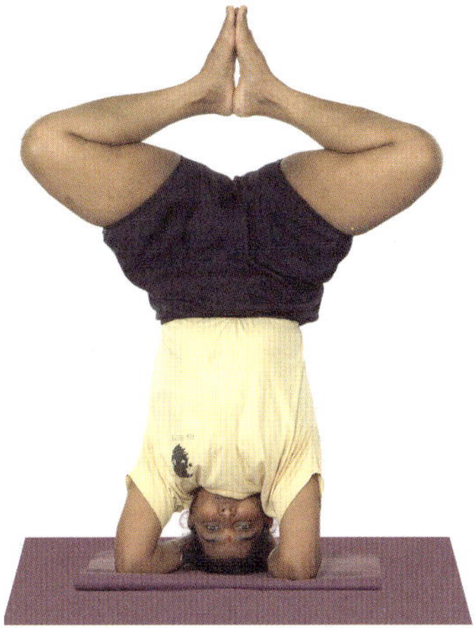

练习方法

1. 进入支撑头倒立式，双腿分开呈坐角式。
2. 呼气，双腿进一步打开，从双膝处弯曲。
3. 双脚并拢，进入束角式，双膝进一步打开。
4. 在此位置保持20～30秒，自然呼吸。
5. 呼气，双腿伸直、并拢。

益处

· 可以获得支撑头倒立式的所有益处。
· 伸展双膝，有助于释放双膝的压力。
· 帮助调节内分泌系统，对女性生理期紊乱非常有益。

四足式（Chatushpādāsana）

chatur，4；pāda，脚。有一种动物叫作chatushpada，因为它有四只脚。在此体式中，双脚、双肩就好像这种动物的四只脚。

练习方法

1. 仰卧在地面上，双臂向双脚的方向伸展。
2. 呼气，双腿从双膝处弯曲，双脚移向臀部。
3. 双脚、双膝分开约15厘米。
4. 双手分别紧紧抓住同侧脚踝，自然呼吸1次。
5. 呼气，上臂、双肩和头部压地，肩胛骨、髋部抬起。
6. 双臂伸直，髋部进一步抬起。
7. 在此位置保持尽可能长的时间，深呼吸。
8. 呼气，双手从脚踝上松开，双脚向远离双髋的方向移动，臀部落回地面。

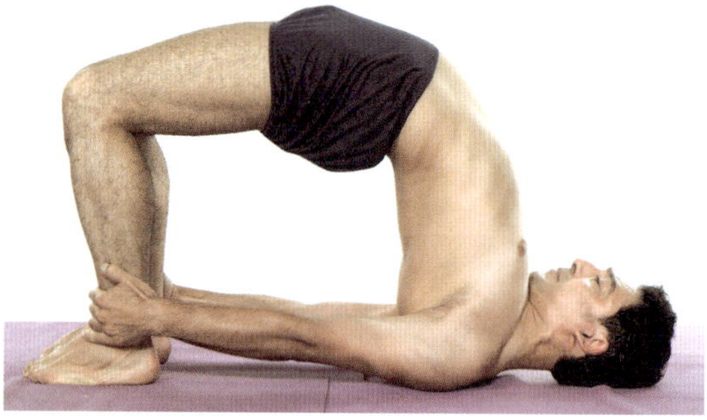

益处

- 伸展颈部肌肉，缓解颈部疼痛。
- 给肩部、下背部和髋关节带来自由。
- 打开胸腔，释放横膈膜，改善呼吸，从而增强耐力。

平台或硬床上

此变体对颈部疼痛的人特别有益。

练习方法

1. 仰卧在一个平台或者硬床上。
2. 肩部放在平台或硬床的一个边上，头部后仰，垂落。
3. 肩胛骨向髋关节方向伸展，自然呼吸1次。
4. 呼气，双腿弯曲，双脚移向臀部。
5. 双脚分开约15厘米。
6. 两手分别紧紧抓住同侧脚踝。
7. 呼气，髋部向上抬起，离开平台或床，自然呼吸1次。
8. 头部进一步向后，靠向平台或床的侧边，髋关节进一步抬高。
9. 双肩内缘向肩胛骨方向旋，双臂伸直。
10. 在此位置保持尽可能长的时间，深呼吸。
11. 呼气，双手从脚踝上松开，臀部落回平台或床上，双腿伸直。
12. 重复这一体式几次。

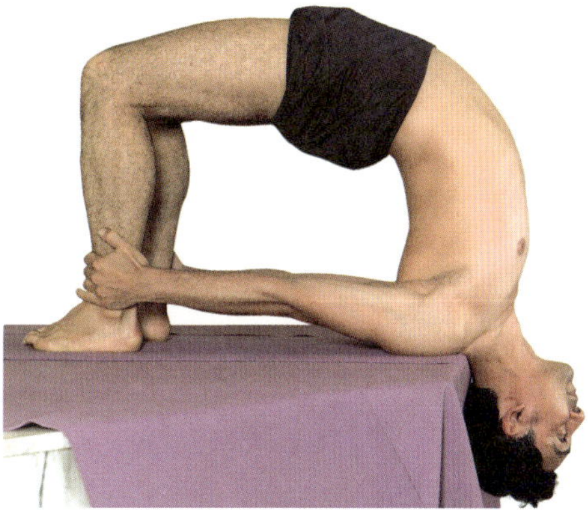

益处

- 极为缓解颈部疼痛。

支撑肩倒立式
（Sālamba Sarvāṅgāsana）

sālamba，支撑；sarvānga，整个身体。此体式会给整个身体带来益处。

辅具：4～5条瑜伽毯，各对折4次，整齐地叠放成一摞，总高度10～13厘米，如果瑜伽毯较薄可以多用几条。在这摞瑜伽毯的前方铺1条瑜伽毯，头部将放在上面，以免地面太硬，大脑或头骨感觉不适。

练习方法

1. 将准备好的一摞瑜伽毯放在地面上。
2. 仰卧在地面上，双肩靠近这摞瑜伽毯的边缘，头下垫1条折叠一次的瑜伽毯，这条瑜伽毯紧贴那摞瑜伽毯摆放。
3. 双臂沿躯干两侧伸展，自然呼吸1次。
4. 呼气，双腿抬起，臀部不动，双腿和臀部在一条直线上。
5. 双手手掌紧压地面，髋部、躯干抬起。
6. 双臂从双肘处弯曲，双肩、上臂和手肘压向瑜伽毯，然后，把手掌放在背部。
7. 手掌紧紧按在背部靠近肩胛骨处，髋部、躯干进一步向上抬起。
8. 双腿伸直，保持双膝稳固、收紧。保持两腿各成一条直线，大腿前侧由外向内旋。
9. 在此位置保持尽可能长的时间，自然呼吸。开始时可以保持 1分钟，逐渐延长到5～15分钟。
10. 呼气，双手从背部松开，髋部、躯干慢慢落回瑜伽毯。

注意：

- 如果做完肩倒立式颈部有疼痛，可以在双肩下再多垫几条瑜伽毯。
- 确保两个手肘紧实地压在瑜伽毯上，彼此靠拢。这样颈部会没有压力，整个身体会感到轻盈。
- 如果肩部僵硬，手肘不能放在瑜伽毯上，可以将一块2.5～5.0厘米高的木板垫在手肘下面。

益处

- 对整个身体都有益处。
- 给身体和头脑带来平静和敏锐。
- 缓解疲劳的最好体式之一。
- 提升情绪中心。
- 作用于内分泌系统，对甲状腺和甲状旁腺也有好处。
- 改善整个身体的新陈代谢。
- 活化肾上腺。
- 预防感冒和其他常见呼吸系统疾病。

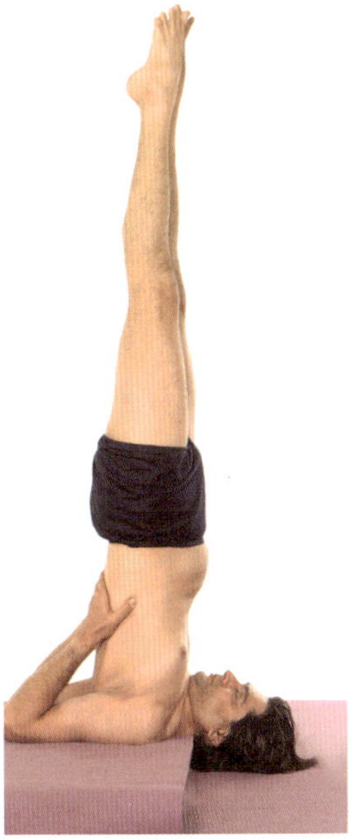
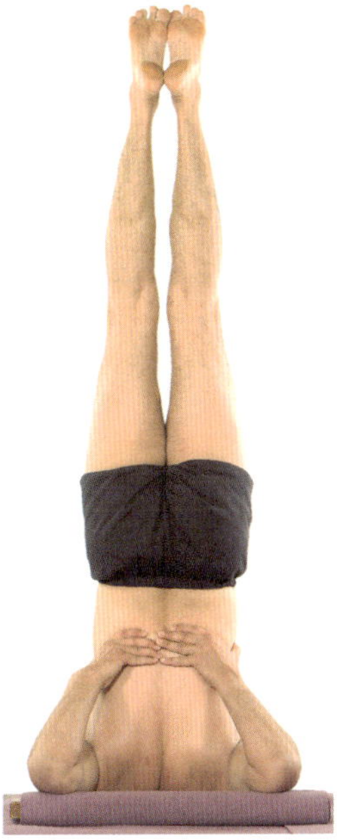
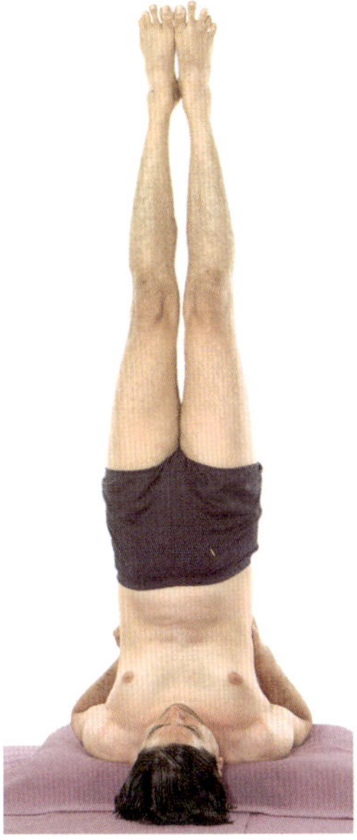
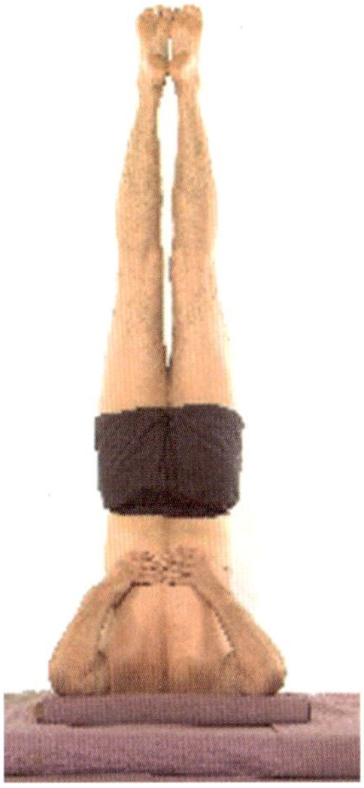

手肘绑带

如果两手肘外展，躯干下沉，负荷落在颈部，使其拉紧。双腿也会前倾，身体感觉沉重。如果双肘无法靠拢，可以在上臂靠近手肘处绑1根伸展带，以保持双肘距离与肩同宽。

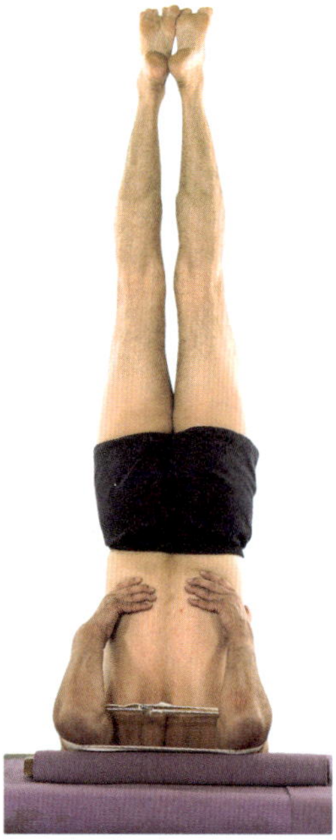

练习方法

1. 把伸展带做成环状，与肩同宽。将一只手臂伸到这个环中。
2. 仰卧在瑜伽毯上，按前述进入支撑肩倒立式，自然呼吸1次。
3. 呼气，臀部轻轻向前移动，双脚像犁式一样放在地面上。
4. 将另一只手臂也伸到环里。将伸展带调整到上臂靠近手肘处。
5. 双臂伸展，上臂外侧撑紧伸展带。
6. 双臂从双肘处弯曲，前臂抬起，手掌放在背部，自然呼吸1次。
7. 呼气，双腿依次抬起，再次进入支撑肩倒立式。

椅子上

练习初期，不借助任何辅具很难完成支撑肩倒立式。即使能够进入体式，也很难在体式中保持，从而无法获得该体式可以带来的全部益处。这时可以借助椅子完成体式。

辅具：1把椅子，4～5条瑜伽毯，按支撑肩倒立式中所述将其折叠，整齐地叠放在一起。将椅子部分放在瑜伽毯上，前腿离瑜伽毯前端约15厘米。

练习方法

1. 侧身坐在椅子上。
2. 将胸部转向椅背，双手抓住椅背两边，自然呼吸1次。
3. 吸气，双腿依次搭在双手中间的椅背上，双腿从双膝处弯曲，双膝后侧放在椅背顶端。
4. 呼气，双手抓住椅背两边，臀部移向椅座后缘。
5. 躯干下落，躺在椅座上，自然呼吸1次。
6. 呼气，小腿慢慢离开椅子，同时躯干从椅座前缘缓慢地向下滑，双手向下移动，抓住椅腿的合适位置。
7. 躯干继续向下滑，直至肩部落在瑜伽毯上，头部垫在事先准备好的那摞瑜伽毯前方的瑜伽毯上。
8. 双手依次穿过椅子的两个前腿，并牢牢抓住椅子的后腿。
9. 双腿伸直，保持双膝稳固、收紧，双腿后侧搭在椅背上。
10. 吸气，躯干上提。

11. 在此位置保持3～4分钟，以后逐步延长至10分钟，自然呼吸。
12. 呼气，双手松开，臀部、双腿慢慢滑向地面，头部远离椅子。

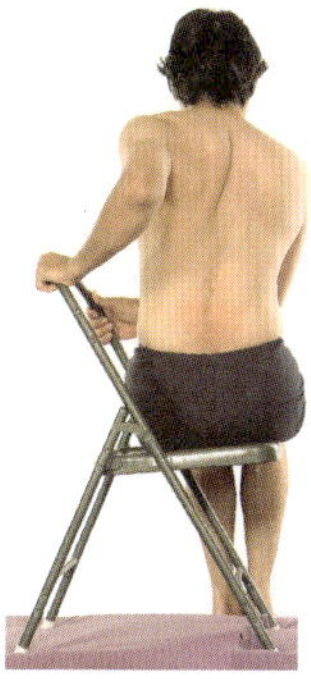
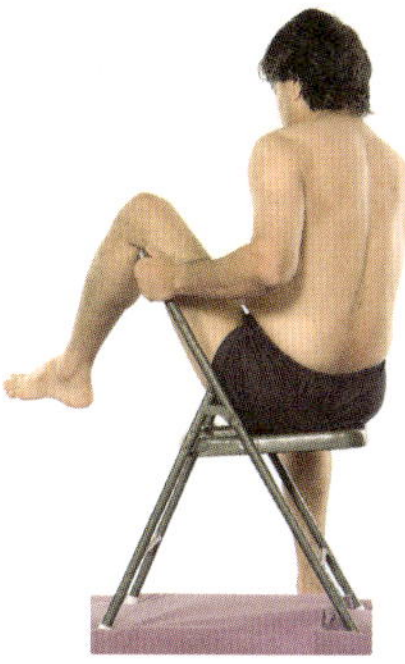
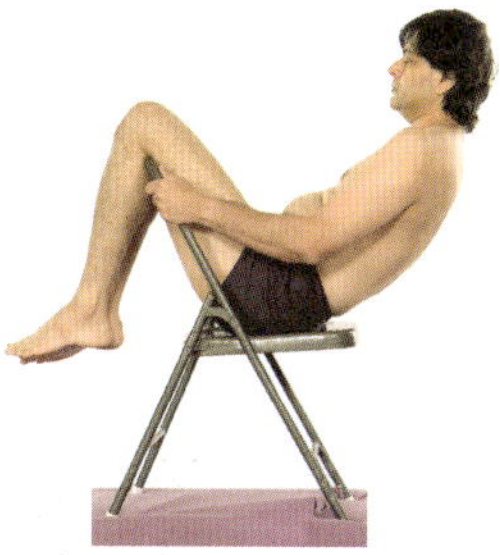
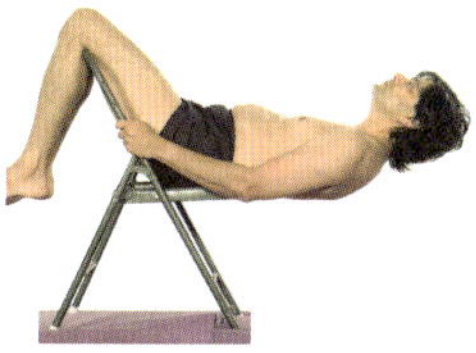
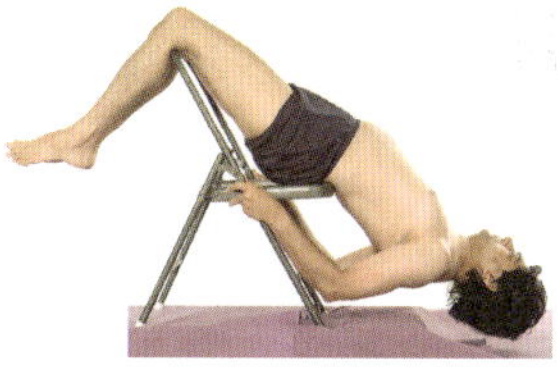
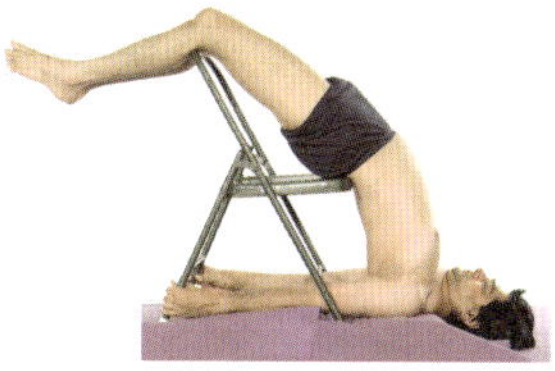
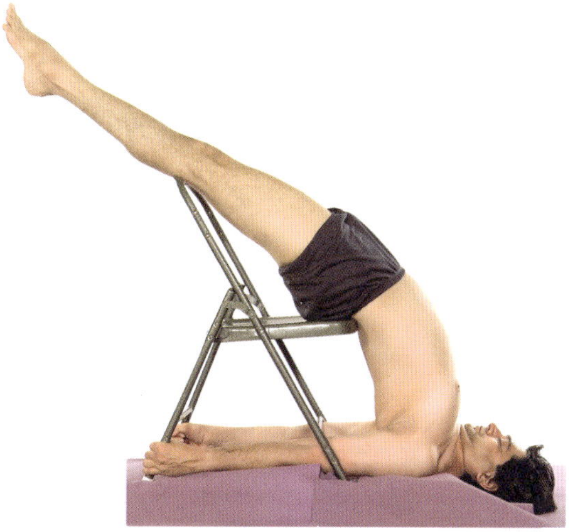

支撑肩倒立倒箭式
（Viparīta Karaṇī In Sālamba Sarvāṅgāsana）

此体式是倒箭式和支撑肩倒立式的结合，臀部的顶端抵靠椅座，腿部垂直于椅座。

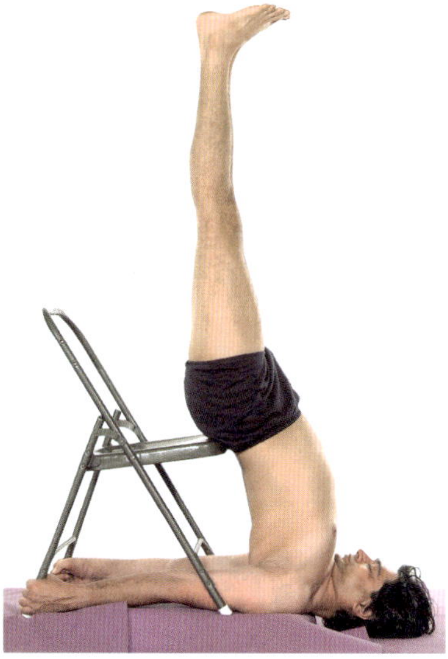

练习方法

1. 进入椅子上的支撑肩倒立式。
2. 双手抓住椅子的后腿，臀部的顶端抵靠椅座的前侧边缘。
3. 呼气，双腿抬起，与椅座垂直。
4. 在此位置保持尽量长的时间，至少10分钟，自然呼吸。
5. 呼气，双腿放在椅背上，按前所述躯干缓慢滑下椅子。

益处

- 有助于冷静、放松大脑。
- 放松心肌。

无支撑肩倒立式
（Nirālamba Sarvāṅgāsana）

nirālamba，无支撑。在此体式中，不用手掌支撑后背。

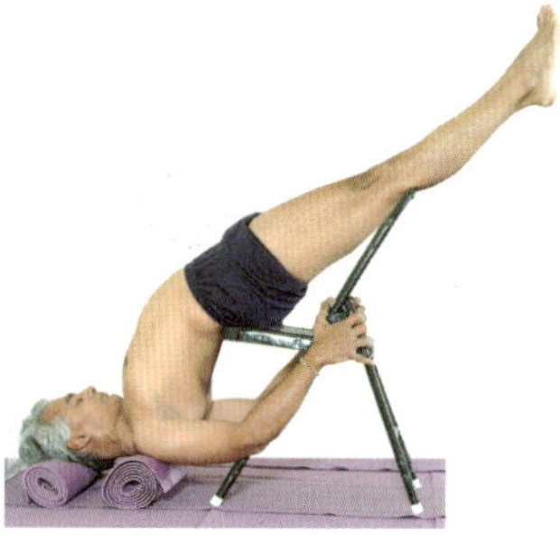

辅具：1把椅子，距墙30～45厘米放置，椅座朝向墙面。2条瑜伽毯，紧实地卷起来，放在靠近椅子前腿处的地面上。再将1条薄瑜伽毯卷起来，放在墙面和紧实地卷起来的瑜伽毯中间。

练习方法

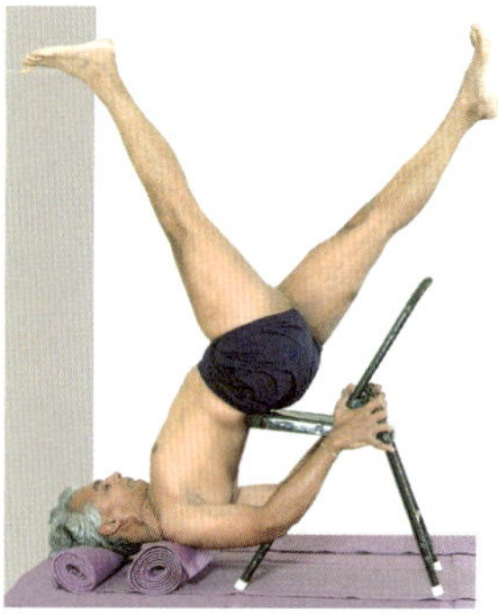

1. 坐在椅子上，按前述方法进入肩倒立式，头部接近墙面。
2. 肩部放在紧实地卷起来的瑜伽毯上。
3. 在头骨底端有一块球状凸起。准备好的薄瑜伽毯卷应支撑此处。
4. 双手抓住椅腿，双腿、臀部依次抬起，离开椅子，移向墙面的方向。
5. 脚趾抵靠墙面。
6. 双手依次从椅子上松开，双臂从肘部弯曲，放在头顶上方。
7. 上臂下压，脚趾进一步向上伸展。脚趾压住墙面，伸直双腿。
8. 在此位置保持8～10分钟。
9. 手掌抓住椅腿，双腿依次放在椅背上，慢慢推开椅子，身体滑到地面上。

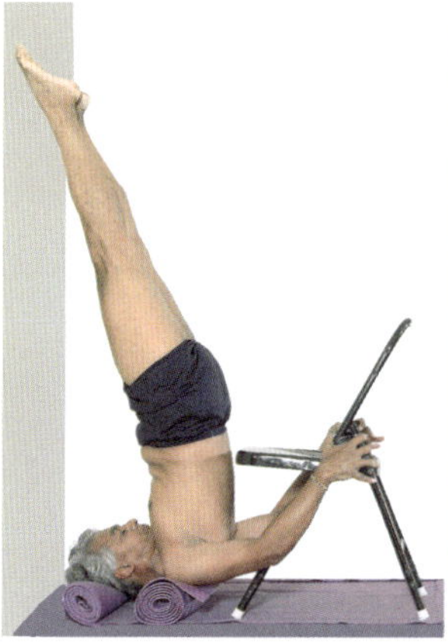

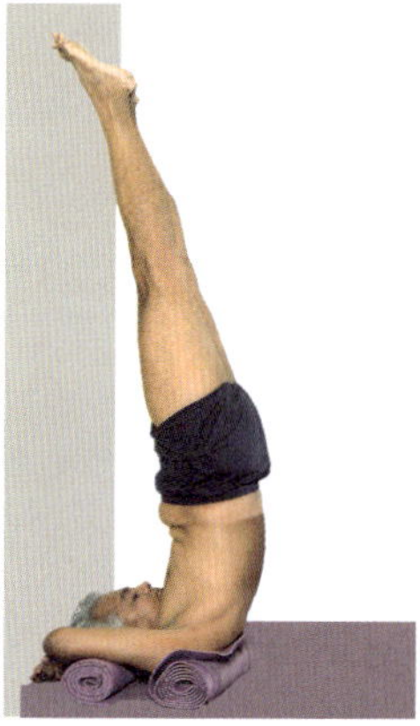

益处

- 有助于冷静、放松大脑。
- 放松心肌。

桥式肩倒立式
（Setubandha Sarvāṅgāsana）

setu，桥；bandha，搭建，形成。此体式像桥的外形。身体弓起，双肩、双脚提供支撑，腰部用手撑起。

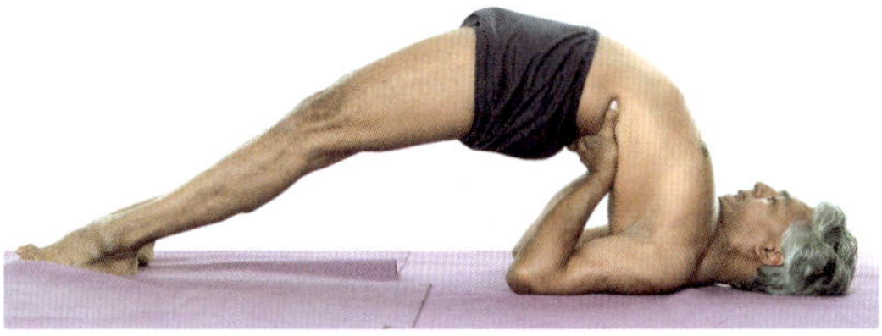

练习方法

1. 按前述方法进入肩倒立式。
2. 手掌放在背部，上臂、手肘下压，躯干抬起，保持双腿伸直。
3. 呼气，双腿从双膝处弯曲，双脚缓慢地落到地面上。
4. 双腿依次伸直，双脚并拢。
5. 将头后部、颈部、肩部、上臂和脚放在地面上。
6. 脊柱伸展，以减轻手肘和手腕的负荷。
7. 双脚下压地面，髋部进一步抬起。
8. 在此位置保持30～60秒，自然呼吸。
9. 呼气，双腿从双膝处弯曲，髋部抬起，双手松开，臀部缓慢地落回地面。

注意：在此体式保持至少5分钟，可为整个身心充电。不借助辅具，大多数人在疲劳状态下很难进入此体式，即使进入，也很难在体式中保持。这种情况下，可以使用卷起的垫子、1条长凳或者 2个抱枕（叠放）做支撑，以免双手、后背或者双腿处紧张。

益处

- 有助于缓解身心疲劳。
- 增强耐力。
- 帮助消化。
- 有助于提神醒脑，建立情绪力量。

一个垫子卷或两个抱枕辅助

辅具：1个薄垫子卷或者 2 个抱枕，或者几条瑜伽毯，紧实地卷成直径45～60厘米的卷。

练习方法

1. 坐在卷起的垫子、瑜伽毯或抱枕中间，向后躺下来，轻轻地将臀部向脚的方向移动。
2. 呼气，躯干、头部后弯，将其向下滑动，贴近地面。
3. 将肩部和头后部放在地面上。如果肩部无法落地，可在其下放一个硬枕头或者一两条瑜伽毯。
4. 下背部、臀部放在卷起的垫子、瑜伽毯或抱枕上。
5. 双腿依次伸直，延展。
6. 双臂向两侧伸展，或者双手抓住卷起的垫子、瑜伽毯边缘或抱枕两端。
7. 在此位置保持5～7分钟，或者更长的时间，自然呼吸。
8. 呼气，双腿从双膝处弯曲，臀部抬起，将垫子、瑜伽毯或抱枕推离臀部，推向脚的方向，臀部慢慢地落到地面上。

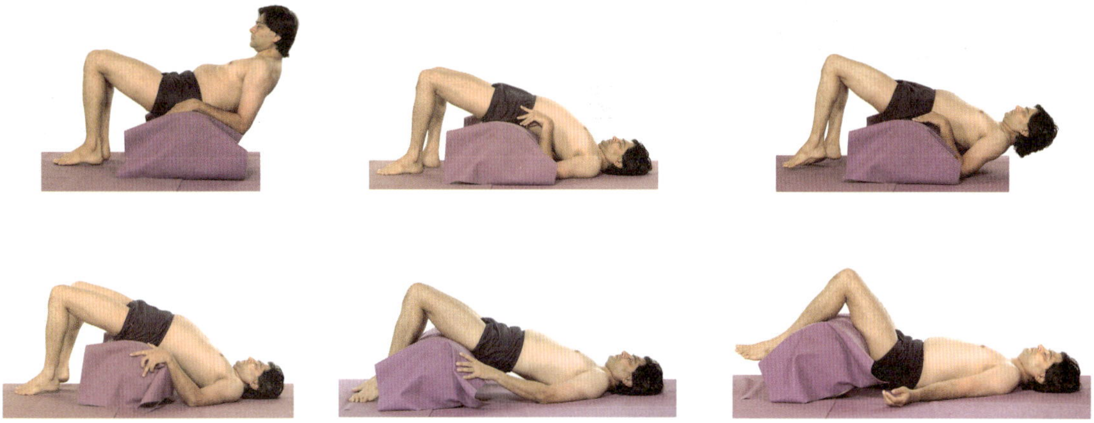

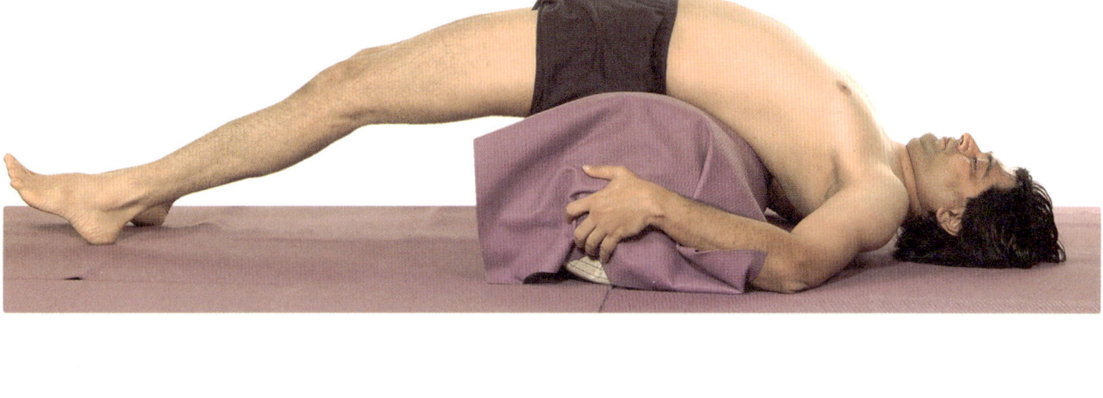

长凳和倒箭盒辅助

辅具：1个肩倒立式长凳，高45厘米，宽45～60厘米，长90～120厘米；1个倒箭盒；1个枕头或2条瑜伽毯。将倒箭盒放在长凳窄边前方，枕头或者瑜伽毯放在倒箭盒前方。

注意：如果没有长凳，可以用床代替。即使外出，也可以在酒店的房间练习。如果床太高，可以在肩部和头后部垫上几条瑜伽毯或者抱枕。

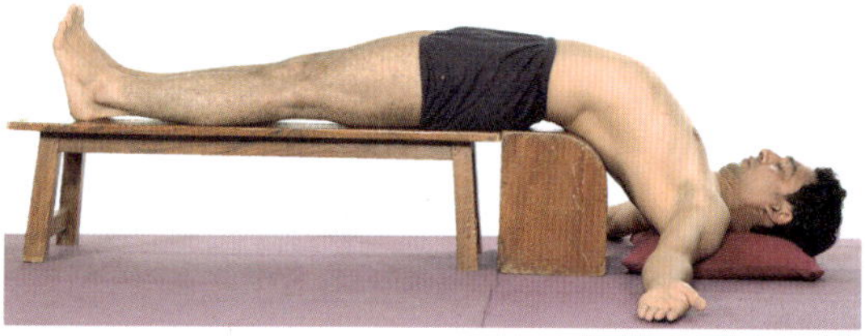

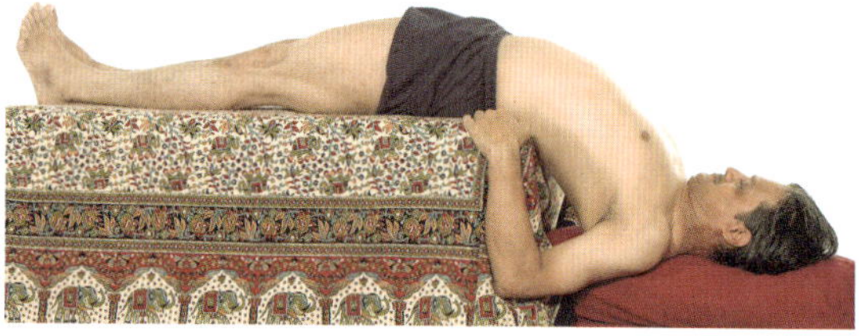

练习方法

1. 背朝向倒箭盒和枕头，坐在长凳中间。双脚分开，放在长凳两侧。双手扶住长凳两边。
2. 呼气，向后躺下，臀部轻轻抬起，并向双膝方向移动，下背部落到长凳上。
3. 双脚放在长凳上，自然呼吸1次。
4. 呼气，双臂从双肘处弯曲，找地面方向，头后部、双肩慢慢滑下，落在枕头上，臀部抵靠长凳的窄边。
5. 双肩、头后部在枕头上保持。
6. 如果双肩不能落在枕头上，可在枕头上再垫上1～2条瑜伽毯。
7. 双手松开，双臂向身体两侧伸展。
8. 双腿伸直。
9. 在此位置保持5～10分钟，自然呼吸。
10. 呼气，双腿从双膝处弯曲，臀部滑向地面。

益处

- 放松和修复。
- 增强耐力。
- 打开胸腔，让呼吸更深长。
- 增大呼吸量。
- 有助于祛痰，缓解胸闷。在此体式保持5～10分钟，呼吸就可能更顺畅。
- 减轻伴随感冒和服用药物产生的嗜睡和反应迟钝。
- 帮助从疲劳和精疲力竭中快速恢复。运动员在训练季可在每天晚间练习该体式。
- 有助于运动员从过度训练综合征中恢复。
- 有助于使头脑平静，同时保持警醒、轻松。
- 增强情绪力量。
- 增强消化系统和呼吸系统功能。
- 有助于克服因进入不同时区引起的时差反应。

犁式（Halāsana）

hala，犁。此体式看上去像一把犁。

练习方法

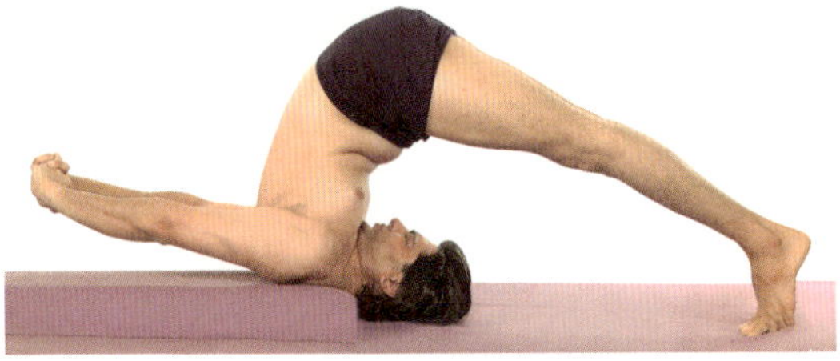

1. 进入支撑肩倒立式，如前所述支撑肩部。
2. 双手手掌放在背部，保持双腿伸直，双膝稳固、收紧，自然呼吸1次。
3. 呼气，双脚慢慢在头后放低，落地，脚趾压地，足弓向脚跟方向伸展。
4. 双手手掌压在背部中间，吸气，躯干上提，自然呼吸1次。
5. 呼气，双手从背部松开，上臂、肩部压在垫子上，十指相扣。
6. 手掌轻轻向远离身体方向拉，手腕翻转，大拇指朝向地面。
7. 双臂延展，伸直，手腕落向地面方向。
8. 保持手腕的上下边缘平行，手肘彼此靠拢，上臂皮肤向手腕方向伸展。
9. 如果手腕无法落地，可以在手腕下垫1块砖或者1条折叠起来的瑜伽毯。
10. 在此位置保持1～5分钟，以后可以保持尽可能长的时间，自然呼吸。
11. 十指松开。呼气，双脚抬起，离地，躯干、臀部慢慢滑向地面。

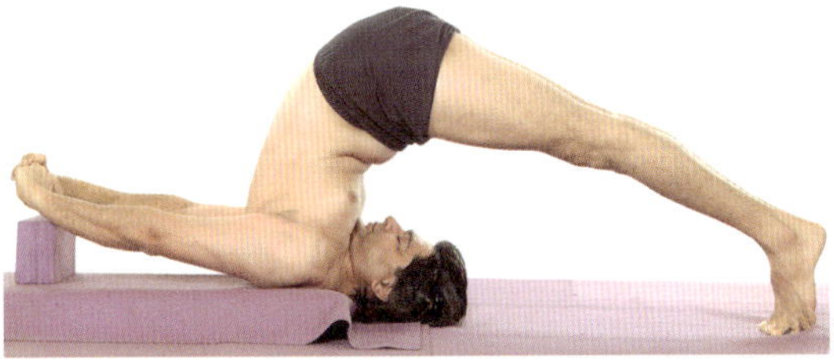

注意：在练习初期，十指相扣、手腕压地，都很难做到。随着规律练习，可以逐渐学会。如果双腿无法同时落地，可以依次放下。

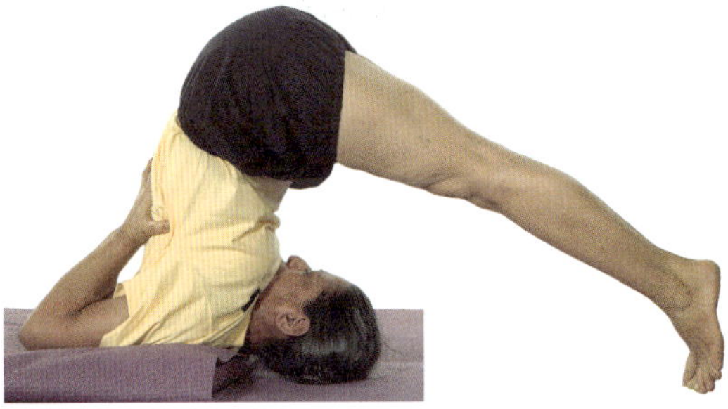

益处

- 缓解肩部、手肘、手腕和手指的僵硬。
- 降低肩部受伤的风险。
- 增强脊柱的灵活性。
- 改善消化系统功能。
- 减轻鼻窦堵塞，缓解长期感冒和呼吸系统问题带来的各种症状。
- 结合支撑肩倒立式规律地练习，可以增强体力和耐力。

双手握棒

在犁式中，如果想要手腕落地，肩部需要有足够的灵活性。双手握住一根铁棒进入犁式，有助于获得灵活性。

辅具：1根直径3.8厘米，长90厘米的铁棒。将铁棒放在垫子上，要确保进入犁式后，伸出双手可以拿到铁棒。

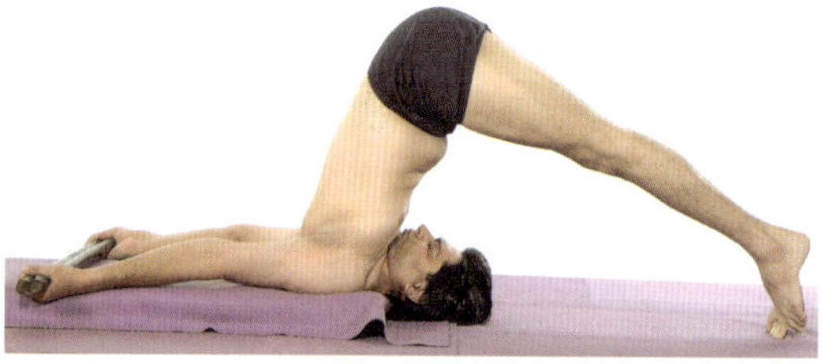

练习方法

1. 进入犁式。
2. 十指松开，手掌翻转，掌心朝上。
3. 双手握住铁棒，保持手掌与肩部在一条直线上。铁棒的重量可以帮助手臂带向地面。
4. 在此位置保持尽可能长的时间，自然呼吸。
5. 呼气，双手打开，将铁棒推远，双脚慢慢抬离地面，臀部落回。

益处

- 有助于给肩部和颈椎带来自由。

负重

如果没有铁棒，可以将重物放在手上代替。

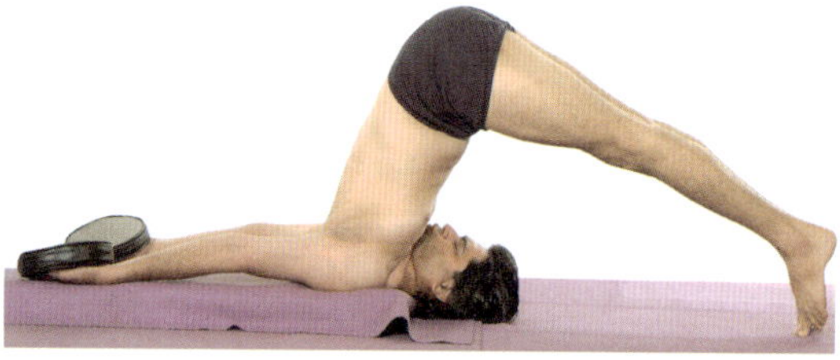

练习方法

1. 进入犁式。
2. 双手松开。
3. 双臂从双处伸直，手背贴地。
4. 请朋友帮忙在每个手掌上各放置1个约4.5千克的重物。

益处

- 有助于给肩部、肩胛骨和颈椎带来自由。
- 降低肩部受伤的风险。
- 放松手指和指关节。
- 很好地伸展肘关节。

手过头顶

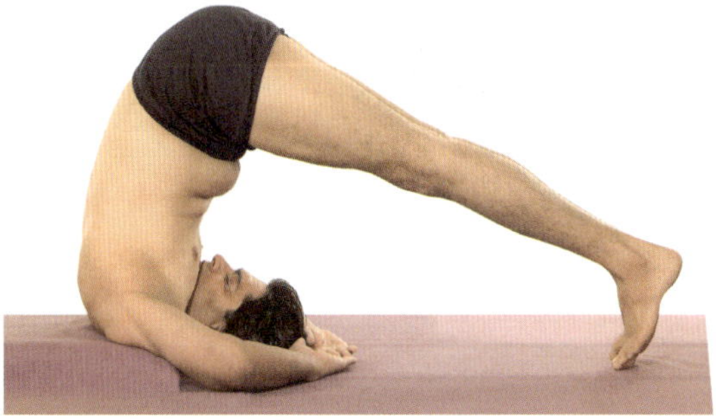

练习方法

1. 进入犁式。
2. 脚趾压向地面，保持双腿伸直。
3. 双臂伸展过头。
4. 双臂从双肘处弯曲，手掌和前臂放在地面上。

益处

· 有助于放松身体，安静头脑。
· 有助于放松和冷却眼睛。在眼睛和头部缠一根伸展带，有助于眼睛和头脑快速冷却。
· 有助于从精疲力竭中恢复。
· 加强内在力量和免疫力。
· 有助于冷却身体，降低热带来问题的风险。

半犁式（Ardha Halāsana）

这是犁式的一个变体，双腿放在凳子或者椅子上。练习者可在体式中保持更长时间，而不会感到紧张。

辅具：60厘米高的半犁式盒或者1把椅子。1个抱枕，横向放在盒子上。如前面肩倒立式中所述，肩部下垫 6~7张垫子。

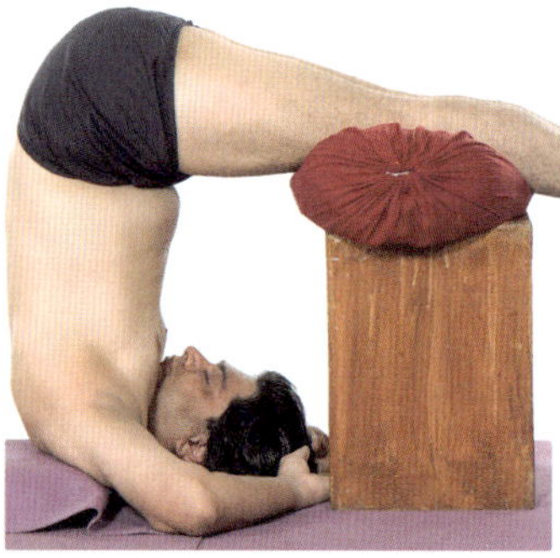

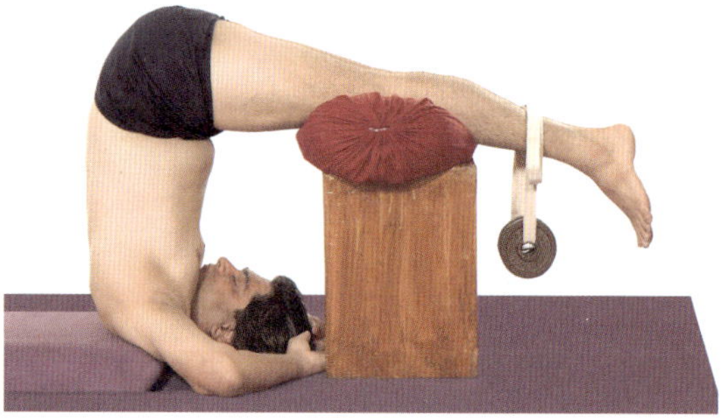

练习方法

1. 躺在垫子上，头后侧放在地面上，躯干和肩部放在垫子上。盒子距头部15~20厘米。
2. 进入肩倒立式，手掌撑住背部，上臂压向垫子。
3. 呼气，双腿朝盒子方向依次落下，大腿底端和双膝放在盒子上。
4. 大腿和双膝要和地面保持平行。如果过低，可在盒子上垫几条瑜伽毯。
5. 呼气，双手从背部松开，双臂伸展过头，双臂从双肘处弯曲，前臂、手背放在地面上。
6. 在此位置保持7~10分钟，自然呼吸。

注意：如果背部疼痛，或者双腿无法伸直，可用带子绑一个约5千克的重物，吊在双小腿中央。

益处

- 最有效的放松体式之一。
- 有助于复原。
- 伸展腘绳肌，预防损伤。

头骨后侧用卷起的瑜伽毯支撑

如果恰逢感冒或者鼻窦堵塞，可以用 1 条薄毯卷起来支撑头骨后侧练习半犁式。

辅具：1把椅子；2 条瑜伽毯和（或）1张垫子。将1条瑜伽毯和（或）1张垫子卷紧实，放在靠近椅子前腿处，将另1条瑜伽毯卷好放在这个卷的前面，在这2个卷的前面放1个倒箭盒。

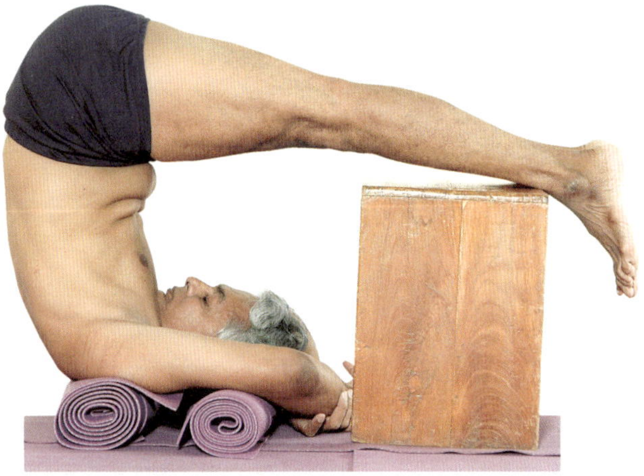

练习方法

1. 坐在椅子上，进入支撑肩倒立式。
2. 肩部放在椅子前面卷好的瑜伽毯上。
3. 把颅骨底端的球状凸起放在第二条卷好的瑜伽毯上。
4. 双手抓住椅腿，双腿、髋部依次远离椅子，双腿放在头部前方的倒箭盒上。
5. 保持双腿伸直，双膝稳固、收紧。
6. 在此位置保持5～10分钟。
7. 如果感冒或者鼻塞，开始时会感到呼吸费力，但是逐渐地鼻子会变得通畅。
8. 离开体式时，双手抓稳椅腿，双腿依次落到椅背上，身体慢慢滑到地面上。

半膝抱耳犁式（Ardha Karṇapīḍāsana）

karṇa，耳朵；pīḍa，疼痛。这是犁式的一个变体。在这里，双腿弯曲，双膝靠近耳朵，胫骨放在地面上。开始时进入此体式可能有难度，这时双脚可放在 1 个犁式盒上。

练习方法

1. 进入半犁式，把犁式盒放在离头部几厘米远处，其上可放置1个抱枕。
2. 双腿从双膝处弯曲，双膝下落找耳朵，跖骨放在抱枕上。
3. 双臂既可以像在半犁式中那样伸展过头，也可以手掌朝上向背后伸展。
4. 在此位置保持尽可能长的时间，自然呼吸。

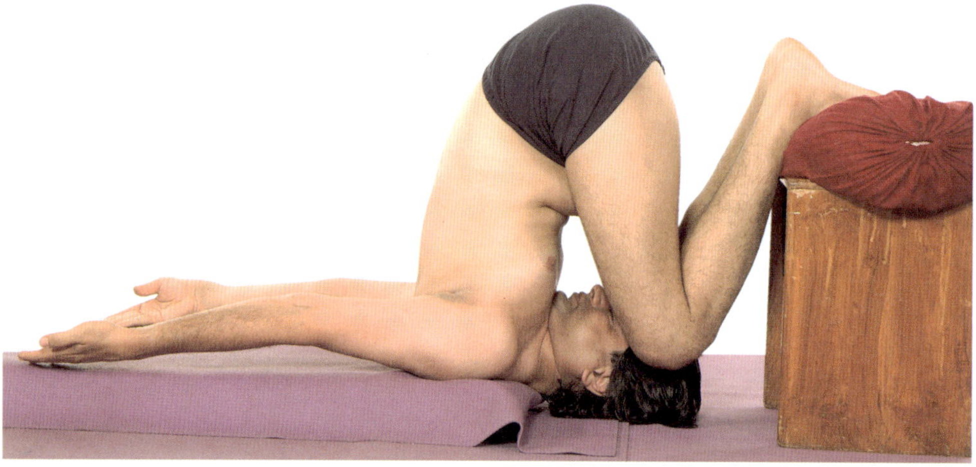

益处

- 如果腘绳肌僵硬，则很难进入半犁式，但是可以轻松舒适地进入这个变体。
- 能够获得半犁式的所有益处，同时充分放松双腿。
- 放松背部肌肉。

半双角犁式（Ardha Supta Koṇāsana）

supta，躺下；koṇa，角度。这是半犁式的一个变体，双腿分开，放在 2 个犁式盒上。

辅具：2 个凳子或者盒子，每个上面放1个抱枕。将两个盒子摆放呈约120°，近端相距约30厘米，远端相距约60厘米。

练习方法

1. 进入肩倒立式，双手放在背部。
2. 呼气，双腿分开，缓慢地放在两个犁式盒上的抱枕上。
3. 双膝、小腿完全放在犁式盒的抱枕上。
4. 在此位置保持尽可能长的时间，自然呼吸。

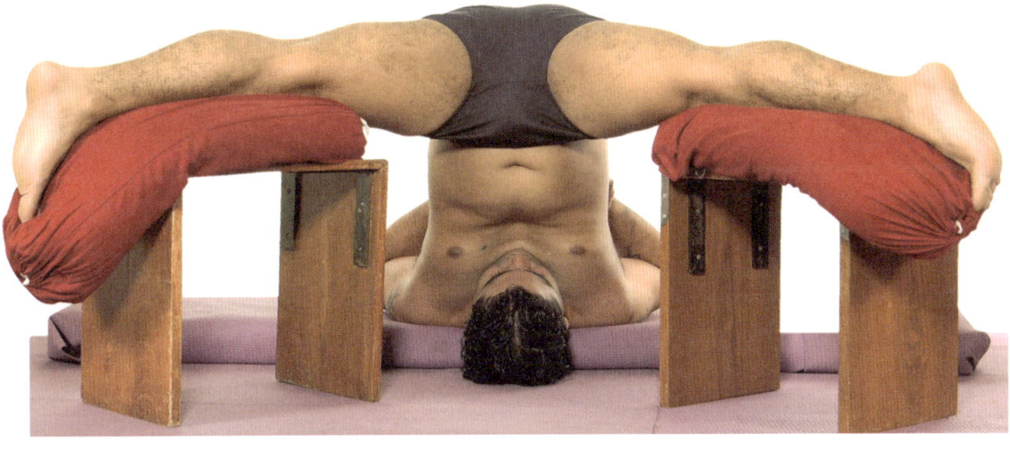

益处

- 缓解背部疼痛。
- 缓解腹股沟僵硬。
- 伸展腘绳肌，并缓解此处的僵硬。
- 舒缓双膝、腹股沟和背部。获得半犁式的所有益处。

倒箭式（Viparīta Karaṇī）

viparīta，倒置的；karaṇī，正在进行中。在此体式中，身体处于倒立状态，头部、肩部放在地面上，双腿上举。和肩倒立式中整个身体垂直于肩部不同，这里，躯干从髋部到肩部是倾斜的。

练习方法

1. 坐在倒箭盒上。如果没有倒箭盒，可以坐在两个叠放的抱枕上。
2. 呼气，身体后倾，髋部慢慢滑向双腿，自然呼吸1次。
3. 呼气，头部、肩部缓慢放低。
4. 肩部、头部后侧落地。
5. 双臂从双肘处弯曲，上臂放在地面上，用手掌抓住倒箭盒。
6. 双腿从双膝处弯曲，呼气，双腿上举，保持双脚和髋部在一条直线上，髋部下压倒箭盒。
7. 保持双腿伸直，双膝稳固、收紧。
8. 吸气，胸椎移向胸部，将胸部上提。腹部柔软。
9. 在此位置保持3～4分钟，以后可以尽可能延长停留时间，自然呼吸。
10. 呼气，双腿弯曲，双脚落回地面。
11. 移开倒箭盒，髋部从倒箭盒上滑落到地面。
12. 身体转向一侧，坐立。

益处

- 扩展胸腔，加强肺内空气的吸收。
- 帮助从疲劳和精疲力竭中恢复。
- 增强耐力和体力。
- 缓解眩晕、呕吐、腹泻和其他消化系统常见疾病。
- 增强抵抗力，预防疾病和感染。
- 减轻腿部和脚部肿胀。
- 放松眼睛，尤其是在眼部缠绷带时效果更明显。
- 帮助从旅途劳累和时差反应中恢复。

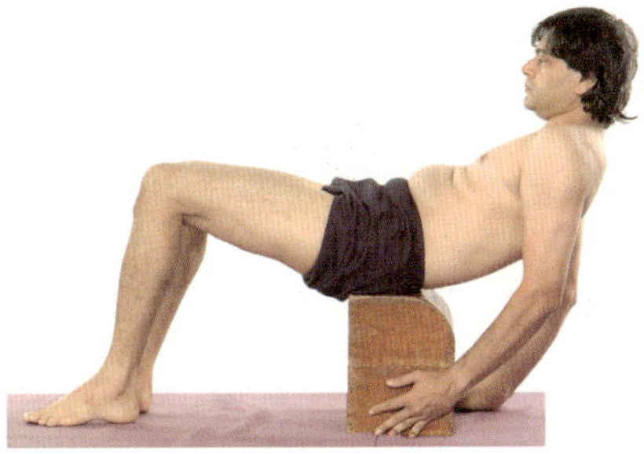

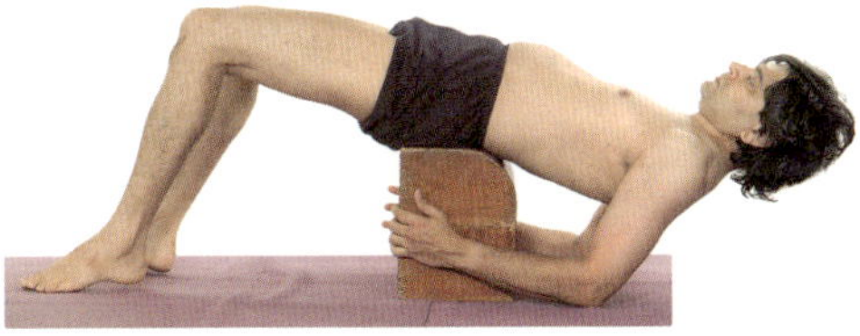

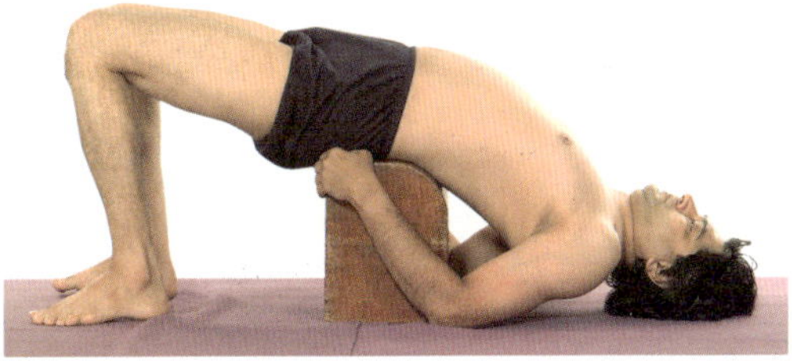

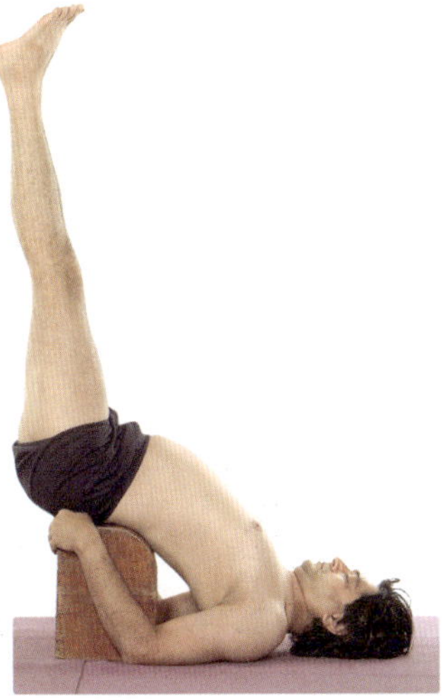

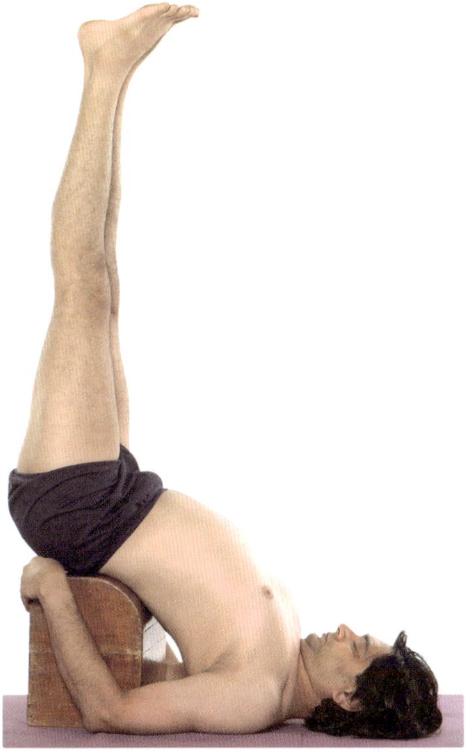

靠墙

如果感到疲劳，可以双腿靠墙做倒箭式，以较长时间地保持体式。

辅具：倒箭盒或者 2 个抱枕。

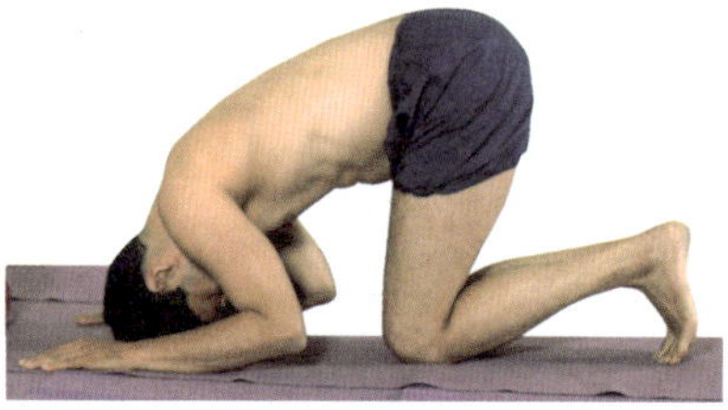

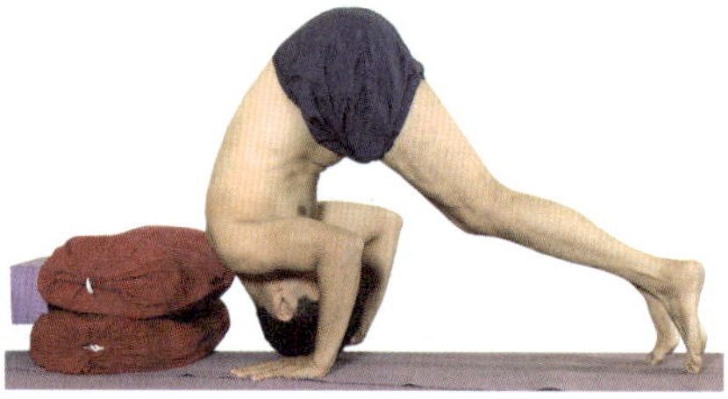

练习方法

1. 将倒箭盒或 2 个抱枕摞起来靠墙放置。
2. 在抱枕和墙面之间放1块砖。
3. 面朝墙，跪在抱枕前面的地面上。
4. 双手手掌放在抱枕前面的地面上。
5. 前屈，将头顶放在双手中间的地面上。
6. 手肘和髋部稍微上提，双膝抬离地面，双腿和臀部越过肩部和头部，翻向墙的方向。这几个动作要快速、连续完成，自然呼吸1次。
7. 臀部后侧、脚踝抵靠墙面。
8. 呼气，双腿伸直，髋部慢慢滑向抱枕，同时头部和上背部向远离抱枕的方向滑动。
9. 下背部和臀部上侧紧压抱枕，头部后侧和肩部压向地面。
10. 双臂向两侧伸展。
11. 在此位置保持7~10分钟，自然呼吸。
12. 呼气，双腿弯曲，双脚蹬墙，将臀部和肩部滑离抱枕。

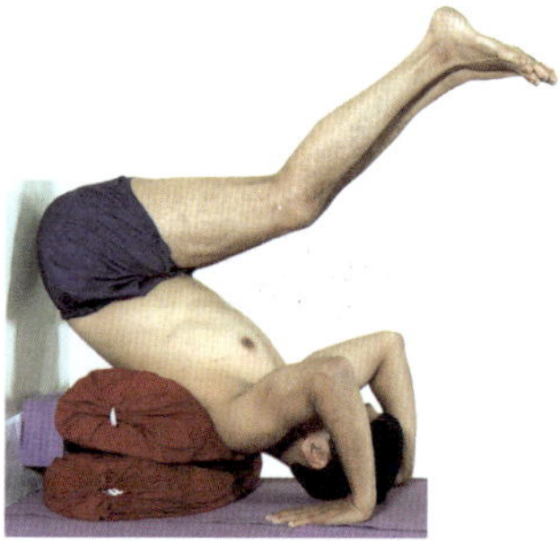

注意：

· 感冒时，可在肩倒立式或者犁式之后立即做倒箭式，保持至少 5 分钟。
· 如果长时间停留在倒箭式里，双腿可能会感到疲劳或麻木，这时双腿可以弯曲、交叉，呈吉祥式。

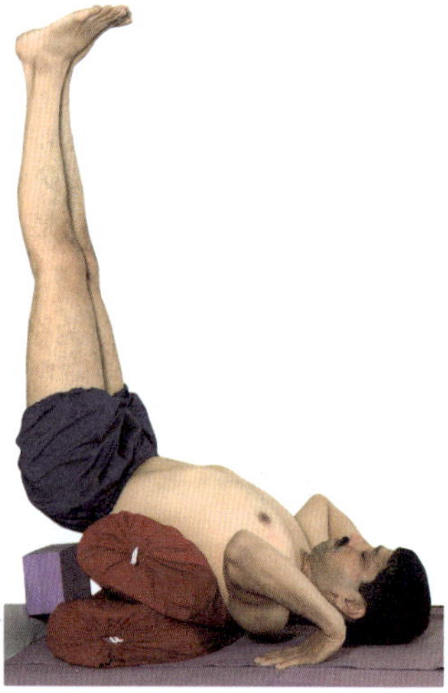

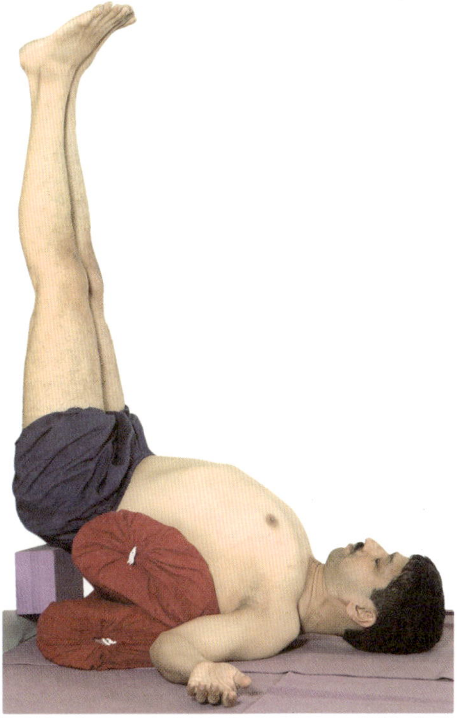

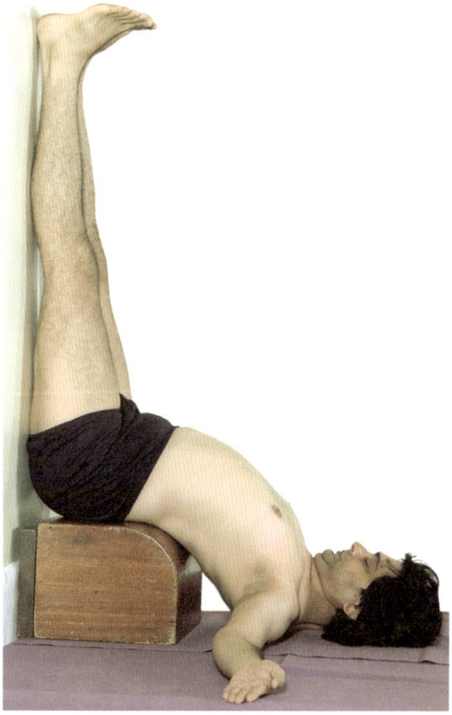

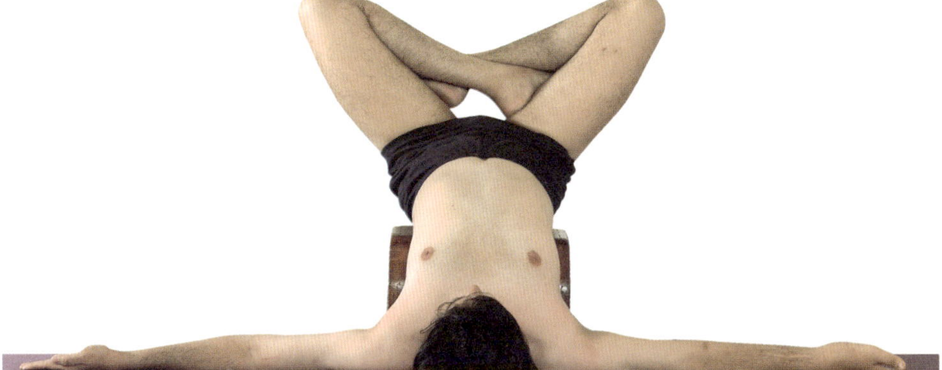

床上

如果没有倒箭盒或者墙的空间不够，尤其是在旅行时，可以在床上练习倒箭式。

辅具：2 个抱枕；几条瑜伽毯。

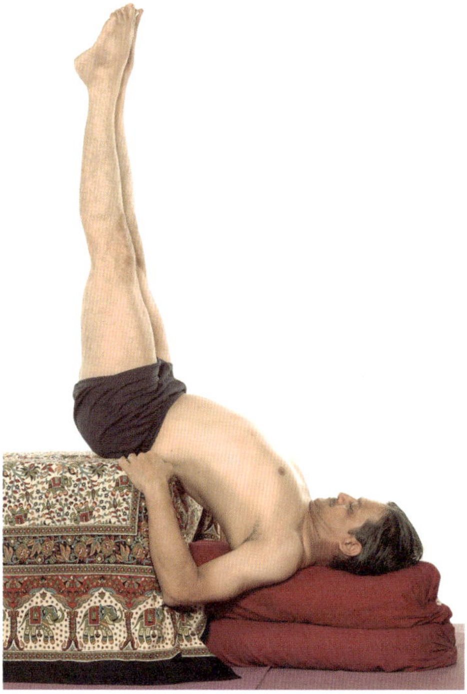

练习方法

1. 将 2 个抱枕摞起来，或者用一摞瑜伽毯放在床边的地面上。如果床太高，可以多用一些抱枕和瑜伽毯；如果床太低，可以减掉一些抱枕和瑜伽毯。
2. 躺在床上，躯干、头部慢慢地滑向抱枕方向。
3. 头部后侧、颈椎和肩部放在抱枕上。
4. 髋部放在床沿上。
5. 双手抓住床边。
6. 吸气，脊柱内收，胸腔上提。
7. 呼气，伸直双腿，和床保持垂直。
8. 在此位置保持尽可能长的时间，自然呼吸。
9. 呼气，双脚落回到床上，髋部慢慢滑向抱枕，头部滑向地面。

侧向扭转体式

圣哲玛里奇一式（**Marīchyāsana** Ⅰ）

该体式以圣哲玛里奇命名。在这里，脊柱侧向扭转。

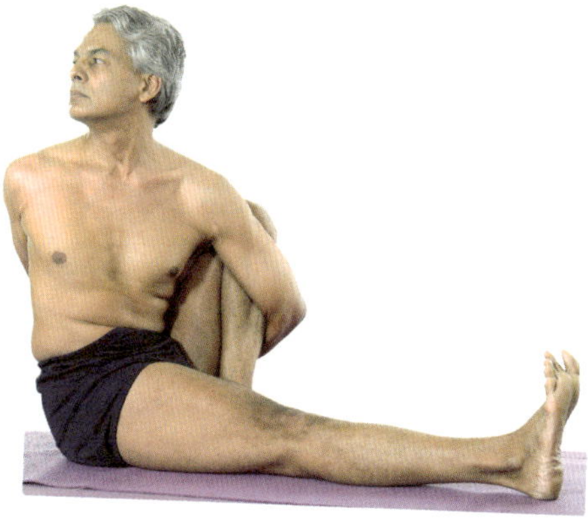

练习方法

1. 手杖式坐立。
2. 呼气，左腿弯曲，左脚靠近左臀，踩在地面上。
3. 左腿胫骨、大腿彼此靠近，垂直于地面。
4. 左脚内侧贴靠伸直的右腿的内侧。
5. 呼气，左臂、左肩向前伸展，直到左腋窝抵住弯曲的左膝内侧，自然呼吸1次。
6. 呼气，左臂由前向后环绕左腿，双臂从肘部弯曲，左前臂摆动到躯干后侧，呼吸1次。
7. 呼气，右臂放到背后，右手掌抓住左手腕。若抓不到手腕，可选择抓住手掌或手指。
8. 自然呼吸几次。再次呼气，躯干进一步向右侧扭转，保持右腿伸直。
9. 在此位置保持几秒钟，自然呼吸。
10. 吸气，双手松开，身体回正，左腿伸直。
11. 右腿弯曲，在右侧重复这一体式。
12. 两侧各重复3～4次。

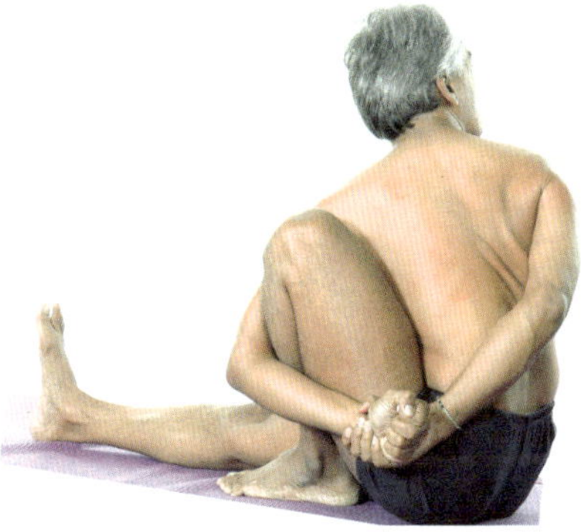

益处

- 加强脊柱。
- 旋转肩部，缓解肩部撞击。
- 伸展和加强手腕和手指。
- 缓解旅行中的身体僵硬，甚至空间有限也可练习。

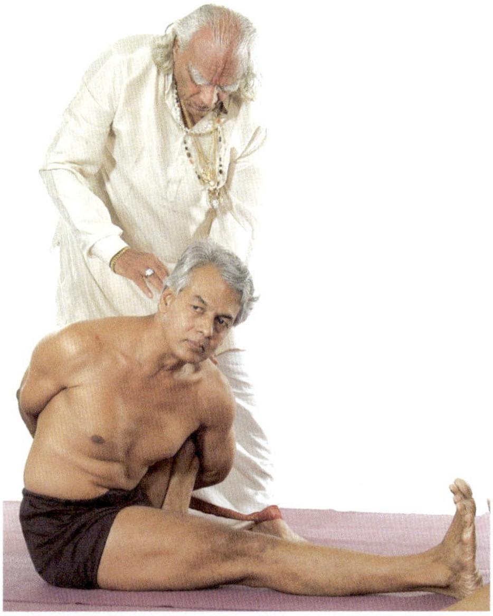

巴拉瓦伽式（**Bharadvājāsana**）

此体式以圣哲巴拉瓦伽命名。

辅具：2 块约2.5厘米高的泡沫砖；1条瑜伽毯；1块瑜伽砖。

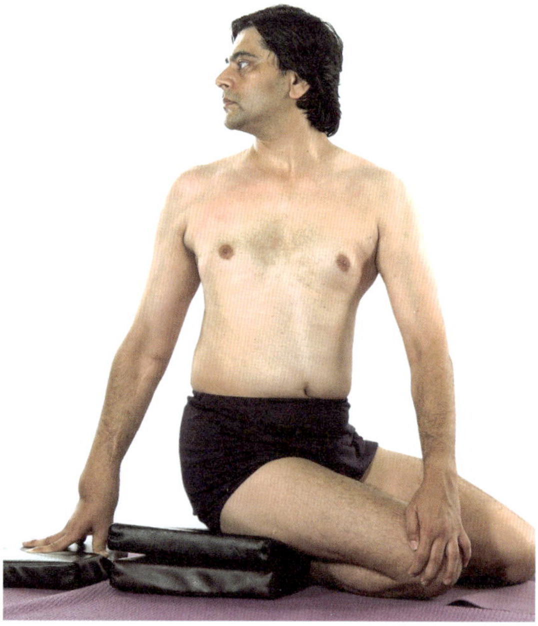

练习方法

1. 手杖式坐立。
2. 将1条折叠的瑜伽毯或2块泡沫砖置于右臀部下方。
3. 双腿从双膝处弯曲，双脚向后，放在左臀旁边。
4. 右脚脚背平放在地面上，左脚脚踝置于右脚足弓上方。
5. 吸气，脊柱上提 ；呼气，脊柱向右侧扭转，自然呼吸。
6. 呼气，左臂伸展，越过右膝，左手放在右膝外侧，右手掌放在臀后侧的地面上。如果右手难以在地面上保持，可在右臀后方放置1块砖，右手手指撑在砖上。
7. 保持双肩在一条直线上，自然呼吸几次。
8. 呼气，躯干、颈部向右扭转，双眼越过右肩看向远方。
9. 在此位置保持30～60秒，深呼吸。
10. 呼气，双手松开，躯干回正，双腿伸直。
11. 在左侧重复这一体式。

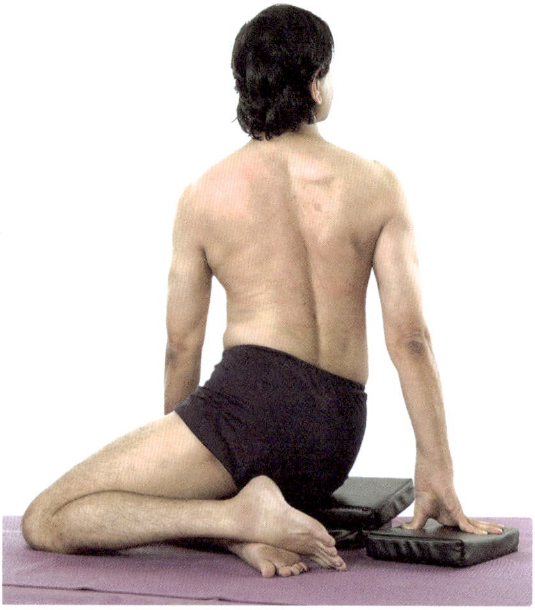

椅子上的巴拉瓦伽式
（Bharadvājāsana on a chair）

如果坐在地面上有困难，可以坐在椅子上完成此体式。这会使脊柱获得更大的活动度。

辅具：1把椅子；1块木砖，或者1块泡沫砖，或者1条卷起的瑜伽毯。

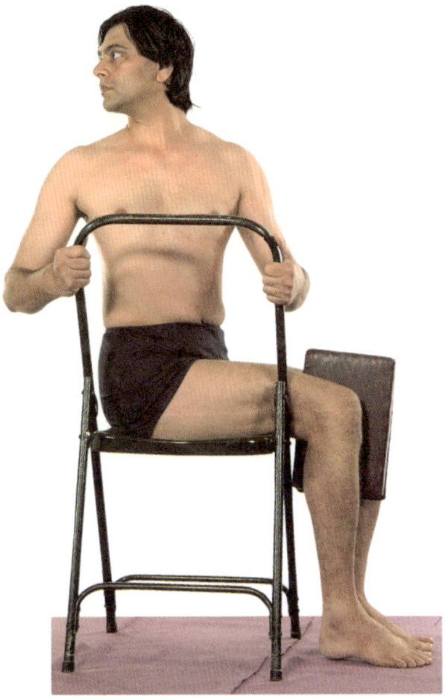

练习方法

1. 侧坐在椅子上，身体右侧靠近椅背。
2. 保持双腿微微分开。将1块木砖或泡沫砖或者卷起的瑜伽毯垂直置于双腿之间，夹紧。
3. 坐直，双眼平视前方。
4. 吸气，脊柱上提。
5. 呼气，躯干向右侧扭转，双手抓住椅背。
6. 自然呼吸几次。呼气，躯干、颈部向右侧扭转，双眼越过右肩看向远方。
7. 在此位置保持20～30秒，自然呼吸。
8. 呼气，双手松开，躯干、颈部回正。
9. 在椅子另一侧反方向重复这一体式。

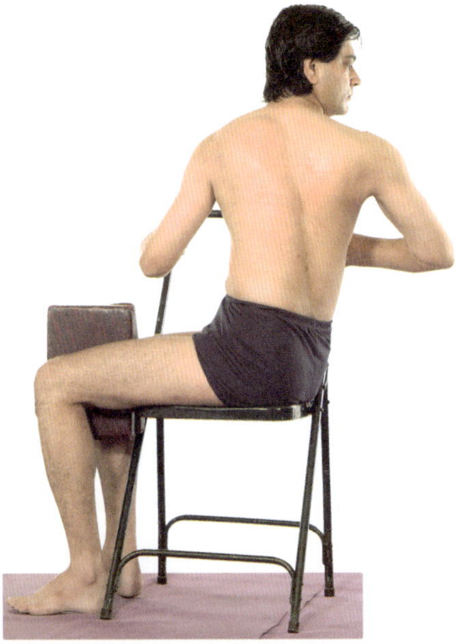

益处

- 放松背部、颈部肌肉。许多运动员特别是棒球、高尔夫球和球拍类运动员，身体一侧过度收缩，而另一侧则过度伸展，这会导致颈部、背部疼痛。规律地练习巴拉瓦伽式可以缓解此类问题。
- 增加脊柱的灵活性，降低受伤风险。
- 旅途中练习可以缓解背部僵硬。
- 打开胸腔并保持对此处的警觉。运动员在等待上场前可以在更衣室练习此体式，有助于保持身体、脊柱和头脑的警觉，随时可以充满信心地投入比赛。

圣哲玛里奇三式
（Marīchyāsana Ⅲ）

parivṛtta，扭转。此体式是圣哲玛里奇式的一个变体。

辅具：1条瑜伽毯，或者1块泡沫砖。

练习方法

1. 以手杖式坐在折叠的瑜伽毯或泡沫砖上。
2. 呼气，弯曲左腿，左脚靠近左臀，并把脚踩在地面上。
3. 左腿胫骨、大腿彼此靠近，垂直于地面。
4. 左脚内侧贴靠伸直的右腿的内侧。
5. 呼气，躯干向左侧扭转约90°，自然呼吸1次。
6. 呼气，右臂、右肩向前伸展，直到右腋窝抵住左膝外侧，自然呼吸 2次。
7. 呼气，右臂绕过左腿，自肘关节处弯曲，右前臂摆动到躯干后侧，自然呼吸1次。
8. 现在，呼气，左置臂放到背后，右手掌抓住左手腕，自然呼吸几次。
9. 再次呼气，进一步扭转躯干，扭转头部与颈部，双眼越过左肩看向远方。
10. 在此位置保持几秒钟，自然呼吸。
11. 吸气，双手松开，躯干回正，左腿伸直。
12. 弯曲右腿，在右侧重复这一体式。
13. 两侧各重复3～4次。

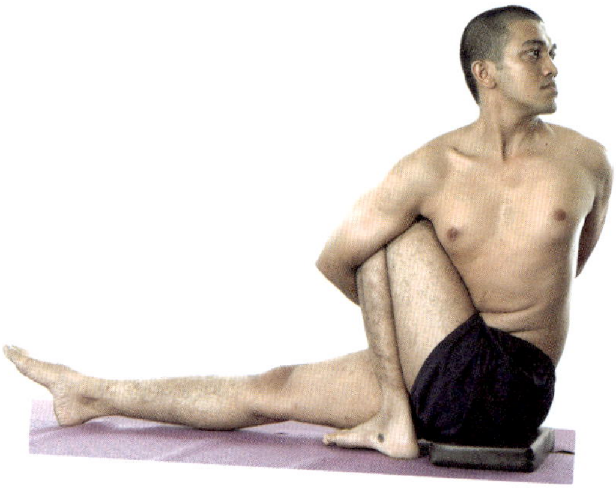

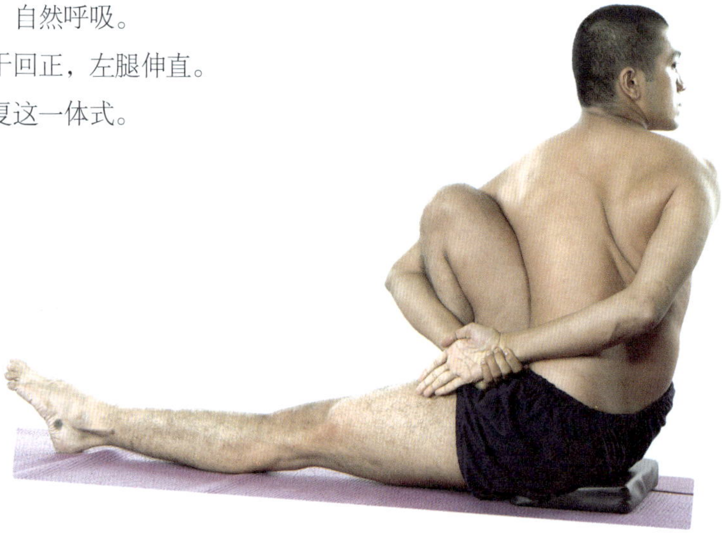

注意：如果身体僵硬，抓不到手腕，可抓住手掌或手指。如果仍然做不到，手臂可依如下所述放置：

1. 呼气，弯曲右肘，右前臂垂直于地面，右腋窝朝弯曲的左膝外侧，自然呼吸1次。
2. 呼气，右上臂抵靠左膝，左手放在臀部后方的地面上，躯干向左侧进一步扭转。
3. 在此位置保持10～20秒，自然呼吸。
4. 吸气，躯干回正，双腿伸直。
5. 弯曲右腿，在右侧重复此体式，自膝关节处屈右腿，左臂放在上面。

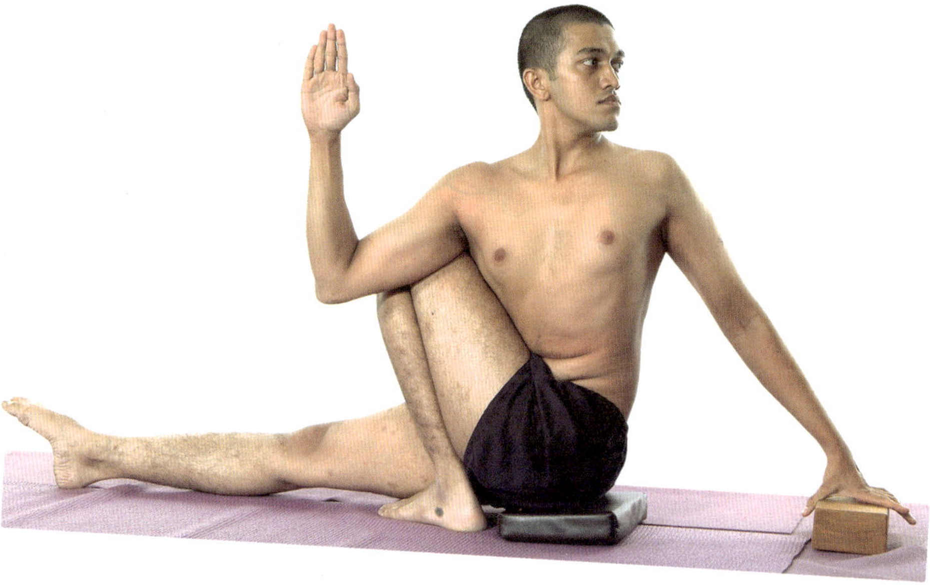

益处

- 缓解髋关节及下背部疼痛。
- 加强颈部肌肉，提高颈部灵活度。
- 带来肩部、手肘、手腕及指关节的自如。
- 改善脊柱的活动度，让人更灵活。
- 改善肩部、手腕及手指的血液循环。
- 按摩腹部器官，改善消化功能。

半鱼王式（Ardha Matsyendrāsana）

ardha，一半。此体式以鱼王Matsyendra命名。印度神话是这样描述的：一天，瑜伽的创立者湿婆神在岛上向他的妻子帕尔瓦蒂传授瑜伽知识时，一条鱼在水中侧耳倾听领会。看到此景，湿婆神让这条鱼获得人形并传播瑜伽知识。此体式是全鱼王式较温和的形式。

辅具：1条折叠的瑜伽毯或1个抱枕；1块木砖。

练习方法

1. 手杖式坐立。
2. 左腿从左膝处弯曲，移动小腿靠近大腿，左脚踝外侧与左脚小脚趾放在地面上。
3. 呼气，臀部稍稍抬起，将抱枕或折叠的瑜伽毯放置在左脚上，臀部放在抱枕或瑜伽毯上，自然呼吸1次，在右臀后方放置1块木砖。
4. 呼气，右膝弯曲，右脚抬起，置于左大腿外侧，右脚踝贴靠左大腿。
5. 在此位置保持平衡，自然呼吸几次。
6. 呼气，左臂、左肩向前伸展，左臂自肘关节处弯曲，左前臂与地面垂直。左腋窝朝弯曲的右膝外侧，自然呼吸1次。
7. 呼气，左上臂与右膝形成拮抗，右手手掌放在臀部后方的砖上，躯干进一步向右扭转。
8. 在此位置保持几秒钟，自然呼吸。
9. 呼气，左臂伸直，左手抓住右脚，自然呼吸几次。
10. 呼气，头部、颈部扭转，眼睛越过右肩看向远方。
11. 吸气，双手松开，躯干回正，双腿伸直。
12. 坐在右脚上，躯干向左侧扭转，重复这一体式。
13. 两侧各重复3～4次。
14. 此体式的最终形式如同圣哲玛里奇三式中那样，双手要在背后抓住，这里给出的是一个简易变体，所有人都可能完成。

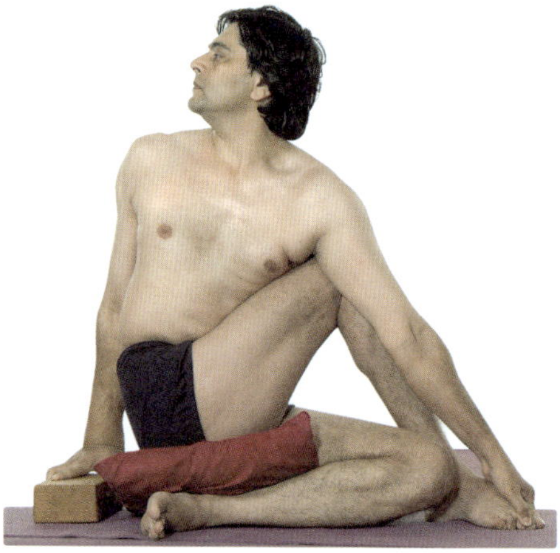

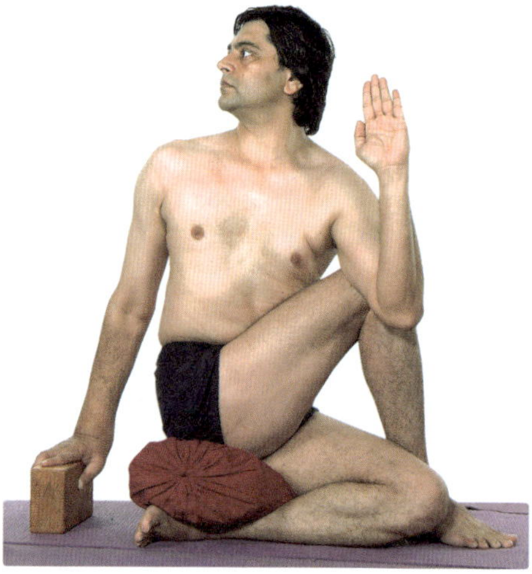

益处

- 深度扭转脊柱，由此增加躯干的灵活性。运动员会更加警觉，不易受伤。
- 带来肩部与肩胛骨的自由。
- 按摩、挤压腹部器官，提高消化系统的功能。

套索扭转式（Pāśāsana）

pāśa，绳，套索。在此体式中，双臂像套索一样缠绕双腿和躯干。完成此体式需要脊柱具有极大的侧向灵活性，肩关节活动自如，因此独自完成比较困难。首先学习如何借助楞栅支撑完成此体式，以提升脊柱的灵活性。

练习方法

1. 蹲在楞栅旁边的地面上，右侧躯干面向楞栅。
2. 双脚、双膝分开约5厘米。
3. 双脚保持身体平衡。如果下蹲困难，可在双脚跟下垫约5厘米高的砖。
4. 吸气，脊柱上提，躯干、胸部与头部向右扭转。
5. 双臂从双肘处弯曲，插到楞栅内，双手抓牢楞栅横格，保持肩部与地面平行，上臂与地面垂直。
6. 呼气，双手抓住横格不放，前臂与楞栅横格形成拮抗，脊柱进一步向右侧扭转。
7. 在此位置保持几秒钟，深呼吸。
8. 呼气，双手松开楞栅横格，脊柱伸展。
9. 在左侧重复这一体式。

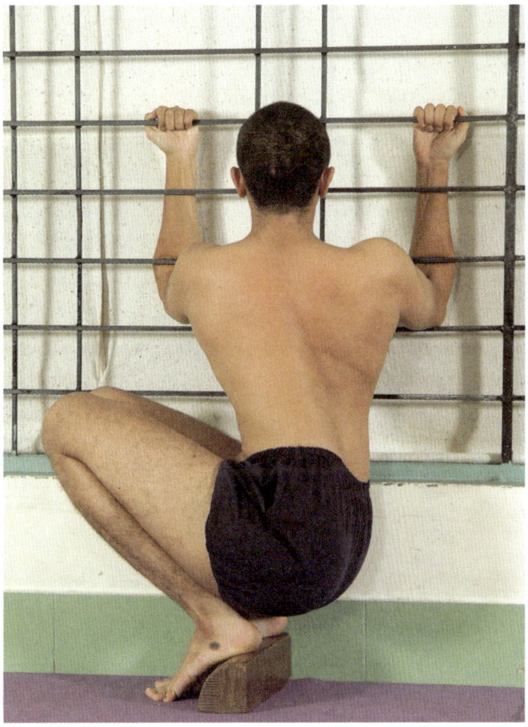

益处

- 使踝关节灵活，加强膝关节。
- 调理腹部肌肉。
- 调理脊柱肌肉，缓解肩胛、腰椎及骶骨处的肌肉僵硬。

平衡体式

支撑摇摆式（Lolāsana）

lola，像钟摆一样前后摆动。在此体式中，用双手保持平衡，身体前后摇摆。

练习方法

1. 手杖式坐立。
2. 双手放在髋部两侧。
3. 呼气，双腿从双膝处弯曲。
4. 左小腿放在右小腿下方，右脚踝放在左脚踝上方。
5. 自然呼吸几次。
6. 双掌同时下压地面，臀部、双腿向上离地。
7. 双臂从双肘处伸展，用双手保持平衡。
8. 躯干轻轻前后摆动15～20秒，自然呼吸。
9. 呼气，臀部、双腿放回地面，双腿松开，伸展，回到手杖式坐立。
10. 交换脚踝上下位置，重复这一体式。

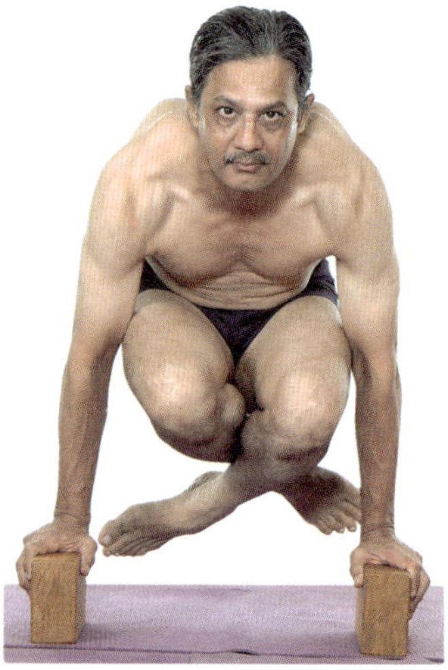

益处

- 加强、发展上臂内侧。
- 创造上臂内侧的伸展，帮助棒球手击球时、外野手在场外发球时维持好的线路和距离，同时也对网球及羽毛球运动员的上臂带来力量。
- 加强腹部肌肉。
- 有助于身体轻盈，头脑警醒。

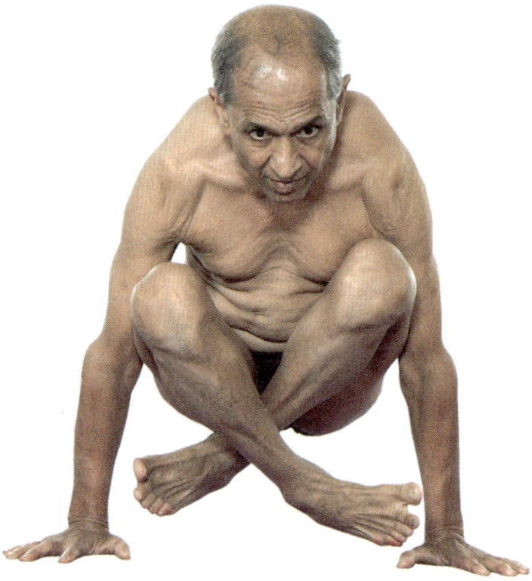

天秤式（莲花支撑式）（Tolāsana）

tola，天平。此体式像一对秤盘，因此得名。

练习方法

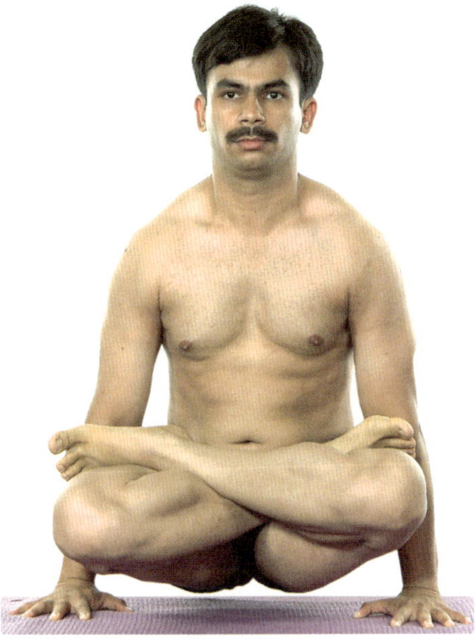

1. 莲花式坐立。
2. 双手放在臀部两侧的地面上，五指张开，大拇指朝前，自然呼吸1次。
3. 呼气，双掌压地，臀部抬离地面。
4. 双臂从手腕向肩部伸展、伸直，背部、手臂前侧均匀延展。
5. 用双手维持平衡尽可能长的时间，自然呼吸。
6. 呼气，臀部、双腿放回地面，双腿松开。
7. 交换双腿交叠次序，重复这一体式。

保持平衡的提示

- 在莲花式中，保持双腿收紧。
- 双膝尽可能靠近，身体抬起时双膝高于臀部。这会使下腹部内收，身体离地更高。
- 两侧大腿内旋，有助于身体抬起更多。

益处

- 加强、发展上臂与手腕力量。此体式和支撑摇摆式一起练习，有助于加强双臂与双肩力量。这对投球手、网球和羽毛球运动员，以及标枪、铁饼、铅球运动员都很重要。
- 支撑摇摆式与天秤式（莲花支撑式）中的腹部内收有助于保持身材修长。
- 所有平衡体式都可以热身。在寒冷季节连续练习这些体式有助于快速热身。

阿斯塔瓦卡茹阿支撑式（Aṣṭāvakrāsana）

aṣṭā，八；vakra，畸形的。此体式以圣哲阿斯塔瓦卡茹阿命名。据传说当圣哲还在母亲肚子里时被父亲诅咒，导致出生后全身有八处畸形。圣哲逐渐成长为一名伟大的学者，最终得到了父亲的祝福，可以直立行走。

练习方法

1. 站立，双脚分开30～45厘米。
2. 双腿从双膝处弯曲，右手放在双脚之间的地面上，左手放在左脚外侧的地面上，双手 平行。
3. 呼气，右腿绕过右上臂，右大腿放在右臂后侧，肘部上方。
4. 左腿向前，左脚朝向右小腿，自然呼吸2次。
5. 双腿交叠，左脚放在右脚脚踝上，自然呼吸1～2次。
6. 呼气，双臂从肘部伸直，双脚抬起，离开地面。
7. 两大腿夹紧右上臂，右肘稍稍弯曲。
8. 呼气，双腿向右侧伸展，这是体式的第一阶段。
9. 在此位置保持几秒钟，自然呼吸。
10. 呼气，双臂从双肘处弯曲，躯干、头部向下，直到躯干与地面平行。
11. 吸气，躯干向两侧扩展，这是体式的第二阶段。
12. 在此位置保持几秒钟，自然呼吸。
13. 吸气，双臂伸直，躯干抬起，双腿松开，放回到地面。
14. 在左侧重复此体式。

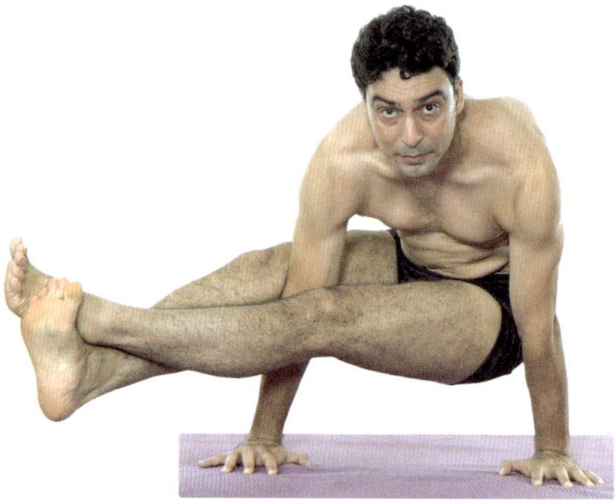

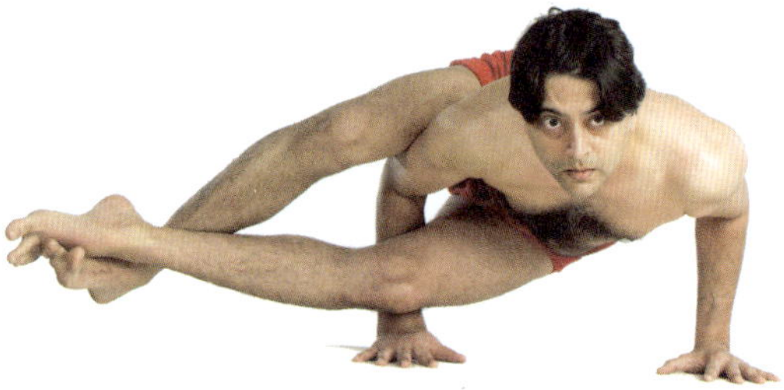

益处

- 增强和发展腕部和手臂力量。
- 从体式的第一阶段到第二阶段，以及从第二阶段返回到第一阶段，可增强上臂力量。这像一个天然的举重练习，将自身当作负荷，关节、肌肉几乎没有受伤的风险。
- 带来腹部、背部肌肉的紧实。
- 有助于热身，在寒冷季节可以迅速热身。

脚交叉双臂支撑式（Bhujapīdāsana）

bhuja，手臂；pīda，压力。在此体式中，双膝后侧压在上臂上，依靠双手来保持身体的平衡。

练习方法

1. 站立，双脚分开60～75厘米。
2. 身体稍微前倾，双腿从双膝处弯曲。
3. 双臂穿过两腿，双掌放在两脚外侧的地面上。
4. 臀部向下，右膝后侧上方放在右上臂上，左膝后侧上方放在左上臂上，自然呼吸1次。
5. 呼气，脚跟抬离地面，大腿后侧压在上臂上。
6. 双脚逐步抬离地面，用双臂支撑身体平衡，呼吸几次。
7. 呼气，左脚在上，脚踝交叉，自然呼吸1次。
8. 呼气，双臂尽可能地延展、伸直；抬头向上。
9. 在此位置保持尽可能长的时间，自然呼吸。
10. 用双臂保持平衡，变换脚踝交叉顺序。
11. 双脚松开，缓慢落到地面，抬起双手，站直。

注意：为获得更好的平衡：

- 大腿后侧在上臂上尽可能向高处放。
- 通过腹部肌肉的收紧抬起身体，否则身体的重量就会压在肩部和上臂上。
- 先抬起的腿要稳定地紧贴住上臂，以便另一条腿可以与其扣紧。
- 开始时，双肘可以微微弯曲。

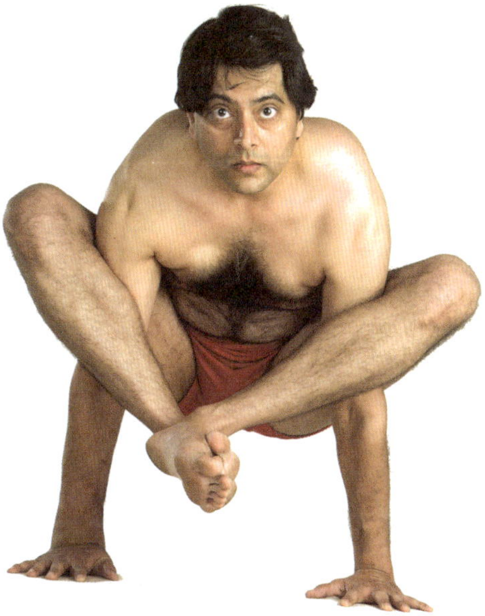

益处

- 增强和发展腕部、前臂内侧和手臂力量，尤其可锻炼臂部的小肌肉群。
- 加强腹部肌肉。
- 有助于热身，在寒冷天气里非常有用。

起重机式（Bakāsana）

baka，起重机或涉水的鸟。这是一个双臂平衡体式，因像涉水的鹤而得名。

练习方法

1. 蹲下，双脚并拢，平放在地面上。
2. 双膝分开，躯干前屈，放在两腿之间。
3. 呼气，左腿内侧放在左上臂上，右腿内侧放在右上臂上，自然呼吸1次。
4. 呼气，身体前倾，双手手掌放在双脚前方的地面上，手指朝前，自然呼吸1次。呼气，脚跟立起，躯干向前移动，小腿胫骨放在上臂后侧，靠近腋窝处，自然呼吸几次。
5. 呼气，双脚慢慢抬离地面。
6. 双膝压在双臂上，双臂从双肘处伸直。
7. 在此位置保持几秒钟，自然呼吸。
8. 呼气，双臂弯曲，躯干放低，双脚落回地面，双腿从腋窝处松开。
9. 回到初始下蹲姿势，放松。

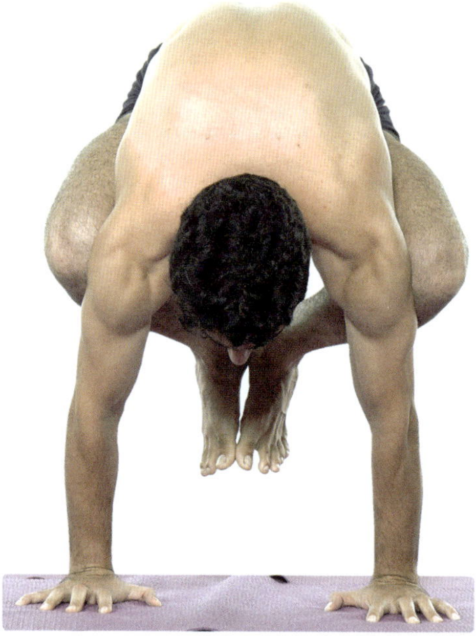

注意：胸背部脊柱向上移动，以便更好地保持平衡，同时可以使身体更加轻盈。

益处

- 改善腕部、手臂，并使肩部有力。
- 加强、调理腹部肌肉和器官。
- 有助于反应更加敏捷。
- 规律练习有助于改善平衡感、专注力以及协调能力。

后弯体式

骆驼式（Uṣṭrāsana）

uṣṭrā，骆驼。在此体式中，因胸部隆起像驼峰而得名。

练习方法

1. 双膝跪地，大腿、小腿、双脚并拢，脚趾朝后。
2. 将双手手掌放在髋部。吸气，大腿延展，小腿胫骨、跖骨下压地面，胸部上提。
3. 呼气，旋肩向后，脊柱后弯。
4. 自然呼吸几次。呼气，双手从髋部松开，右手掌放在右脚上，左手掌放在左脚上。
5. 双手手掌下压脚底，同时，颈部进一步后弯。
6. 臀部收紧，胸椎上提，使胸骨区域打开、展宽。
7. 在此位置保持20～30秒，自然呼吸，以后逐步延长保持时间。
8. 呼气，双手依次或同时抬起，躯干收回。
9. 双手放在髋部，髋部落回地面，双腿伸直。
10. 重复这一体式2～3次。

注意：开始时，如果双膝、双脚并拢有困难，可以分开15～20厘米。

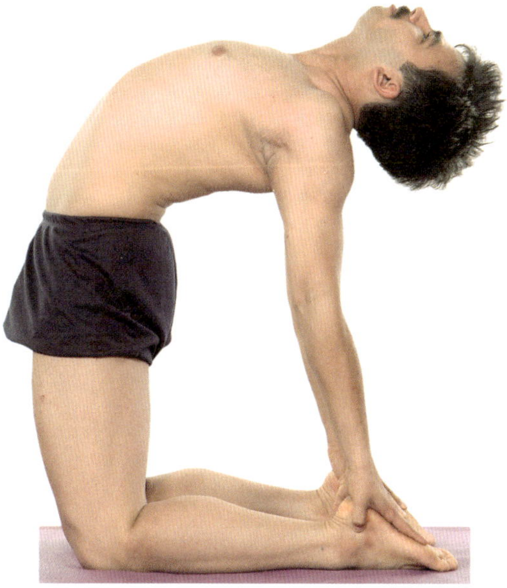

益处

- 增强大腿、手臂力量。
- 增加肩关节的自由度。
- 缓解胸椎的僵硬。投球手、网球运动员及铅球、标枪、铁饼等投掷类运动员会经常感到胸椎僵硬。此体式是造成僵硬动作的反动作，可以中和胸椎处的压力。
- 强化胸部肌肉，改善呼吸能力，从而改善耐力。

上犬式（Ūrdhva Mukha Śvānāsana）

ūrdhva，向上；mukha，脸；śvāna，犬。此体式因像脸朝上拉伸身体的犬而得名。

练习方法

1. 脸朝下俯卧。
2. 双脚分开约30厘米，脚趾朝后，保持双腿后侧伸直，双膝稳固、收紧。
3. 双手手掌放在腰部两侧，手指尖朝前。
4. 吸气，胸部、头部向上抬起。双臂伸直，肘部锁紧。保持腰部与肩部在一条直线上，自然呼吸几次。
5. 呼气，臀部收紧，跖骨压实地面，胫骨、大腿、盆骨上提，离地。
6. 吸气，双肩向两侧展宽，肩胛骨向前，收紧胸部。
7. 胸骨上提，锁骨向两侧延展，头部、颈部尽可能向后移动。
8. 在此位置保持30～60秒，深呼吸。
9. 呼气，双臂从双肘处弯曲，胸部放低，放在地面上。

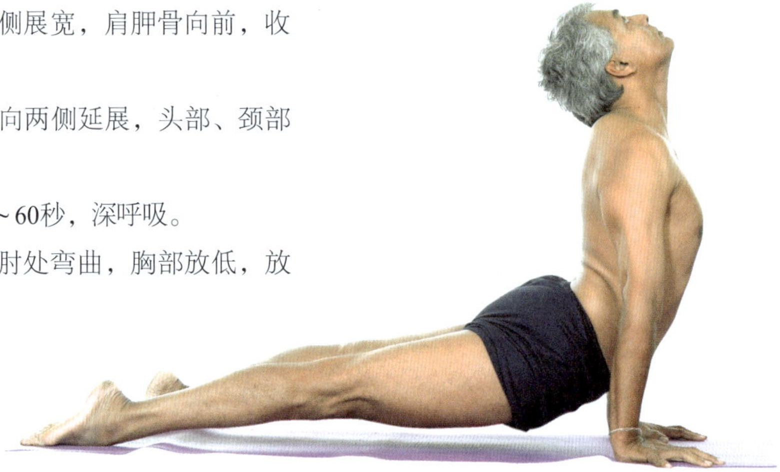

益处

- 放松背部肌肉。
- 保持脊柱活力。
- 加强手臂和手腕。
- 保持身心的警觉和活力。
- 重复上犬式和下犬式6～8次可以快速热身，带来头部、心脏的轻盈感。

手指向后

这是上犬式的一个变体，能大大增强腕部和手臂力量，这对很多运动都非常重要。

辅具：2 块砖，高5～6厘米。

练习方法

1. 双膝跪地，脚趾伸向后方，双脚分开约30厘米。
2. 将砖放在身体前方30～45厘米处。双手反转，手掌放在砖上，手指尖向下。
3. 双臂通过保持双肘后侧收紧伸直。
4. 呼气，双腿依次向后延展，保持双膝稳固、收紧。
5. 臀部收紧、稍稍放低，双腿不要弯曲。
6. 吸气，躯干上提，胸部向前移动，头部后仰。
7. 在此位置保持尽可能长的时间，自然呼吸。
8. 呼气，双臂弯曲，胸部缓慢放低。

益处

- 发展肱三头肌，增强双臂后侧力量，也可强化腕部肌腱。
- 发展大腿肌肉。
- 保持脊柱活力，加强脊柱肌肉，降低背部受伤风险。

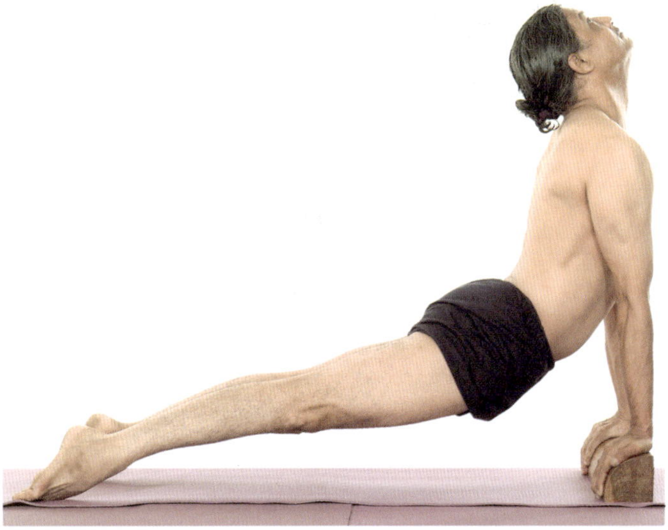

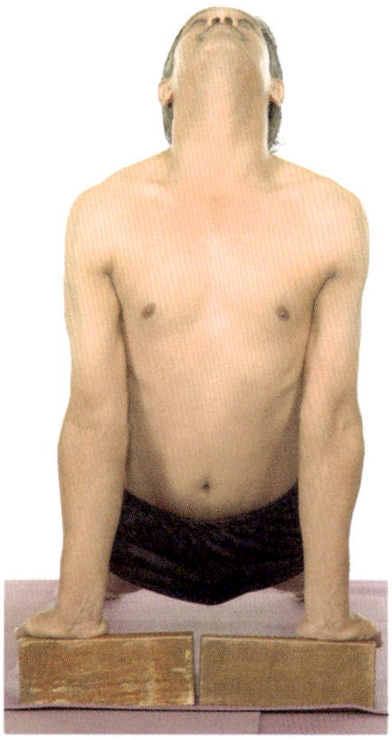

上弓式（Ūrdhva Dhanurāsana）

ūrdhva，向上；dhanur，弓。此体式仿佛一张向上拉起的弓。

练习方法

1. 仰卧，双手放在髋部的两侧。
2. 双腿从双膝处弯曲，双手抓住脚踝，双脚靠近髋部。
3. 双臂从双肘处弯曲，双手手掌放在肩部的两侧，手指朝向躯干方向。
4. 呼气，髋部、躯干抬起，头顶着地。
5. 自然呼吸1～2次。
6. 呼气，躯干、头部向上抬起，背部拱起，将身体的重量均匀分布在双臂、双腿上。
7. 双手手掌下压，双臂从双肘处伸直。
8. 脚跟抬离地面，大腿上提。现在保持大腿的拉伸，躯干的上提，脚跟慢慢落回地面。
9. 双脚紧紧下压地面。双脚不要外旋。
10. 在此位置保持20～30秒，自然呼吸。
11. 呼气，双腿从双膝处弯曲，身体落回地面。
12. 重复这一体式3～4次。

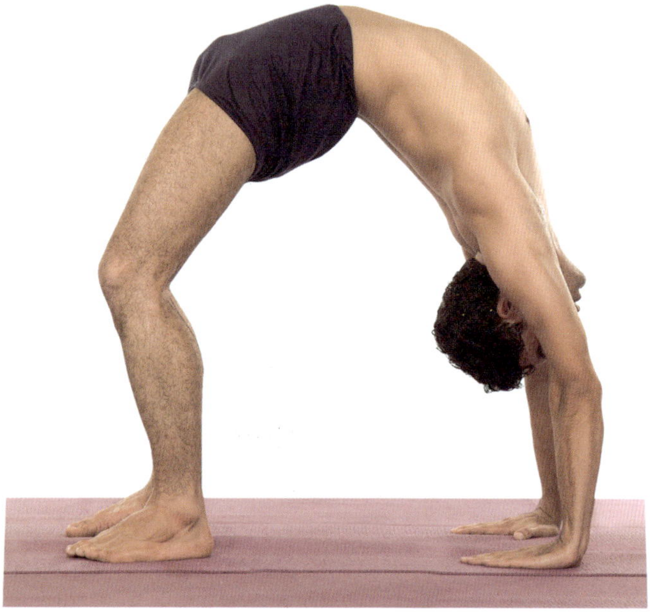

盒子支撑

如果身体僵硬，很难从地面直接抬起，可以使用盒子或凳子支撑来练习。

辅具：30～45厘米高的小凳子，1个抱枕。

练习方法

1. 把抱枕横放在凳子的一端，背对抱枕，臀部坐在抱枕上。
2. 双手抓住凳子腿，身体慢慢后仰，臀部顶端、下背部落在凳子上。
3. 呼气，双臂举过头顶，手掌撑地，手指指向凳子。
4. 双脚着地，互相平行，双膝与双脚在一条直线上，自然呼吸几次。
5. 呼气，双手手掌、双脚下压，臀部、躯干抬离凳子。
6. 双肘尽可能伸直。
7. 在此位置保持20～30秒，自然呼吸。现在双臂从双肘处弯曲，臀部、躯干落回凳子。
8. 重复这一体式3～4次。
9. 双手抓住凳子，呼气，慢慢坐起来。

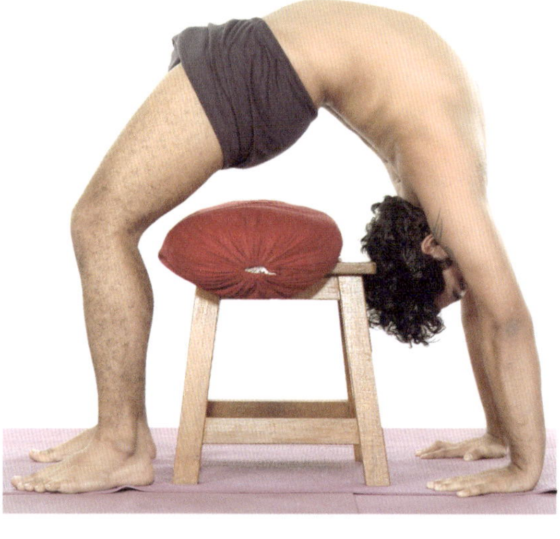

手腕下放砖

如果肩部或者手腕僵硬，身体则难以从凳子上抬起。手腕部垫高身体抬起会容易一些。只需将手掌下部置于圆砖之上，手指指向地面即可。

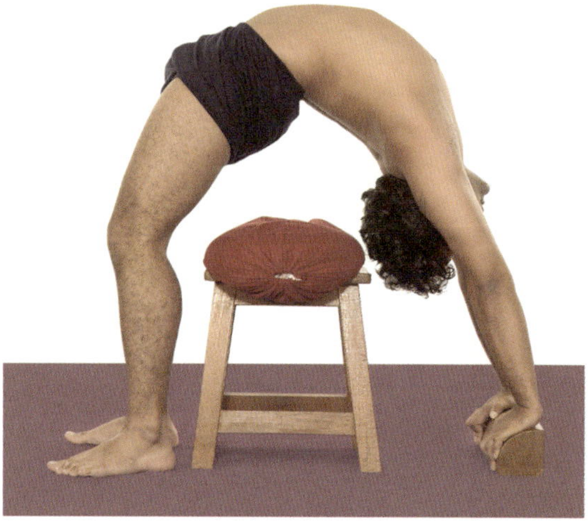

墙面支撑

如果肩部或者颈部、颈椎区域僵硬，抬起身体进入上弓式会非常困难，然而，上弓式对缓解这些僵硬非常有用，还可以加强颈部、颈椎肌肉。借助墙面支撑可有助于身体的上提。

辅具：准备1个30～45厘米高的小凳子，放在距墙45厘米处。在凳子上放1个枕头。如果练习者身材较高，则需要在枕头上再放置几条瑜伽毯或者1个抱枕。1个15～20厘米高的木箱，靠墙放置。

练习方法

1. 背对墙面坐在凳子上。
2. 呼气，双手抓住凳子，身体慢慢后弯。臀部、下背部放在凳子上的枕头上。
3. 双臂举过头顶，双手手掌撑在靠墙的木箱上，双手分开与肩同宽，手掌向外转，手指向下。
4. 双腿从双膝处弯曲，双脚移动，靠近凳子腿，自然呼吸1～2次。
5. 呼气，双手手掌压住凳子，双脚踩在地面上，臀部、躯干抬离凳子。
6. 通过双脚踩实地面将前臂、头部与胸部向墙的方向移动。
7. 在此位置保持尽可能长的时间，自然呼吸。
8. 呼气，双腿从双膝处弯曲，双臂从双肘处弯曲，臀部、下背部慢慢落回凳子上。

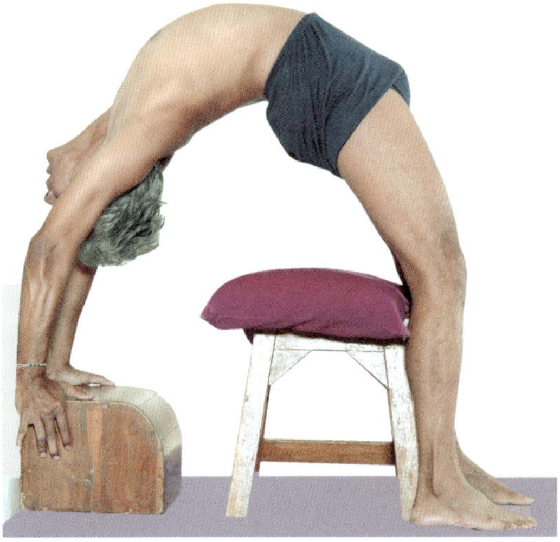

益处

- 大大增强整个脊柱的灵活度。
- 灵活度增强，因而可降低比赛中受伤的风险。
- 使身体更加敏捷。
- 增强反应能力，从而提高运动速度。运动速度对运动员意义重大。
- 增强体力和耐力。
- 加强颈部、颈椎肌肉。可以降低运动员常见的颈部扭伤的风险。
- 强壮双臂、肩部，使其更自由和灵活。
- 增强自信，减少压力。这是运动员能在比赛中正常发挥的关键因素。
- 改善比赛紧张情况下的士气不振。

双脚内收直棍式
（Dwi Pāda Viparīta Daṇḍāsana）

dwi，两个，双；pāda，腿或脚；viparīta，反转，倒置；daṇḍa，棍棒。在此体式中，身体优美地向后拱起，双腿如同棍子一样直。

练习方法

1. 仰卧在地面上。
2. 双腿从双膝处弯曲，双脚移向臀部。
3. 臀部稍稍抬起，双手抓住脚踝，双脚靠近臀部。
4. 双臂从双肘处弯曲，双手手掌置于肩下，手指指向双脚的方向。
5. 呼气，髋部、躯干抬起，头顶触地，自然呼吸几次。
6. 呼气，双手慢慢依次离地，置于脑后，双手十指交扣放在头的后侧，手掌呈杯状。
7. 前臂、手肘放在地面上，自然呼吸几次。
8. 呼气，前臂、手肘压地，肩部、胸部、躯干和髋部尽可能高地上提。
9. 在此位置保持5～10秒，自然呼吸。
10. 呼气，双腿依次缓慢延展，伸直，胸部、髋部不要下坠。
11. 在此位置保持尽可能长的时间，自然呼吸，以后逐渐延长保持时间。
12. 呼气，双腿从双膝处弯曲，双脚尽可能贴近臀部，松开交扣的手指，头部稍微抬起，躯干、头部后侧缓慢落地。
13. 放松片刻，再重复这一体式3～4次。

益处

- 增强整个脊柱的灵活度和稳定性。
- 扩展胸部，改善呼吸功能、体力和耐力。
- 缓解胸部阻塞和呼吸道疾病。

注意：开始时肩部、身体可能很难抬起；脚下会打滑，双肘也会外展；还存在肩关节脱臼的风险。因此，可以先学会肘部、双脚有支撑完成此体式。

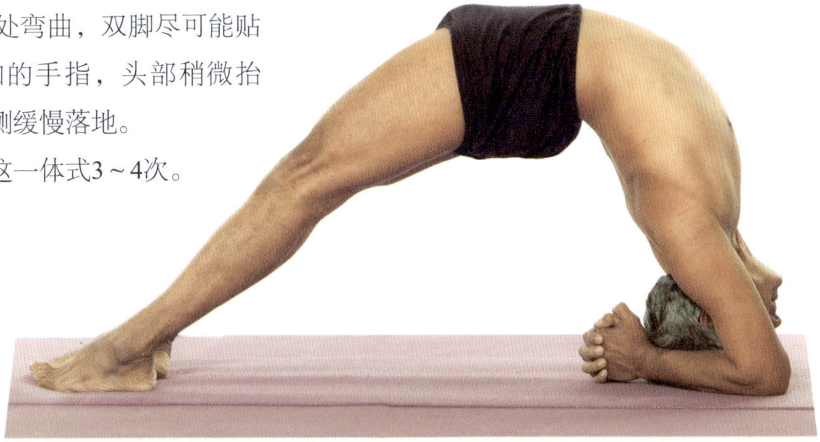

支撑肘部、双脚

可以在相距 1.2 ~ 1.4 米的两根柱子或者同样距离的墙面与一根柱子之间练习此体式。如果没有这样的空间，可以按照如下方法在桌子上练习。

辅具：1个表面平整的长矮桌，长1.2~1.4米，宽60厘米，高7.5~10厘米。将桌子翻过来，桌腿朝上，桌面朝下。桌面背面铺上瑜伽垫，以此作为“地面”，桌腿当作“墙面”，在桌腿内侧放置1个宽7.5~10厘米的瑜伽砖。若练习者身材较高，或者身体比较僵硬，瑜伽砖可以窄一些。

练习方法

1. 仰卧在“地面”上。双腿从双膝处弯曲，脚跟靠近臀部，脚趾指向瑜伽砖。
2. 双臂弯曲，双掌放在双肩下，手指指向脚的方向。
3. 呼气，髋部、躯干抬高，头顶点地，自然呼吸几次。
4. 呼气，双手慢慢依次举起，于脑后十指交扣，双手手掌呈杯状，支撑头的后侧。
5. 保持手肘与肩同宽，前臂放在“地面”上，自然呼吸几次。
6. 呼气，上臂底部、肘部抵靠“墙面”，肩部、胸部、躯干和髋部尽量上提。
7. 脚趾抬起，双脚蹬砖，使髋部抬起更高。
8. 在此位置保持尽可能长的时间，自然呼吸。
9. 呼气，十指松开，抬头，躯干、头的后侧落回“地面”。

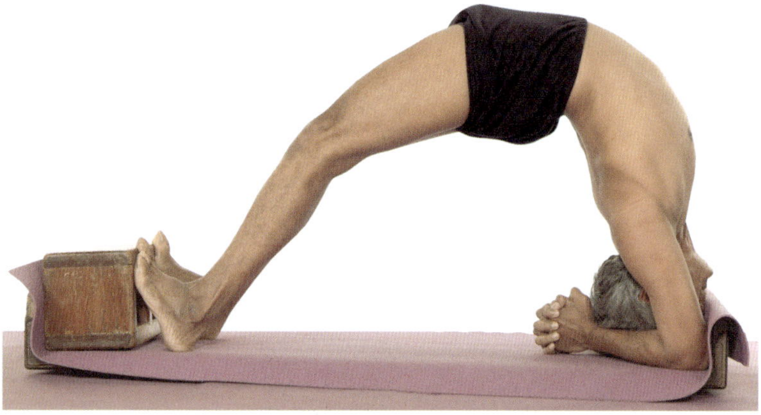

益处

- 肘部支撑可以防止其滑动。保持双肩的上提。此体式可以缓解胸椎的僵硬。
- 双脚支撑有助于髋部、躯干的上提。

如果没有适用的桌子，可以先借助墙面支撑双臂进入体式，再借助墙面支撑双脚重复此体式。

椅子上

辅具：1把瑜伽椅，距墙60厘米放置，椅背朝墙。1个抱枕，纵向放在椅子的两个前腿中间。2块泡沫砖，或者2条瑜伽毯。

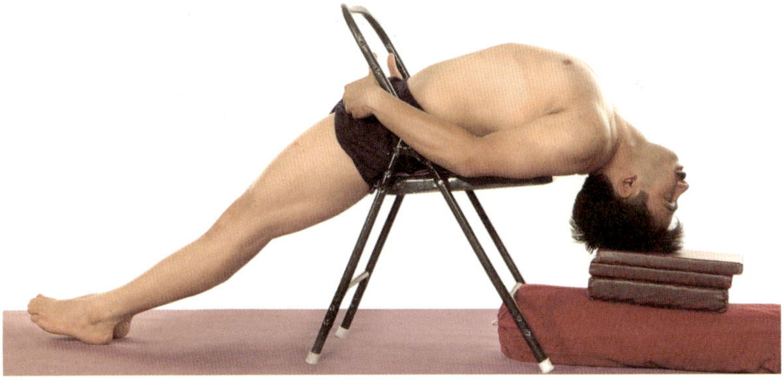

练习方法

1. 双腿同时穿过椅背的空档，坐在椅子上，胸部朝向椅背。
2. 双手抓住椅背两侧。
3. 吸气，胸部上提，双肩后旋，肩胛骨内收。
4. 呼气，躯干后仰，髋部缓慢地滑向椅座的后沿，自然呼吸几次。
5. 呼气，躯干进一步放低，直到上背部触到椅座前沿。
6. 头顶放在抱枕上。如果头顶够不到抱枕，可以将几块泡沫砖或者折叠的瑜伽毯放在抱枕上。如果颈部感到受压，则降低头部下方支撑物的高度。
7. 双腿伸直。
8. 双臂弯曲，双手抓住椅背上端或两侧。
9. 开始时在此位置保持3～5分钟，以后尽可能延长保持时间，深呼吸。
10. 起身时，双手抓住椅背两侧，双腿弯曲，双脚靠近椅腿，吸气，躯干抬起，直立，坐在椅子上。

益处

- 头部支撑有助于放松、恢复活力。
- 如果在此体式中保持 至少5分钟，可以增强体力和耐力。
- 增强内在力量。
- 有助于提高免疫力。
- 发展情感力量，有助于使运动员能够承受比赛在精神和情绪方面的压力，充分发挥潜能，不被压力 屈服。
- 有助于给眼部带来清凉感。如果双眼疲劳，在双眼、前额上缠绕绷带可以使益处最大化。
- 冷静头脑，缓解紧张。

双脚抵墙

如果下背部感到紧张，可以抬起双腿，双脚抵靠墙面，或者另一把椅子，或者箱子，下背部用瑜伽毯支撑，也可在瑜伽毯下放置泡沫砖。

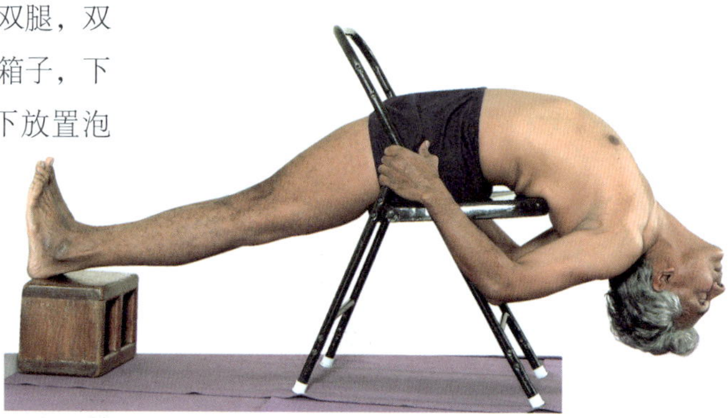

长凳上

如果非常疲倦，或者背部紧张，或者在病中的康复期，可以借助双脚内收直棍式长凳支撑整个脊柱。

辅具：1个双脚内收直棍式长凳；1个抱枕；1条瑜伽毯。

练习方法

1. 坐在长凳中间，面向较低的一边。
2. 双腿伸展。双脚下压长凳底部的横杆，双手抓住两侧的木杆。现在，臀部抬起，移动到长凳的最高处。
3. 身体后仰，臀部向双脚的方向微微滑动，背部落在长凳上。
4. 双肩、头部后侧和颈部放在长凳一端的抱枕上。如果双肩得不到支撑，可以在抱枕上再放上1条卷起的瑜伽毯。
5. 双手抓住长凳两侧的木杆。
6. 在此位置保持3～5分钟，自然呼吸。
7. 双臂举过头顶，双肘微屈，手背放在地面上。
8. 在此位置保持几分钟。

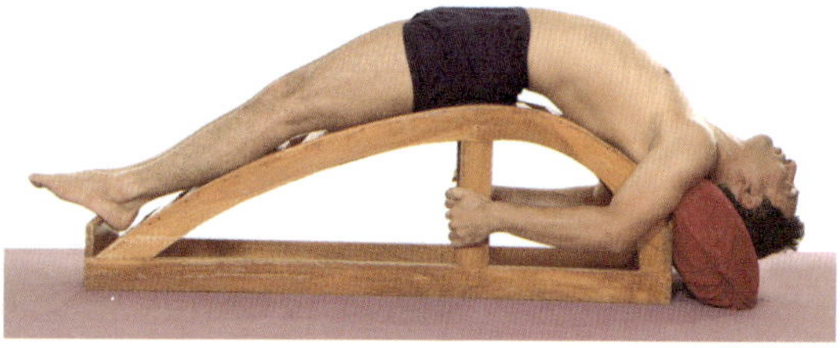

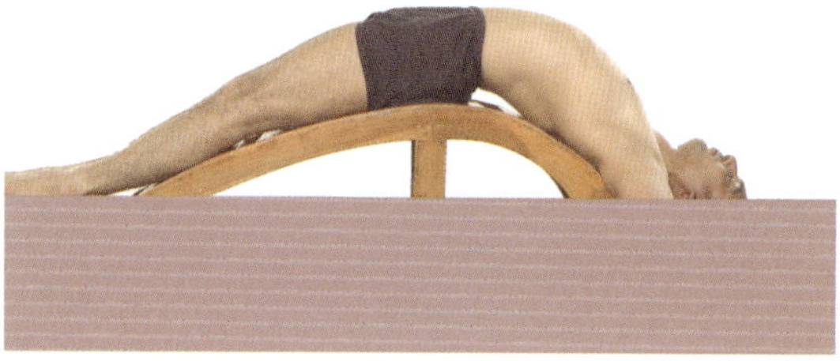

益处

- 有助于身体、头脑得到完全放松，不再混沌。
- 有助于提升情绪，特别是在心情低落或有抑郁倾向时。这是一个疗愈体式。

床上

此体式是帮助身心恢复的最好体式之一，借助辅具支撑效果更佳。然而，在旅行中可能很难找到长凳或椅子，这时可以用床代替。

辅具：1个抱枕，几条瑜伽毯。

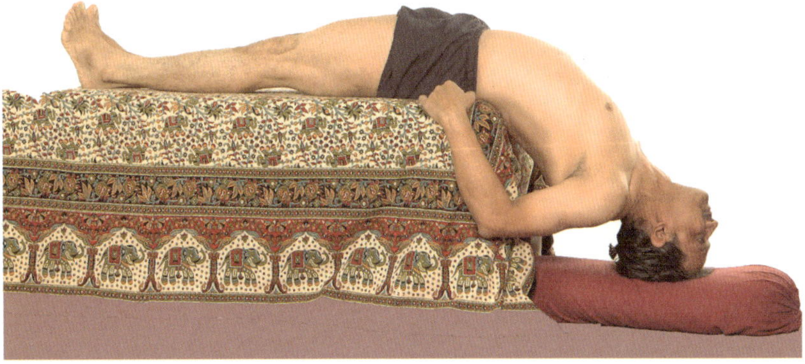

练习方法

1. 将抱枕或几条瑜伽毯放在床边前的地面上。
2. 坐在床边，双腿向前伸展，伸直。
3. 呼气，身体慢慢向后倾斜，臀部滑向脚的方向，躯干、头部朝地面方向放低。
4. 头顶落在抱枕上，双手抓住床边。
5. 如果颈部感到紧张，可以降低头下方支撑物的高度；如果头部无法触到抱枕，可以在抱枕上放1条瑜伽毯。
6. 在此位置保持5～7分钟，或者更长时间，自然呼吸。
7. 呼气，双手抓住床边，双腿弯曲，抬头，躯干、双腿慢慢向抱枕方向滑动。

鸽子式（Kapotāsana）

kapota，鸽子。在此体式中，练习者的胸部像鸽子一样鼓起，因此得名。在此体式的经典版本中，练习者双膝跪地，双手在脑后抓住双脚。不过，这需要练习者的肩部、脊柱及骨盆区域有良好的灵活性，往往难以完成。在尝试经典版本前，可以先借助椅子的支撑进行练习。

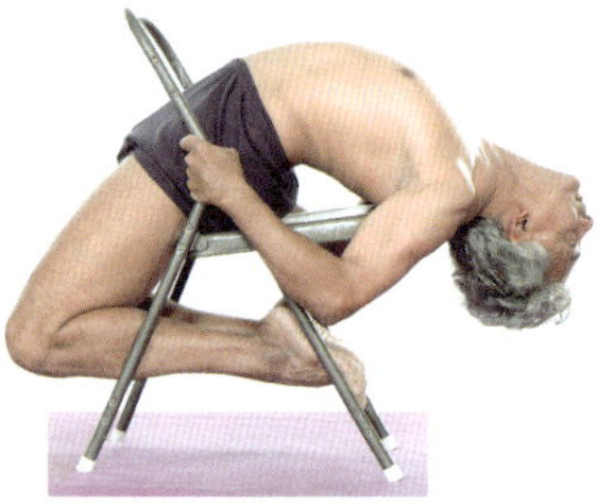

练习方法

1. 坐在椅子上，双腿依次穿入椅背和椅座之间的空当，面对椅背。
2. 双手握住椅背两侧，臀部向椅座的后沿滑动。
3. 双腿从双膝处弯曲，依次将双脚、两腿胫骨插入椅座下的空当，胫骨放在椅子后侧的横梁上，脚趾钩住椅子前侧的横梁。
4. 呼气，臀部进一步向椅背方向滑动，躯干、头部慢慢向后倾斜。
5. 呼气，双手向下滑，躯干、头部后弯，直至肩胛骨顶端放在椅座的前沿上。
6. 在此位置保持尽可能长的时间。开始时，呼吸可能会稍微费力。
7. 呼气，双手抓住椅背顶端，躯干抬起，脚趾从横梁上松开。
8. 双脚落回地面，臀部向后移动，双腿依次从椅座下的空当处抽出。

注意：如果脚踝不稳，易滑动，可以在椅座下放1个抱枕，胫骨放在抱枕上。

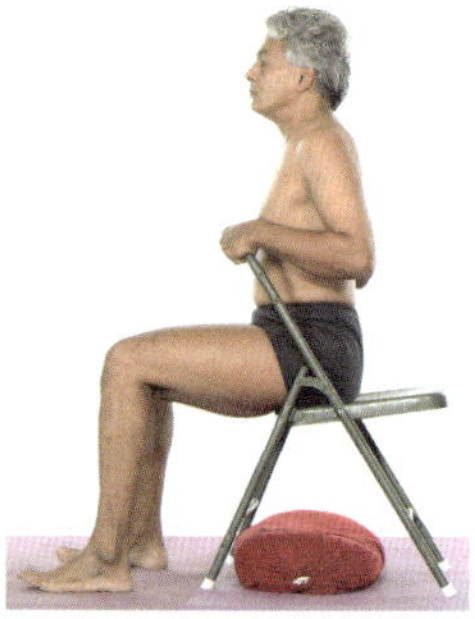

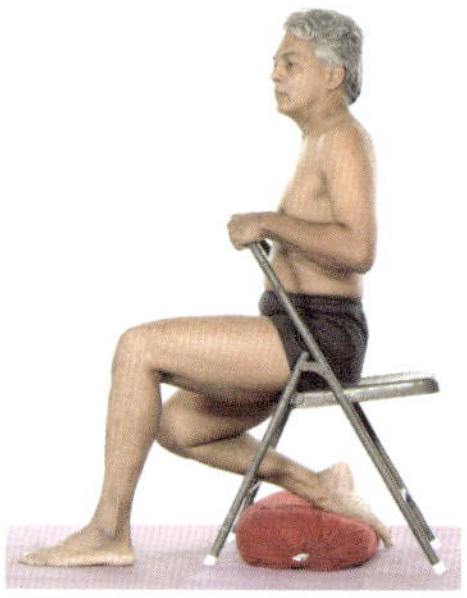

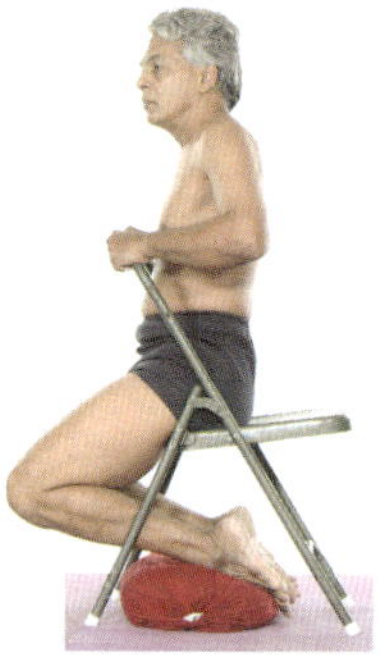

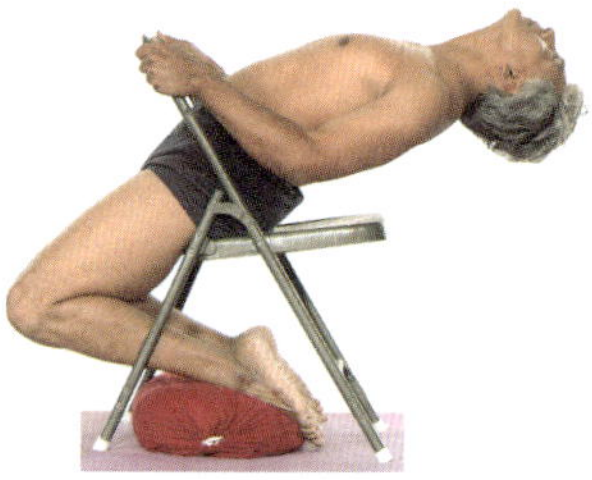

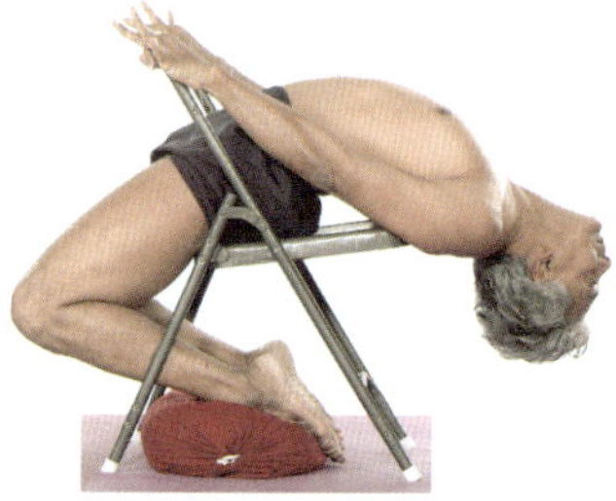

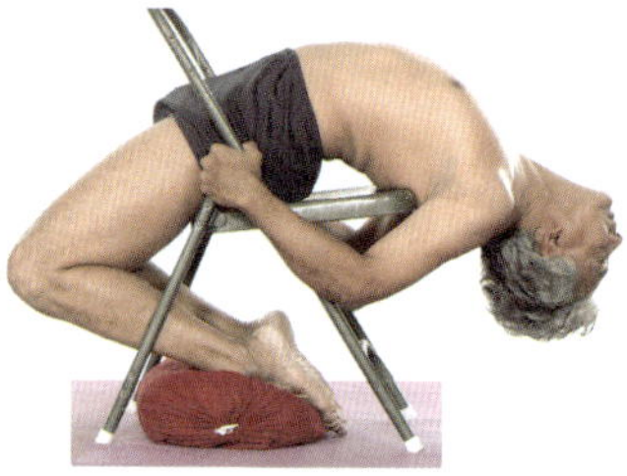

益处

- 有助于给脊柱、骨盆带来极大的灵活性。
- 拉长、加强大腿肌肉。
- 胸腔充分打开，有助于使运动员能量充沛。

腿伸展体式

神猴哈努曼式（Hanumānāsana）

此体式为纪念哈努曼而命名。在尝试最终体式前，可以先学会借用辅具支撑，在练习中逐渐降低支撑物的高度。以免受伤。

辅具：1个小凳子或犁式箱；1块瑜伽砖，或者几条折叠的瑜伽毯。

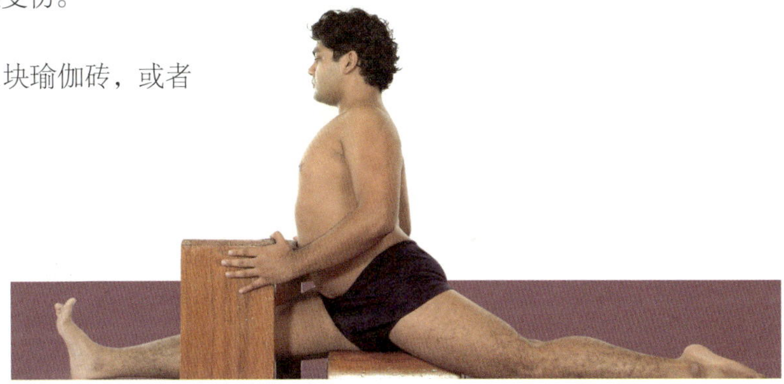

练习方法

1. 跪在地上，面对小凳子或犁式箱。
2. 双手手掌压住小凳子两边，吸气，双膝离地。
3. 自然呼吸1次，呼气，右腿穿过凳腿下方，向前伸展，左腿向后伸展。
4. 保持双膝伸直，双腿延展。右腿的脚踝、小腿肌肉延展，使其远离臀部。自然呼吸1次。
5. 呼气，臀部慢慢向地面沉降。
6. 右臀、左大腿顶端放在瑜伽砖或者折叠的瑜伽毯上。
7. 在此位置保持几秒钟，自然呼吸。
8. 借助手掌压在小凳子的力量上提胸部和脊柱。
9. 随着练习的进行，可以减少臀部下的支撑。
10. 吸气，双膝弯曲，臀部抬离地面。
11. 左腿向前伸展，右腿向后伸展，重复这一体式。

益处

- 充分延展、调理腘绳肌，减少受伤的可能。
- 改善灵活性。
- 调理腿部肌肉，增大运动步幅，从而提高跑动速度。
- 调理腹部肌肉。

注意：作为一个初学者，辅具的支撑非常重要，这样，腘绳肌可以得到逐步延展，而降低受伤的风险。

木偶瑜伽

在木偶瑜伽中，练习者学习如何在体式中借助墙绳控制自己，像牵线木偶一样。

墙绳上犬式、脸朝上加强背部伸展式

（Rope Ūrdhva Mukha Śvānāsana And Ūrdhva Mukha Paścimottānāsana）

这两个体式需要双脚抵墙，双手抓住绳圈，快速连续完成。头部、躯干和髋部前后摆动，双臂、双腿保持稳固。

辅具：墙绳的安装方法请参考本书第三部分。

练习方法

1. 背对墙站在两墙绳之间，双脚分开15～20厘米。
2. 低头看脚。
3. 双臂向后，双手抓住绳圈，手指指向地面。双臂伸直，自然呼吸1次。
4. 呼气，手掌用力抓紧绳子。
5. 双脚向墙的方向挪动，躯干微微前倾。脚掌贴墙面。
6. 脚趾踩地，脚跟抵墙，髋部向地面沉降。
7. 保持双腿伸直，双膝稳固、收紧，自然呼吸几次。
8. 吸气，躯干向前、向上延展，髋部进一步向地面沉降，保持双腿伸直。这是墙绳上犬式。
9. 呼气，保持双腿、双臂伸直，髋部上抬，躯干、头部向下找地面，然后贴近双腿。这是墙绳脸朝上加强背部伸展式。
10. 吸气，躯干、头部远离双腿，髋部向下，躯干、头部抬起，回到上犬式。
11. 呼气，再次进入脸朝上加强背部伸展式。
12. 连续、快速重复这两个体式8～10次，保持双腿、双臂伸直。

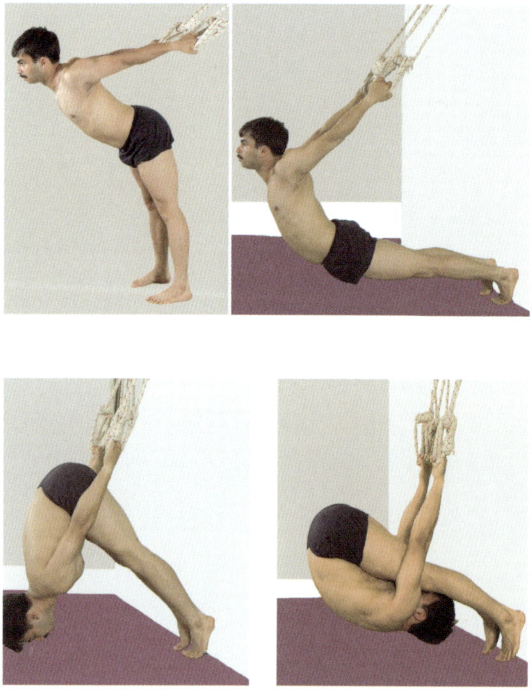

注意：如果身体僵硬，或者墙绳较短，可能无法完全进入脸朝上加强背部伸展式。这时可以换一根长的墙绳。

墙绳理想的长度是，绳圈下垂后刚好到髋的底端和大腿上端。

益处

- 有助于快速热身。
- 有助于给脊柱带来灵活性，加强双肩。
- 有助于使大脑敏锐，头脑警觉。最好在清晨运动前进行练习。

墙绳辅助后仰支架式（Rope Pūrvottānāsana）

这是后仰支架式的一个变体，借助墙绳完成，可以很好地伸展整个身体的前侧。

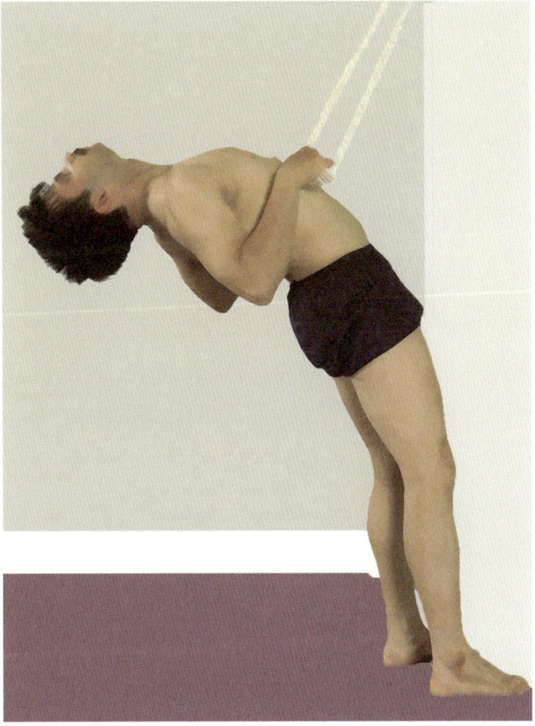

练习方法

1. 面对墙，距墙7.5～10厘米，站在两墙绳中间。
2. 双脚分开15～20厘米，双手各抓住1个绳圈，屈肘靠近躯干。
3. 吸气，躯干抬高，双手抓紧绳圈。
4. 呼气，躯干后弯、头部后仰，自然呼吸1次。
5. 呼气，双脚踩地，保持双腿稳固。
6. 髋部稍微远离墙面，躯干进一步后弯，自然呼吸1次。
7. 呼气，双臂伸直，躯干进一步后弯。
8. 在此位置保持5～10秒钟，深呼吸。
9. 呼气，躯干、头部抬起，站直。
10. 重复这一体式 6～8次。

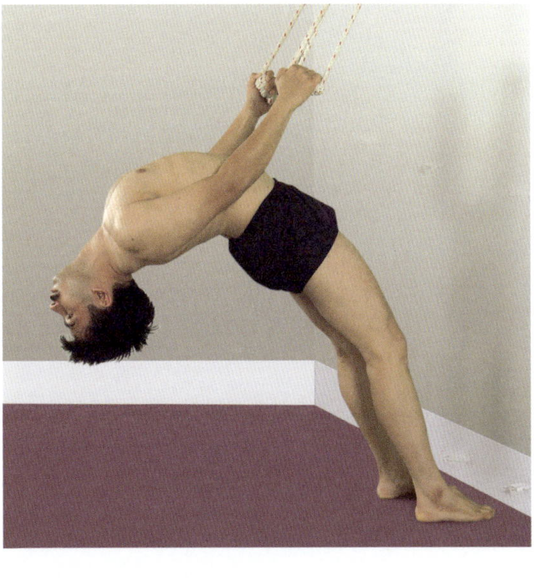

益处

- 极大地加强双臂、双肩力量。
- 扩展、打开胸腔，增强耐力。
- 改善呼吸功能。

墙绳下犬式（Rope Adho Mukha Śvānāsana）（背部凹陷）

这是下犬式的一个变体，主要目的是缓解颈部疼痛。在此变体中，颈部即可得到伸展并放松。

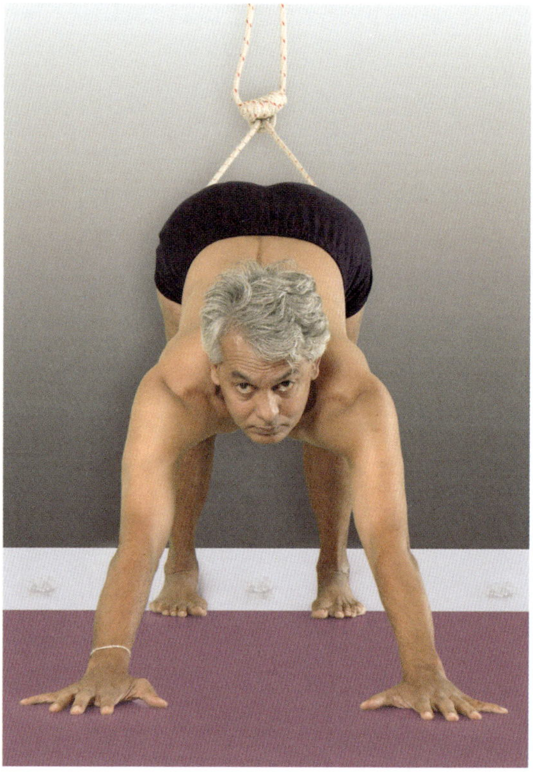

练习方法

1. 在中间高度的墙钩上套1个绳圈，身体钻进去。
2. 直立，将绳圈放在大腿上端，双脚向前挪动，拉紧。
3. 双臂向下，手掌撑地。
4. 双脚分开15～20厘米，脚趾向前。
5. 呼气，绳圈在大腿上不要松动，双腿从双膝处略微弯曲，躯干、头部找地面。
6. 双脚同时向后挪动，找墙面。
7. 躯干、双臂向前伸展，双臂距离30～45厘米，进入下犬式。
8. 吸气，双手手掌牢牢撑地，抬头，脊柱、肩胛骨移向胸部。
9. 胸腔充分打开。
10. 在此位置保持尽可能长的时间，自然呼吸。
11. 呼气，头部放松，看向地面，双脚向前挪动。
12. 手掌抬离地面，站直。

注意：绳圈应固定在大腿上端。如果屈身向前向下时绳圈滑落，向前走，在绳圈上铺1条折叠的瑜伽毯，重新调整绳子放在大腿上端。

益处

- 帮助延展、拓宽、放松颈部。
- 对缓解背部、肩颈部疼痛特别有效。

墙绳面朝下吉祥式
（Rope Adho Mukha Svastikāsana）

adho，向下；mukha，脸；svastika，吉祥和幸福。此体式借助绳圈支撑背部，双腿交叉盘坐，头部靠近双腿，可以强烈地伸展背部。

练习方法

1. 面对墙，站在绳圈与墙面之间。
2. 调整绳圈，套在躯干中部。
3. 双臂上举，双手抓住绳圈。
4. 呼气，身体微微后倾，使绳圈在背上绷紧。
5. 抓紧绳圈，双腿从双膝处弯曲，依次抬脚，蹬住墙面，好像爬墙，双脚与髋部在一条直线上。
6. 脚趾压墙，髋部远离墙面。
7. 抓紧绳圈，髋部稍微抬高，调整绳圈，使其位于上背部及腋下。
8. 呼气，髋部下沉，双脚沿墙面进一步略微向上，双腿从双膝处弯曲，进入简易式，然后髋部找墙面。
9. 抓住中间高度的墙钩，躯干、胸部找双腿。
10. 呼气，髋部进一步向下，胸部贴靠双腿，绳圈顶在肩胛骨处。
11. 在此位置保持几秒钟，自然呼吸。
12. 呼气，双手从墙钩上松开，抓住绳圈。双腿松开，双脚蹬墙，将髋部、躯干推离墙面。
13. 改变交叉腿的方向，重复这一体式3～4次。之后，双腿慢慢放下，站立。

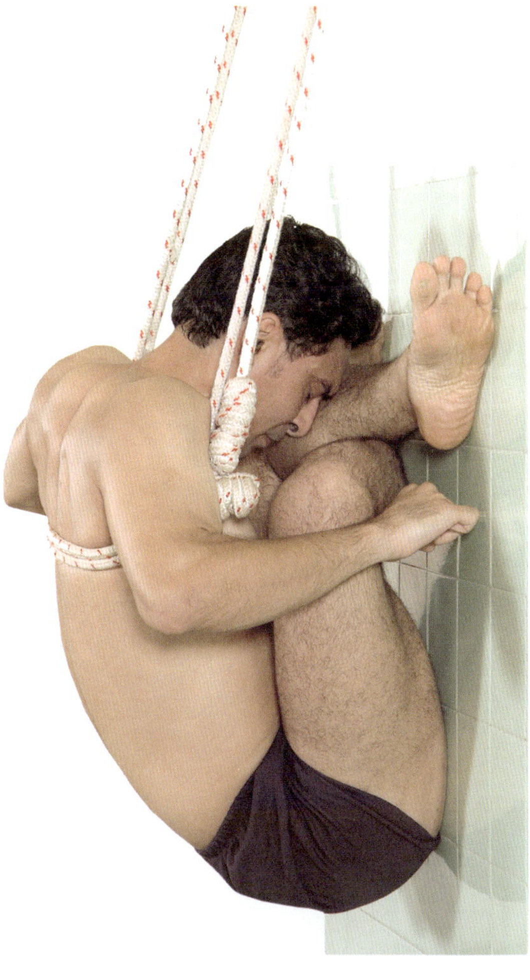

益处

- 创造背部的延展。
- 缓解腰椎、骶髂处肌肉的僵硬。

墙绳辅助头倒立式（Rope Śīrṣāsana）

好多人可能由于身体或者心理的因素无法完成头倒立式，例如缺乏自信、恐惧、颈部肌肉虚弱或者有伤痛、上臂无力等。即便可以进入体式，也可能难以在体式中保持一定时间，因此不能感受到此体式带给身体和头脑的益处。有时，练习者可能很疲惫，没有决心独立完成此体式。这些情况下，就可以借助墙绳完成头倒立式，墙绳支撑骶髂区域，头部垂向地面。

辅具：1对墙绳，悬挂在最高处的墙钩上，再取1条墙绳（第三条墙绳），一端固定在前面的一条墙绳底端，另一端和前面的第二条墙绳打成一个结，做出1个“秋千”，在“秋千”上铺1条折叠的瑜伽毯。

练习方法

1. 面向墙，站在第三条墙绳和墙面之间。
2. 双手抓住髋部两侧的墙绳，把第三条墙绳准确地放在臀部上部，这样可以固定身体，防止其滑动。如果练习者身材不够高，或者“秋千”太高，可以站在瑜伽砖或抱枕上，调整墙绳的位置，使第三条墙绳正好抵在臀部上部骶髂肌肉处，臀部顶端抵靠这条墙绳。
3. 双手抓住墙绳的高处，臀部抵靠第三条墙绳。
4. 呼气，双脚向墙面方向挪动，躯干稍微后倾，双脚依次抬起，蹬住墙面，好像正在爬墙，直到双脚与髋部基本在一条直线上。
5. 双脚蹬墙，臀部（第三条墙绳支撑）远离墙面。
6. 如果墙绳在臀部滑动，那么双手抓紧墙绳高处，双脚蹬墙，重新调整第三条墙绳的位置，使其抵在臀部上部骶髂肌肉处。
7. 呼气，双脚继续沿墙面向上挪动，双膝向两侧打开，髋部找墙面。
8. 双脚脚掌并拢，像在束角式中那样。
9. 呼气，双手松开，双臂、躯干和头部垂向地面。
10. 自然呼吸几次，双臂伸展过头。
11. 如果头部垂向地面感到害怕，可将双手手掌放在地面上。
12. 在此位置保持5～10分钟，自然呼吸。
13. 呼气，慢慢抬头，双手抓住墙绳，头部、躯干进一步抬起，双膝靠拢，双脚蹬墙，髋部远离墙面。
14. 头部、躯干找墙面，双脚收回地面。
15. 面朝墙，额头抵靠墙面，休息几秒钟，然后离开墙面。

注意：

- 如果髋部外侧或者腹股沟处感到紧张，可以保持双腿伸直，在双腿与墙绳之间插进1块木板，防止身体下滑。
- 如果对头部自然下垂的感觉有恐惧，可用抱枕或毛毯支撑头部，双手手掌撑地。

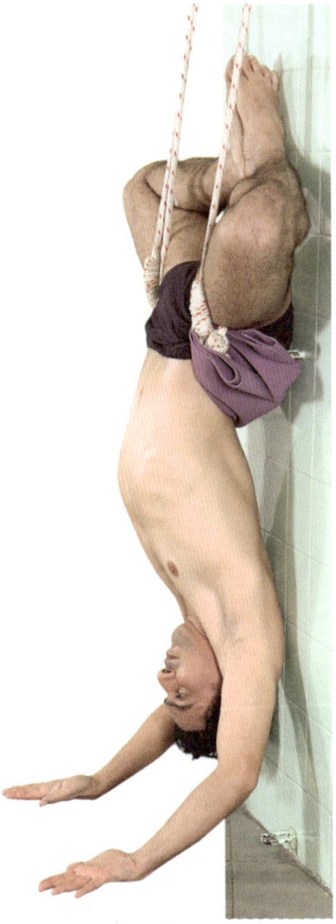

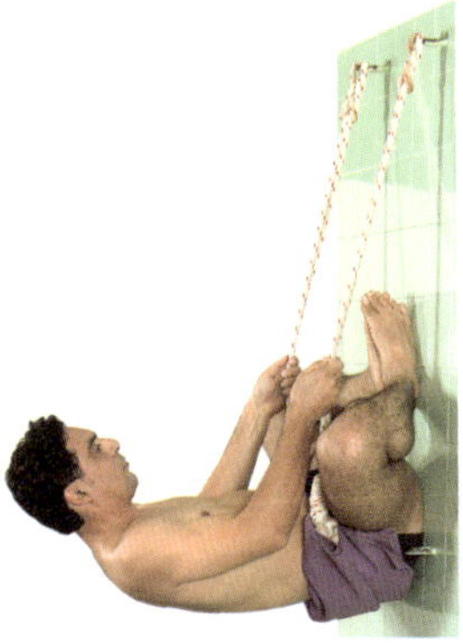

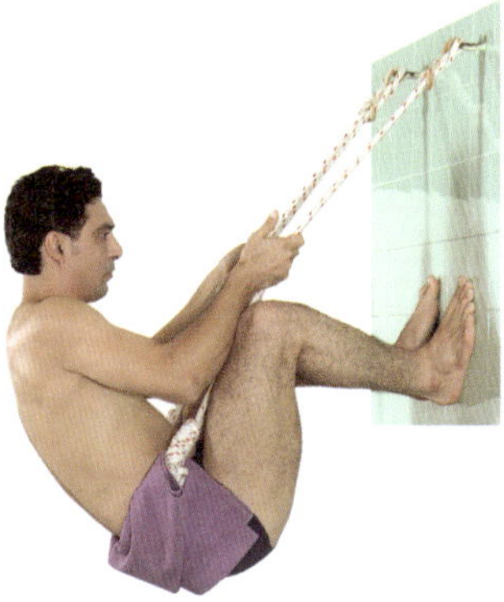

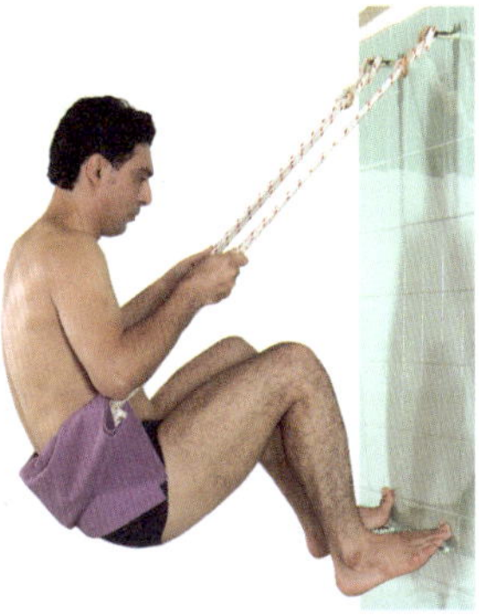

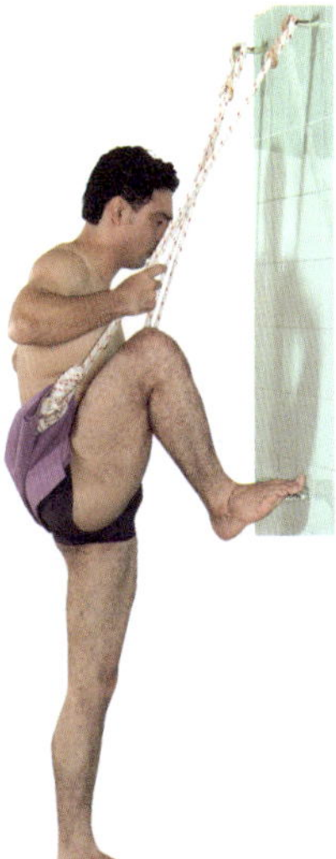

直腿

练习方法

1. 面向墙站在绳圈与墙之间。
2. 双手抓住臀髋部两侧的绳子，将绳圈正好放在臀部上端，这样可以固定身体防止身体滑下来。如果身高不够或绳圈太高，可以站在砖或抱枕上，调整绳子位置，使它正好抵在骶髂肌肉上，臀部上端放在绳圈上。
3. 抓住绳子上端，臀部压向绳圈。
4. 呼气，走向墙，躯干稍向后倾，双脚依次踩墙向上好像爬墙一样，直至脚与臀部在一条直线上。
5. 双脚蹬墙，让放在绳圈上的臀部远离墙面。
6. 在墙绳与大腿之间插入木板。
7. 如果绳子从臀部滑落，那么抓紧绳子上端，脚踩墙重新调整绳子的位置，使骶髂区域和绳子牢牢贴在一起。
8. 双手拿住木板，呼气，臀部靠向墙，双脚依次顺墙向上，自然呼吸。
9. 呼气，头部和躯干垂向地面。
10. 手臂伸展过头，双臂从肘部弯曲，抓住墙钩底部或互抱手肘。
11. 头部自然下垂。
12. 尽可能长时间地保持该体式，自然呼吸。
13. 呼气，稍稍向上抬起头部和躯干，双手抓绳，屈腿，双脚踩墙，拿走木板，移开臀部。
14. 向墙抬起头部及躯干，滑下双脚踩地。

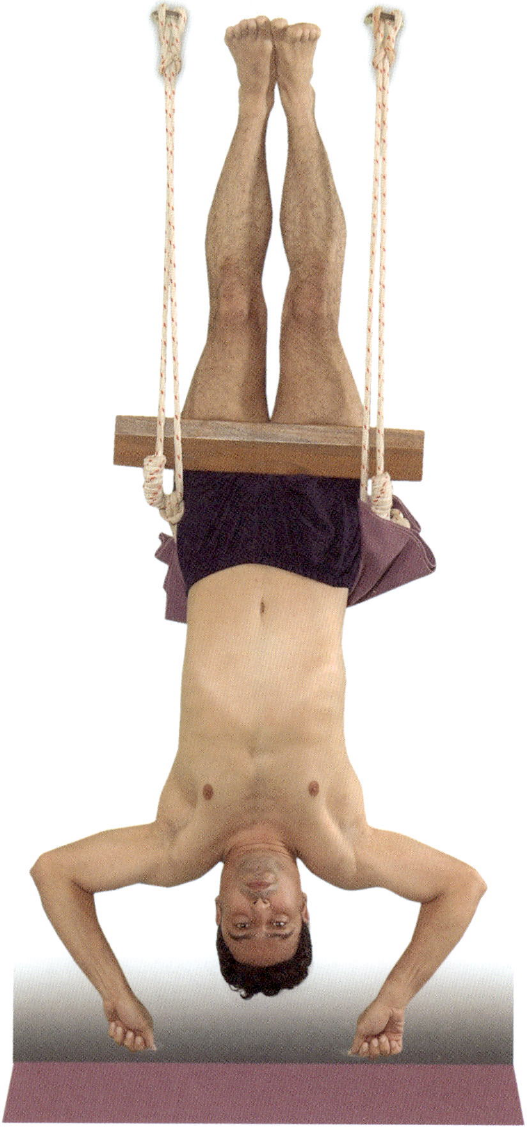

注意：如果离开头倒立式时感到眩晕，马上坐下进入面朝下吉祥式，1 分多钟以后这种眩晕感就会消失。

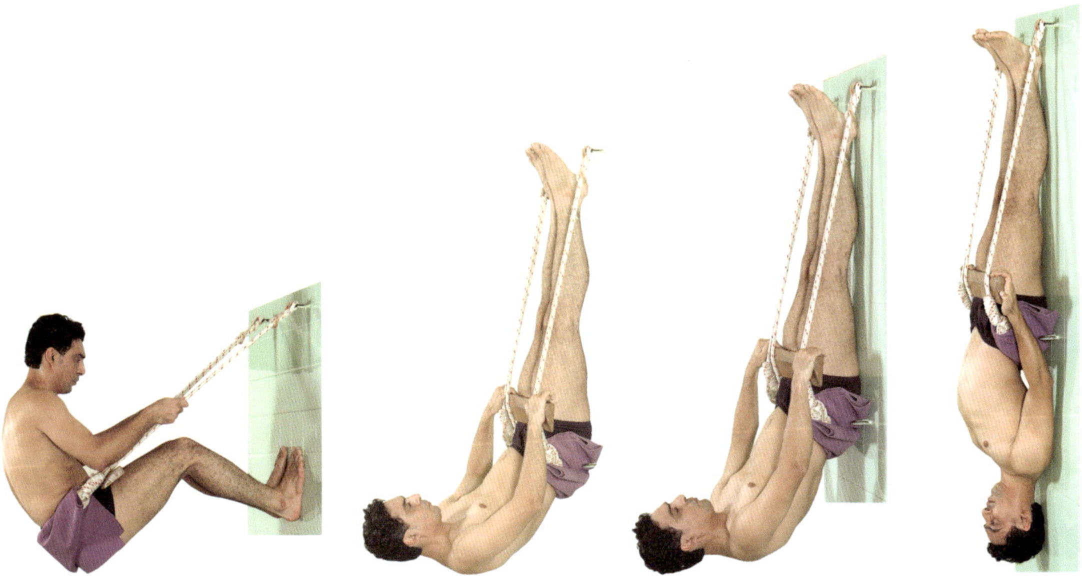

益处

- 通过创造腰椎区域的伸展，缓解下背部疼痛。
- 有助于为练习者补充能量，恢复体力。
- 加强体力和耐力。
- 有助于安静头脑，使之被动和沉思，让从不停歇的大脑获得足够的休息。
- 有助于恢复精力的同时清晰头脑。
- 注入情感和精神力量。
- 减轻混沌感及沮丧感。
- 头倒立式最为重要的一个效果，是让练习者体会身体层面的放松，而不是外界所诱导的放松。在头倒立中，随着神经系统压力因素的消失，练习者可以感受到大脑神经细胞生物层面的宁静，与此同时，头脑警觉并顺服，身体变得温暖，为练习做好准备。

后仰支架式（Pūrvottānāsana）

pūrva，东方，这里指身体前侧；uttāna，强烈的伸展。在此体式中，身体前侧将会感受到强烈的伸展。

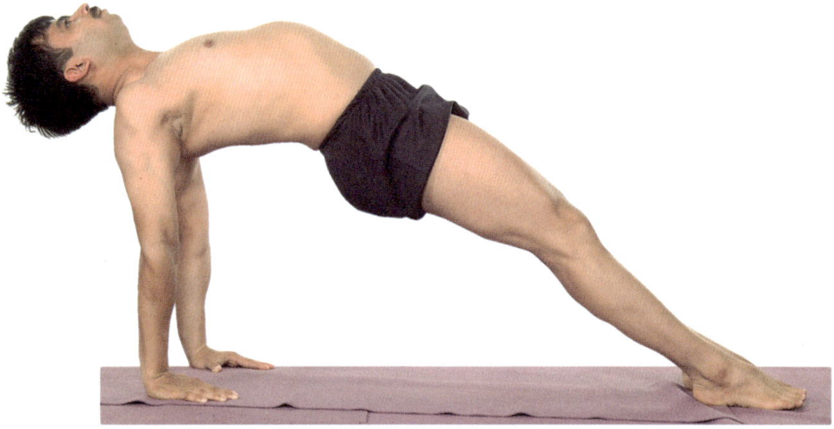

练习方法

1. 坐在地上，双腿向前伸直。
2. 手掌放在髋部稍后方的地面上，手指指向脚的方向。
3. 呼气，双腿从双膝处弯曲，脚放在地上，保持双脚并拢，自然呼吸几次。
4. 呼气，手脚同时压地，抬起臀部离开地面。
5. 伸直手臂，使它们与地面垂直，自然呼吸几次。
6. 呼气，收紧肩胛骨向躯干方向移动，抬高臀部，自然呼吸1次。
7. 呼气，依次伸直双腿，脚掌紧压向地面。
8. 尽可能伸展头部、颈部和躯干，向上看。
9. 在体式中保持30秒～1分钟，自然呼吸。
10. 呼气，屈腿，把臀部放回到地面上。

注意：如果双脚并拢后很难抬高身体，那么把两脚分开10厘米左右。

益处

- 强化腰部、脚踝、背部肌肉和肩部。
- 强壮手臂。
- 长时间保持此体式，可以充分扩展胸腔并注入能量。

有支撑

长时间保持在后仰支架式是有难度的，特别是练习者疲惫时，这时可以使用支撑物支撑背部做后仰支架式。

辅具：1张 75～90厘米高、约90厘米见方的桌子靠墙摆放，1个抱枕竖着摆放在桌子上，抱枕末端与桌子远离墙的1边对齐，在抱枕上放几块泡沫砖或1个枕头。

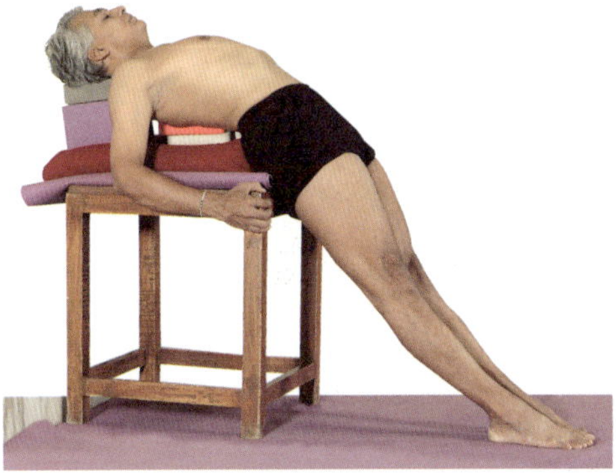

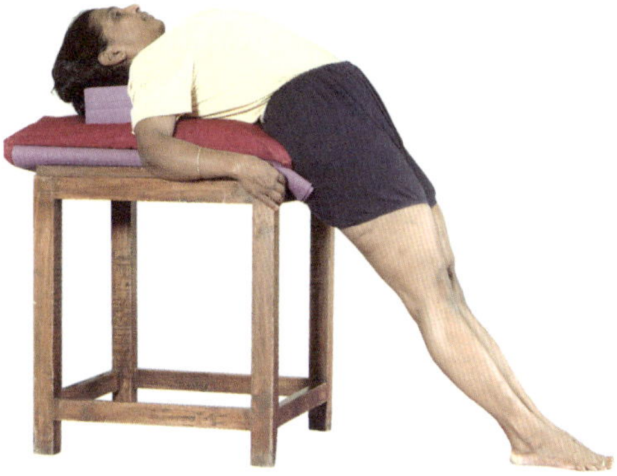

练习方法

1. 屈腿坐在桌子边缘，臀部抵在抱枕上。
2. 手扶桌子两侧，呼气，慢慢向后躺，直到整个身体后侧完全躺在抱枕或泡沫砖上。如果个子比较高，身下需要加多1个抱枕。
3. 头部后侧枕在抱枕上，确保头部高过胸部。如果头低于胸部，可以在头下垫上折叠的毛毯、泡沫砖或枕头。
4. 依次伸直双腿，保持膝关节稳固、收紧，双脚放在地面上。
5. 在体式中保持5～8 分钟，自然呼吸。
6. 屈腿，呼气，抬起躯干和头部坐起。

益处

- 当躯干后侧躺在抱枕上被动伸展时，有助于使脊柱的肌肉恢复活力。
- 经过漫长劳累的一天，这个体式可以使练习者恢复活力和能量。胸腔被打开，横膈膜放松，呼吸逐渐变得绵长。
- 有助于迅速从疲惫中恢复。

箭床式（Śharapanjarāsana）

śhara 的意思是箭；panjara 的意思是箱子，合起来就是一箱箭的意思。这个体式的概念最早源于《摩呵婆罗多》一书，受伤的毗湿摩阿查里雅，既不能侧卧也不能坐，于是让阿朱那给他准备一个装满箭的床躺下。在此体式中，把砖放在后背区域，带来箭刺进背部的感觉。当一个人精疲力竭时，这个体式可以恢复循环系统和呼吸系统的活力。

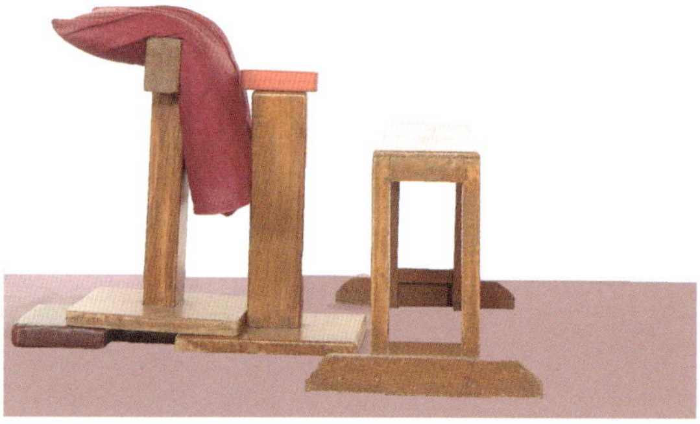

辅具：

1. 1个约 60厘米高，30厘米宽，不低于90厘米长的长凳或高凳。
2. 1个比长凳高约15厘米的木质柱门，在柱门上摆放木砖或泡沫砖，这将作为“中间柱门”。
3. 第三个柱门要比中间柱门的高约15厘米，也宽一点，上面铺上折叠的瑜伽毯或小枕头。

三个支柱依次按高中低摆放。

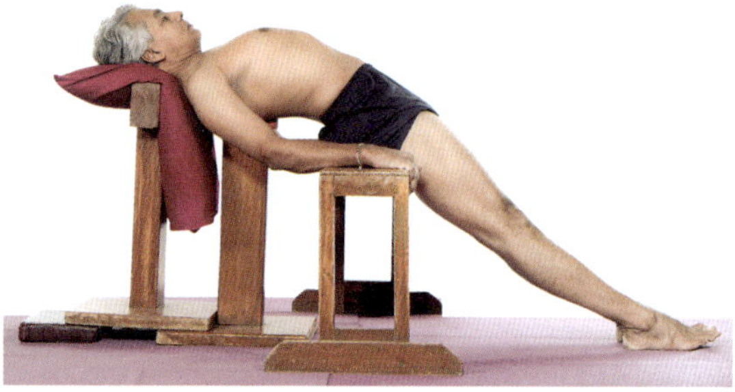

练习方法

1. 坐在最矮的长凳上，背朝其他两个辅具。
2. 手扶长凳前缘，呼气，慢慢向后躺下，髋部微微滑向长凳前缘，自然呼吸1次。
3. 呼气，继续向后躺，中背部脊柱抵在中间柱门上的砖上，砖顶着背脊向胸腔方向。
4. 头部后侧放在最后一个柱门上，头部高过胸部。如果头低于胸部，就在头下放折叠的瑜伽毯或枕头。
5. 手掌放在长凳上，手臂在胸部两侧。
6. 在体式中保持5～7 分钟，深呼吸。
7. 呼气，自膝关节处屈腿，手压长凳向上抬起躯干和头部。

注意：为了进一步打开胸腔，可以将手掌紧压长凳，并抬起背部脊柱向上，然后再将背部放在柱门上。

益处

- 有助于从疲惫和筋疲力尽中快速恢复。
- 是受过度训练综合征困扰甚至最简单的任务也要很费力的运动员的福音。
- 尽管需要一点努力来完成这个体式，但却有助于为身体和精神注入大量的活力。
- 加强心肌。

挺尸式（Śavāsana）

śava，尸体。在此体式中，躺在地上，头脑和身体保持有觉知的静止。相对于身体，让头脑冷静是非常难的。当练习者试图放松头脑和身体时，二者反而很难安静下来。挺尸式将身体、呼吸和头脑巧妙地结合起来，以一种特别的方式使身体放松，头脑冷静，呼吸平稳。这种保持觉知的放松术可以消除头脑和身体的疲劳，恢复活力。运动前 3 小时或运动结束后 1.5 小时均可以练习挺尸式，在瑜伽体式练习之后也可以练习挺尸式。

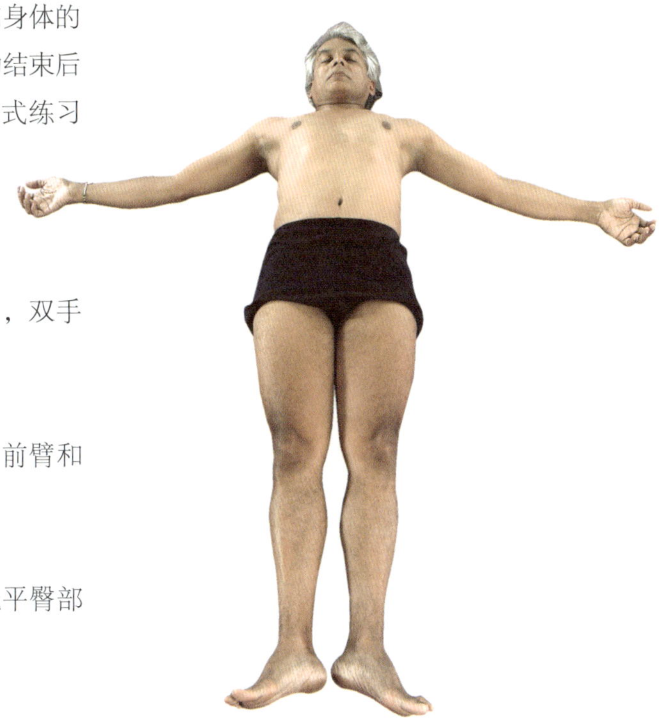

练习方法

1. 双腿向前伸直坐在垫子或瑜伽毯上，双手放在髋部两侧。
2. 自膝关节处屈腿，双脚移向臀部。
3. 双臂从双肘处弯曲，躯干向后倒，前臂和手肘放到地面上。
4. 呼气，整个脊柱放在地面上。
5. 双手轻微抬起臀部，向脚的方向抚平臀部皮肤和肌肉。
6. 臀部保持不动，依次慢慢伸直双腿。
7. 并拢双腿及脚踝，脚趾倒向两侧。
8. 手臂向两侧伸展，上臂及手掌向外。
9. 头部后侧枕在1条折叠的瑜伽毯上。
10. 上眼皮向下，闭上双眼，保持被动。
11. 放松喉咙和舌头，放松下颌，让整个身体放松。
12. 专注在呼吸上，让头脑体会呼吸在整个身体里的流动。
13. 深沉地呼吸，使呼吸变得缓慢柔顺，不要打扰身体。
14. 在体式中保持5～10 分钟。

注意：初练挺尸式时，不要为睡着而烦恼。

益处

- 有助于放松身体，给头脑带来平静，因此在每个练习间歇都可以练习。
- 比睡眠能更快修复身体和头脑。
- 在挺尸式中可以进行不同的呼吸控制法练习，因为在挺尸式中放松的头脑和身体有助于更加有效的呼吸控制法练习。

屈腿

如果练习者下背部疼痛，难以平躺在地上，腹部僵硬，达不到放松的效果，此时可以做屈腿的挺尸式。

辅具：1个 60～75厘米高的凳子。

练习方法

1. 坐在凳子前，自膝关节处屈腿，脚踩在地上。
2. 双手放在髋部两侧，躯干向后倾斜，微抬起髋部滑动靠近脚踝。
3. 自肘部屈臂，躯干进一步向后，躺在地面上。
4. 呼气，依次抬起小腿放在凳子上。
5. 前臂压地，抬起髋部移向凳子，使髋部碰到凳子腿。
6. 从凳子上抬起腿，脚踝向远伸，然后彻底地把小腿放在凳子上。
7. 呼气，背部放在地面上，伸展双臂远离身体。
8. 参考之前介绍过的挺尸式来调整身体的其他部位，并按前面所述 9～13 点让头脑专注。

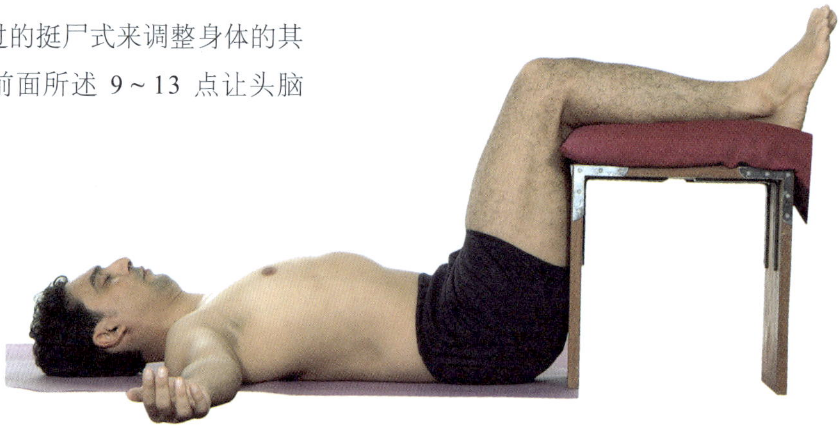

益处

- 放松背部肌肉，从而放松腰椎区域。
- 柔软腹部，使呼吸变得顺畅绵柔。
- 快速放松身体和头脑。

背部垫高

练习挺尸式可以有几个目的，譬如放松身体和头脑，或作为呼吸控制法的前奏。很多形式的呼吸控制法都可以在挺尸式中练习。背部放在两个枕头或一个抱枕上垫高的挺尸式就可以达到以上所有目的。

辅具：1个抱枕或2个枕头；1个折叠的瑜伽毯用来支撑头部后侧。

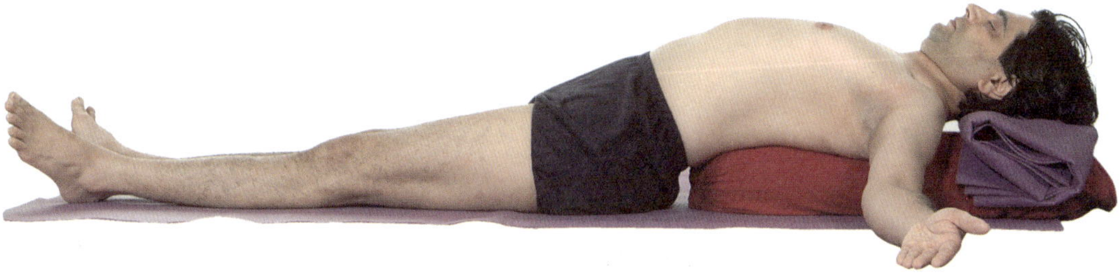

练习方法

1. 臀部坐在距离抱枕短边约5厘米的地方。
2. 手掌放在髋部两侧的地面上。
3. 依次伸直双腿，双腿和脚踝并拢，脚趾撇向两侧，自然呼吸1次。
4. 呼气，手肘依次放在地上，脊柱放在抱枕上。
5. 头部后侧放在折叠的毛毯，这样确保头部略高于胸部。
6. 向两侧伸展手臂，手掌及上臂向外翻转。
7. 如前所述挺尸式那样闭上双眼放松身体。
8. 注意力专注在呼吸上，使头脑平静和安静。

在背部垫高的挺尸式中可以练习乌加依调息和瑜伽间断式调息。

益处

- 不太费力就可以使呼吸变得深沉绵长。
- 舒缓呼吸困难。当人躺下时，鼻孔堵塞情况会加重，使呼吸变得困难，这会造成疲惫感和精神紧张。在抱枕上背部垫高的挺尸式可以清洁鼻腔使呼吸变得绵柔，从而缓解这种不舒适感。
- 有助于放松大脑和脸部肌肉。
- 有助于镇静末梢神经系统，缓解焦虑。

背部支撑、大腿负重

长时间站立后，双腿特别是大腿会感到疲惫和沉重。当身体紧张时，放松头脑和呼吸就不太可能实现。可以通过在腿上放置 10 ~ 15 千克的重物来放松双腿。

练习方法

1. 如前一个体式所述那样坐在抱枕前，双腿伸直。
2. 在大腿上铺上1条折叠的瑜伽毯或1张厚垫子。
3. 把10 ~ 15千克的重物放在大腿中部，现在，如前所述，把整个脊柱放在抱枕上。

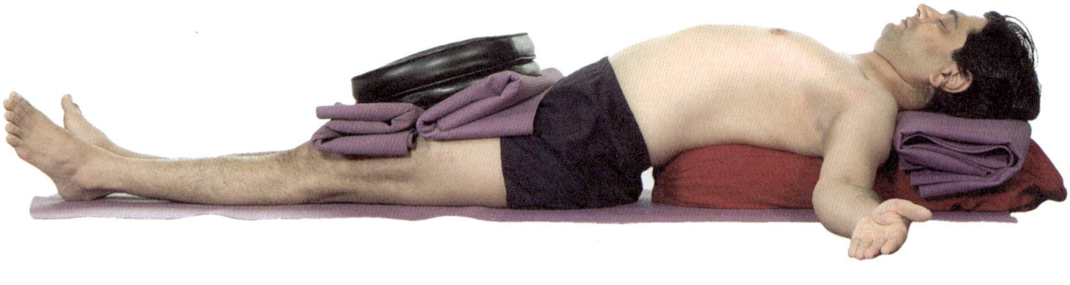

益处

- 放松腹部，扩展胸腔，使呼吸变得深沉。
- 缓解大腿肌肉疲劳。
- 有助于放松身体恢复能量。
- 让身体静止、安静，呼吸变得绵长，而头脑变得警觉顺从。

呼吸控制法（Prāṇāyāma）

prāṇā，生命力，包括身体层面、精神层面、智慧层面、灵性层面及宇宙层面，它是存在于你我的一种潜在能量。prāṇā 通常被翻译为呼吸，因为没有呼吸，生命即不存在，但它远远超过呼吸本身。āyāma 的意思是伸展、扩展、延展、拉长、拓宽、调节、延长、抑制和控制。prāṇāyāma 不仅仅是控制呼吸，同时还控制练习者的想法、欲望、行为，带给练习者自信和强大的意志力，使之成为自我的主人。

呼吸控制法有很多不同的技巧，用以调节体内 prāṇā 的流动。呼吸有 3 个不同阶段，吸气（puraka）、呼气（rechaka）和屏息（kuṁbhaka）。Antara kuṁbhaka 是吸气后的停留或暂停，而在呼气之后的停留称为 bāhaya kuṁbhaka。

呼吸控制法的类型

乌加依调息

乌加依的意思是提升或增强一个人的能量、力量、意志、信心和征服自我。乌加依调息就是以充分扩张肺部的方式来呼吸，给练习者带来以上这些能力。呼吸控制法的练习也给运动员带来征服赛场的能力。不要害怕，躺下或者坐着都可以进行练习。

间断调息

在间断调息一式中，呼气是正常的，吸气暂停中断。间断调息二式中，吸气正常，呼气中断。

在挺尸式或坐立体式都可以进行乌加依调息和间断调息的练习。练习初始，建议在挺尸式中练习呼吸控制法，以后可以逐渐尝试两种体式。

挺尸式中的呼吸控制法

挺尸式中的乌加依调息

辅具：2 个软硬适中的枕头，叠放，上下边缘错开2～5厘米，或者也可以用抱枕来支撑背部。

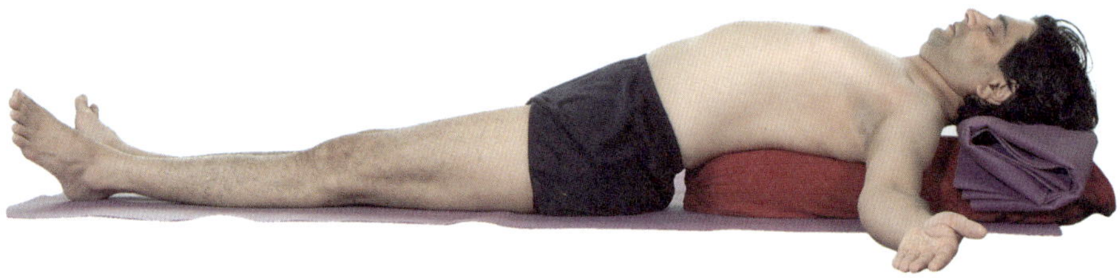

练习方法

1. 坐在地面或床上，臀部距离抱枕短边约5厘米。
2. 手掌放在髋部两侧。
3. 呼气，向地面 / 床依次屈肘，躯干放在抱枕上。
4. 依次伸展双腿，保持双腿和脚踝并拢，脚趾向两侧打开，自然呼吸1次。
5. 头部后侧枕在1条折叠的瑜伽毯或1个薄枕头上，确保头部略高于胸部。
6. 手臂向身体两侧伸展，手掌和上臂向外翻转。
7. 闭上双眼，顺从地向内看。
8. 放松下颌、舌头和喉咙，不要紧咬牙齿或紧绷嘴唇。
9. 自然呼吸，精神上关注呼吸的流动，像品尝食物一般品味呼吸。
10. 慢慢地吸气，感受胸腔横向和纵向的扩展，学会使胸腔垂直和水平同步运动。
11. 使空气均匀地充满肺部，避免对胸腔造成压力。
12. 避免用力呼吸，不要紧绷胸部肌肉或让大脑紧张，因为这些会影响放松。
13. 稳定、缓慢、深沉地呼气，直到感觉整个肺部呼空。用这种方式持续呼吸10 分钟。
14. 睁开眼睛，慢慢屈肘，手掌回到躯干两侧，屈膝，身体转向右侧，不要猛拉身体，慢慢地坐起来。

益处

早晨的乌加依调息练习：

- 敏锐头脑。
- 培养并提升自信。
- 使练习者专注。
- 强化意志力。
- 使身体充满活力。

傍晚或夜间的乌加依调息练习：

- 修复身体。
- 带来积极正面的精神力量。
- 放松波动的头脑。

挺尸式中的间断调息一式

1. 遵从前述乌加依调息的呼吸技巧。
2. 做几轮乌加依调息之后，呼出肺部所有空气，之后，开始间断吸气。
3. 吸气 2～3秒。
4. 暂停，屏息 2～3秒。
5. 继续吸气、屏息直到肺部充满空气。
6. 暂停，轻轻地固定横膈膜。
7. 一个吸气周期暂停 4 或 5次。
8. 之后，缓慢深沉地呼气，逐渐释放横膈膜的张力，这就是一轮间断调息一式 。
9. 持续这一间断调息练习 5～7 分钟。
10. 在挺尸式中保持几分钟。
11. 睁开双眼，慢慢屈肘，手掌回到躯干两侧，屈膝，身体转向右侧，不要猛拉身体，慢慢地坐起来。

益处

- 使练习者愉悦。
- 增加自信。

挺尸式中的间断调息二式

1. 保持几分钟缓慢、轻柔、深沉地呼吸。
2. 在轻柔绵长地吸气之后，开始间断地呼气。
3. 逐渐呼气几秒钟，停止几秒钟，之后再次呼气，再暂停直到完成呼气。
4. 自然地吸气，按以上这种方式进行间断的呼气。
5. 这种呼吸控制法延长肺部排空空气的时间，缓解肋间肌和肺部疼痛，快速放松身体。
6. 继续练习10 分钟间断调息二式。
7. 在挺尸式中保持几分钟。
8. 睁开双眼，屈肘手掌回到躯干两侧。屈膝身体转向右侧，不要打扰身体慢慢坐起来。

益处

- 放松大脑和神经细胞。
- 平静头脑。
- 如果因身体疲劳、焦虑、沮丧或为未来而感到不安导致失眠，这个练习可以帮助睡眠。

坐立呼吸控制法

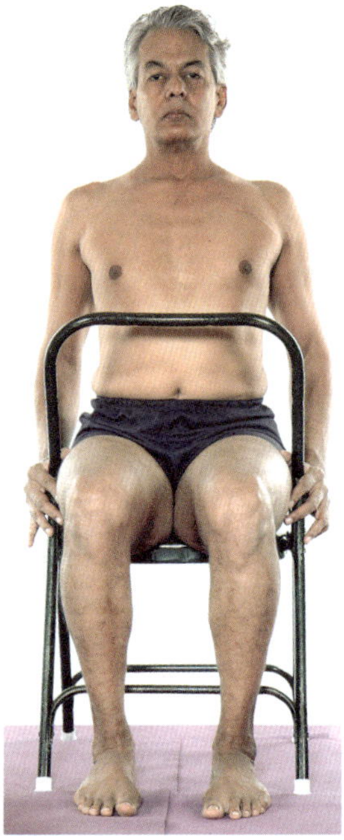

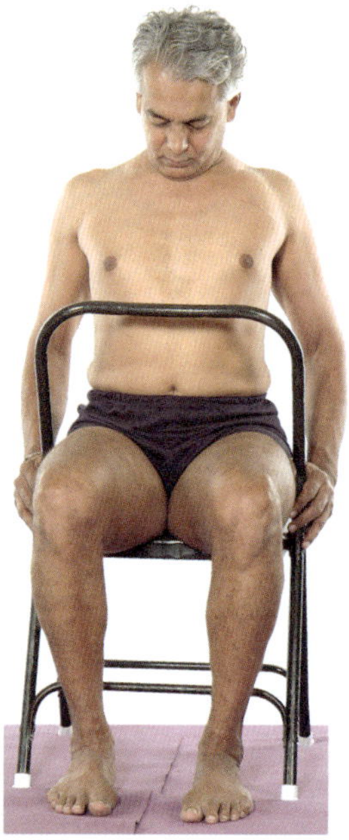

椅子上的乌加依调息

1. 用坐骨坐在椅子中间，保持脊柱直立。
2. 保持头顶、喉咙中心和肚脐都在一条直线上。
3. 从颈部后侧慢慢低下头。这是收颔收束法。
4. 自然呼吸，感知并观察呼吸的流动。
5. 吸气时，感受整个胸腔横向和纵向的扩张，让空气均匀地注满两侧肺部。吸气时，提起胸腔内壁。
6. 尽管眼睛是闭着的，但专注力放在胸腔，头部不要抬起。吸气时，不要抬起肩部。
7. 慢慢呼气，均匀地排空两肺的空气。收紧胸腔底部，呼气时胸腔和脊柱都不要下垂。
8. 用这种方式继续呼吸15 ~ 20 轮。
9. 之后，自然呼吸，抬头向上。
10. 离开椅子。
11. 躺在垫子上做几分钟挺尸式。睁开眼睛，慢慢屈肘，手掌回到身体两侧，屈膝，身体转向右侧，不要猛拉身体，慢慢坐起来。

内屏息

1. 坐在椅子上，依前所述做几轮乌加依调息。在尝试进入内屏息之前，保持呼吸的节奏。
2. 慢慢吸气，然后提起胸腔两侧，屏住呼吸3～5秒钟。这种对呼吸的控制就是内屏息。
3. 只有在身体内在与外在统一时才可以屏息，如果这种统一丧失，感觉有所缺失时，那么赶快恢复自然呼吸。
4. 如果在屏息之后，呼吸变得困难和急促，就表明相对于你的能力而言，屏息的时间过长了。下一轮的时候减少屏息的时间。
5. 在每次内屏息之后，做两轮不带屏息的乌加依调息。
6. 屏住呼吸时，不要让头脑变得紧张，使头脑作为一个见证者来观察胸腔的变化。
7. 如果感到紧张，做内屏息时可以睁开双眼顺势看向胸腔，这样可以使精神稳定。
8. 不要使用肌肉力量去控制屏息。
9. 继续做5～8轮带内屏息式乌加依调息。
10. 抬头向上，睁开双眼。
11. 离开椅子，躺下做几分钟挺尸式。
12. 睁开眼睛，慢慢屈肘，手掌回到身体两侧，屈膝，身体转向右侧，不要猛拉身体，慢慢坐起来。

益处

- 呼吸控制法可以调节练习者的思想、欲望以及行为。
- 伴随着自信产生意志力。
- 改善觉知力。
- 使练习者同时兼具勇敢和谨慎。

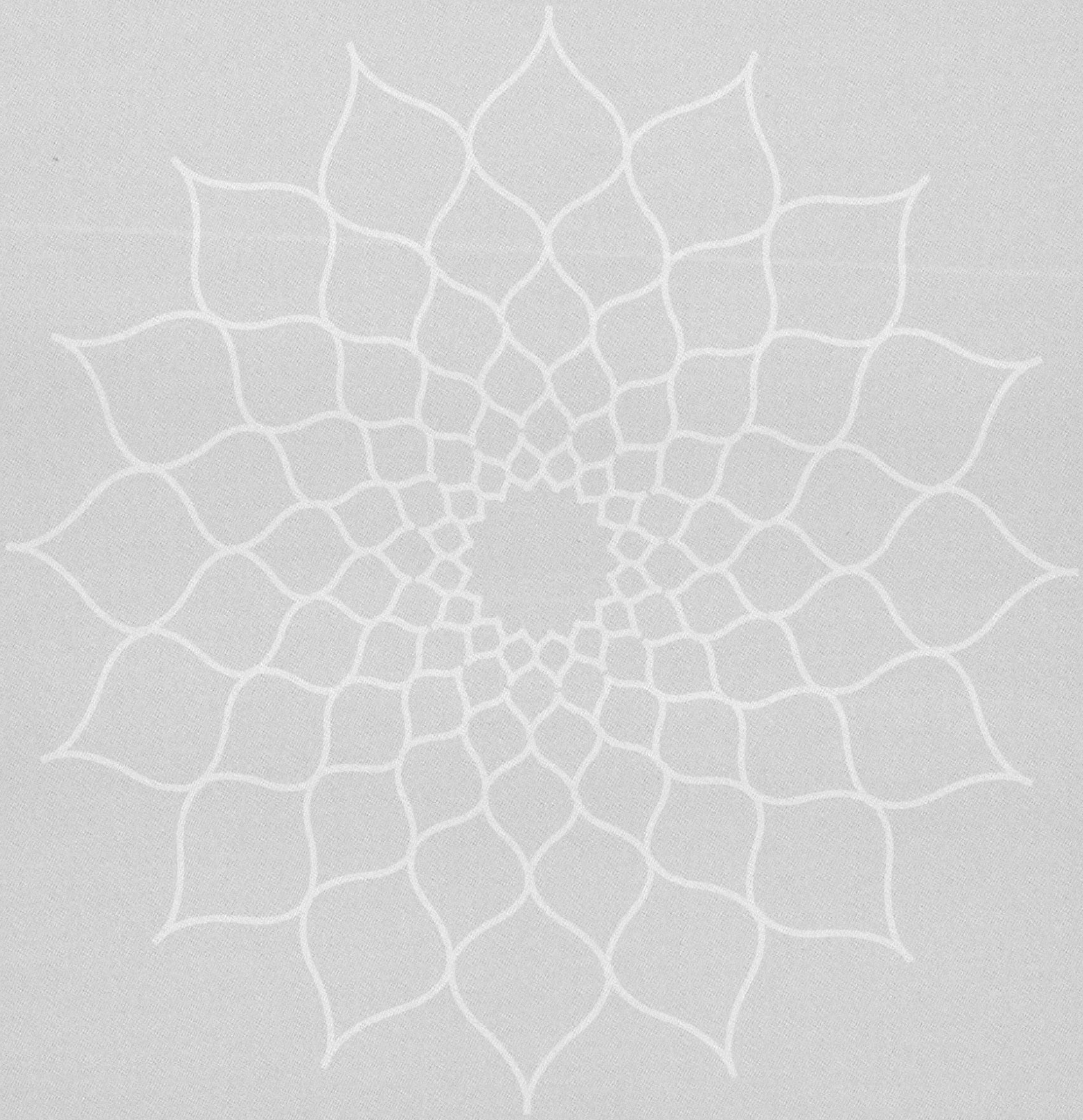

第十二章

瑜伽装备与辅具

这些辅具可以让瑜伽练习者更容易地或者有时是不费力地保持体式，获得体式带来的益处，并享受自己的练习。辅具为练习者储存能量。当人们疲惫时，是没有动力来练习的。当练习者感到疲惫和懒惰时，这些辅具会带来惊人的效果。

瑜伽经典文献中提到，当不存在二元性时才能达成体式的完美。在身体与头脑、身体与呼吸、头脑与呼吸之间应该不存在二元性，这三对关系需要和谐统一。在所有体式中身体必须完美对位，这样呼吸才能到达、头脑才能触及身体每一部位的每一处，从而才能实现身体、头脑和呼吸的完全平静。不过，即使是最好的瑜伽练习者，也会发现想在每个体式中都达到这种状态是很困难的。因此，各种辅具被设计出来，以引导练习者理解身体对位的原理。除此，辅具还有其他作用。

练习者只有在体式中保持一定的时间才能获得体式的益处。狼吞虎咽很难体会到食物的美味，花的芳香难以在粗糙的嗅闻中体验。同样，体式的精妙只有通过在体式中保持才能感受到，单纯进入体式无法达成。由于身体僵硬，心里恐惧，大多数人在开始练习时很难在体式中保持。这时，如果强迫自己待在体式中，就容易损伤肌肉，或者感到特别疲惫。练习者借助辅具可以更容易地在体式中保持，而且用力较少，甚至是不费力气，从而获得体式带来的益处，享受练习的感觉。

借助辅具练习者可以节省能量。感到疲惫时，往往没有动力进行练习，只有无精打采，昏昏欲睡。这时，辅具会派上用场，带来惊人的效果。

辅具还能够给练习者提供必要的支撑以克服恐惧，学习如何在不同的体式中保持平衡。

许多辅具前面已经介绍过。然而，运动员经常在比赛中，或者旅途中，很少在家。他们要进行瑜伽练习时会发现没有所需的辅具，也不清楚如何做出调整。

其实，要进行瑜伽练习，外出时他们可以携带几件辅具，再借助酒店房间里和赛场上的一些常见设施或物件。以板球运动员为例，建议他们最好准备一套小型的“瑜伽装备”随身携带。

瑜伽装备的组成

防滑瑜伽垫：1 个橡胶胶垫，长约 1.8 米，宽约 45 厘米。练习站立体式时，可防止双脚打滑。双脚容易出汗的人在地面上练习时很容易打滑，而垫子可以提供很好的固定作用。同时，比起更衣室和酒店的地面，垫子可提供一块相对干净的区域。

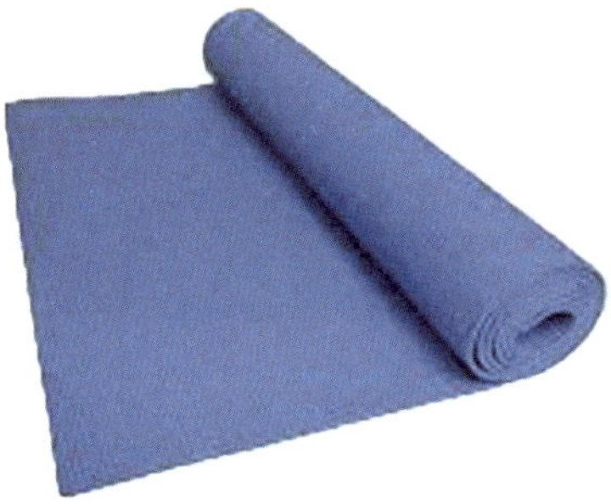

防滑瑜伽垫

瑜伽带：长 75 ~ 90 厘米，其中一端带有特制的瑜伽扣。带子本身是由强度较高的棉花编织而成。瑜伽带通常在以下体式或场合中使用：

·卧手抓大脚趾式

·仰卧英雄式

·所有前伸展体式（身体非常僵硬时）

·支撑肩倒立式

·船式

·手倒立式

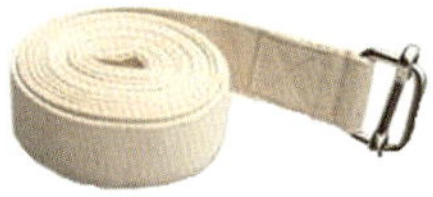

瑜伽带

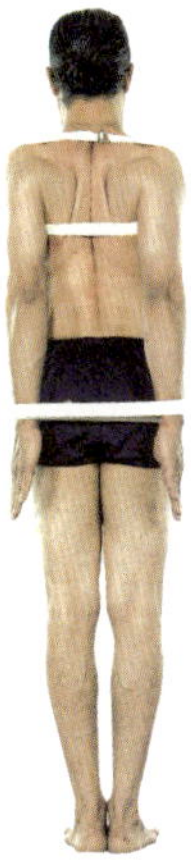

山式
Tāḍāsana

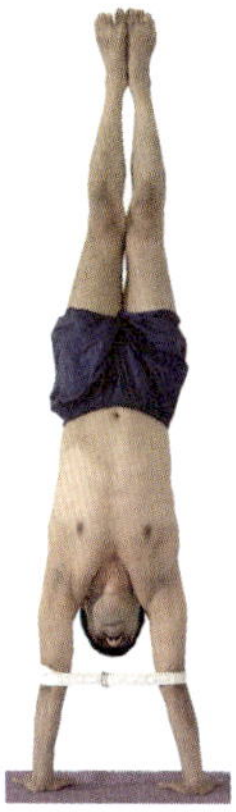

手倒立式
Adho Mukha Vṛkṣāsana

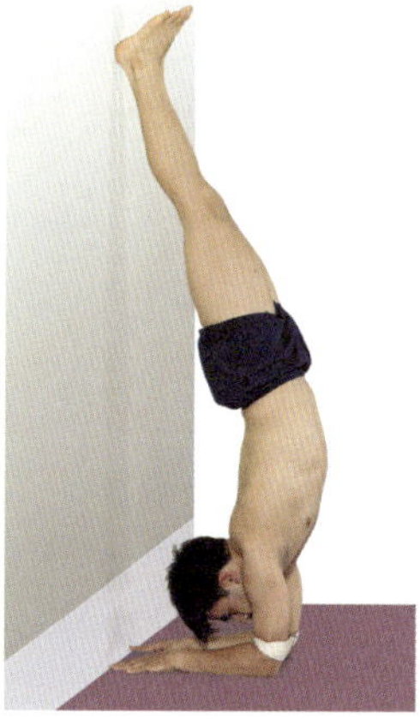

孔雀起舞式
Pīnchā Mayūrāsana

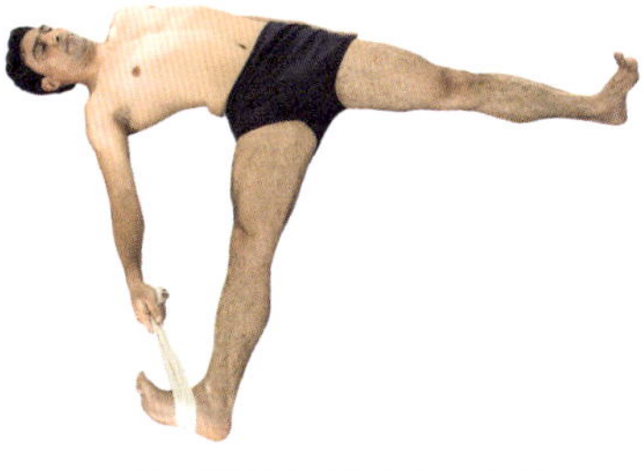

仰卧手抓脚趾腿侧伸展式
Pārśva Supta Pādānguṣṭhāsana

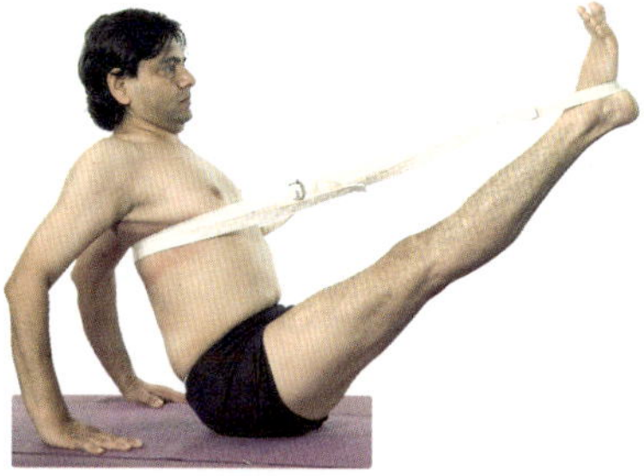

完全船式
Paripūrṇa Nāvāsana

绉纱绷带：长 2.4 ~ 3.0 米、宽约 10 厘米，带有弹性。眼睛疲惫或者头疼时会有奇效。缠绕前额和眼睛有助于面部肌肉的放松。想要在炎热的一天后获得恢复，练习者进行所有体式的练习时，都可以用绷带缠绕前额和眼睛，帮助身体快速降温。

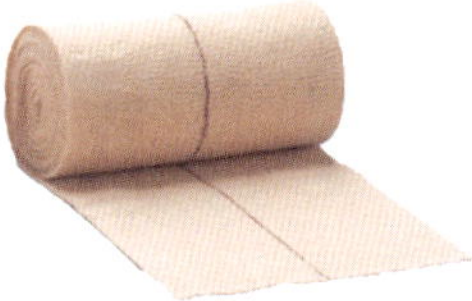

绉纱绷带

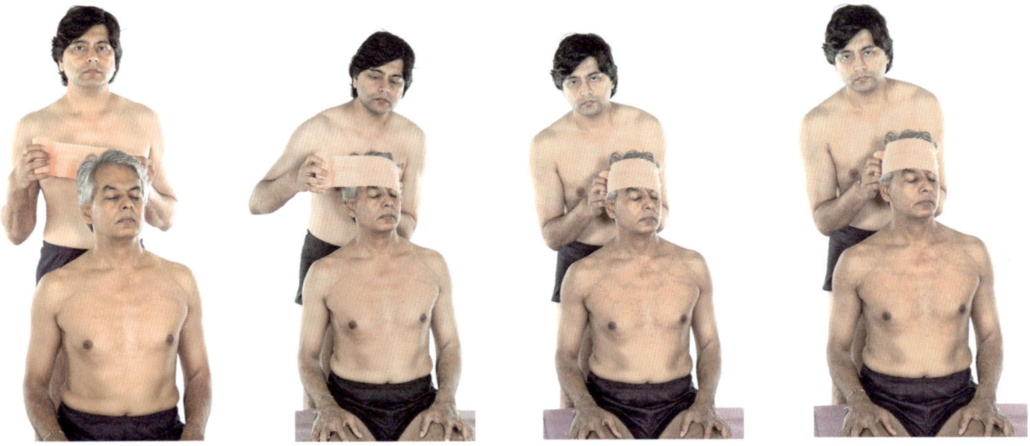

用绷带缠绕前额

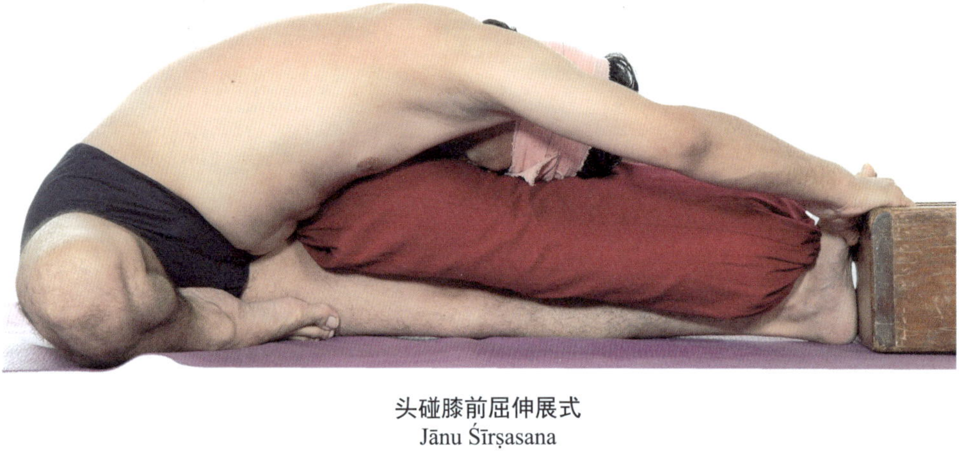

头碰膝前屈伸展式
Jānu Śīrṣasana

瑜伽绳：长约 3 米的棉质绳，两端打成一个渔夫节。瑜伽绳的适用体式在“瑜伽墙绳”一节描述过。对膝部僵硬者，在英雄式、束角式中可用来帮助伸展膝关节后侧。

要练习瑜伽墙绳体式，需要几对固定在墙上的墙钩。

墙钩距离地面的高度：

最高的墙钩：108 厘米

中间的墙钩：98 厘米

最低的墙钩：12 厘米

每对相隔：45 厘米

瑜伽绳也可以被嵌入铁环中，请咨询你的教练来调整绳环。

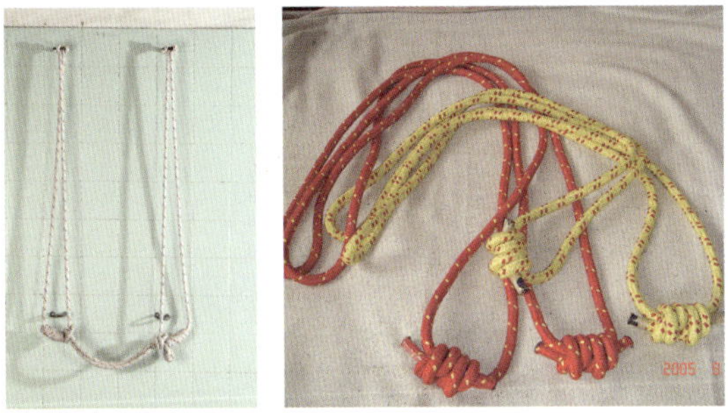

瑜伽绳

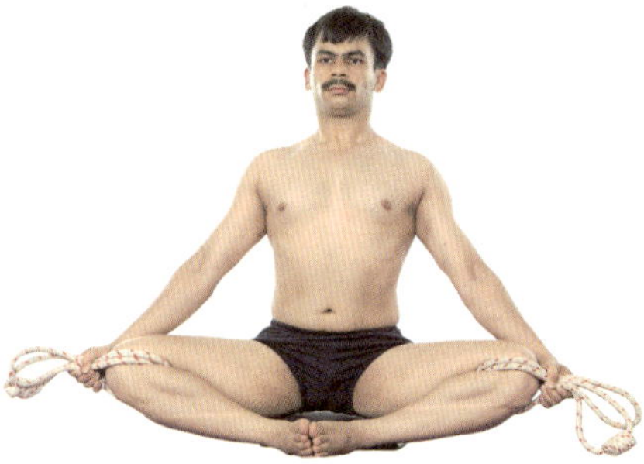

束角式
Baddha Koṇāsana

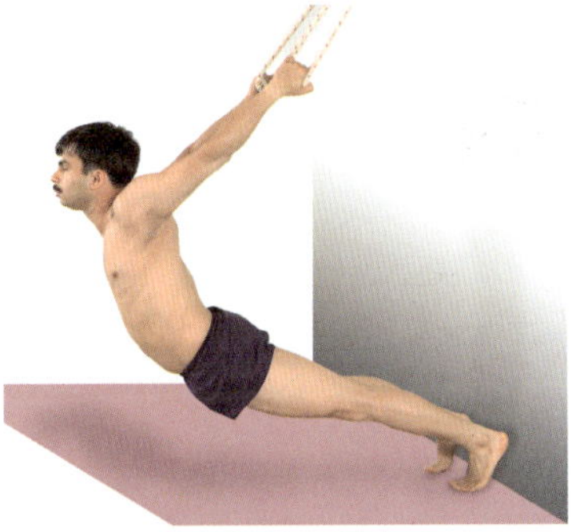

墙绳上犬式
Rope Ūrdhava Mukha Śvānāsana

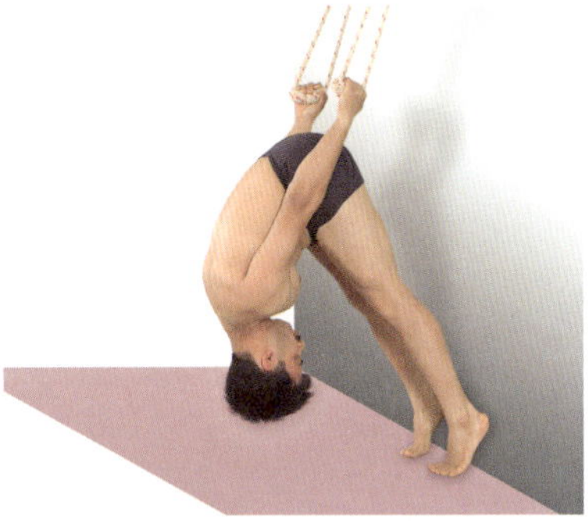

墙绳辅助加强背部伸展式
Rope Paścimottānāsana

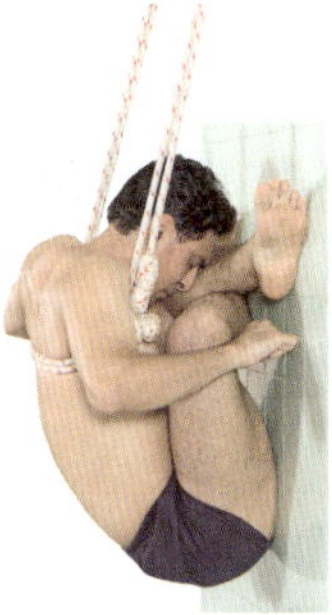

脸朝下吉祥式
Adho Mukha Svastikāsana

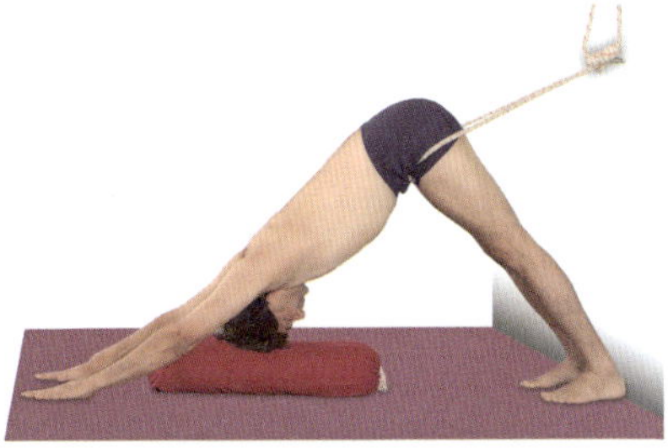

下犬式
Adho Mukha Śvānāsana

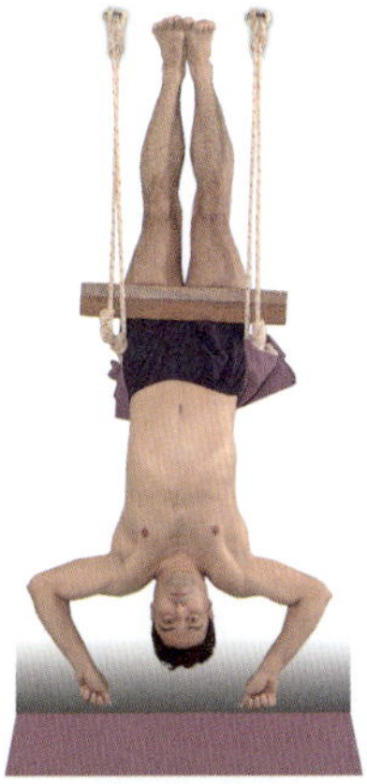

墙绳辅助倒立式
Rope Śīrṣāsana

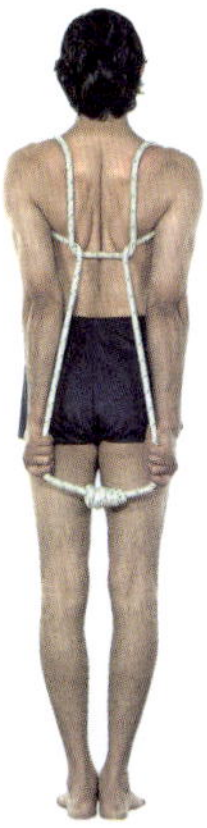

山式
Tāḍāsana

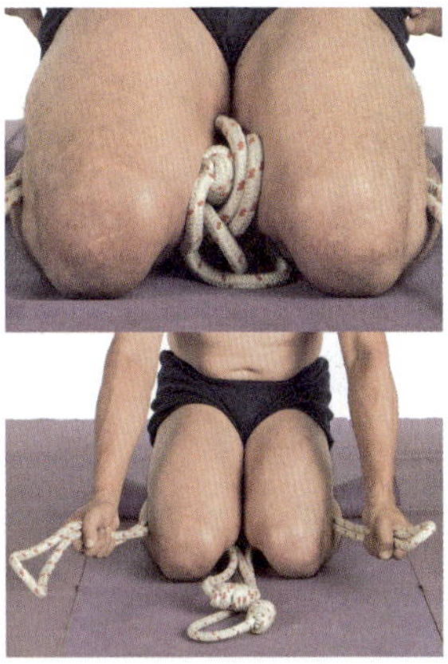

英雄式
Vīrāsana

木质瑜伽砖：长约 23 厘米，宽约 12 厘米，高约 8 厘米。在体式中用于支撑手、脚或躯干。常用于站立体式、前伸展体式、扭转体式。在桥式肩倒立式中支撑尾骨。

瑜伽毯：长 2 米，宽 1.2 米，棉质最佳。每条瑜伽毯折叠四次后可在支撑头倒立式、支撑肩倒立式中搭建支撑平台，在仰卧体式，如仰卧英雄式，中支撑后背、打开胸腔。再折叠一次，可以坐在其上，用于前伸展体式和扭转体式。如果可能，最好携带 3 条瑜伽毯。

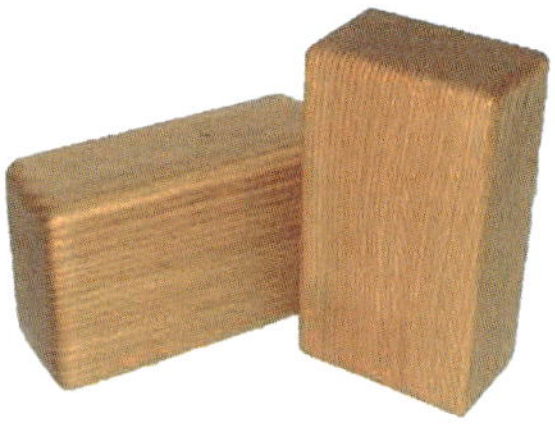

木质瑜伽砖

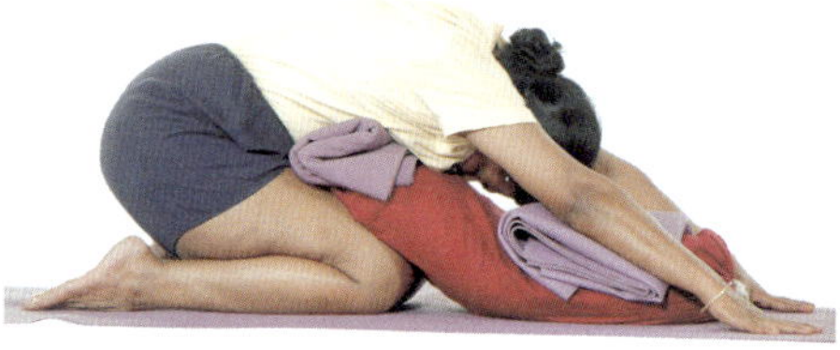

脸朝下英雄式
Adho Mukha Vīrkṣāsana

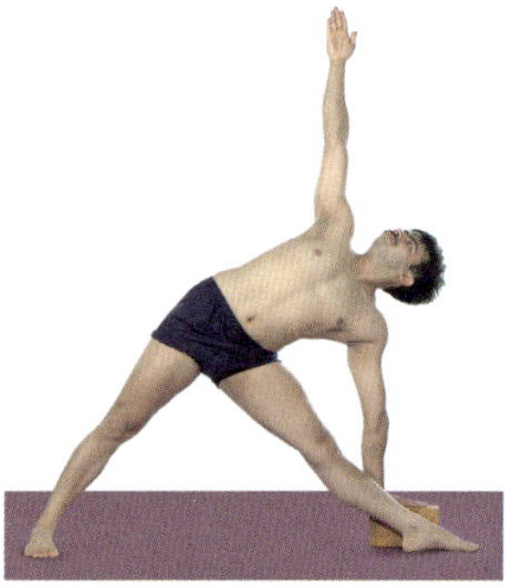

三角伸展式
Utthita Trikoṇāsana

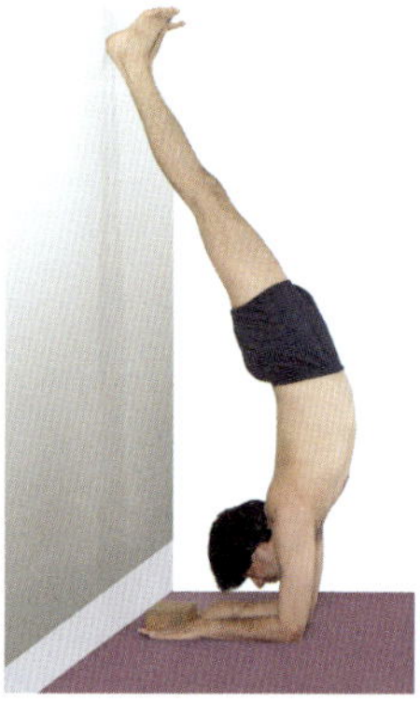

孔雀起舞式
Pīnchā Mayūrāsana

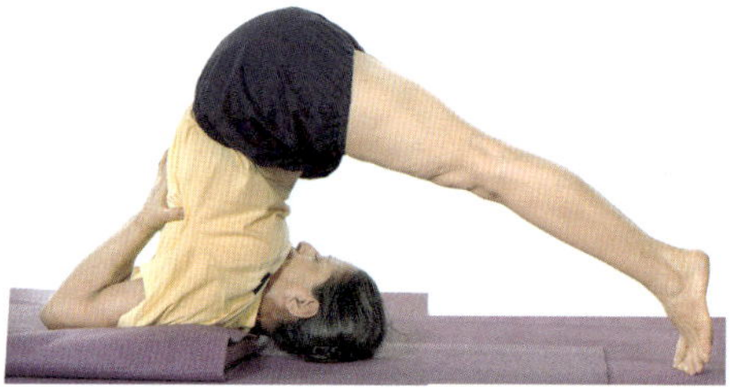

犁式
Halāsana

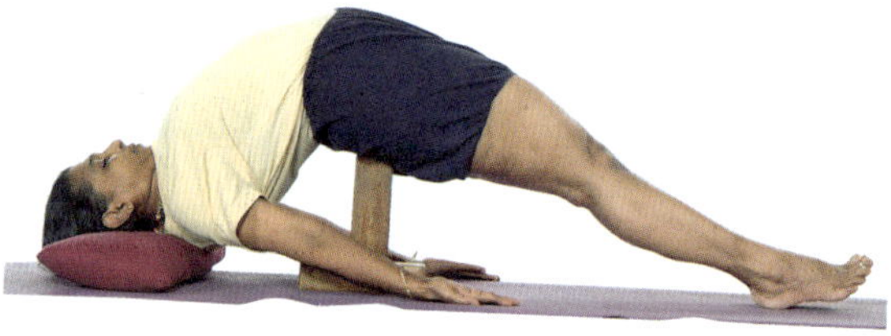

桥式肩倒立式
Setubandha Sarvāṅgāsana

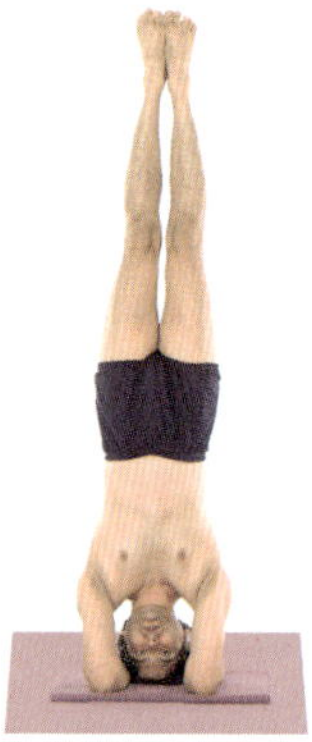

支撑头倒立式
Sālamba Śīrṣāsana

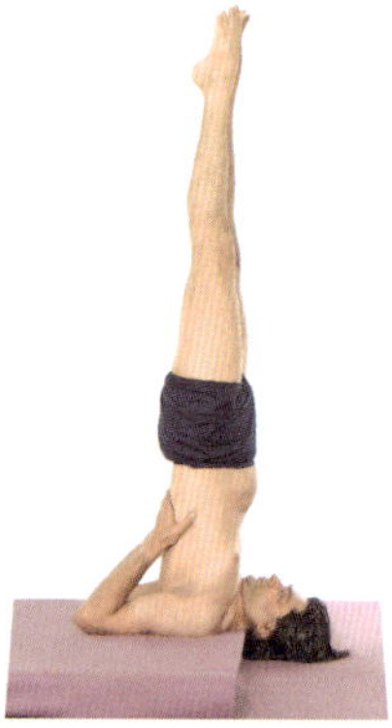

支撑肩倒立式
Sālamba Sarvāṅgāsana

这些辅具块头都不是很大，即使旅途中也易于携带。

其他瑜伽辅具

除了上述介绍的方便携带的瑜伽装备，还有一些好用的瑜伽辅具，下面逐一介绍。这些辅具练习者可以按照以下给出的说明自己制作，或者直接购买。还可以创新地利用任何可方便获得的材料，达到相同目的即可。

瑜伽抱枕：长约 60 厘米，直径约 22 厘米，内部填充密实的棉花。外套可拆卸，以便定期清洗。新的抱枕往往很圆，使用一段时间后就会变得平一些，用起来会更舒适。常用于支撑身体，使其拉伸、放松而没有任何压力。下面列出部分可使用抱枕的体式：

- 仰卧英雄式
- 英雄式、仰卧英雄式（身体僵硬时）
- 双脚内收直棍式（支撑头部）
- 肩倒立式
- 犁式
- 桥式肩倒立式
- 倒箭式
- 前伸展体式（支撑头部）
- 挺尸式

如果没有瑜伽抱枕，可用 2 个不太软的棉枕头，或者 2 ~ 3 条瑜伽毯密实地卷起来替代。

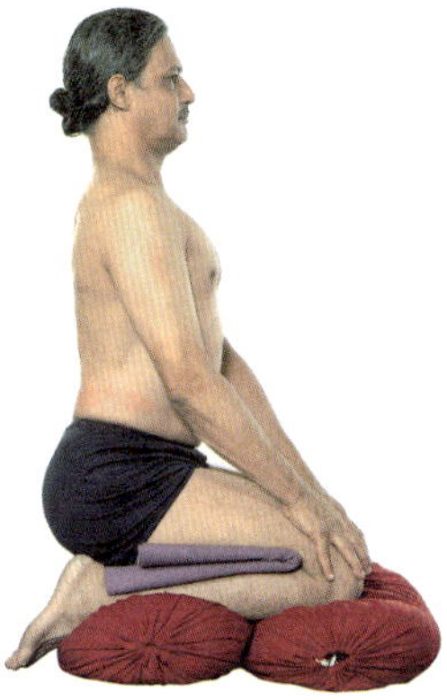

英雄式
Vīrāsana

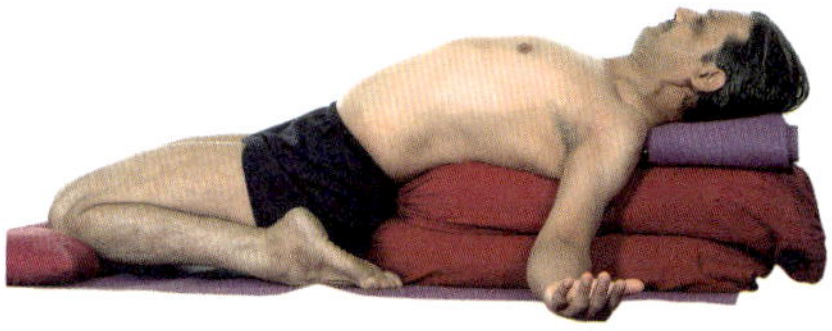

仰卧英雄式
Supta Vīrāsana

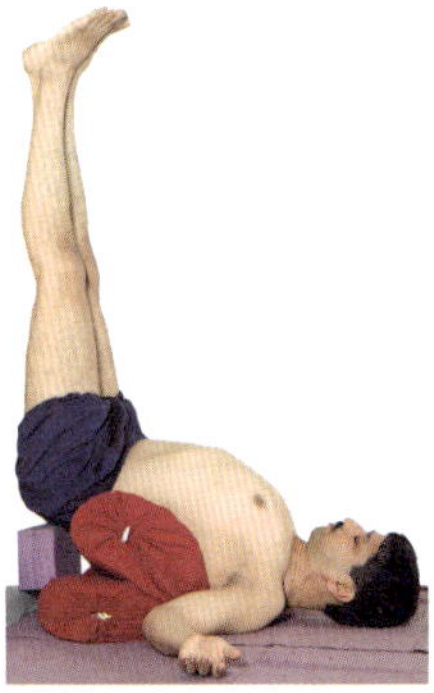

倒箭式
Viparīta Karaṇī

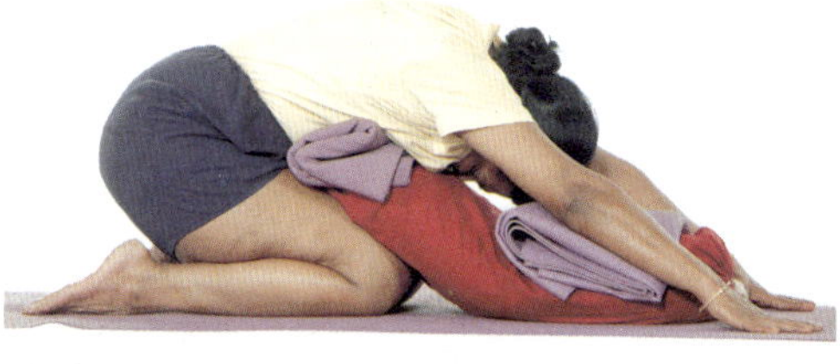

脸向下英雄式
Adho Mukha Vīrāsana

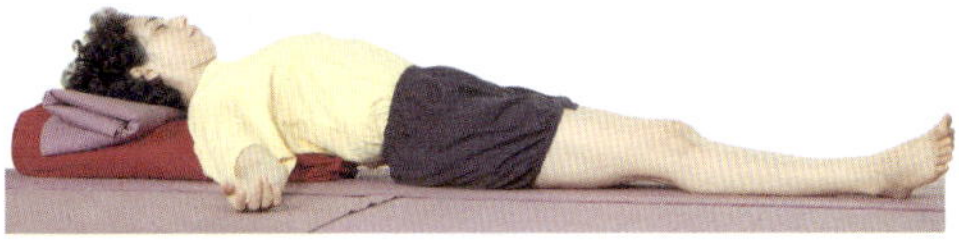

挺尸式
Śavāsana

瑜伽椅：除了可以坐在上面，在体式练习中有多种用途。最好可折叠、没有靠背。主要用于：

·站立前屈式、某些前伸展体式（支撑头部）

- 双脚内收直棍式
- 巴拉瓦伽式
- 支撑肩倒立式
- 半犁式

如果没有这样的折叠椅，用其他类型的椅子也可以，不过一定要保证椅子结实、稳定，否则容易翻倒。

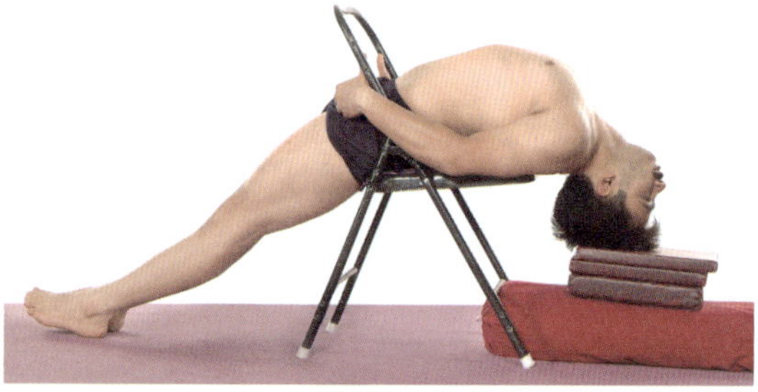

双脚内收直棍式
Dwi Pāda Viparīta Daṇḍāsana

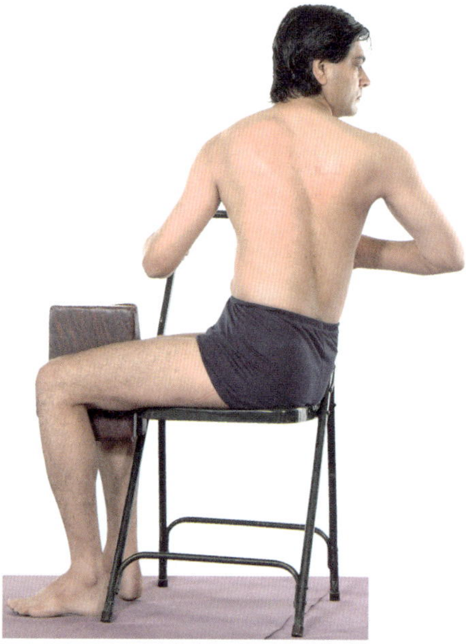

巴拉瓦伽式
Bharadvājāsana

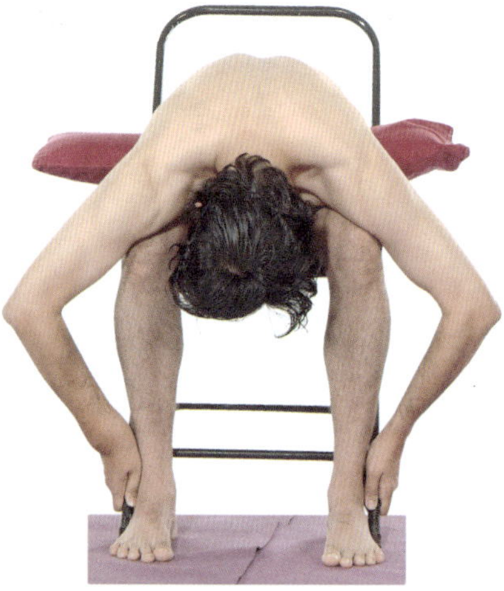

祛风式
Pavana Muktāsana

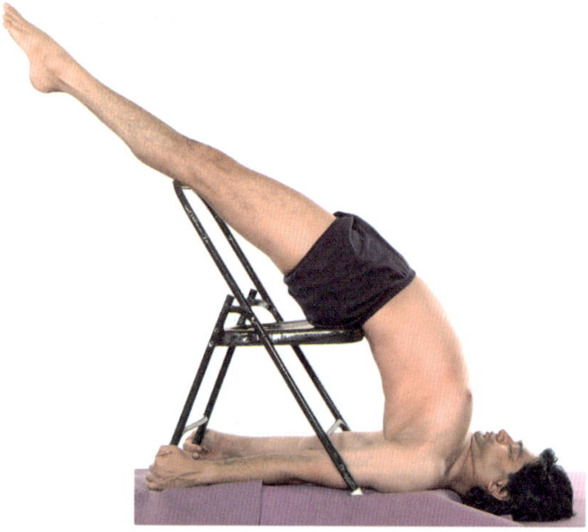

支撑肩倒立式
Sālamba Sarvāṅgāsana

桥式肩倒立式长凳：木质，高 60 厘米，宽度应能让躯干舒适地放置其上。用于桥式肩倒立式中。

如果没有长凳，可以用比较硬的床代替。

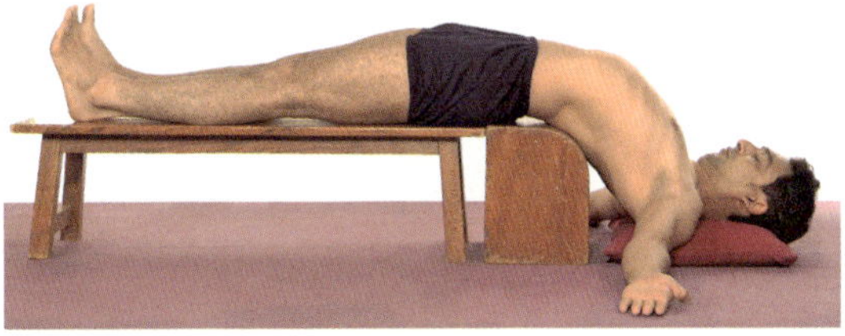

半犁式矮凳：木质，高 45 厘米，两凳腿距离 45 厘米。在半犁式中放松大腿，在完全船式中支撑脚背，在骆驼式中支撑后背。

还会用到其他辅具，如木马、双脚内收直棍式长凳、凳子等。它们的用法在文中第一部分和第二部分中已经给出介绍。

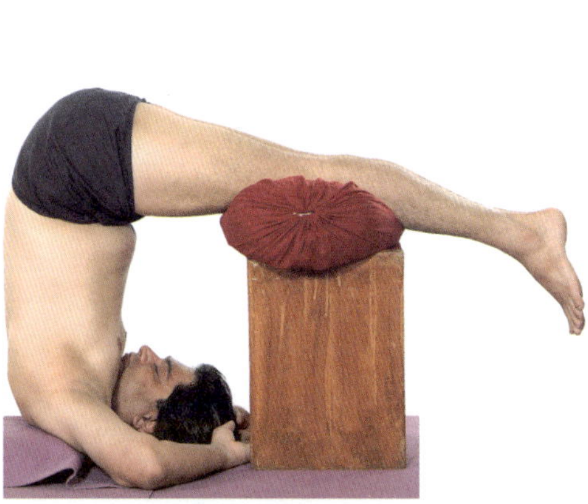

半犁式
Ardha Halāsana

第十三章

瑜伽与运动员：感谢和反思

认识到练习瑜伽的诸多好处后，很多职业运动员、体育管理者和教练将瑜伽纳入训练计划。有些人在各种媒体上公开表示他们已经将瑜伽作为日常训练的一部分，甚至还表达了练习瑜伽的具体收获。

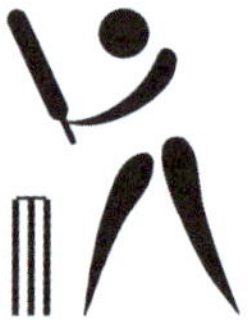

板球

沙奇·德鲁卡 对 B. K. S. 艾扬格的评价

同古鲁吉的首次认真交流可追溯到1999年，那时我被背痛折磨得痛不欲生，于是Kiran More把我介绍给古鲁吉。他的练习方法让我感觉到平静、轻松，一下子把我迷住了。在古鲁吉照料下我度过了一周。他教的体式让我永远心存感激。在我的职业生涯中，练习这些体式给我带来很多帮助。

沙奇·德鲁卡（Sachin Tendulkar）

DNA，2014年8月21日

瑜伽帮助澳大利亚人

目前，澳大利亚板球正处于其历史的巅峰，是世界板球强队，在2004年末的印度巡回赛上，成为三十多年以来首次在印度这片土地上获胜的队伍。鲜为人知的是，在这次巡回赛中，瑜伽对球队的获胜起到了不容忽视的作用，澳大利亚板球队首次引入瑜伽教练作为球队保障的一部分。

“他（B. K. S. Iyengar）是一位不同凡响的人，”Justin（Langer）说道，“对我的鼓舞真的很大。他的眼神清澈、明亮，像二十来岁的年轻人，他在瑜伽教室踱步，像一只恬淡的豹子。我无法判断出他的具体年龄，他看起来更像是一位智慧长者，具有顽强的意志和强健的体魄。”

《澳洲瑜伽生活》

（发行时间：2005年3月11日至7月）

瑜伽是澳洲球队获胜的秘密武器

在《悉尼先驱晨报》上的一篇报道影响深远。报道称澳大利亚获胜的神秘武器是瑜伽！“显然，印度队获胜的秘密武器是瑜伽，”Catharine Munuro在报道中说，“澳大利亚球队的后勤保障中首次引入瑜伽教练，让队员有机会探索印度心智和体能训练的秘密。”报道中提到击球手如何继Matthew Hayden、Damien Martyn、Michael Kasproowicz和Shane Warne之后开始报名参加瑜伽课程。报道引用Langer的话称，“之前从来没有感到如此健康强壮过”，令他非常惊讶的是，如此名气之大的印度瑜伽教练“花长达两个小时教他每一个瑜伽体式”。

印度报业托拉斯通讯社，2004年10月30日

板球队开始练习瑜伽

为应对艰苦的赛季，印度国家板球队选手除了其他身体训练之外，还练习瑜伽改善身体各个层面的健康。他们在班加罗尔训练营训练时，每天早上的常规训练之前先练习1小时瑜伽。这个主意是John Wright教练提出的。著名瑜伽教练和航天科学家S N Omkar博士让运动员通过瑜伽相关练习，增强核心肌群的稳定性。“运动员反映练习瑜伽很棒，他们对此很感兴趣。”Omkar说。

他说，Blaster Sachin Tendulkar扩展了瑜伽课程，“他再用半个小时进行内在的伸展。” 42岁的Omkar说道。

印度报业托拉斯通讯社，2004年8月19日

BCCI 宣布澳大利亚板球队南非巡回赛日程

此次会议上还批准出版 B. K. S. 艾扬格编撰的《板球——特殊瑜伽工作手册》和 Sandy Gordon 编写的《运动心理学》一书。"瑜伽在资深板球运动员中非常成功和受欢迎。同样地，Sandy 的书将帮助锻炼运动员的心理强韧，" Dalmiya 说。

印度报业托拉斯通讯社，2014 年 7 月19 日

成功之路无捷径：Kapil Dev

Kapil 开始练习瑜伽已有十年，他非常清楚瑜伽给比赛带来的巨大改变，特别是健康方面。"过去十年印度板球队的健康意识不断增强。是的，或许越来越多的选手现在仍然会有伤病，但不可否认的是，他们正朝着正确的方向前进。" Kapil 说。

"瑜伽有助于我们保持健康的体魄，一旦选手学会了，他们可以自己练习，这完全取决于他们的积极性。"他在训练营瑜伽课上这样回答。

The Hindu，2004 年 6 月12 日

板球联盟的新口号——健康

巴洛达的自己人 Zaheer Khan 学习这是一个艰难的方式，但是巴洛达板球联盟（BCA）想让球员快速掌握课程。由于密集的国内外板球赛事给运动员造成很大压力，于是联盟起草了严格的健康计划。

首先，联盟用高科技设备装备了健身房，还设置瑜伽课程帮助球员放松。"高强度训练或比赛之后花时间放松十分必要，练习瑜伽使得压力很大程度地得到释放，"他补充道。

Ahmedabad Newsline, 2004 年 6 月11 日

Nehra 想给球队配备专业瑜伽导师

"只要我们在班加罗尔，不管哪天，我们都会抽出至少 1 小时练习瑜伽。我发现练习效果非常明显，但是还不够，我希望可以有人能够长期持续地帮助我们。"这位健康状况时好时坏正努力达到最佳状态的训练营的投球手说。

Mid Day，2004 年 6 月11 日

Tendulkar 开始练习瑜伽

"Sachin Tendulkar 和他的印度队友正在学习如何让古老的瑜伽艺术改善他们的心理和身体衰退。"

显然没多久 Tendulkar 就被瑜伽吸引住了。"练习瑜伽非常好，"他说，"它只会帮你而不会对你造成任何伤害，因此我认为这是一个积极的方式，完全是精神上的感觉，这种舒服的感觉有助于放松。我建议人人都来练习瑜伽。"

BBC, 2003 年 8 月 20 日

Ganguly凭借瑜伽和积极心态赢得客场的一场又一场胜利

印度国家板球队队长 Saurav Ganguly 凭

借瑜伽获得专注和精神力量，正带领印度国家板球队追求十三年来首次在海外获胜。

“我们马不停蹄地连续打了九个月的比赛，每个系列赛之间仅休息一周，这很不容易。” Ganguly 在班加罗尔的一次记者招待会上说。他的球队在接下来的九个月还要不断地比赛，Ganguly 认为瑜伽将起着非常重要的作用。

USCricket.com, 2001 年 5 月18 日

瑜伽成为孟买Ranji队获胜的秘密武器

Mankad 上个赛季开始接任孟买队教练，不得不正视球队未能在超级联赛中晋级这一沉重打击。他使出看家本领，精明地集结自己的资源，为此次胜利奋力拼搏。

Mankad 同时透露“用瑜伽帮助球队统一思想，在挑战特殊任务时一定要团结起来，并非一定要取胜作为结果，但过程中要拼尽百分之百的努力。”

Cricinfo live, 2000 年 6 月18 日

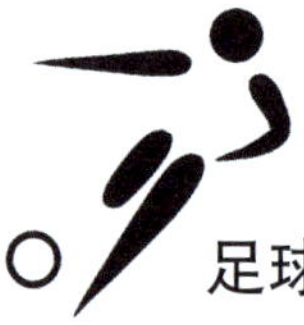

足球

赞扬瑜伽疗法

桑德兰前锋 Niall Quinn 看起来已经从背伤中恢复过来了，这多亏了瑜伽。Quinn 自从上半场同 Aston Villa 战成 1:1 后因为背伤发作退场，一直担心会错过余下的赛季。“在进行了一天的瑜伽练习后，我的背痛完全消失了，大约两周的训练后我应该能重返赛场了。”他在俱乐部的官网上说。

BBC Sports, 2001 年3 月 27 日

Preki 宣扬瑜伽的强大力量

堪萨斯城奇才前锋 Preki 在美国足球大联盟官网 MLSNET.com 的最近一次采访中说，从足球生涯退役二十多年以来，是瑜伽帮助他保持良好状态。

“我并没有特别地节食减肥，只是尝试吃得健康些，我不喝酒不抽烟，我练习瑜伽，它是帮助我保持灵活的关键。”

US Soccer Players, 2002年

羽毛球

前羽毛球教练 Hufrish Nariman 说，瑜伽是她训练方案不可或缺的重要组成部分，练与不练差别很大。“全世界大部分著名运动员都练习瑜伽来提高运动表现。”艾扬格瑜伽有助于让人从心理上、身体上及精神上都更加放松，从而更强大和敏锐。

The Pavillion End1.1; 2003年

高尔夫

Muffin Spencer-Devlin 赢得女子职业高尔夫球巡回赛首次胜利后，在发布会上告诉记者，在她获胜前一晚读了一本瑜伽书，书中 B. K. S. 艾扬格的箴言“关注当下”对她影响很大。“我坚持了每次只做一件事这一理念，” 她在 1985 年 8 月 19 日向《纽约时报》讲道。

Roger Yepsen，1992 年
《如何提高脑力》，刊登于《大学书档》，印度

游泳

Mark Henderson 是前世界纪录保持者和亚特兰大奥运会游泳 4 × 100 混合接力赛金牌得主，也就是说，这位杰出运动员已经开始练习瑜伽了。Mark 最近刚开始练习瑜伽，但收获已经让他十分惊讶：力量增强、心态平和、睡眠改善……诸多结果。他有些遗憾地说：“为什么我们没有在比赛一开始这样做呢！”

事实上，我真希望能够从 20 世纪 80 年代刚开始游泳时就练习瑜伽，毫无疑问，这会让我成为更优秀的运动员，成为更优秀的我。

Rich Roll

田径（跑步）

很显然，在一项运动中总是超常发挥是不太可能的。因此，赛跑者不得不通过其他运动补充、增强力量和肢体的灵活性。力量训练和利用瑜伽进行肌肉和韧带拉伸似乎是最实际有效的补充。

Joseph Zohar（运动理疗师）
《赛跑者的训练》，序言，1973年
（World Publications, 美国）

赛跑运动员练习瑜伽

当我练习瑜伽几周后，我完全放弃了跑步。坦率地说，我不想再跑了，我发现瑜伽给我带来了满足感，甚至更多。我隐隐约约觉得还要继续跑步，但我没去制订明确的计划。我可能完全放弃跑步这项运动，尽管瑜伽不会让我停下来。随着我变得越来越轻松，越来越惬意，这种“失重”感变得更加平常时，我又想跑步了。我感觉内在有一股不可抗拒的冲动让我跑起来，有节奏地流畅地再次跑起来。

我现在跑步时会有一种不一样的感觉，很微妙，但很舒服，不是原来意义上的那种高效率，我不再被僵紧限制着，感到身体活动能力变强了，活动余地变大了。那种“失重”的状态似乎又来了，一种自然放松的自由摆动。似乎现在跑步消耗的能量比过去少，或许真是这样。

Ian Jackson

长跑运动员，1972 年太平洋 AAU 5公里比赛冠军

Ian Jackson， Exercises for Runners，1973年（World Publications，USA）

主要基于艾扬格的近似达到完美肌肉控制的哈他瑜伽，是跑步运动的完美补充。它能够让人将注意力更好地倾注在平衡、体式和对位上，进而改善体型、提高运动表现，并能够防止运动伤害。总体来说，瑜伽就是自我探索的过程。我在开始马拉松训练之前总是先练习瑜伽，很快我就发现了问题，过去二十五年里我都将全身的力量集中放在右腿上了，结果我发现髋部左右两侧不协调，导致长期训练后膝关节开始疼痛。是瑜伽唤醒了我的觉知，让我发现了身体的问题，也是瑜伽帮助我解决了这些问题，杜绝其进一步恶化。

David Ansel, the Lastest and Greatest

http://www.runtheplanet.com/trainingracing/training/alternative/yogarun.asp

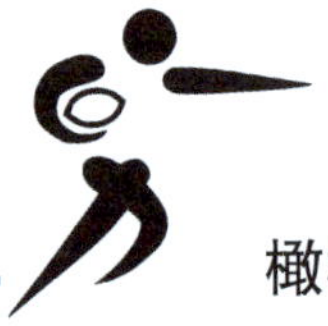

橄榄球

如鱼得水

“……规律练习瑜伽可以调整腘绳肌。”

Paul Ackford, Sport Telegraph, 2004 年 5 月 9 日

在国际橄榄球界打球和当教练四十多年了，我发现艾扬格瑜伽在很多方面很有价值。从伤病预防的角度看，毫无疑问，运动员越是灵活，软组织损伤就越少发生。艾扬格瑜伽不但能改善橄榄球运动员的灵活性，而且还有助于释放运动员在橄榄球世界杯比赛中面临亿万观众而产生的巨大压力。从许多方面讲，世界职业橄榄球比赛中，运动员的速度越来越快。因此，艾扬格瑜伽是管理运动员健康水平、平衡能力和稳定性的好帮手。

Brian Smith，1987 年澳洲橄榄球世界杯球员，2011 年橄榄球世界杯英格兰队教练

瑜伽让我变得更灵活，更强壮，还帮助我从职业橄榄球的高强度训练中恢复。

Tomas O’Leary, 伦敦，第 25 届爱尔兰杯橄榄球赛爱尔兰选手